脊柱外科麻醉学

（第二版）

主　编　　崔苏扬　黄宇光
主　审　　孙大金　罗爱伦

ANESTHESIOLOGY FOR SPINAL SURGERY

江苏凤凰科学技术出版社

图书在版编目(CIP)数据

脊柱外科麻醉学 / 崔苏扬等主编. —2 版. —南京:
江苏凤凰科学技术出版社,2016.11
ISBN 978 - 7 - 5537 - 7085 - 7

Ⅰ. ①脊… Ⅱ. ①崔… Ⅲ. ①脊柱病—外科学—麻醉
学 Ⅳ. ①R681.505

中国版本图书馆 CIP 数据核字(2016)第 191872 号

脊柱外科麻醉学(第二版)

主 编	崔苏扬 黄宇光	
主 审	孙大金 罗爱伦	
责 任 编 辑	刘玉锋	
特 邀 编 辑	赵 研	
责 任 校 对	郝慧华	
责 任 监 制	曹叶平	

出 版 发 行	凤凰出版传媒股份有限公司
	江苏凤凰科学技术出版社
出 版 社 地 址	南京市湖南路 1 号 A 楼,邮编:210009
出 版 社 网 址	http://www.pspress.cn
经 销	凤凰出版传媒股份有限公司
照 排	南京紫藤制版印务中心
印 刷	江苏苏中印刷有限公司

开 本	787 mm×1 092 mm 1/16
印 张	29
插 页	4
字 数	750 000
版 次	2016 年 11 月第 2 版
印 次	2016 年 11 月第 1 次印刷

标 准 书 号	ISBN 978 - 7 - 5537 - 7085 - 7
定 价	98.00 元(精)

主编简介

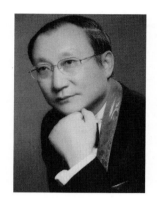

崔苏扬 1953年出生，毕业于南京医科大学医疗系，1980年始在南京大学医学院附属南京鼓楼医院从事临床、科研、教学与麻醉工作25年。2005年调至南京中医药大学附属医院任麻醉科主任。曾主编《脊柱外科麻醉学》等专著3部；参编《当代麻醉学》等专著13部；发表论文140余篇。现为南京中医药大学附属医院麻醉科主任医师、教授、博士生导师；中国中西医结合学会麻醉专业委员会副主任委员、江苏省中西医结合学会麻醉专业委员会主任委员；《中华麻醉学杂志》常务编委、《临床麻醉学杂志》常务编委。

黄宇光 1983年毕业于皖南医学院，1988年中国协和医科大学研究生毕业，在北京协和医院从事临床麻醉、科研与教学工作30余年。负责数十项国家级科研课题，发表数百篇论文，其中24篇SCI论文；获4项部级以上科技成果奖及2008年获中国医师奖。现为北京协和医院麻醉科主任、协和医学院麻醉学系主任；中华医学会麻醉学分会候任主任委员、国家卫生计生委麻醉质量控制中心主任、中国麻醉药理学会副主任委员、国际麻醉药理学会（ISAP）前任主席；Anesthesia & Analgesia杂志栏目编委、Acta Anaesthesiologica Taiwanica杂志副主编、《中华麻醉学杂志》副主编、《临床麻醉学杂志》副主编。

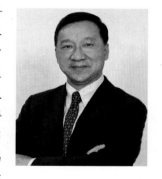

编委名单

(按姓氏笔画排序)

王　珏	南京中医药大学附属医院
王　琰	南京中医药大学附属医院
田伟千	南京中医药大学附属医院
刘小彬	皖南医学院附属芜湖第二人民医院
张　冰	南京大学医学院附属南京鼓楼医院
吴树斌	北京协和医学院附属北京协和医院
吴周全	南京医科大学附属常州第二人民医院
陈利海	南京医科大学附属南京第一医院
邹　蓉	南京中医药大学附属医院
陆丽娟	南京大学医学院附属南京鼓楼医院
杨建平	苏州大学医学院第一附属医院
杨　光	南京中医药大学附属医院
林　建	南京大学医学院附属南京鼓楼医院
祝　新	南京中医药大学附属医院
姜慧丽	南京中医药大学附属医院
赵　峰	南京中医药大学附属医院
钱燕宁	南京医科大学第一附属医院
骆　璇	南京大学医学院附属南京鼓楼医院
黄宇光	北京协和医学院附属北京协和医院
崔苏扬	南京中医药大学附属医院

前言

随着现代医学、生物工程学、医疗物理学等技术的进展,脊柱外科作为骨科中的独立专科也有蓬勃发展,不仅在综合性大医院,在许多二级医院也设立了脊柱外科病区。脊柱外科的发展也对脊柱手术麻醉、围术期监测及疼痛诊疗等方面提出了更高的要求,而第一版《脊柱外科麻醉学》问世至今已 10 年时间了,急需更新。否则,这种滞后与脱节,将会阻碍脊柱外科未来的进一步发展。

有鉴于此,我们于 2014 年底组织北京、南京等地的麻醉专家在第一版《脊柱外科麻醉学》的基础上,结合脊柱外科手术麻醉、疼痛诊疗领域的新技术、新进展,并参考国内外最新专著与相关文献,同时汇集参编专家丰富临床工作经验开始编写《脊柱外科麻醉学》第二版。旨在将国内外有关脊柱外科疾病的影像诊断、麻醉、围术期处理,尤其是微创诊疗方法等方面近 10 年来的最新进展奉献给各位同道,为我国脊柱外科麻醉学进一步发展尽绵薄之力。

本书的作者除一些临床经验丰富的知名专家外,多为临床一线的中青年专家,他们理论基础坚实、外语水平较高,善于捕捉最新进展信息和总结临床经验。通过共同努力,我们力求达到内涵新颖丰富,临床实用性强的编写目标。《脊柱外科麻醉学》第二版分为脊柱、脊髓解剖与生理学,脊柱和脊髓疾病影像诊断学,脊柱与脊髓疾病神经电生理监测学,脊柱、脊髓手术麻醉与围术期监测及麻醉与疼痛科脊柱疾病介入治疗 5 篇,共 33 章,约 80 万字。相信本书将使临床医师、进修医师和医学院校学生从中获益。

本书在编写过程中得到老一辈麻醉学家孙大金教授和罗爱伦教授亲切关怀、鼓励并审阅,在此表示衷心的感谢。同时,我们也缅怀第一版的主审李德馨教授,感谢他曾经给予我们的指导与帮助。

当然,脊柱外科作为骨科的独立专科还是一门年轻的学科,相关脊柱外科麻醉学方面可供参考的文献还不够丰富,编者的水平也有限,难免有误,敬请读者谅解与指正。

崔苏扬　黄宇光

2016 年 11 月

第二版《脊柱外科麻醉学》是主编崔苏扬与黄宇光教授会同京、苏两地一批年富力强的麻醉专家,在第一版的基础上参考了近年来国内外最新文献,并综合新技术与新方法进行了大篇幅增补和修改而成。

该书涉及脊柱外科手术全身麻醉和区域麻醉的生理、病理生理及实施方法,囊括了麻醉药、镇静药、镇痛药、局部麻醉药,以及作用于循环、呼吸、出凝血等多个系统药物的药理和药效知识。详尽阐述了脊柱和脊神经的解剖、脊神经的感觉、运动和自主神经功能。对麻醉和脊髓功能相关监测也有详尽的描述和评论。全书图文并茂,内容丰富,实用性强,既体现了基础理论,基本知识和基本技能,也反映了脊柱外科麻醉领域的新理论、新进展和新知识。

本书作者均为有丰富理论知识和实践工作能力的临床一线麻醉工作者。他们根据多年的临床经验和文献涉猎的积累编成此书,无疑在脊柱外科手术的麻醉处理方面有重要的参考价值。本书的出版对普及这方面的知识和技术有重要意义,相信广大读者会从阅读中受益。

中国人民解放军南京军区南京总医院

徐建国

2016 年 10 月 15 日

脊柱外科是极富挑战性的外科分支。由于脊柱位置毗邻复杂的神经、血管结构,显露比较困难;同时脊柱外科手术复杂,年龄跨度大,历时较长,体位特殊,有时出血较多,对麻醉和围术期的处理提出较高要求。

《脊柱外科麻醉学》(第二版)全书 5 篇,33 章,分为脊柱、脊髓解剖与生理学,脊柱和脊髓疾病影像诊断学,脊柱与脊髓疾病神经电生理监测学,脊柱、脊髓手术麻醉与围术期监测,麻醉与疼痛科脊柱疾病介入治疗。本书内容新颖、实用,汇集该领域内众多参考文献,并结合作者们多年丰富的临床经验,既有基础知识,又有近年学术进展,因此,必将有助于指导脊柱外科、麻醉科与疼痛科医师进行脊柱外科疾病诊治、麻醉、围术期处理及疼痛治疗。本书是值得阅读的临床参考书。

迄今,国内外有关如此详细和实用的《脊柱外科麻醉学》参考书甚少,《脊柱外科麻醉学》(第二版)的问世,对麻醉、疼痛和 ICU 医师的临床实践一定会发挥积极有效的指导作用。

祝贺《脊柱外科麻醉学》(第二版)出版!

上海交通大学医学院附属仁济医院
杭燕南
2016 年 10 月 1 日

我国近代麻醉学的起步始于新中国成立初期。第一代麻醉学家学成归国,传播了有关麻醉的生理、药理和病理生理等知识和麻醉新技术,为外科手术领域的开拓创造了条件,使广大伤病员从中受益。所以,在我国是麻醉学的发展带动了外科的发展。可惜许多麻醉医师都不了解这段历史,往往把自己贬低为配角,是外科中的一棵"小草"。为了纠正上述偏见,为年轻的麻醉医师鼓劲,当年在青岛举行的麻醉学进展学术会议上,我曾讲过:"近代麻醉学是一棵大树,在大树的庇荫下,外科方得以茁壮成长。"从近年的情况而论,脊椎外科的发展是一个最有说服力的例子。

脊柱畸形或脊柱外伤无不对呼吸功能和血流动力造成负面影响。尤其在呼吸储备功能低下的患者中,要在俯卧位下进行脊柱矫形手术,就必须有麻醉的合理操作予以扶持,或施行单肺通气使手术野安静和留出胸腔空间,使外科医师看得见、摸得着和动得了手。没有这种麻醉处理预设的条件和保障,无论外科医师的刀法如何高明,都将无从施展。

几年前,我的老师吴珏教授就曾说过:"近代麻醉学是一门救命(life saving)科学。"这确是说到了点子上,纵观国内外近五十年间,在抗休克、心肺脑复苏、呼吸衰竭和酸碱平衡的处理上,以及在体液治疗等方面,最有经验、首先成立 ICU 和开创危急处理医学(critical care medicine)的都是麻醉医师。之所以如此,乃因麻醉医师的工作绝非仅仅是把患者麻过去,或满足手术的需要,而是通过严密监测和合理调控生命指标,充当了患者的保护神。就脊柱手术而论,手术本身创伤大、出血多,对生理扰乱严重。患者要安全度过这些生死关头,就有赖于麻醉医师的智慧和功底。

近几年来,南京大学医学院附属鼓楼医院的脊椎外科发展成绩卓著,不仅在华东地区成为亮点,而且全国闻名,在 2005 年还被评为"南京市十大科技成就"之一,一般传媒往往只知道宣扬外科技术的高超,其实在背后还有一个旗鼓相当的麻醉科。该院麻醉科崔苏扬医师等联合京苏沪等地麻醉科同行和有关科室,根据多年的临床经验和文献涉猎的积累,编成此书,无疑在脊椎手术的麻醉处理方面有重要的参考价值,本书的出版对普及这方面的知识和技术,使广大患者受惠,有重要意义。当然,由于科学的进展日新月异,非本书所能涵盖,而且当前的城市大医院中应用的技术,不一定能适用于国内同级或基层医院,读者们还得结合实际,做出取舍。

我有幸先睹了本书的原稿,深感受益并触发了以上感想,供同道们探讨和共勉。

中国人民解放军南京军区南京总医院

李德馨

2005 年初春于南京

当今,随着医学工程学技术的发展,作为骨科学重要分支的脊柱外科也有了长足的进步。然而,外科学的进步从来就离不开麻醉学的支持,脊柱外科技术的发展也迅速地在麻醉学方面得到了充分的体现。《脊柱外科麻醉学》以一种全新的思维与理念将脊柱外科疾病与手术相关的解剖学、影像学、麻醉学、监测学以及护理学纵向地串联起来,这种结合不仅内容新颖,使人耳目一新,而且具有较高的临床实用性。此外,作者还将近年来热门的小针刀与化学溶盘等治疗脊柱疾病的一些微创技术介绍给读者,更丰富了全书的内容。

20世纪90年代以来,活跃在国内麻醉学界的中青年麻醉专家们参加撰写了许多麻醉学相关专著。他们思维敏捷,加上国外学习的经历,知识面较广。《脊柱外科麻醉学》一书的作者都是工作在临床一线的中青年麻醉专家,他们结合自己的科研、临床工作经验以及国外脊柱外科麻醉学等方面的新进展编撰本书,它的出版填补了国内目前尚无此类专著的空缺。相信《脊柱外科麻醉学》的出版,对进一步完善与推动我国脊柱外科学的均衡全面发展将起到积极的作用。

上海交通大学医学院附属仁济医院

孙大金

2004 年 12 月 8 日

近二十年来,我国的脊柱外科空前迅猛的发展,不仅开拓了许多新的领域,新技术的应用亦与国际同步或接轨,特别在脊柱矫形、创伤、退行性疾病、肿瘤的临床研究中取得了令人瞩目的成就。成功的脊柱外科手术除了脊柱外科医师全面的专业理论、精湛的手术技巧外,围术期的麻醉与手术的成败休戚相关。崔苏扬教授在脊柱外科的麻醉监护及管理方面积累了丰富的经验,尤其在严重肺功能障碍或先天性心脏病等复杂的脊柱侧弯手术麻醉、长时间单肺通气的胸腔镜手术麻醉、脊柱矫形术控制性低血压等方面更是功底深厚。更难能可贵的是,他以无比的热情组织国内的中青年麻醉专家撰写了《脊柱外科麻醉学》,该专著的出版不仅填补了国内同类参考书的阙如,而且对从事脊柱外科临床、科研和教学工作者都有所裨益。希望《脊柱外科麻醉学》的出版,能增进脊柱外科医师与麻醉科医师的交流与合作,促进跨学科的渗透,为我国脊柱外科麻醉学健康、稳健的发展起到抛砖引玉的作用。

南京大学医学院附属南京鼓楼医院脊柱外科

邱 勇

2004 年 12 月 9 日

CONTENTS 目录

第一篇　脊柱、脊髓解剖与生理学

第二篇　脊柱和脊髓疾病影像诊断学

第三篇　脊柱与脊髓疾病神经电生理监测学

第四篇　脊柱、脊髓手术的麻醉与围术期监测

Anatomy and Physiology of Spine and Spinal Cord

/ 第一篇 /

脊柱、脊髓解剖与生理学

第一章
脊柱解剖与生理
Anatomy and Physiology of Spine

脊柱由 7 块颈椎、12 块胸椎、5 块腰椎、5 块骶椎及 4 块尾椎组成,共 33 块。颈、胸、腰段脊柱为活动部,骶、尾段脊柱为不活动部。由于骶、尾椎各融合为 1 块,脊柱也可以说由 26 块脊椎骨组成(图 1-1)。

脊柱的前部由各椎骨的椎体及椎间盘组成,后部为各椎骨的附件,即椎弓、关节突、横突及棘突。脊柱前、后两部之间为椎管。脊柱的结构需要合乎力学的特征,脊柱需足够坚固以支持体重。人的双目需有广阔的视野,要求头部能绕躯干旋转 270°。脊柱不宜负载过重,以很好地保护脊髓。脊柱具有足够长的杠杆作用,以保证附着其上的肌肉收缩时能朝各个方向运动。肋骨是所有重要腹肌的附着处,对控制腰椎运动有重要意义。

第一节 脊椎骨的构造

每个典型脊椎骨可分为椎体和椎弓两部分。椎体是椎骨负重的部分,由颈椎向下,椎体体积逐渐加大。椎体除周围有一薄层皮质骨外,内部主要为松质骨,由纵行及横行的骨小梁构成。椎体前面及外侧面有许多小孔,供营养血管通过;椎体后面居中有 1～2 个大孔,椎体背侧营养动脉及椎体静脉由此通过。椎体的上、下面周围稍隆起,椎间盘的纤维环附其上。

椎弓根自椎体两侧的后上端向后突出,构成椎管的侧壁,其上、下缘称为椎上、下切迹,与相邻上、下椎骨切迹相连,形成椎间孔(管),脊神经根由此离开椎管(图 1-2)。

椎板是椎弓的后部,椎板两侧和椎弓根相续,相邻椎板之间有黄韧带相连。

每个椎弓有 7 个突起,即 4 个关节突、2 个横突和 1 个棘突。关节突位于椎弓根和

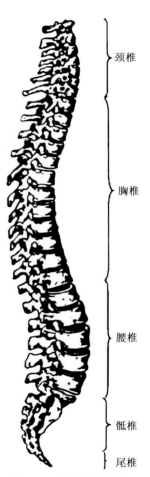

图 1-1 脊柱(侧面观)

颈椎

胸椎

腰椎

骶椎

尾椎

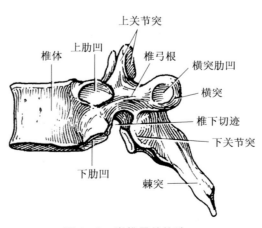

椎体
上肋凹
上关节突
椎弓根
横突肋凹
横突
椎下切迹
下关节突
下肋凹
棘突

图 1-2 脊椎骨的构造

椎板相连处,上关节突向上后,下关节突向下前,构成关节突关节。横突自椎弓根及椎板会合处向两侧伸出,位于上、下关节突之间,有很多肌肉附着其上。棘突自两侧椎板会合处向后突出,也是很多肌肉的附着点,彼此间借棘间韧带和棘上韧带相连。棘突尖部约有半数向一侧倾斜。椎骨各突起仅中央有少量松质骨,其周围则是密质骨,因此,椎骨的血液循环情况较差。

一、颈椎

7 个颈椎中,第 1、2、7 颈椎(C_1、C_2、C_7)形状较特殊,$C_{3\sim6}$ 大致相似。

颈椎(图 1-3)的特点是:① 椎体较小,呈椭圆形;② 锥孔较大,呈三角形;③ 上、下关节突的关节面几乎呈水平面;④ 椎体侧方有钩突;⑤ 横突有孔,椎动脉由此穿过;⑥ 棘突分叉。

(一)第 3 至第 7 颈椎

1. 椎体　椎体一般较小,呈横椭圆形,上面的左右径约为 24.1 mm,下面约为 22.8 mm。椎体上面的后缘两侧向上突起称钩突。钩突若与上位椎体下面的两侧唇缘相接,则形成钩椎关节,即 Luschka 关节。如增生肥大,可使椎间孔狭窄,压迫脊神经,产生症状,为颈椎病的病因之一。

钩突在 $C_{3\sim7}$ 呈矢状位。$C_{3\sim7}$ 钩突高 5.9～6.2 mm,$C_{5\sim6}$ 较高,C_3 及 C_7 较小;钩突宽 10.8～12.1 mm,亦以 $C_{5\sim6}$ 较大,C_7 最小;钩突厚 5.9～6.8 mm,C_3 最厚,$C_{5\sim6}$ 较薄;钩突斜度 55.8°～67.2°,能限制椎体侧方移动,保持颈段稳定。

正常钩突多呈半椭圆形。颈椎病患者可呈尖刺状、峰状、角块状及其他形状,以 $C_{4\sim6}$ 为多见,年龄在 41～60 岁者占 69.1%。斜位 X 线片可提高阳性率。

C_5 的有效切应力最大,其他大小依次为 C_6、C_4、C_3 及 C_7。钩突有效切应力较椎体其他部位为大。椎间盘退变后,钩突与上位椎体接触更为紧密,变为应力集中区。

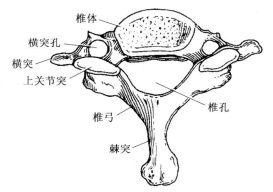

图 1-3　颈椎(上面观)

钩突的前方为颈长肌,前外侧为穿经横突孔的椎动、静脉及包绕其上的交感神经丛,后外侧参与构成椎间孔前壁,有颈神经根及根动脉通过,内侧为椎间盘。颈椎椎间盘在正常情况下,因为钩突的阻挡,不易向两侧突出。如钩突斜度过大,可向外伸展而使横突孔狭小、影响椎动脉通过。

2. 椎弓板　$C_{3\sim6}$ 椎弓板厚为 2.9～3.7 mm,高为 11.0～13.3 mm。

3. 关节突　颈椎的关节突从椎弓根与椎弓板相连接处伸出。$C_{1\sim2}$ 的关节面与横截面平行,可作充分的旋转活动。侧面看,除寰枢椎关节突的位置稍靠前外,其他各关节突相连成一骨柱,似被斜行切断成若干小节。颈椎上关节突的关节面多朝向后上,$C_{3\sim5}$ 上关节突与椎体平面呈 44.4°～47.1°。上关节突朝上后方,下关节突朝下前方。颈椎关节突的方向有利于屈伸、侧屈和旋转运动,但比较不稳定。屈曲性损伤,可致关节突关节发生半脱位、脱位,甚至关节突跳跃,即上一颈椎的下关节突滑至下一颈椎上关节突的前方,而发生交锁。关节突跳跃及交锁可引起脊髓损伤。

4. 横突　颈椎的横突短而宽,向外并稍向前下。横突有前、后两根,终于前、后结节,有众多肌肉附着。横突的前根为横突孔前侧部分,自椎体侧面发出。横突的前根和前结节是肋骨退化的遗迹。在 C_7 可变肥大而成为颈肋。横突的后根位于关节突的前部,为真正的横突。横突前、后根的游离端借一弯曲的肋横突板相连。横突孔由椎弓根、横突前、后根及肋横突板围成,多呈卵圆形。椎动脉一般由 C_6 的横突孔进入,向上经各颈椎横突孔,再经寰椎后弓的椎动脉沟入颅。横突孔内尚通过椎静脉丛及交感神经网, C_7 的横突孔只有椎静脉通过。横突上面有一深沟,称为脊神经沟,有颈神经跨越此沟。第 6 颈椎横突末端前方的结节特别隆起,称颈动脉结节,有颈总动脉经其前方。当头部出血时,可将颈总动脉按压于此结节,进行暂时性止血。

5. 棘突　颈椎的棘突一般呈分叉状, C_2 最大,比较坚固,可作为定位的标志。寰枢椎损伤常用其作为穿过钢丝固定的部位。第 2～6 颈椎的棘突较短,末端分叉。

6. 椎间孔(管)　颈椎的椎间管为相邻椎上、下切迹构成的骨性管道,其前内壁为钩突的后面、椎间盘和椎体的下部,后外壁为关节突关节的内侧部。颈椎钩突、横突和关节突全体构成一个复合体,简称 UTAC,即 Unco、Transero、Articular complex,是颈椎的关键部位,有颈神经根和椎动脉通过,脊髓亦与之相距较近。UTAC 任何组成部分的病变均可引起较严重的神经、血管压迫症状。

椎间孔的矢状切面呈椭圆形或卵圆形。颈椎椎间孔平均值,矢径为 6.7 mm,纵径为 7.9 mm。颈椎病患者椎间孔矢径小于 5.9 mm 者居多数。椎体侧方骨刺、钩突退变及上关节突移位或退变是椎间孔变小的主要病变因素。

颈椎椎间孔底部有颈神经根通过,其余空隙为血管、淋巴管和脂肪组织所占据。在椎间孔中部,后根在上,前根在下,神经根与椎间孔大小之比为 1：(2～8), C_1 的椎间孔较大,而通过的神经根却相对较小,故此处神经根很少受压。

颈椎损伤后,由于椎间盘退行性变,关节突关节及钩椎关节因应力改变可发生骨质增生,导致椎管及椎间孔狭窄变形,矢径越小,脊髓及神经根越容易受刺激,产生脊髓及神经根水肿及变性等改变。切除突出的椎体后缘增生骨嵴及变性的钩椎关节,扩大椎间孔,可使脊髓及神经根的压迫得以解除。

7. 椎孔　颈椎的椎孔多呈三角形或僧帽形,其内通过颈段脊髓,相当于颈丛和臂丛发出的颈膨大处。颈椎椎孔较大,横径大于矢径, $C_{3～7}$ 矢径大致相同,为 12.7～13.1 mm,横径为 21.8～23.9 mm。颈椎椎管矢径与相应椎体矢径之比约大于 4：5。 $C_{5～7}$ 的矢径大小相似,男性较女性稍大。颈椎椎孔的矢径以自椎体后下缘到两侧椎弓板连接处最小。

(二)寰椎

寰椎无椎体,仅有前后两弓及两侧块。前弓较短,前结节突出,向下,其后面有一凹形关节面,与齿突相接,称为寰齿关节。后弓后面正中有一个后结节,朝上后,有利于寰椎的旋转运动。后弓可发生脊柱裂,不要误认为是骨折,还可出现椎弓一侧或两侧缺如及后结节游离畸形。

正常寰椎两侧块等大、对称。下关节面等长,近似椭圆形,其长轴与寰椎两侧弓弧线平行,并与矢状面呈锐角。寰椎下关节面可呈不规则圆形,两侧亦可不等大。

寰椎侧块是头部运动的主要结构,其与前、后弓相连接处较薄弱,前弓的前后略扁,横切面长轴呈垂直位;后弓的上下略扁,长轴呈水平位,因此前弓受水平方向的力易骨折,而后弓受垂直方向的力易骨折。侧块呈楔形,内薄外厚,作用其上的力呈离心分布。寰椎前、后弓上下扁平,较为薄弱,在侧块的后面为寰椎椎动脉沟,宽约为 5.7 mm。两侧寰椎椎动脉沟内侧缘之间的距离约为 38.8 mm。从内侧缘至寰椎后结节中点距离为 19～20 mm。施行寰椎后弓切除减压时,切除范围应掌握半径在 15 mm,而两侧距离在 25 mm 以内,以防损伤椎动脉。每个侧块有上、下两个关节面,上关节面呈椭圆形,与枕骨髁相关节;下关节突呈圆形.与枢椎的上关节突相关节。从侧块的内面伸出一个结节,供齿突韧带附着。寰椎的横突较长、较大,有很多肌肉附着。其内有一圆孔通过椎动脉。从整个颈椎看,寰椎的椎孔较大,矢径为2～2.5 cm,其前1/3为齿突所占据,后2/3部分脊髓只占一半空间。因此,在寰椎脱位或齿突骨折后,脊髓尚有退让余地,不一定会发生截瘫。

（三）枢椎

枢椎是头颈部的运动枢纽,枢椎上部具有独特的形状,下部与一般颈椎相似。齿突可视为寰椎的椎体,其根部较细,前侧有一关节面,与寰椎前弓正中后面的齿突凹相关节。

齿突常出现变异,如缺如、发育不良或与枢椎椎体不相融合,而形成游离齿突,也称齿突骨。齿突骨借一裂隙与基底分开,遗留的远端不足以稳定寰椎,可造成寰枢关节脱位。

枢椎椎弓上、下关节突呈前后位,上关节突在前,下关节突在后,两者以峡部相连,其外横突孔有椎动脉穿过。峡部亦是骨折易发的部位。椎弓根在重力传递及脊柱前、后柱间载荷的动态平衡中起杠杆作用。枢椎体根角为69.0°±0.3°,在颈椎中最小,后柱载荷相对较大。枢椎弓根间夹角为67.0°±14.0°,也是颈椎中最小者,因此枢椎的稳定性差。当枢椎受到后伸伸缩性外力时,后柱载荷增加,椎弓根处的力学杠杆作用增大,易引起椎弓根骨折。

正常枢椎两侧上关节面等长,呈斜坡形。内高外低,倾斜度一般两侧相等,可近似水平,亦可略大,偶尔两侧不对称,伴齿突偏斜。有寰枢椎旋转半脱位者,这种不对称发生率可达半数。

枢椎的上关节面较大,几乎伸至横突。枢椎的横突短小、朝下,而棘突有众多肌肉附着,显得粗大。

齿突血供由椎动脉发出的前、后升动脉供给。两者在$C_{2\sim3}$椎间孔处分别起自椎动脉的前内侧面和后内侧面。前升动脉沿枢椎椎体向上内行走,发支至齿突基部。主干在寰椎前结节下方,折转向后,再沿齿突外侧上行,与同侧后升动脉吻合。后升动脉沿枢椎椎体后外侧上行,在寰椎横韧带下缘,亦发支至齿突基部。主干经齿突外侧向上,在翼状韧带上方,通过吻合支与同侧前升动脉吻合,然后弯向齿突尖部前上方与对侧同名支吻合成顶弓,由其发出1～3支,供应齿突尖部。

供应齿突的主要动脉位于基部,与骨折愈合密切相关。凡齿突尖部骨折或骨折线在基部营养动脉进入处以下,即枢椎椎体松质骨者易于愈合;而齿突基部骨折直接损伤基部营养动脉或其开支者则不易愈合。

齿突基部较细,骨皮质较薄,是骨折易发生部位。齿突骨折的不愈合率较高,可影响枢椎的稳定性,齿突骨折占颈椎骨折的10%～15%,其中通过齿突基部骨折(Anderson Ⅱ型)约占2/3,常引起寰枢椎不稳,伴神经受压症状。以往齿突骨折采用后路寰枢椎融合术,该手术不仅降低40%～50%颈椎的旋转活动度,而且骨折的不愈合率也很高。

（四）隆椎

隆椎棘突的长度与第1胸椎(T_1)的棘突几乎相等,不分叉。C_7的横突长而坚固,横突孔很小,仅通过一些小的椎静脉。C_7的横突如过长,如同颈肋,也可以产生神经根受压症状。

二、胸椎

胸椎(图1-4)的特点是:① 椎体两侧有肋凹,与肋头形成肋椎关节;② 椎孔较小,呈圆形;③ 关节突方向呈冠状位,有利于旋转;④ 横突有肋凹,与肋结节形成肋横突关节;⑤ 棘突长,向后下,彼此相接作叠瓦状。

（一）椎体

每个胸椎椎体后部有一对肋凹,和相应肋头相接形成肋椎关节。在发生过程中,由于第2～9肋头上移,也与上一胸椎椎体相关节。因此,$T_{2\sim8}$椎体两侧各有一个上肋凹和一个下肋凹,T_9有一个上肋凹,有时也有一个下肋凹。上肋凹一般较下肋凹为大。T_1、T_{10}、T_{11}及T_{12}椎体侧面的肋凹较大。

中部胸椎椎体呈心形,矢径较横径大,后缘高于前缘,全部胸段脊柱形成生理后凸。

（二）横突

胸椎两侧横突各有一个横突肋凹,与肋结节形成肋横突关节。T_{12}的横突有3个结节,相当于腰椎的横突、乳突和副突。

（三）棘突

胸椎的棘突细长,伸向后下,彼此叠掩。中间4个棘突几乎垂直向下。

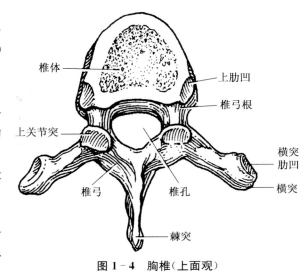

图 1－4 胸椎（上面观）

（四）关节突

胸椎的关节突呈冠状位,位于靠椎体前侧为中心的弧度上,上关节突朝后外,下关节突朝前内。关节面与横截面约呈60°角,与冠状面呈20°角。这种排列有利于胸椎的侧屈、旋转和少量屈伸运动,但这些运动受到肋骨框架的限制。

（五）椎孔

胸椎椎孔较小,呈圆形,胸段脊髓仅分出较细的肋间神经。由于胸段椎管狭小,胸椎损伤后易引起脊髓损伤。

三、腰椎

腰椎的特点是:① 椎体大,呈肾形;② 椎孔呈三角形或三叶形;③ 关节突方向大致呈矢状位;④ 横突较细小;⑤ 棘突大,呈长方形。

（一）椎体

腰椎椎体体积最大,呈肾形。腰椎椎体横径及矢径自第1～4腰椎（$L_{1\sim4}$）逐渐增大,与椎体载荷自上向下逐渐增加相一致,L_5椎体下部载荷小于上部,其下面横、矢径与L_4椎体相应部位相比也较小。

每个腰椎椎体的下横径除L_5外,均大于上横径;每个椎体的下矢径除L_5外,亦均大于上矢径。各椎体矢径均较横径为小,L_5更小,两径相差达15 mm。

腰椎椎体前缘高度自$L_{1\sim5}$逐渐递增,而后缘高度逐渐递减。L_1和L_2椎体前低后高,L_3前后高度大致相等,L_4和L_5前高后低。腰椎椎体前、后缘高度之比,L_1最低,仅为0.88,但自此以下逐渐升高,L_5最大,达1.17。

（二）椎弓板

腰椎椎弓板较厚，并略向后下倾斜，因此，椎孔在下部比上部大。椎弓板厚度 L_1 为 6.0 mm，L_2 为 6.9 mm，L_3 为 6.8 mm，L_4 为 6.4 mm，L_5 为 6.0 mm。以上测量显示，$L_{2\sim3}$ 椎弓板最厚，L_1、L_5 最薄。

（三）椎弓根

腰椎的椎弓根伸向后外，椎上切迹较小，自 L_1 向下矢径顺序下降；椎下切迹较大，上下区别不大。腰椎侧位 X 线片上，根据椎上切迹矢径的大小，可大致估计侧隐窝的宽窄，但其数值略大。$L_5 \sim S_1$ 椎间孔较小，而通过的神经根相对较粗，退变时容易引起神经根受压症状（图 1-5）。

腰椎椎弓根的厚度自上而下逐渐递增，L_1 为 7.1 mm，L_2 为 7.3 mm，L_3 为 9.3 mm，L_4 为 12.4 mm，L_5 为 18.3 mm。L_5 的椎弓根的厚度是 L_1、L_2 的两倍多。

（四）关节突

腰椎的上关节突向内，与上位向外的腰椎下关节突相接，因此椎间关节大致呈矢状位，但向下逐渐变为斜位，至 L_5 几乎呈冠状位。腰段关节面与横截面呈 90°角、与冠状面呈 45°角，可作屈伸和侧屈运动，但几乎不能做旋转运动。腰骶关节可作一些旋转运动。

腰椎关节突的关节面倾斜角度变化较大，两侧常不对称。关节突可以发生骨质增生、内聚，在后外侧突向椎管或向前突至侧隐窝，而使侧隐窝狭窄。

腰椎峡部为神经根的狭窄部，位于上、下关节突之间，也称关节突间部。峡部横断面多呈三角形，亦可呈四边形或椭圆形，部分 L_4 及 L_5 可呈新月形。峡部走向在上部垂直向下，但至 L_5 则明显向后上倾斜。纵切面上，$L_{1\sim4}$ 峡部为均匀较厚的骨皮质，中部骨小梁纵行排列；而在 L_5，其前外侧部皮质明显增厚，后内侧部则变薄，骨小梁横行排列。L_5 峡部结构特点使其坚固性减弱，在躯干向下传递重力与腰骶关节向前内上传递的反作用力相交所致剪力作用下易于断裂。

腰椎峡部较坚固。身体前屈时发生的剪力作用于腰骶椎峡部，由于关节突的方向与作用力垂直，相邻两个关节突互相挤压。某些运动员，如排球、跳高运动员等，由于腰部经常后伸受压，峡部可因重复性、积累性劳损而疲劳继而发生不连，导致脊椎滑脱。

（五）横突

腰椎横突较薄，呈带状，与腹壁外形相适合，其上有腰方肌和腹横筋膜附着，一部分较厚。横突上肌肉猛烈收缩可发生撕脱骨折。

L_3 横突最长，其次为 L_2、L_4 横突，L_1、L_5 横突最短，并向后方倾斜。L_3 横突弯度大，活动多，所受杠杆作用最大，其上附着的筋膜、腱膜、韧带、肌肉承受的拉力较大，损伤机会也较多，可引起 L_3 横突综合征。

L_5 横突短粗，呈圆锥形，倾斜度较大，L_5 横突如过度发育，与 S_1 融合，称为腰椎骶化，可为一侧或两侧。

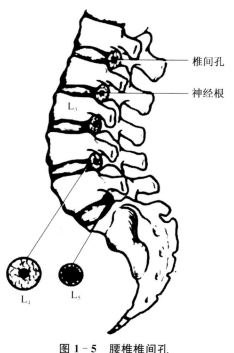

椎间孔

神经根

L_4　　L_5

图 1-5　腰椎椎间孔

腰椎横突根部的后下侧有一小结节,称为副突。在上关节突的后缘有一卵圆形隆起,称为乳突。腰椎乳突与副突之间可形成浅沟、切迹、孔或管。

（六）棘突

腰椎的棘突水平向后,呈长方形,后缘较长。L_5 棘突偏歪者达 55.6%,常向一侧扭转（$1°\sim20°$）。

四、骶椎

骶椎有 5 节,至成年后,互相愈合成一块,呈三角形,底朝上,尖朝下。骶骨底部宽大,向前突出,成为骶岬;尖部与尾骨相连。

骶骨底和一般椎骨无异,上面呈椭圆形。与 L_5 椎体的下面形成腰骶关节。基底的两侧平滑,为骶翼。骶骨上关节突近似冠状位,如发育不良,呈扁平,不能阻挡 L_5 向前的剪力而引起发育性脊椎滑脱。骶骨的两侧上部的耳状面与髂骨相应的关节团组成骶髂关节。骶骨的侧缘在骶髂关节以下窄薄部分为骶结节韧带和骶棘韧带附着处。

骶骨的前面由上向下凹进,后面粗糙不平,正中隆起为骶正中嵴,由第 $1\sim4$ 骶椎（$S_{1\sim4}$）的棘突连成。在骶正中嵴的两侧,各骶椎的关节突相连成骶中间嵴,其外侧各有 4 个骶后孔,通过骶神经的后支。在每侧骶后孔的外侧,各骶椎的横突相连成一条断续的骶外侧嵴。

骶骨后面上、下部,各有一缺损,为腰骶间隙和骶尾间隙。蛛网膜下隙阻滞麻醉和骶管阻滞麻醉,可分别由此两间隙注入药液。腰骶间隙高为 1 cm,宽为 2 cm,骶尾间隙也称为骶管裂孔。两个间隙表面均为一坚厚的纤维膜所覆盖。骶部压疮如穿透此纤维膜,可引起神经炎或脊膜炎。

骶骨的形状不仅与骨盆入口的形状有关,而且同型的骶骨可见于不同型的骨盆,两个骨盆很少完全相似。骶骨上缘与水平线所成倾斜度常有不同,可呈水平位、垂直位、斜位或斜直位。

骶椎的数目由于与腰椎或尾椎相移行,可能增加或减少。腰椎的骶化可能完全,也可能不完全,仅有横突融合而椎体与棘突仍分离。骶骨的长度可加长或缩短。骶岬或正常,或明显突出。S_1 一般与 L_5 形成单岬,也可同时与 S_2 另外形成一岬,称为重岬。

腰骶椎在不同水平可发生完全缺如,局部肌肉为球状脂肪组织替代,脊髓末端发育异常或不发育,腰膨大或腰骶丛可不出现,一般传入神经束尚存在,但传出神经束多异常或不出现。

经骶管裂孔阻滞属于硬膜外阻滞麻醉,循正中线扪到骶尾韧带,穿刺后,如突然感觉阻力消失,针尖接触到骨面,即到达骶管。骶管内静脉丛很丰富,容易被刺破,当抽吸无回血,试验注射无阻力且局部无隆起时,即可将药液缓慢注入。正常蛛网膜下隙在 S_2 下缘平面终止,作骶管阻滞麻醉或作硬膜外造影时,应注意勿将麻醉药或造影剂注入蛛网膜下隙,以免引起意外。

五、尾椎

尾骨呈三角形。在坐位时,坐骨结节负重,尾骨并不着力。尾骨最初由 $4\sim5$ 节合成,以后互相愈合。尾骨有时和骶骨相融合形成一骨。尾骨后上部的凹陷与骶骨相连部分称为骶尾间隙。在关节面后部两侧各有一尾骨角,相当于尾骨第 1 节的椎弓和上关节突。尾骨的侧缘是韧带和肌肉附着处。

尾骨的形状可有很多变异,长短不一,尾骨第 1 节和骶骨末节可两侧不对称,向一侧倾斜。尾骨曲度可前弯,尾骨各节也可成角。骶尾部挫伤时,不要笼统地认为是尾骨脱位。

第二节　椎　　管

各椎骨的椎孔相连成椎管,其前壁为椎体、椎间盘及后纵韧带,后壁为椎弓板及黄韧带,侧壁为椎弓根,后外侧为关节突关节。椎管不仅有骨性管壁,也有软组织成分。椎管可分为中央椎管及侧椎管,前者指硬膜囊占据的部位,后者为神经根通道,即神经根管,经椎间孔(管)与外界相通。

椎管的内容主要为脊髓及其被膜,在腰段主要为马尾神经根,其他还有动、静脉及脂肪疏松组织。各段椎管由于所含内容多少及大小不等,其形状及管径亦各异。

一、颈段椎管

颈段椎管近似三角形,矢径短而横径长。颈椎椎管以 C_1 最大,相当于脊髓颈膨大部位的 $C_{4\sim6}$ 次之,男性较女性稍大。测量颈椎椎管矢径可自椎体后缘中点至各棘突基底连线。有椎体脱位时,可自脱位下一椎体后上缘或脱位椎体后下缘至相邻棘突基底画线测量。

正常寰、枢椎椎管有较大空间,不会引起脊髓受压。在生理性极度旋转至47°时,椎管面积缩小至中立位的61%,不致累及脊髓。寰齿间距(Atlantoodontoid interval,ADI)成人不超过 3 mm,儿童不超过 5 mm 属于正常,但寰枢半脱位达 9 mm,使椎管在中性旋转位减少至60%不会引起神经症状。

颈椎椎管是由颈椎、椎间盘、后纵韧带、黄韧带和血管等组织构成的有一定弹性的管状结构。其管径随颈椎不同方向运动和位置而发生变化。

颈椎硬膜囊矢径随椎间盘及黄韧带的动力变化而受影响。过伸位时,相邻椎板靠近,具弹性的黄韧带可增厚,缩短原长度的10%,并伴椎间盘向后膨出,老年人因黄韧带退变加重,弹性降低,不易缩短,但易于折曲突向椎管。在此基础上,如受到伸展暴力,椎间盘后部和后纵韧带可松弛,向椎管内膨出。此时,由于伤段椎间孔高度降低,黄韧带突入椎管,如此前后夹击使椎管容积变得更小,极易造成脊髓外伤。

二、胸段椎管

胸段椎管大致呈圆形,T_1 椎孔横径(椎弓根间距)与 C_7 相似,$T_{2\sim3}$ 开始减小,$T_{4\sim10}$ 较稳定,为 15~16 mm,至 $T_{11\sim12}$ 又增大。

胸段椎管矢径 X 线测量约为 18 mm,相邻上、下椎孔横径可差 1~4 mm,而 $T_{4\sim10}$ 变化较小,其矢、横径相似。T_{12} 横径较 T_{11} 可大 1~4 mm。

三、腰段椎管

$L_{1\sim2}$ 椎管多呈卵圆形,$L_{3\sim4}$ 多呈三角形,L_5 多呈三叶形(图 1-6)。

自 $L_{1\sim2}$ 间隙以下包含马尾神经根及脊髓被膜,两侧各神经根自硬膜囊发出后在椎管内的一段称为神经根管,即侧椎管,各神经根分别经相应椎间孔(管)穿出。

(一)中央椎管

在腰椎侧位 X 线片上,腰椎椎管的正中矢径为自椎体后面中点

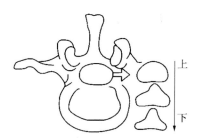

图 1-6　腰段椎管自上而下变化

至棘突基底距离,L₁~₃棘突基底位于上、下关节突尖部的连线上。腰椎椎管 X 线测量矢径平均为 17 mm(14～20 mm),最低值为 13～15 mm,男、女性间差别不大。横径(椎弓根间径)为两侧椎弓根内面连线,平均为 24 mm(19～29 mm),正常最低值为 18～20 mm,在 L₂~₄最窄。男性椎管横径平均值较女性大 1.1 mm。

一般将腰椎椎管矢径小于 13 mm,横径小于 18 mm,定为椎管狭窄;其中矢径为 10～12 mm,定为相对狭窄;如小于 10 mm 则为绝对狭窄。L₃椎孔横径虽明显增大,但其矢径甚至比 L₁~₂还小。各椎孔矢径中,以 L₃~₄最小。

L₃~₄最易发生椎管狭窄。解剖因素为:① 矢径最小;② 矢径与横径之比为(0.67～0.69):1,虽大于 L₅,但小于 L₁~₂;③ 脊椎指数最大;④ 椎弓板较厚。

(二)腰神经通道

腰神经根自硬膜囊离开,直至从椎间管外口穿出,经过一条较窄的骨纤维性管道,统称为腰神经通道。此通道分为两段,第一段为神经根管,从硬膜囊穿出点至椎间管内口,第二段为椎间管。腰神经根离开硬膜囊后,前、后根或共居一鞘,或各居于固有的根鞘内。神经根管内宽外窄,前后略扁,如同外形小口的漏斗(图 1-7)。神经根斜向前下外,自 L₁~₅斜度逐渐增加。

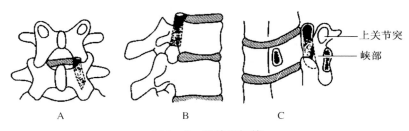

上关节突
峡部

图 1-7 腰神经根管
A. 后面观;B. 侧面观;C. 内面观

神经根管虽然不长,但有几个部位比较狭窄,可使神经根遭受卡压。

1. 盘黄间隙 即椎间盘与黄韧带之间的间隙,测量数值 L₁ 为 4.7 mm,L₂ 为 3.4 mm,L₃ 为 2.5 mm,L₄ 为 1.9 mm,L₅ 为 2.5 mm。

盘黄间隙几乎将椎间管口下部封闭。椎间盘有退变及狭窄向四周膨出时,如同时有黄韧带增厚,向前突出,将使盘黄间隙进一步狭窄。

2. 侧隐窝 侧隐窝位于侧椎管,也是神经根管的狭窄部分,其前面为椎体后缘,后面为上关节突前面与椎弓板和椎弓根连接处,外面为椎弓根的内面。内侧入口相当于上关节突前缘。侧隐窝向下外续于椎间管。

L₅椎孔呈三叶形者,侧隐窝最为明显。侧隐窝矢径越小,横径越大,表示越窄越深。L₅侧隐窝最易引起狭窄,而使神经根遭受压迫。原因是:① 椎孔多呈三叶形;② 侧隐窝明显,矢径可小至 2～3 mm;③ 上关节突增生变形较多。

3. 上关节突旁沟 腰神经向外经上关节突小面内缘所形成的沟。上关节突小面如呈球形增大,并有内聚现象,可使神经根遭受压迫。

4. 椎弓跟下沟 椎间盘明显退变缩窄时,可使上一椎体连同椎弓根下降,后者与椎间盘侧方膨出形成一沟,可使通过的神经根发生扭曲。

5.椎间管　腰椎椎间管分内、外两口,腰神经根通过椎间管,向外下倾斜,其在椎间管内走行长度比椎间管横径要长(图1-8)。

腰神经根的前、后根会合处,一般位于椎间管水平。腰神经根由三层脊膜包裹,并由蛛网膜形成神经根袖。为显示腰神经通道各段大小及神经根的位置,CT横断扫描时,宜沿椎间盘后部、侧隐窝上部、侧隐窝下部及椎间管4个层面进行,以观察其相互关系。

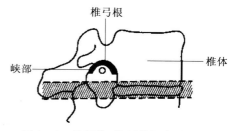

图1-8　椎间管(临近椎间盘后间隙)

腰椎椎间管外口与神经根的截面积相差悬殊,L_1神经根的截面积只为同序数椎间管的1/12,即使L_4、L_5神经根较粗,亦只为同序数椎间管的1/5～1/4,似有较大活动空间。实际上椎间管内、外口下半只留有一缝隙,有效空间很小,特别在内口,盘黄间隙较窄者更是如此。另外,由于椎间管内存在有纤维隔,神经根被支持固定在一个比较窄小的孔道内,又因为同时有动、静脉通过,有效空间更为减少。

L_4、L_5神经根较粗,行程长,斜行;其脊神经节偏内侧,靠近椎间管内口;神经根与椎间管的截面积比值大。L_4、L_5神经通道也存在一些致病的潜在因素:① 椎管矢径、横径较小,椎管容积也最小;② 侧隐窝明显,矢径最小;③ $L_{4～5}$及$L_5～S_1$椎间盘最厚,向后有一定程度膨出;④ 黄韧带较厚;⑤ 盘黄间隙较窄;⑥ 椎间管较长,管内及外口的纤维隔均较薄,支持作用较弱,如神经根坠入椎间管下部,更易遭受卡压。

骨性椎管由于发育障碍可变窄,表现为横径、矢径变小,还可有侧隐窝狭窄,椎弓板增厚,椎弓板间角度变小等。后天最常见的原因为椎间盘退行性变,向后膨出;椎体后缘,椎弓板上、下缘,特别是关节突关节骨质增生或内聚,从前方、后方及后外方突向椎管,形成三叶形椎管。与此同时,黄韧带及后纵韧带亦可钙化增厚或发生皱褶,使椎管容积进一步减小。腰椎滑脱、外伤及椎弓板融合术后,亦可引起椎管狭窄。

正常椎管,硬脊膜周围有相当空间允许神经根有一定活动,而在椎管狭窄时,硬脊膜及其内含马尾神经根被紧紧包裹,腰椎从屈曲位至伸展位运动时即受到限制。站立及行走时,腰椎前凸增加,更妨碍其移动,神经受到牵扯,必然影响微循环。临床上常出现间歇性跛行,行走稍多,即疼痛难忍。坐位及蹲位时,腰椎轻度后凸,椎管容积稍有增加,血供改善,症状会有所缓解。

对腰椎椎管测定可分别在椎体中部作横切面及矢状面,椎管矢径(AP)为椎体后缘中点至上、下关节突顶点连线或至棘突基底距离。椎管横径(IP)为两侧椎弓根内缘间距,关节突间距(IF)为两侧上关节突内缘间距,自棘突基底分别连接两侧IP及IF两端可形成等腰三角形。椎弓上切迹的前后径(SVN)可用以测定三叶形椎管。

腰椎椎管狭窄常合并椎间盘突出,三叶形椎管致侧隐窝狭窄时,即使只有轻度椎间盘膨出,也可产生神经根压迫症状。随年龄增大,椎间盘退变引起椎间隙狭窄、椎体后缘及关节突骨质增生以及黄韧带肥厚更使腰椎椎管进一步狭窄。退变性狭窄常为多节段性,为明确部位,应在椎间盘及椎上、下切迹不同平面对椎管进行测量。

四、骶段椎管

骶管上与腰椎椎管相续,下部开口于骶管裂孔,前后借骶前、后孔与外界相通。蛛网膜下隙

— 11 —

至 S_2 终了。骶管容积为 25～28 ml,骶管平均高度为 6.7 cm。骶管后壁约半数完整,其他可部分开放或有缺损,少数完全敞开。正常情况下,硬脊膜囊及神经根为坚固的椎板所保护,如有隐性脊柱裂及游离棘突时,硬脊膜囊及其内神经根可遭受压迫。

S_4 棘突与左、右骶角连线所围成的三角形凹陷即骶管裂孔,其位置可存在变异。骶管裂孔可为三角形、尖长形、马蹄形、方形或长方形,还有少数呈不规则形。有时在裂孔的尖端有向下伸延的骨片,将裂孔分为左、右两半;或有些小骨片突向腹侧;或骶管裂孔两侧缘向腹侧生出许多小骨片,相互连成两三个小孔;或骶角不显而几乎无裂孔;骶管裂孔也可向上高至 S_2。所有这些变异都会在实施骶管阻滞麻醉时造成困难。

第三节　脊柱的血供

一、脊柱动脉

脊柱动脉主要由主动脉发出的节段动脉供应。在胸段来自肋间后动脉,在腰段来自腰动脉。在颈、骶段,这种节段性供应不明显。颈段主要来自椎动脉,在颈椎周围走行的由肋颈干发出的颈深动脉和甲状腺下动脉发出的颈升动脉也发分支供应。骶段主要来自骶外侧动脉和骶中动脉,髂腰动脉也有分支参与。

供应脊柱各段的动脉在相应椎间孔处发出腹外侧支、背侧支和脊前支(椎管前支)、脊后支(椎管后支),彼此在椎骨内外形成纵横相连的复杂动脉网。

(一)椎动脉

椎动脉与椎静脉伴行。在颈上部各横突之间,椎静脉由几支细小的静脉支组成,呈丛状,至 C_5 椎间孔处始合成一明显的静脉干。椎动脉位置较深,位于椎静脉的后内侧。在各椎间孔处,椎静脉接收来自内侧一较大的脊支和来自外侧一较小的与颈神经伴行的静脉支,椎静脉外径为(5.0±0.9)mm。

用 Doppler 检测正常成人颈部动脉内径,结果颈总动脉为(7.0±0.7)mm,颈内动脉为(5.6±0.6)mm,颈外动脉为(4.6±0.5)mm,椎动脉为(3.8±0.3)mm。此数值虽较尸体所测数值略大,但无统计学意义。对尸体有关动脉壁厚度测量,其大小依次为颈总动脉远点、颈外动脉、颈总动脉近点、颈内动脉和椎动脉。这些数据可供影像学诊断动脉硬化及动脉炎参考,对介入放射学也有利于选择合适导管及栓塞物。

颈源性眩晕常因椎动脉狭窄或梗阻致供血不全,与头颈活动有一定关系。椎动脉造影显示椎动脉内径平均为(3.76±0.77)mm,其中左侧为(3.92±0.79)mm,右侧为(3.59±0.73)mm,多数左侧大于右侧;甚至右侧仅为左侧的一半。这将削弱对侧椎动脉病变时的代偿能力,有可能引发椎动脉型颈椎病的潜在诱因。

头颈向对侧旋转时,椎动脉造影在 $C_{1\sim2}$ 水平,椎动脉可发生狭窄或梗阻。一般认为,只有当另一侧椎动脉同时有病损时,才会导致椎基底动脉供血不全。颈中、下段椎动脉病变,特别是 $C_{4\sim5}$、$C_{5\sim6}$ 多因钩椎关节增生压迫所致。头颈向同侧旋转时可使症状加重,但也有持相反观点的。一侧椎动脉在受到骨刺压迫后,由于颈椎失稳,可使其不断遭受骨刺、甚至肥大的上关节突撞击,刺激椎动脉周围交感神经,引起动脉干及分支的痉挛而使对侧椎动脉不能代偿。因此单侧椎动脉压迫性病变亦可引起椎基底动脉供血不全。

（二）腰动脉

腰椎的血供来自腰动脉，由腹主动脉的后壁发出，沿椎体的中部向后外侧走行，沿途发出一些小支进入椎体前方，以营养椎体。腰动脉至椎间孔前缘分为前支、后支及中间支。前支分为升、降支，其分支与相邻上下分支形成纵行弓形网，吻合支的尖部与对侧相交通。由此发出至少 1 支骨内营养动脉，与由椎体前面进入的正中前动脉吻合，形成纵轴动脉。

后支在硬脊膜囊后外方供应硬脊膜及硬脊膜外间隙组织，其分支尚供应椎弓根、椎板、横突、关节突和棘突。

中间支供应神经袖，并穿过硬脊膜供应硬脊膜内神经根。

（三）椎骨外动脉和椎骨营养动脉

根据脊柱动脉与椎体及椎弓的位置关系，又可分为：

1. 椎骨外动脉　在椎体和椎弓的腹、背侧面形成 4 条有丰富吻合的动脉网。

（1）椎体腹外侧动脉网：在椎体腹侧面，由各节段腹外侧支相连的纵横血管链，如绳梯状，在颈段及腰骶段尤为明显。在 $T_3 \sim L_3$ 间则呈弓形。

（2）椎体背侧动脉网：在脊柱各节段，脊前支从椎间孔进入椎管后，各在椎弓根下缘沿椎体背侧面分成升、降支，前者稍斜行。相邻脊前支的升、降支彼此吻合，全体形成连续近似菱形的吻合网。老年人因这种吻合中断，每个节段可呈 H 形。

（3）椎弓腹侧动脉网：由各节段脊后支发出的升、降支及其分支吻合而成，管径较细而不规则。横突下缘有一支横突前动脉，位置较深，损伤后可产生腹膜后巨大血肿。

（4）椎弓背侧动脉网：由各节段动脉的背侧支吻合形成，位于椎弓板和棘突。而关节突和横突的背面，吻合则较为稀疏。

2. 椎骨营养动脉

（1）椎体营养动脉又分为：① 椎体背侧营养动脉，是供应椎体的主要营养动脉，由脊前支升支发出，多为 1 支，自椎体背侧中央的营养孔进入，沿水平方向呈直线走行，主干几乎无分支，至椎体中央部始反复分支，作放射状，供应相当于髓核投影的椎体中央部分。② 椎体腹外侧营养动脉，由各节段动脉的腹外侧支分支发出，可为数支，自椎体腹外侧面中部的营养孔进入。③ 营养动脉周围支，来自动脉网中的骨膜支，可有十余支，由椎体外周向中央走行，分布于相当纤维环投影的椎体周围部分。

（2）椎弓营养动脉又分为：① 椎弓外面营养动脉，由椎管外面进入，来自各节段动脉的背侧支，集中于上、下关节突间，即峡部及其周围。② 椎弓内面营养动脉，由椎管内面进入，来自各节段动脉的脊后支或椎弓腹侧动脉网，多自椎弓根椎弓板连接处中央或椎弓根下切迹后方的营养孔进入。椎弓营养动脉多为 1 支，本干较短，在内侧骨皮质深面又分为前后两支。前支较细，发支供应上、下关节突、横突和椎弓根；后支较粗，供应椎弓板和棘突。

二、脊柱静脉

（一）椎体部静脉

椎体部静脉又分为：① 椎体（基）静脉，位于椎体中央，呈水平走行，与椎体营养动脉伴行，血管口径较粗，壁薄，在椎体周围上下，由多数平行与斜行的静脉汇集为垂直血管，再回流入椎体（基）静脉,全体如同灌木的根须。椎体(基)静脉向前以数支与椎外静脉前丛相连,向后以1~2支穿出椎体,注入椎内静脉前丛(图1-9)。② 关节下水平集合静脉,位于椎体终板附近并与其平行,由终板下方口径较大呈水平走向的垂直静脉属支相连形成。此组静脉通过垂直静脉与椎体静脉相连,也与椎内、外静脉前丛相连。③ 软骨下毛细管后静脉网,位于椎体终板内,呈水平位、主要接收终板软骨毛细管床的血液,通过短而直的属支回流入关节下水平集合静脉。

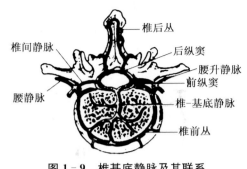

图1-9 椎基底静脉及其联系

（二）椎弓部静脉

椎弓内静脉与同名动脉伴行。椎弓板静脉与来自上、下关节突和横突的静脉在椎弓根处一起汇成椎弓根静脉,在椎间孔处注入椎内或椎外静脉丛。

椎间管上、下各有椎间静脉通过,前内侧为椎内静脉前丛,外侧为腰升静脉,椎间孔也充满了网状的静脉丛,仅后方为安全区。

椎静脉系统属于第四静脉系统,缺乏静脉瓣,血液可呈双向流动,盆部炎症或肿瘤可以直接经此扩散或转移。

第四节 脊柱的连接

脊柱各部分的连接复杂而多样化,既要维持脊柱的稳定,又要使各部分有充分灵活的运动,以适应日常生活及劳动的需要。

人的脊柱并非直柱,多数椎间盘不在水平位,而呈不同角度倾斜。地心引力对其产生剪力,而对抗这个水平剪力所需要的肌力,参与使椎间盘承受应力的力偶。剪力的方向随椎间盘的倾斜度而有不同。在上胸段,剪力方向朝前,脊椎趋于向前滑移,而在下胸段,剪力方向朝后。成人上胸椎的活动被胸廓所限制,因此胸椎脱位多合并多发肋骨和胸骨骨折。

关节突关节是脊柱重要的稳定结构,但其功能随部位而异。颈段关节突关节接近水平位,可在各方向运动,特别是旋转,因此很少参与脊柱的稳定。在下腰段,关节突关节近似直立,屈曲伸直自如,侧屈稍受限,但几乎无旋转。此处脱位多合并关节突骨折。关节突关节退变可使椎间盘承受更多剪应力,引起脊椎滑脱。在下胸段和上腰段,关节突关节方向处于中间位,属于过渡型。此处活动范围较大,如棘间韧带断裂,可发生脱位。

脊柱的连接由韧带、椎间盘及关节突关节构成。

一、脊柱周围的韧带

（一）前纵韧带

前纵韧带位于脊柱的前面,上起枕骨的咽结节和寰椎前结节,下至$S_{1\sim2}$。前纵韧带由3层纵行纤维构成,浅层越过3~4个椎体,中层越过2~3个椎体,深层仅连接两个相邻椎体。前纵韧带借纤维束紧密附着于各椎体边缘,但与椎体连接疏松。前纵韧带是人体中最长的韧带,较宽,非常坚韧。

（二）后纵韧带

颈椎后纵韧带比较薄弱，位于椎体的后面，上起枢椎，下达骶骨，最上部延展为覆膜。后纵韧带较前纵韧带狭窄，宽窄不齐，不能完全遮盖椎体的后部和椎间盘，深层纤维作齿状，与椎体疏松相连，其间隔以静脉丛。

（三）黄韧带

黄韧带向上附着于上位椎弓板下缘的前面，向下附着于下位椎弓板上缘的后面，薄而较宽，犹如屋瓦叠掩。黄韧带向外延展至椎间关节囊，但并不与其融合。黄韧带有一定弹性，颈椎屈曲时，可使相邻椎弓板稍分开；过伸时可稍缩短，而不致发生皱褶突入椎管内。

黄韧带由薄而坚韧的黄色弹性纤维构成，正常厚度为 3～4 mm，其厚度由上向下逐渐增加，在 $L_{1\sim3}$ 外侧部较内侧部稍厚。中线部位如黄韧带厚度超过 4 mm，即可视为不正常。在正中线，两侧黄韧带之间有一缝隙，有连接椎后静脉丛与椎内静脉丛的小静脉通过，并有少许脂肪填充。如硬膜外脂肪缺少，可使硬膜活动减小。外侧黄韧带延伸至关节突关节的关节囊，它的侧缘成为椎间孔的软组织性后壁，因此除椎间孔和后方正中线的小裂隙外，黄韧带几乎充满整个椎弓间隙。腰椎之间的黄韧带间角比椎弓板间角向后突出 5 mm 左右，与硬脊膜囊间的距离最大。胸椎之间的黄韧带窄小，韧带间角后突亦减少。

黄韧带中弹性纤维在人体所有韧带中含量最高，可达 60%～80%，脊柱最大屈曲位时可比中立位延长 35%～45%，而最大伸展位时可缩短 40%。由于预张力作用，黄韧带不会发生弯折或皱褶而突入椎管，黄韧带只有被拉长到 70% 时才可能遭受断裂。

连续的外伤可引起黄韧带肥厚，甚至厚达 10 mm 以上，椎骨伸展性损伤，黄韧带皱褶突入椎管内，可引起椎管狭窄症，致神经根遭受压迫。在 L_4、L_5 椎弓板之间，黄韧带常增厚，同时毗邻的椎弓板亦往往增厚。L_5 椎间孔较小，而通过的神经根较粗大，当黄韧带过度增厚时，该神经根极易受到压迫。

（四）棘上韧带

棘上韧带呈连续的索条状突起，是一条连接棘突的坚韧韧带。在腰部，起自棘突的竖脊肌腱性起始部易被误认为棘上韧带。它与棘上韧带的区别是构成竖脊肌腱性起始的腱束密切相连接，借坚韧的横行纤维束相连。仅止于 L_3 或 L_4，随年龄增加，自深层开始有纤维软骨化，以后逐渐发展至骨化。

由 C_7 棘突向上，棘上韧带移行为项韧带。项韧带呈三角形，底部向上，附着于枕外隆突和枕外嵴；尖向下，附着于寰椎后结节及 $C_{2\sim7}$ 棘突的尖部；后缘游离而肥厚。

项韧带主要由弹性纤维组成，可含纤维软骨。项韧带钙化可呈分节、棒状、条状或小斑点状，其粗细、长短不等，多发生于退变椎间盘后方 1～2 cm 处，一般不引起症状。

项韧带钙化多出现在 $C_{5\sim6}$ 水平，约 65.7% 与其同一水平有椎间隙狭窄。颈部反复的屈伸及旋转活动，可使项部肌肉出现劳损而加重项韧带的负担。项韧带钙化可能是慢性累积性损伤、出血及炎症的结果，也许会加速颈椎间盘的退变。

（五）棘间韧带

棘间韧带薄而无力，附着于相邻棘突间的较深处，由致密排列的胶原纤维构成，杂以少数弹性纤维，前与黄韧带融合。棘间韧带的厚度由下胸部至下腰部逐渐增加。

棘间韧带两侧浅层纤维由前上向后下，中层纤维由后上向前下。这种交叉结构虽可以防止腰

— 15 —

屈曲时椎骨前移和腰伸直时椎骨后移，但本身却要受到挤压和牵拉。腰部旋转时，棘间和棘上韧带离旋转轴最远，因而受到的扭力也最大。

腰段棘间韧带分左右两片，连于上位棘突、椎板和下位关节突、椎板及棘突下缘之间，其前份可有裂隙，贴于黄韧带后面，根据纤维起止分为 3 部：① 关节囊部，从下位椎骨乳突内侧或下端贴关节囊向内上后附于上位椎板下缘和棘突基部，以成年下腰段最明显，能稳定关节突关节，防止过度侧屈和旋转。② 腹侧部，分深、浅两层，浅层起自椎板后面上 1/3，向上内经黄韧带后方并弯向后，几乎全水平方向在棘突向后，附着于上位棘突下缘后份。深层起于黄韧带后面，几乎水平向后，附着于上位棘突下缘后半；浅层能防止上位椎骨向后脱位，深层则将黄韧带固定于上位棘突，防止黄韧带向前形成皱褶，造成对马尾神经压迫。③ 背侧部，从浅到深为竖脊肌腱、腰背筋膜后层及棘上韧带向棘间扩展的纤维。其功能是对脊柱过屈能起节制作用。

随年龄增长，腰段棘间韧带可发生退变，韧带中出现裂隙、囊腔，甚至穿孔，棘突间可有假关节形成或棘突骨质增生。裂隙形成表现为分裂，与纤维方向平行，说明并非张力作用下引起的疲劳性断裂，而是压力作用下引起的磨损。施行腰部椎板切除术时，应尽可能保存棘间韧带特别是其关节囊部，以保持腰部稳定。

（六）横突间韧带

横突间韧带分内外两部，内侧部作腱弓排列，在上腰椎横突间隙；外侧部发育不良，仅为薄的筋膜层，在下两个腰椎横突间隙，参与构成髂腰韧带。L_5 与 S_1 间的横突间韧带即髂腰韧带的腰骶部。

二、椎间盘

椎间盘即椎间纤维软骨。成人的椎间盘总数为 23 个，自 $C_{2\sim3}$ 至 $L_5 \sim S_1$ 椎间。

椎间盘的厚薄，在脊柱不同部位有所不同，在运动较多的部位如颈、腰部较厚，而在作成骨性腔隙的部位，如胸、骶部则较薄。$L_5 \sim S_1$ 间的椎间盘可以厚达 17.1 mm，而 $T_{4\sim5}$ 间的椎间盘仅为 2.1 mm。各段椎间盘和椎体的比例，颈段为 27.5%，胸段为 21.5%，腰段为 54.4%。总体来看，椎间盘的总厚度约占整个脊柱全长的 32.1%。颈椎间盘发生退变时，其高度变小，致使相应的关节突关节及钩椎关节关系发生紊乱而致骨质增生，相邻椎体后缘亦可发生骨嵴，引起神经根或脊髓受压。

三、关节突关节

关节突关节属于滑膜关节，由上、下相邻关节突的关节面构成。颈椎的关节面向上，约呈 45°倾斜，$C_{2\sim3}$ 之间的倾斜度常有变化。关节囊较为松弛，外伤时容易引起半脱位。颈椎关节突关节构成椎间孔的后壁，前与颈神经根与椎动脉邻近。上腰椎的关节突关节面近似矢状位，腰骶部则近似冠状位。关节突关节囊甚松弛，借薄弱的纤维束加强。在下腰部，有坚韧纤维性结构与椎弓板相连，并部分为棘间韧带所代替，前部为黄韧带。

关节突关节构成椎间管的后界。不同平面腰椎间盘的后面与关节突的关系有差异。当人体直立时，下腰部的 $L_5 \sim S_1$ 或 $L_{4\sim5}$ 椎间盘的后面与下一脊椎骨的上关节突前面相对而位于椎间管的下部。

关节突关节由脊神经后内侧支所发出的关节支支配（图 1 - 10）。内侧支恰在横突根的近侧，继而在上关节突之上、乳突及副突之间，偶尔被骨化的乳突副韧带覆盖，发出两个关节支。升支小，在关节突下方钩住骨，支配关节小面；另一个比较大的降支行向下内，支配下一关节囊的上内侧；还有一附加支,恰在横突间筋膜之前,至上一关节的上部。如此每个内侧支至少支配同一平面和下一平面的两个关节突关节,而每个关节突关节至少接收两个脊神经后支发出的关节支(图1-11)。关节小面如肥大或不对称,可使椎间孔相对变小,因而神经可受到压迫,引起关节小面综合征。

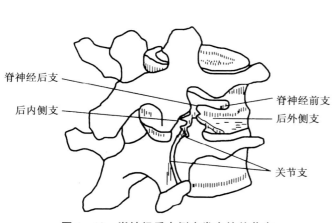

图1-10　脊神经后内侧支发出的关节支

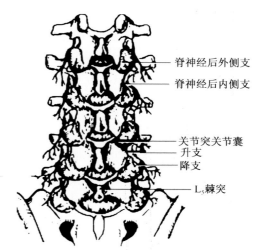

图1-11　关节突关节的神经支配

四、脊柱的其他关节

(一)寰枕关节

寰枕关节由寰椎两侧侧块上面的关节面和相应枕髁构成,属单纯滑膜关节,关节囊松弛。寰枕关节在横轴上可以作头的屈伸运动,幅度约为45°。在矢状轴上,可以做侧屈运动,但范围很小。寰枕关节借寰枕前、后膜加强稳定。寰枕前膜宽而致密,张于寰椎前弓上缘和枕骨大孔前缘之间,中线和前纵韧带的上端愈合。寰枕后膜张于寰椎后弓上缘和枕骨大孔后缘之间,椎动脉由此穿行入颅,第一颈神经由此穿出。

寰枕关节的运动主要是屈伸,寰枢关节的运动则主要是旋转。寰枢椎融合后,头颈部将丧失大部分旋转功能,但可保留大部分屈伸功能;枕颈融合时,头颈部的屈伸和旋转功能均丧失。寰枢关节在进行屈伸和侧屈运动时,伴偶合的轴向旋转功能,说明寰枢关节正常,相当稳定,同时也存在潜在旋转不稳的趋势。寰椎骨折后,寰枢椎间的屈伸和侧屈运动分别增加90%和44%,但旋转运动无明显影响。

(二)寰枢关节

寰枢椎之间有两个车轴关节及两个磨动关节,前者即齿突前、后关节,分别由寰椎前弓后面与齿突前面之间及寰椎横韧带前面与齿突后面构成;后者即两侧寰枢外侧关节。寰椎侧块的下关节面凹陷,枢椎的上关节面凸出。这种结构可使寰枢椎之间作最大旋转。寰枢外侧关节的关节囊及周围韧带松弛,允许在一定限度内有最大范围的运动。

维持寰枢关节稳定的结构除关节囊、寰枢前、后膜及覆膜外,还有寰枢韧带复合体等。关节囊连接寰椎侧块下关节面的边缘与枢椎的上关节面。寰枢前膜从寰椎前弓下缘至枢椎椎体的侧面。寰枢后膜从寰椎后弓下缘至枢椎椎弓板上缘之间,覆膜为后纵韧带向上的延续,呈扇形,附着于枢椎椎体后面,在寰椎横韧带和枢椎齿突之后。

寰枢韧带复合体的主要部分为寰椎十字韧带,分横部及直部两部分。横部即寰椎横韧带,甚为坚韧,张于寰椎两侧块内侧缘及寰椎前弓后面的小结节之间,在齿突后面的浅沟内,使齿突与寰椎前弓后面的齿突凹相接。寰椎横韧带与齿突后关节面之间构成不大的关节腔,可以防止齿突向后朝脊髓方向移动。寰椎十字韧带直部即纵束,分为上、下纵束,上纵束附着于枕骨大孔前缘,位于齿突尖韧带之后;下纵束附着于枢椎椎体后面的中部,纵束加强了横韧带的稳定性。由寰椎侧块内面发出一束纤维,斜向内下,止于枢椎椎体后外侧,称为寰枢副韧带,能限制头及寰椎在枢椎上过度旋转。

枢椎齿突骨折后,如寰椎横韧带完整,齿突保持原位,不会引起严重神经症状。在自发性寰椎前脱位,由于寰椎横韧带松弛、减弱或断裂,结果齿突后移,可使脊髓遭受压迫。

寰枢韧带复合体的次要部分有齿突尖韧带及翼状韧带等。齿突尖韧带也称齿突悬韧带,位于寰椎横韧带的深面,连接齿突尖于枕骨大孔前正中线。翼状韧带是两个坚韧的韧带,由齿突的上外侧面向外上,止于两侧枕髁的内面。翼状韧带是重要的节制韧带,可以阻止寰椎向前移位,并作为寰枢关节向前方半脱位的第二道防线,能限制头及寰椎在枢椎上过度旋转及侧方半脱位。头向右旋转时,左翼状韧带紧绷;头向左旋转时,右翼状韧带紧张。

寰椎横韧带是一个坚韧的无弹性纤维带,使齿突局限于寰椎前弓后的齿突凹内。生物力学研究发现,寰椎横韧带是防止寰椎向前移位的主要坚韧结构。如果寰椎横韧带保持完整,在荷载下,寰椎在枢椎上的移位不超过 3 mm。如果寰椎横韧带断裂,作为辅助结构的翼状韧带并不能防止寰枢关节脱位。

寰椎横韧带可防止寰椎过度前移,翼状韧带则能防止寰枢关节过度旋转,两者共同作用则能防止寰枢关节侧方脱位。

寰枢椎后前位 X 线片显示头向一侧旋转时,对侧侧块靠近齿突,间隙变小;对侧侧块影像变大清晰,而同侧变小模糊;与此同时,对侧寰椎关节间隙变宽,同侧变窄。上述变化随旋转度加大更趋明显,当旋转至 65°时,齿突与对侧侧块完全接近,间隙几乎消失。正常枢椎上关节面在旋转时不会发生改变,仅当有发育变异时,才会出现两侧上关节突不对称。

正常枢椎两侧上关节面长轴的延长线应于齿突中轴线上相交。如以此点与枢椎两上关节面的外下线相连,可构成等腰三角形。

寰枢关节面可发生错动,多系单侧,表现为上、下关节面不平行、两侧关节间隙不对称或寰枢椎外侧缘不连续。正常只为 6%,旋转半脱位可达 92%。

寰枢椎正位 X 线片显示齿突与寰椎侧块间隙约半数两侧完全相等,另半数不对称,但平均差值为 0.9 mm,3 mm 以下者占 95%。如有旋转半脱位,两侧平均差值可达 3.6 mm,个别甚至达 7 mm。

寰椎横韧带是维持寰齿关节稳定的最主要结构。当枕顶部遭受暴力而使头部过屈时,如跳水、翻滚或坠落伤,齿突可切割横韧带而使其断裂。当头在屈曲位,拉力达到 823.2 N 时,寰椎横韧带即可发生断裂,多位于其与齿突相接触的中部。当头颈部受到垂直暴力而发生 Jefferson 骨折,即寰椎前、后弓发生多处骨折时,如两侧块外移范围超过 6.9 mm,也可发生寰椎横韧带断裂。不管因何种机制引起,剩留附着的其他韧带均不足以维持寰枢关节稳定,乃逐步发生寰椎前脱位,寰枢间距(ADI)加大,椎管矢径及脊髓有效空间(SAC)减少。病变早期可出现枕下疼痛和颈活动障碍,或出现脊髓受压引起四肢瘫痪;至晚期,寰枢椎间的韧带和关节囊可发生挛缩,瘫痪情形更加严重,其至发生呼吸功能不全。

寰枢关节的异常表现为形态特殊,在发育上也较复杂,有以下几种异常:① 齿突不连;② 齿突发育不全;③ 齿突缺如;④ 齿突枕骨融合;⑤ 寰椎枕化。这些异常由于结构不稳固,或由于邻近椎骨的代偿性过度活动,常引起颈椎自发性脱位。

寰枢关节全体作成一个车轴关节,该轴垂直通过齿突,寰椎与颅骨一同在此轴上向左右旋转,每侧约为 40°,过度旋转受翼状韧带限制。正常头在屈曲位时,寰枢关节间隙一般为 2～2.5 mm。

由于体操翻滚、跳水、车祸、坠落伤,当头部过度屈曲的同时枕顶部遭受暴力,即可引起寰椎横韧带断裂,逐渐发生寰椎前脱位,使椎管矢径变小,致脊髓受压。

（三）钩椎关节

在 $C_{3\sim7}$ 椎体后外侧各存在一个类似滑膜关节的结构,曾定名为 Luschka 关节、椎体间外侧半关节或椎体间侧关节。

钩椎关节由颈椎侧后方的钩突与相邻上一椎体下面侧方的斜坡形成。一般认为,所谓钩椎关节并非是恒定的典型滑膜关节,在钩突发育以前,此关节并不存在,只是随着钩突形成,颈椎荷载及运动不断加大,在椎间盘后外侧的软骨基质中才出现裂隙。

多年来,对于钩椎关节是否算作一个真正的滑膜关节存在不同看法。有人认为,它不具滑膜;有人认为,钩突系由椎弓的骨化中心发展而来,以后与椎体的骨化中心相融合,因此钩椎关节是出生后发展形成;有人认为,钩椎关节只是椎间盘组织退化引起的缝隙。

对钩椎关节的形成尽管存在相反意见,但下列事实可以肯定:① 椎体侧方相邻面覆以关节软骨;② 有关节囊韧带;③ 在相邻关节面之间确有间隙;④ 在关节面边缘出现骨质增生,是滑膜关节常看到的现象;⑤ 与穿过椎间管的颈神经根相örün近;⑥ 能防止椎间盘自后外侧突出,以免颈神经根受压;⑦ 如同其他滑膜关节,关节软骨也可发生软骨软化;⑧ 有助于颈椎较大的运动;⑨ 颈椎椎间盘的纤维环不伸展至椎体边缘,而终于钩椎关节的内界。由此可以看出,钩椎关节基本上具备了一个滑膜关节的条件。

关节突间关节囊内侧与黄韧带贴附,囊外有多裂肌附着、关节囊的纤维层与滑膜层紧密连着。滑膜层约 1/3 起自关节软骨边缘,2/3 与关节软骨有一定距离,与关节软骨边缘以结缔组织相连,关节腔窄小。关节突间关节同时受同节及相邻上、下节脊神经后支的内侧支支配。

在相邻关节面之间,双层滑膜可突入形成滑膜皱襞,其根部可连于关节的一、二、三侧缘,甚至全部四侧缘。可呈叶片状、镰状或条索状。在一个关节突间关节腔内可有一个或几个滑膜皱襞与其相接的关节突表面大部分仍光滑。滑膜皱襞可起衬垫作用,有利于关节的滑动。另外,还能产生及吸收滑液,营养和润滑关节。

腰部关节突间关节的滑膜皱襞如较长,其内可夹有脂肪、血管、神经等组织,或呈纤维软骨样结构。因某种不当姿势或剧烈运动,滑膜皱襞挤压在相邻关节面之间可引起滑膜嵌顿。

（四）腰骶关节

腰骶关节由 L_5 椎体与骶骨底以及 L_5 两侧下关节突与 S_1 上关节突的关节面构成,其构造与其他腰椎椎间关节相同,但关节面方向较倾斜,可以防止 L_5 在骶骨上向前滑动。L_5 与 S_1 间的椎间盘较其他腰椎间的椎间盘为厚,前侧较后侧尤厚,以加大腰椎前凸。但其厚度有个体差异。腰骶关节周围除前、后纵韧带、黄韧带、棘间韧带和棘上韧带外,尚有髂腰韧带和腰骶韧带,在位置上相当于横突间韧带。髂腰韧带伸展于 $L_{4\sim5}$ 横突及髂嵴与骶骨上部前面之间。由 $L_{4\sim5}$ 横突呈放射状散开,相当于腰背筋膜的深层,前部纤维附着于髂嵴内唇的后半,偶尔形成一硬的镰刀形纤维束。髂腰韧带为宽而坚韧的纤维束,是覆盖盆面腰方肌筋膜的加厚部分,其内侧与横突间韧带和骶髂后短韧带相混。髂腰韧带具有限制 L_5 旋转,防止它在骶骨上朝前滑动的作用。

髂腰韧带连于 L_5、L_4 椎体侧前方及横突和髂嵴之间,分前、后两部分,前部较弱,止于髂嵴后 1/3 内侧缘,并在腰方肌外线与髂骨骨膜相续,在髂窝侧形成一凹向前下方的腱性游离缘。后部坚韧、短而宽厚、呈扇形,广泛止于髂后上棘内侧骨面,呈三角形或椭圆形。

髂腰韧带有维持 L_5 稳定的作用。腰后伸时,髂腰韧带紧张,可防止 L_5～S_1 间隙变宽,从而防止 L_5 滑脱,其后部通过牵拉横突,更进一步稳定 L_5。当 L_5 峡部完整时,由于髂腰韧带的支撑和牵拉,L_5 相当稳定。这可能是临床上腰骶关节较少发生退行性滑脱原因之一。

腰肌韧带的上部与髂腰韧带相连,纤维呈扇形,向下附着于髂骨和骶骨的盆面,与骶髂前韧带相混。其前有 L_4 神经发出的腰骶干越过,其后为 L_5 神经根。腰骶关节位于腰骶角的顶点,身体的重量很容易使 L_5 向前滑脱。正常时因为关节突相交锁、椎间盘的存在以及韧带的维持(特别是髂腰韧带),而得以防止这种倾向。

当身体直立时,在腰骶关节以及最下部数个腰椎椎弓峡部之间,剪力极大,突然用力或摔跌而发生的杠杆作用以及肌肉痉挛,都能使体重作用于这部分的剪力大为增加,腰骶角减小,可使此部稳定性更为减低。L_5 峡部不连引起腰椎滑脱时,可使 L_5 椎体向前滑移、腰椎前凸增加。腰椎椎体呈楔形变及 S_1 端呈圆形变。

（五）骶尾关节

骶尾关节由骶骨尖和尾骨底构成,属微动关节,椎间盘甚薄,前后较侧部为厚。骶尾前韧带是前纵韧带向下所延长部,分为两束,在上附于骶骨的盆面,向下合二为一,附着于尾骨的盆面。骶尾后韧带分为深、浅两部,深部是后纵韧带的延长部,在尾椎第 1 节的下缘与浅部相混合,浅部可视为棘上韧带、棘间韧带和竖脊肌筋膜起始部的延长部分,位于两侧的骶尾韧带相当于横突间韧带,在骶尾角之间另有骨间韧带相连。

骶尾关节有轻微屈伸运动,肛提肌收缩时,使这个关节微微前屈,增大肛门直肠交接处的屈曲度,以控制大便的排出;肛提肌松弛时则微微后伸,有助于大便的排出。

（六）尾骨间关节

尾椎第 1、2 节间可能有纤维软骨盘存在,也需靠上述各韧带加强。尾骨韧带是一束纤维组织,由尾骨尖伸至皮肤,在肛门后中线成一凹陷。

第五节　脊柱的运动

脊柱肌肉分两大类,一类直接作用于脊柱,其浅层包括斜方肌、背阔肌、菱形肌和上、下后锯肌,其深层含竖脊肌、夹肌和横突棘肌、脊柱两侧的短肌,这些肌肉能协调和稳定各椎骨间运动,以使整个脊柱自上而下顺序作链状运动。脊柱后伸时,肌肉所作向心性收缩功大于屈曲时肌肉所作离心性收缩功;脊柱后伸开始由背肌产生动力;进一步后伸时,背肌收缩减弱而腹肌出现收缩,以控制和调节后伸活动,脊柱腰背肌的收缩能减少脊柱前面的压应力和后面韧带的张应力。另一类间接作用于脊柱的肌肉包括胸肌及腹肌,腹内压增大能减少腰骶椎负载的 40%。

体位或姿势是人体工作肌肉整体作用对抗重力或在肌肉不作用时受到支持所处的位置。昼夜

24小时中不断变化姿势,除要受肌肉系统内在机制影响外,外在因素如支持表面也不容忽视,可以加重或缓解因脊柱疾病引起的症状。

体位的维持或适应是神经肌肉协同的结果。相应的肌肉为神经复杂的反射机制所支配。不同的外来刺激,包括来自皮肤、肌肉、韧带及关节由传入神经输送至中枢神经再经运动神经到达效应器,主要为抗重力的肌肉。

上颈部的关节突关节有很丰富的感受器,关节和软组织的退变可引起传入冲动排放的变化和体位及平衡上的知觉紊乱,正确的头颈关系对整个脊柱的体位尤为重要。

不同个体的骨结构可有不同,在进行同样动作时,其肌肉活动量也可不同。有的人在坐位时很少需要增加肌肉活动即可取得变化的舒适体位,而有的则处于紧张状态,很少放松肌肉。脊柱肌肉收缩时,椎间盘承受一定压力,而超过正常需要的肌肉收缩,对椎间盘的营养有害,后者只在压力减少的情况下才可摄取液体。

卧位时能减少对椎间盘的压力,正常脊柱的姿势受一些因素影响,如卧具表面的弹性、个体体格及肢体位置。在表面柔软卧具上仰卧位时脊柱屈曲及俯卧位时脊柱伸直均比在表面坚实者明显。脊柱强直或关节突退变者很难取俯卧位,原因是颈部需完全旋转,腰段脊柱在伸展范围的末端,关节突关节承受应力。妇女骨盆较宽者侧卧位易使腰椎侧屈。

最理想的正常站立姿势,重力线应位于下述双侧结构连线的中间:① 乳突;② 恰在肩关节连线之前;③ 恰在髋关节连线之后;④ 恰在膝关节中心连线之前;⑤ 恰在距小腿关节(踝关节)连线之前。安静站立时,脊柱的曲度应在正常力线上,维持这种姿势只需要很小肌肉活动,只有很少时间(约5%)需要轻度活动或中度活动。人体一般在直立时不需很大肌力,但在较大姿势改变时则需要有强有力的活动。虽然脊柱肌肉能量消耗很经济,但理想的直立姿势不能维持过久,随后改为不对称站立,交替用左、右腿作为主要支持,这样做也为了改善动、静脉循环的不足,或为了减少脊柱前凸而降低对关节突关节的压力,甚至增加背部活动。负重时站立主要由一腿负重,另一腿放松,负重侧L_5显示肌电图活动增加,如因疾病、不良姿势或先天性畸形引起的脊柱曲度不正,为维持直立,患部肌肉活动需大大增加。

一般认为,在站立位时,腹部肌肉与竖脊肌保持良好平衡,实际上有相当一部分人,仅竖脊肌轻度持续或间断活动,说明重力中心位于腰骶椎间盘稍前。在站立位,由于大腿前侧肌肉紧张,骨盆带稍向前倾,骶骨上面与水平面呈50°～53°。这种前倾以及体重对腰椎的压力将加重腰椎前凸,怀孕、肥胖以及穿高跟鞋将使腰椎前凸进一步加重。直立姿势时,关节突关节能抵抗16%的压力及大部分剪力,关节面之间的应力集中于关节的下缘。站立位时对椎间盘的压力高于卧位,但低于坐位。

办公室工作人员每天大部分时间采取坐位,故而发生腰痛者较多;儿童及青少年由于教室中桌椅不适合,发生腰痛者也不少见,其原因主要为坐位时静态姿势不良,并非由于脊柱受到较高载荷。一旦改换位置或在坐位时间歇活动腰痛症状可望得到改善。椎间盘的营养决定于活动及体位的变化,长时间超载荷将引起退变,任何体位引起的肌肉静功将产生疲劳,应尽量减少这种肌肉静功。无支持坐位时椎间盘内压力比站立位时要高,此时腰大肌为维持腰段脊柱稳定的强力收缩,对脊柱产生一定压力。改变腰椎前凸度数、桌椅高度及靠背倾斜度可增减椎间盘内压力。理想的坐位姿势是采取中立位,既不过分前屈,也不过分后伸,可允许自由活动度,前、后侧肌肉维持一定平衡,关节突关节的关节面承受应力较小,集中于关节的中上部,关节能抗剪力,但抗椎间盘压力作用较小。

尽管如此,很难长时间维持这种位置。坐位而前屈时可使后侧椎间韧带及纤维环后部纤维过度伸展并使椎间盘内压增加,竖脊肌的肌电位可降为零,患者在这种体位下开始时可能感觉舒服,有脊柱滑脱及关节突关节退变患者也感觉在坐位时适当前屈可减轻疼痛,坐位而过度后伸时,可使关节突关节及关节突间部承受较多应力。

任何两个相邻椎体间的运动范围都很小,但脊柱的活动范围很大。脊柱可以沿 3 个轴运动,即最灵活的额状轴的屈伸运动、矢状轴的侧屈运动和纵轴的旋转运动(图 1-12)。此外,脊柱尚能作弹跳运动,如跳跃时。在运动过程中,椎间盘可以减少冲击和震荡,构成坚固而又富于弹性的连接体,椎间盘越厚,脊柱的运动越大。关节突关节可限制各个方向的过度运动。黄韧带、棘间韧带、棘上韧带及后纵韧带在脊柱前屈时紧张,借助其弹性也可以使脊柱伸直。前纵韧带可以防止过伸,横突间韧带可以限制椎骨过度的侧方运动。

枕颈部具有较大的屈伸及旋转运动范围很小;主运动时常伴有明显的耦合运动,尤其是耦合旋转运动、说明枕颈部虽相当稳定,但也具有潜在旋转不稳的趋势。

头可以在各个方向上运动。头颈部可由寰枕间的椭圆形关节和寰枢间的枢轴关节联合产生三轴运动,成为一个球与凹形的关节,并因有翼状韧带和寰椎十字韧带加强,显得特别坚固。

颈椎关节突的关节面方向接近水平,颈段脊柱可作较大幅度的屈伸、侧屈和旋转运动。屈伸运动主要在寰枕关节发生,下颈段屈伸时,其运动范围大致为 29°,椎间盘的厚度随屈伸发生改变。正常颈椎屈伸瞬时中心由上向下逐渐

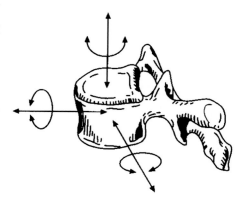

图 1-12 椎骨运动的形式及活动度

移向椎体的前上方。颈椎屈伸时,椎间孔的大小亦发生变化,前屈时扩大,后伸时缩小。颈椎旋转运动主要发生在寰枢关节,范围可达 47°,占整个颈椎旋转运动的一半。

胸廓的肋骨框架可限制胸段脊柱的活动。各胸段功能单位的屈伸运动,上胸段为 4°,中胸段为 6°,下胸段最下两节为 12°。侧屈幅度以下胸椎最大,为 8°～9°,上胸段仅为 6°,上胸段旋转幅度为 9°。

骨盆的倾斜可增加躯干,特别是腰段脊柱的总活动度。腰段脊柱的屈伸幅度由上向下逐渐增加,到腰骶段可达 20°。侧屈幅度在腰段为 6°,腰骶段为 3°,旋转幅度向下逐渐减少,下腰段仅为 2°,但至腰骶段又增加为 5°。

腰段脊柱的运动有前屈、后伸和侧屈运动,屈伸运动通过椎间盘的横轴。前屈时,棘突间的距离加大。腰椎完全屈曲时,由 L_1 棘突至 S_1 棘突的距离较直立时增加 6 cm。腰部因关节突关节面的方向和旋转运动的方向成直角,所以旋转运动很受限制。髋关节伸直时,由于髂腰肌紧张,可以加大腰椎前凸。如果此肌的伸展因病变受到限制,那么平卧伸直下肢,腰椎的前凸将会加大。实际上,脊柱前屈都伴有髋关节屈曲,不要将髋关节的活动误认为腰段脊柱屈曲功能良好。

脊柱的后伸范围较小,伸脊柱的肌肉主要为竖脊肌的各肌柱。脊柱的旋转与侧屈密切相关,前屈时侧屈与旋转一同朝向凸侧,后伸时侧屈与旋转一同朝向凹侧。旋转轴位于椎体中心,腰椎关节突的关节面方向妨碍旋转运动,腰椎侧屈相当灵活,而旋转运动极小。

由于性别、年龄及平时锻炼的个体差异,很难得出正常脊柱功能活动幅度,也无法测得每个功能节段的活动幅度。可以大致说,脊柱最初 50°～60° 的屈曲主要发生在腰段,骨盆的倾斜可使脊柱进一步屈曲。胸段脊柱由于关节面方向、肋骨框架限制及棘突近乎垂直,几乎不能屈曲。脊柱的侧屈运动位于胸段和腰段脊柱,胸椎关节面的方向允许作一定程度的侧屈,但又受肋骨框架的限制。脊柱的旋转运动主要发生在胸段和腰骶段,旋转总伴有侧屈,两者具共轭性。腰段脊柱因关节面方向的限制,很少有旋转活动。

脊柱的运动是由很多深浅部位不同、大小和长度不同的肌肉共同作用而成的。从肌肉的长度和直径,以及其附着点的杠杆长度来计算相对肌力,来自肌力或地心引力的纵向压缩对脊柱的扭转动作,离直线越远越大,所产生的畸形如腰椎的前凸增大、减少或侧凸也越明显,变形也越大。肌肉附着的杠杆越长,扭转力越大。各组肌肉扭转活动的相对功率,几乎完全依赖于杠杆长度,也依赖于肌肉和杠杆方向之间的夹角,夹角越接近直角,拉力作用也越有效。

脊柱肌肉是控制姿势的重要因素。在这方面,脊柱肌肉活动的频率和力量是不可忽视的。刺激足部可引起脊柱反射性收缩和姿势的改变,伸展反射能促进畸形的发生。在反射活动中,关节神经传入的重要性是明显的,关节囊或韧带的断裂既有引起直接的力学影响,也有间接的反射影响。

脊柱的运动较为复杂,虽然每一个活动节段的运动幅度不大,但相加在一起,即可获得较大范围的运动。脊柱的运动有六个自由度,沿以下 3 个方向进行平移与旋转:① 冠状轴(x 轴),屈曲、伸展和左、右侧方平移;② 纵轴(y 轴),轴向压缩、牵拉和顺、逆时针旋转;③ 矢状轴(z 轴),左、右侧屈及前、后平移。

一般认为,沿 x 轴屈伸运动的瞬时旋转中心位于椎间盘的后 1/3,沿 y 轴旋转运动的瞬时旋转中心位于椎间盘后部,而沿 z 轴侧压的瞬时旋转中心位于椎间盘的左侧或右侧。

病理情况下,瞬时旋转中心的轨迹可发生改变,如椎间盘退变后,轨迹范围增大,可使关节突关节及相关韧带所受剪力增加;在腰椎后部结构破坏时,瞬时旋转中心可向前方移动,据此有助于腰椎疾患的诊断。

日常生活中,脊柱的活动不仅是单向的,而是多向活动的耦合。所谓耦合系指沿一个方向平移或旋转的同时,尚伴另一方向的平移或旋转,如在颈、腰段,脊柱屈伸运动常同时伴有侧屈。脊柱侧凸时(z 轴旋转)多同时伴轴向旋转畸形(y 轴旋转)。

(姜慧丽　杨建平)

参考文献

[1] S T Canale,J H Beaty.坎内尔骨科手术学[M].王岩,主译.12 版.北京:人民军医出版社,2013.

[2] 史建刚,袁文.脊柱外科手术解剖图解[M].上海:上海科学技术出版社,2015.

[3] H N Herkowitz,J Dvorak,G Bell,等.腰椎外科学[M].3 版.山东:山东科学技术出版社,2004.

[4] 崔苏扬.脊柱外科麻醉学[M].上海:上海第二军医大学出版社,2005.

第二章
脊髓解剖与生理
Anatomy and Physiology of Spinal Cord

第一节　脊髓的形态

脊髓位于椎管内,有 3 个主要功能区,即颈膨大、胸段脊髓及腰骶膨大。成人脊髓全长为 $40\sim$ 45 cm,男性平均为 43.5 cm,女性为 42 cm。成人脊髓颈段长度约为 10 cm(22%),胸段约为 20 cm (44%),腰段约为 15 cm(30%)。在胚胎 3 个月以前,脊髓占据整个椎管,但自此以后,脊髓生长速度落后于椎管,脊髓逐渐上移。出生时,脊髓的末端对 L_3,至成年则相当于 L_1 下端或 L_2 上端。由 T_{12} 向下,脊髓渐细,成为脊髓圆锥,相当于 S_4 神经至尾神经发出处,亦即在发出支配肢体神经以下。脊髓圆锥逐渐变细,移行为终丝,其中一部分走行于硬膜囊内,称为内终丝,向下到达硬脊膜下界;另一部分进入终丝鞘内,并在骶管中呈扇形,称为外终丝,将脊髓固定于尾椎上。脊神经根在椎管中的走行方向随节段而不同,上两对颈神经根向上外,其余的向下外,越到下方斜度越大,起自腰骶膨大部的神经根纵行向下,围绕终丝成为马尾。

一、脊髓测量数值

脊髓重量,3 岁为 $6.5\sim9.3$ g,成人为 $17.0\sim24.5$ g。脊髓长度从婴儿到 3 岁随年龄增长,自 $17.21\sim24.50$ cm,脊髓与脊柱长度之比从婴儿至 3 岁较成人为大,1 岁为 1:1.58,2 岁为 1:1.65,3 岁已与成人无大差异,成年人男性为 1:1.71,女性为 1:1.65。新生儿圆锥长 1.2 cm,成人为 1.7 cm,新生儿硬膜内终丝为 4.2 cm,硬膜外终丝为 2.2 cm;小儿的内、外终丝随年龄而增长,成人的内终丝比 3 岁小儿长 1 倍,而外终丝仅长 1/3;内终丝与脊髓长度的百分比,小儿与成人无明显差异,约为脊髓长度的 1/3。

脊髓的横径、矢径及周径自 $1\sim3$ 岁随年龄而增加。成人脊髓各段横径及矢径均不同,第 6 颈髓横径为 $13\sim14$ mm,矢径为 7 mm;胸髓横径为 10 mm,矢径为 8 mm;第 2 腰髓横径为 12 mm,矢径为 8.5 mm。

脊髓的横径及矢径为椎管的 1/2 和 2/5。脊髓有相当活动余地,其与椎骨之间尚存在蛛网膜下隙、硬膜下隙及硬膜外隙。胸段椎管与脊髓之间的间隙虽然绝对体积较小,但相对体积(指百分比)并不小,仅以此点不能说明胸椎损伤并发截瘫发病率较高的原因。

二、脊髓与椎骨的位置关系

脊髓下端位于 T_{12} 中部至 L_2 下缘,多数位于 $L_{1\sim2}$ 之间,多在 $L_{1\sim2}$ 椎间盘中点以下。

中国成人脊髓圆锥下极位于 T_{12} 上 1/3 至 L_2 下 1/3 之间,相差约 10 cm,其中位于 L_1 上 1/3 最多,占 24%,而在 L_1 中 1/3 以上者占 17%,在 L_1 下缘者仅占 14%。儿童圆锥下极和椎骨的关系与成人比较无显著差异(图 2-1)。中国人资料与日本人相近,但较白种人偏高一个椎体,故笼统认为脊髓圆锥下极位于 L_1 下缘是不确切的。

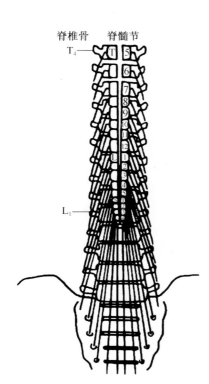

图 2-1　脊髓节与脊髓骨的
相应关系(正面观)

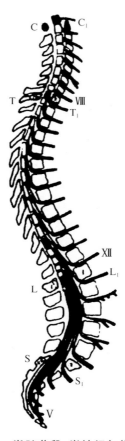

图 2-2　脊髓节段、脊神经与椎骨的相应
关系

在脊柱损伤中,$T_{12} \sim L_2$ 发生率最高,也最容易发生截瘫,考虑到脊髓圆锥下极在这一段椎管中,位置不同,临床症状可不相同。

脊髓节段与椎体的关系过去按 Chipaut 公式,即椎体序数,颈椎 +1,上部胸椎 +2,下部胸椎 +3,但由于脊髓圆锥水平与脊髓节的位置并非固定不变,圆锥水平越高,两者差距越大;圆锥水平越低,两者差距越小(图 2-2)。上述公式可修改为:脊髓节 ±1 = 椎体序数 +1(2,3),如 L_5 相当于第 7 胸髓节,圆锥低位者,相当于第 6 胸髓节,圆锥高位者,相当于第 8 胸髓节(图 2-3)。

硬脊膜囊下界在 1~3 岁幼儿位于 S_1 下部至 S_3 下部,大部则位于 S_2,占 42%,与成人无显著差异。

脊髓节的定位与脊髓下端水平有关,一般颈、胸髓节较相应椎骨高 1~2 节,但第 8 颈髓节与 $C_{6\sim7}$ 椎间盘相对,第 12 胸髓节与 $T_{10\sim11}$ 椎间盘相对,第 1、3 腰髓节与第 1 骶髓节分别与 T_{11}、T_{12} 及 L_1 椎体相对(图 2-3)。神经根穿出硬膜囊的部位与硬膜囊下界位置有关。后者最常见的两型为

$L_1 \sim S_1$ 及 $L_2 \sim S_2$（图 2 - 4）。硬膜囊下界位于 $S_{1\sim2}$ 椎间盘者占 43%，位于 S_2 椎体者占 32%，位于 $S_{2\sim3}$ 椎间盘者占 23%，位于 $S_{3\sim4}$ 椎间盘者占 2%。

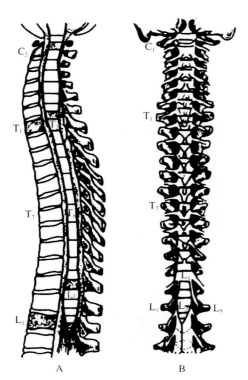

图 2 - 3 脊髓节、脊髓圆锥与脊椎骨的对应关系
A. 矢状面观；B. 后面观

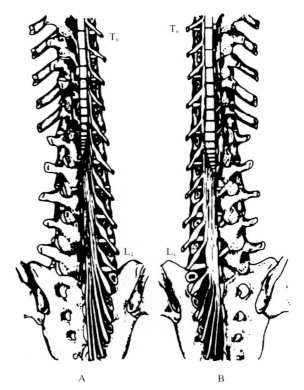

图 2 - 4 脊髓及硬脊膜囊终点

三、脊髓圆锥与马尾

脊髓下端逐渐变细成为圆锥，末端移行为终丝，其在硬膜囊内的部分称为内终丝，另一部分在穿出硬膜囊下界后包以终丝鞘，在骶管内呈扇状走行固定于尾椎上。

脊神经根在腰膨大部纵行向下围绕终丝形成马尾。神经根自上而下其前、后根在穿越硬膜囊并在相应椎间孔合为一根神经。马尾神经根在硬膜囊内的数目在 L_2 水平最多，自此向下逐渐减少，分散漂浮在脑脊液中。

马尾神经根自相应脊髓节段发出后几乎呈垂直下行，在邻近相应椎间孔时前、后根逐渐靠拢，斜行向下外。前根居前内侧，后根居后外侧，每条神经根有 4 条纤维，当行至相应椎间孔时，3 条神经纤维束合并为一条较粗的后根；另 1 条为较细的前根。前、后根在蛛网膜下隙中走行顺序排列，互相并不交叉或编织。在 L_3 椎间孔水平以上圆锥及终丝位于中央，从圆形截面来看，前、后根分居圆形的前、后半。在 L_3 椎间孔水平以下，由于前、后根数目减少并相互靠拢，其在圆形截面的排列逐渐成马蹄形，前根位于前内侧，后根位于后外侧。如按上下顺序，腰神经根在前外侧，骶尾神经根在后内侧。马尾神经根的神经束在蛛网膜下隙中有很薄的膜所包裹，但易于分开。马尾神经根在脑脊液中漂浮有充分余地退让。一般情况下，在腰椎骨折、脱位时马尾神经不致受到损伤，即使被累及,也多为部分性。

第二节　脊髓的内部构造

脊髓由灰质及白质构成,灰质也称灰白质,横切面呈 H 形,两侧形状相等,连接两侧灰质中间的部分为灰质联合,其中央有中央管通过(图2-5)。中央管向上通第四脑室,下端在脊髓圆锥内膨大,形成终丝,管壁覆有室管膜上皮。中央管周围的灰质称为中央胶质。在中央管前的部分为灰质前联合,在中央管后的部分为灰质后联合。灰质前联合与前正中裂之间隔有白质前联合,在灰质后质前联合的后方也有一窄条白质后联合。颈、腰髓的灰质有臂丛和腰骶丛发出,显得较大,胸髓的灰质发出的胸神经较小,其灰质亦相应较小。

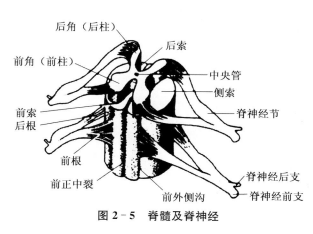

图 2-5　脊髓及脊神经

一、脊髓灰质

在每侧灰质联合平面之前的部分为灰质前柱,在平面之后的部分为灰质后柱。横切面上,前后两柱表现为灰质前、后角,其形状、大小在脊髓的不同部位有所不同,一般前角较后角大,尤以颈、腰段为然。前角短宽并钝,含有很多运动细胞,脊神经前根自其发出;后角呈棒状,分为底、颈、头、尖四部,在其尖端覆有帽状透明神经组织,称为胶状质,又名固有感觉核,其外侧是薄层的海绵带,为后角缘层,有脊神经后根进入。

脊髓灰质由神经元的核周体、树突及其突触、神经胶质支持细胞及血管构成。白质则由神经纤维束、神经胶质及血管构成。

脊髓灰质内神经元的核周体在大小、形状及联系上有所不同,相同形状及功能的神经元聚集为核(nuclei),Rexed 将脊髓灰质划分为板层(laminae),板层的位置与核密切相关。

脊髓后角为功能性,接受全身躯体传入纤维(general somatic afferent fibers,GSA)及全身内脏传入纤维(general visceral afferent fibers,GVA),并由此发出感觉通路,后根传入纤维也伸入前角,前角为运动性,发出全身躯体传出纤维(general somatic efferent fibers,GSE)至前根。中间带亦为运动性,发出自主神经系统(autonomic nervous system,ANS)的全身内脏传出纤维(general visceral efferent fibers,GVE)至前根。

脊髓灰质任一节段的核接受同一节段或其他节段后根的传入纤维,同一节段或相邻上、下节段的中间神经元,也接受来自大脑或脑干的下行轴突。因此脊髓灰质任一节段同时接受同一节段的节段内传入纤维,上、下节段的节段间传入纤维及大脑或脑干的节段上传入纤维。

灰质内有无髓纤维和少量有髓纤维,后者因成分甚少,所以灰质的颜色较暗,支持网由神经胶质和毛细血管构成(图2-6)。

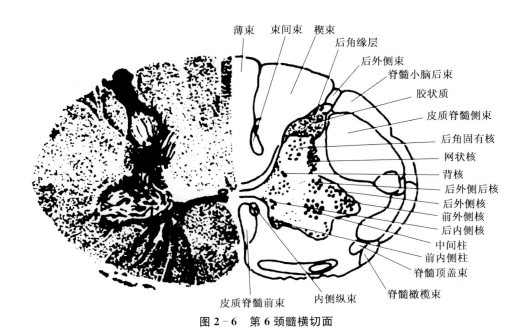

薄束 束间束 楔束
后角缘层
后外侧束
脊髓小脑后束
胶状质
皮质脊髓侧束
后角固有核
网状核
背核
后外侧后核
后外侧核
前外侧核
后内侧核
中间柱
前内侧柱
脊髓顶盖束
皮质脊髓前束 内侧纵束 脊髓橄榄束

图 2-6 第 6 颈髓横切面

(一) 脊髓灰质的板层构筑

Rexed 根据脊髓神经元的形态、大小、密度及细胞学的特征,将脊髓灰质划分为 10 个细胞层,除第Ⅹ层位于中央管周围外,其余大致与脊髓灰质的背侧面和腹侧面平行,第Ⅰ~Ⅳ层是皮肤感觉传入纤维的主要终止区,是节内和节间反射弧连接处,也是一些上行径路的起始区。

1. 第Ⅰ层 位于后角表面,呈海绵状,被不同粗细的纤维束穿过,含有大、中、小型细胞,相当于后角缘层(海绵带)。

2. 第Ⅱ层 有许多密集小细胞,许多后索纤维束通过此层,相当于后角胶状质。

3. 第Ⅲ层 横过后角,呈带形,细胞较大,排列较疏松,相当于后角固有核。

4. 第Ⅳ层 较宽,边界不明显,细胞可为小圆形、三角形,有很大的星形胶质细胞,也相当于后角固有核。

5. 第Ⅴ层 横过后角颈部,除胸髓外,分为内、外侧两部分。内侧部占 2/3,胞体较小;外侧部占 1/3,有许多纤维通过,即网状核,此核在颈髓特别显著,胞体较大,尼氏体也粗大。其轴突进入同侧和对侧的前外侧索内,后根纤维及下行纤维终于此层。

6. 第Ⅵ层 位于后角基底,较宽,也分为内、外侧两部。内侧部较小,由密集的中、小型细胞组成,肌肉的传入纤维终于此部;外侧部较大,由较大的星形胶质细胞和三角形细胞组成,下行径路的纤维终于此部。

7. 第Ⅶ层 占中间带的大部,相当于胸核、中间内侧核及中间外侧核。此层内含有大量后根纤维。下行纤维和节段反射弧的中间神经元,由此层细胞发出的轴突形成上行径路。γ 传出纤维和内脏运动的节前纤维,经前根离开脊髓。

8. 第Ⅷ层 相当于前角后部。在颈、腰膨大处,局限于前角的内侧部。神经元的轴突多半是联合纤维,在白质前联合越过中线、网状脊髓束、前庭脊髓束和内侧纵束的纤维终于此层。

9. 第Ⅸ层 由 α 运动神经元、γ 运动神经元和许多中间神经元组成,相当于前角前内侧核和前外侧核。

10. 第 X 层　位于中央管周围,相当于中央灰质和灰质联合。

(二)脊髓灰质细胞柱

脊髓灰质内的神经元分布不均,多聚集成纵柱,其大小、结构和位置各不相同,可纵贯脊髓全长,或只见于某些脊髓节段。

灰质中有根细胞和柱细胞。根细胞位于前柱和侧柱,其轴突组成脊神经前根,至骨骼肌或自主神经节。柱细胞是中间神经元,其轴突多数进入白质,分为升降两支,可为节间联络纤维,也可为长的升支,上行至脑。

1. 根细胞柱　脊髓灰质前柱中含有大量运动神经元,其轴突经前根直达所支配的肌肉(图 2-7)。

(1)α运动神经元:平均直径大于 25 μm,是大型的多极神经细胞,发出的轴突约占前根运动纤维的 2/3,分布到骨骼肌的梭外肌纤维,主要传导随意运动的冲动。其中紧张型(tonic),轴突传导较慢,支配红肌纤维;另一种是位相型(phasic),轴突传导较快,支配白肌纤维。α运动神经元胞体的表面面积最大可达 5 万～6 万 μm^2,与近万个突触小体联系。α运动神经元不仅接受来自皮肤、肌肉和关节外周传入的信息,也接受从脑干到大脑皮质下传的信息,是脊髓内各种反射弧的最后一个环

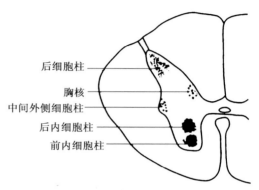

图 2-7　胸髓内细胞柱的排列示意图

节,即"共同通路"(common pathway),但不包括内脏传出(图 2-8)。α运动神经元的轴突末梢在肌肉中分成许多小支,每一小支支配一条骨骼肌纤维。正常情况下,神经元发出的兴奋可传导到受它支配的许多肌纤维,引起其活动。由一个运动神经元及其所支配的全部肌纤维组成一个运动单位,其大小由神经元轴突末梢分支数目决定,肌肉越大,运动单位也越大。四肢肌的运动神经元所支配的肌纤维最多达 2 000 条,可产生巨大肌张力。运动单位的肌纤维又常分为大小不等的亚单位,各有 1～30 条肌纤维,同一个运动单位的肌纤维可与其他运动单位的肌纤维相交错,使其所占空间较该单位肌纤维截面积的总和大 10～30 倍,因此即使只有少数运动神经元在活动,也可保持肌张力均匀一致。

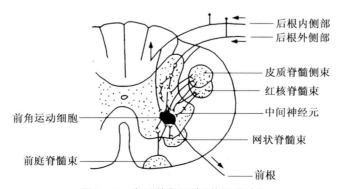

图 2-8　脊髓前角细胞"共同通路"

（2）γ 运动神经元：直径为 15～25 μm，其轴突约占前根中神经纤维的 1/3，分布到骨骼肌的梭内肌纤维。γ 运动神经元的兴奋性较高，来自静止肌肉的传入冲动可以维持一定数量的 γ 运动神经元处于高度兴奋状态，对维持肌紧张起重要作用。

（3）抑制性中间神经元：即闰绍细胞（Renshaw cell），大致位于第 Ⅷ 和第 Ⅸ 板层之间的灰质内，接受 α 运动神经元轴突的侧支终末。闰绍细胞对前角运动细胞有反馈抑制作用（feed back inhibition）（图 2-9）。

脊髓灰质前角含有内脏核及运动核。在此部最后方为中间带，含中间内侧核及中间外侧核，在骶部还含 Onufrowicz 核，均属于第 Ⅶ 板层。中间内侧核从后根接受 GVA 纤维，并中继至中间外侧核的纤维。中间外侧核位于 T_1～L_3 水平，由其发出至前根的 GVE 纤维。骶段的 Onufrowicz 核相当于胸腰段的中间外侧核，发出副交感节前 GVE 纤维至骶神经前根。

前角最前部属第 Ⅷ、Ⅸ 板层，接受节段上及后根纤维，与前角运动神经元相连，由此发出脊髓丘脑

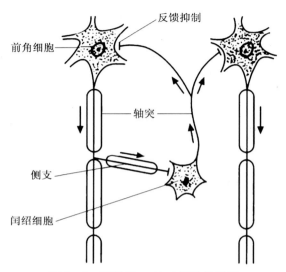

图 2-9　闰绍（Renshaw）细胞的联系

束，介导痛觉及温度觉。在第 Ⅸ 板层含内侧及外侧运动核，分别支配躯干及肢体肌肉。颈段前角的最后外侧核支配手部。

前角的运动神经元分为 α 及 γ 神经元。α 运动神经元在脊髓中最大，呈多极状，其核周体有大的树突及轴突。α 运动神经元有很多同义词，如前角运动神经元、脊髓或脑干 GSE 神经元、第 Ⅸ 板层、下运动神经元及最后神经通路等。α 运动神经元支配骨骼肌纤维，激活骨骼肌杠杆或外括约肌。

1 个 α 运动神经元，其轴突以及所有支配的肌纤维共同形成 1 个运动单位（motor unit）。1 个运动单位可以支配少至 1 个肌纤维（如眼外肌），多至几百个肌纤维（如股四头肌）。每个肌纤维仅接受 1 个轴突终末。在 1 个运动单位，无论是神经元、轴突或肌纤维，在反应及传导上均遵循"全或无"原则，一旦冲动沿轴突主干开始，即传播至所有轴突终末。为了增加肌肉收缩强度，必须增加运动单位数目及其动作频率。

运动神经元死亡或轴突断裂将引起其运动单位的肌纤维瘫痪，如果轴突未再生，肌纤维因不再接受刺激，最终必然死亡。如果轴突再生，运动单位可重新建立；如一个轴突已死亡，其相邻者仍保存，可发芽长出新的侧支，支配去神经的肌纤维，可加大运动单位的大小。

一些病变可使 α 运动神经元或其轴突的膜失去稳定，冲动不是经正常突触兴奋而是自发产生。受病变轴突支配的所有肌纤维均收缩，产生部分肌肉可见的卷曲或抽搐，并能为肌电图所记载，称为束样化（fasciculation）。可以这样认为，运动单位是神经肌肉系统的解剖、功能、病理及再生单位。

γ 运动神经元较小，由其发出的轴突终于肌梭的特异性骨骼肌纤维。肌梭是散布于骨骼肌的特异梭形结构，位于其中的肌纤维称为梭内肌纤维，而由 α 运动神经元支配的骨骼肌纤维称为梭外

肌纤维。肌梭可介导肌肉伸张反射（myotatic stretch reflex，MSRs），此反射弧将感受神经元与效应神经元相连，以激活效应器。MSRs 是骨骼肌最简单的反射弧，肌肉对伸张引起收缩，MSRs 的感受器为肌梭。肌肉的伸缩通过肌腱牵拉肌肉，激活其在肌梭中的感受器，并经大的有髓传入纤维排放冲动。传入纤维经后根内侧束对 α 运动神经元形成直接单突触，α 运动神经元能使其支配的所有梭外肌纤维收缩，而使该部肌肉发生抽搐。

受 γ 运动神经元影响的梭内肌纤维收缩引起肌梭张力及其对伸张的敏感性。MSRs 是重要的姿势反射，能维持肌肉张力，奠定随意运动的基础。从周围传入神经、脊髓神经元及节段上通路兴奋和抑制总和影响将引起 α 运动神经元和 γ 运动神经元的活动。因此，中枢神经系统（CNS）通路病变将增减 MSRs 的强弱，肌肉本身及反射弧本身的病变可影响传入或传出神经元的轴突，减少或消除 MSRs。

2. 柱细胞　柱细胞大小、形状不同，有的聚集成簇，接受后根纤维的侧支或终支，发出的轴突有的终于前角细胞；有的进入白质，发出分支，形成纵行纤维束。属于此类的细胞核有胶状质、网状核、胸核、后角固有核等（图 2-10）。胶状质又名固有感觉核，为覆盖后角尖顶的帽状透明神经组织。脊髓灰质后角含有的缘层、胶状质、固有核和胸核及板层直接与由后根进入的轴突相接。当后者由后外侧沟进入后，小的轴突聚集为外侧束，大的聚集为内侧束。内、外侧束内的轴突又分叉为升、降支，然后发出水平侧支，因此纤维可在进入处或上下行走一段距离后形成突触，大部分分支至同侧脊髓灰质，少部分至对侧脊髓灰质。

后根外侧束内的初级传入纤维含有周围神经的无髓 C 纤维及轻度有髓 A$_\delta$ 纤维，介导疼痛与温度觉，其分支多数在进入节段相突

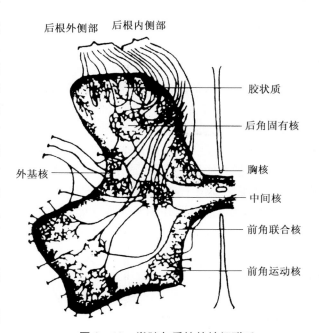

图 2-10　脊髓灰质核的神经联系

触，其余上、下行 1～2 个脊髓节段。这些纤维在后角尖部聚集形成 Lissauer 背外侧束，其初级轴突在缘层（第Ⅰ板层）与胶状质（第Ⅱ板层）及第Ⅴ板层与第Ⅹ板层相突触；初级传入纤维通过复杂的中间神经元或直接激活第Ⅰ～Ⅷ板层的次级神经元，同时与后、前角神经元相突触，后者经白质前联合至对侧白质形成脊髓丘脑侧束。

后根内侧束内的初级传入纤维较大，含髓鞘厚的 A 纤维，在周围神经系统（peripheral nervous system，PNS）及中枢神经系统（central nervous system，CNS）能介导区别明显的感觉如触觉、物体质地形状辨别及本体觉，后者包括身体位置及肌膨张力。这些纤维的升支或在白质后索上行直至脊髓颈段水平。降支或升、降支的侧支分布于胶状质（第Ⅱ板层）、固有核（第Ⅲ、Ⅳ板层）、胸核（第Ⅶ板层），还有些至前角，直接与 GSE 运动神经元相突触，介导单突触肌肉伸张反射。

灰质内神经细胞的大小有很大差异，可分为 4 类，最大者位于前角，即运动细胞，在颈、腰膨大

处为数最多,直径超过 $100~\mu m$,呈多角形,有一个长轴,离开脊髓后即参与形成前根。后角的细胞特别在胶状质内的细胞属于高尔基Ⅱ型,轴突短小,仅在灰质存在。仅在胸髓有的外侧柱细胞较小,由其发出的内脏传出纤维,经前根参加交感神经系统。除以上 3 种细胞外,尚有一种小型或中型细胞,主要位于灰质后柱中,其轴突进入白质后,立即分升、降两支,有些升支一直可以上行至脑,其他的仅作为脊髓各节段间的联系,形成固有束。后者的侧支和终支重复入于灰质中,如位于同侧,称作联络纤维;如越过中线至对侧,称作联合纤维。

灰质内的神经细胞并非均匀一致分布,往往聚集成柱,越过脊髓数节。胸核或克拉克核(Clark nucleus),由一群大的多极细胞组成,自第 3 颈髓节延伸至第 3 腰髓节,位于后柱基底的内侧,在胸髓特别显著,细胞呈卵圆形或梨形。胸核是后根有髓粗纤维的主要终止处。每一后根纤维的升、降支发出的侧支终于 6～7 个脊髓节,因此各脊髓节的后根纤维在胸核的终止互有重叠。终于胸核的大量后根纤维来自下肢,由胸核细胞发出的轴突入于同侧白质的侧索,形成脊髓小脑后束,随后上行经绳状体至小脑。

灰质前角细胞柱的排列到目前为止意见还不一致。根据对猿猴类的研究,认为前角中的细胞主要有两种,一种是大型多极细胞(直径超过 $25~\mu m$),由其发出支配骨骼肌的运动纤维;另一种细胞极小,支配梭内肌的肌肉纤维,前者(特别在颈、腰膨大处)分为外侧群及内侧群,内侧群较小,也叫内侧核,又分为前、后两群,几乎在脊髓全长均可见到,支配躯干肌肉。外侧群较大,在颈、腰骶膨大处最发达,而在胸髓则见不到,主要支配四肢肌肉。可以说,前角靠内侧的细胞支配近中线的肌肉,而靠外侧的细胞支配肢体远端肌肉,其排列由内向外,依次支配躯干肌、肩带肌或髋肌、臂肌或大腿肌、前臂肌或小腿肌、手肌或足肌。支配肢体屈肌的前角运动细胞位于深面,而支配肢体伸肌的前角运动细胞则位于前角周缘(图 2-11)。由内、外侧群细胞发出的纤维入于脊神经的后支和前支。颈、腰膨大的前角因外侧群细胞聚集显得宽大。

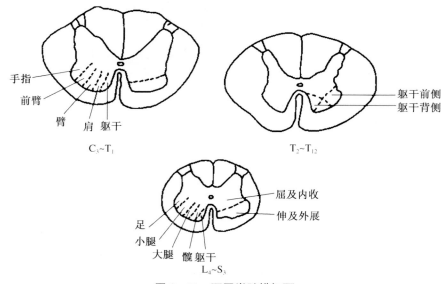

图 2-11 不同脊髓横切面

二、脊髓白质

脊髓白质由众多上、下纵行传导纤维组成,横行纤维包括出入脊髓的根纤维、灰质柱细胞的轴突,进入白质的纤维及灰质内上、下纵行纤维和侧支。它们被神经胶质纤维连于一起,其间尚杂有星形胶质细胞。白质主要为有髓神经纤维,在新鲜标本上颜色较浅,但其间也有不少无髓神经纤维。白质内各束的区别不但根据其所含纤维在脊髓所占面积的大小,同时还根据其所含有髓和无髓纤维的比例,如脊髓小脑后束完全由大的有髓纤维组成。白质包裹灰质,为前正中裂和由后正中沟伸向灰质联合的后正中隔分为左右两半,每侧白质借灰质前、后柱和神经前、后根分为 3 索。前索位于前正中裂与前根之间;侧索位于前、后根之间,前索与侧索之间无明显界限,也称为前外侧索;后索位于后正中隔与后根之间。白质由下向上其体积逐渐增大。

脊髓的外形及大小在不同平面有所不同。原因为在不同平面,神经根的大小是不一致的,凡是由神经根传入的纤维数目越多,脊髓灰质的体积就越大,而在有众多传出纤维的部位,脊髓的体积也一定要增加;其次,所有纤维都与脑相联系,上段脊髓除包含属于本节的纤维外,尚含有下段脊髓的上、下行纤维。根据上述理由,可以说明下列事实:① 脊髓的上段所含纤维较多,体积较大,特别是它的白质相对较大;② 由颈膨大、腰骶膨大发出的纤维分别构成臂丛、腰丛和骶丛,支配上、下肢肌肉;颈膨大和腰骶膨大的灰质前角含有众多运动细胞,显得特别大;胸髓仅发出 12 对胸神经,分布的区域较小,体积也显得较小;③ 胸髓、上腰髓和骶髓灰质外侧柱分别含有交感和副交感神经节前纤维的细胞,较为明显;其他部位无此种细胞,外侧柱不明显,或者根本缺如。

三、脊髓的重要传导束及其传导径路

(一)脊髓的重要传导束

脊髓白质内的上、下行纤维是脊髓与脑之间和脊髓节段间的联络纤维,前者为位于表层的长纤维,后者为位于深层的短纤维,根据传导的冲动分为上行纤维束和下行纤维束(图 2－12,2－13)。

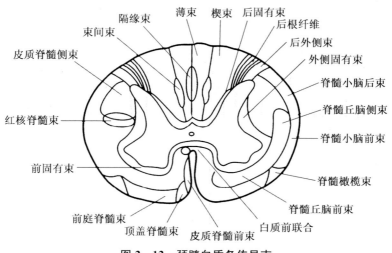

图 2－12　颈髓白质各传导束

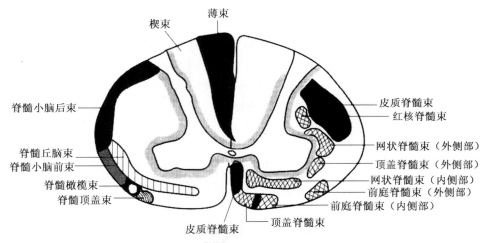

图 2 - 13 脊髓上、下行传导径路

　　按照长纤维位于周围的规律。脊髓传导通路排列为 3 个环行层,最中央为 H 形的灰质,其外为由短纤维构成的固有束或基束,周围则为长纤维。短的固有束在种系发生上比较古老,沿灰质上、下行,其纤维来自灰质中间神经元及后根侧支,个别固有束的纤维仅伸延脊髓几个节段,因此它可以介导节段脊髓反射,以及行程较短的节段间反射。围绕固有束的为长纤维直至白质表面。上行长纤维来自脊髓灰质的中间神经元,发出轴突至大脑,还来自后根。大部分下行长纤维来自大脑,有些后索的下行纤维来自后根轴突的降支。

　　如在脊髓两个平面切断,其近侧切断部将切断所有长下行轴突,远侧切断部将切断所有长上行轴突,在两个切缘之间为短的轴突,其核周体位于两个切缘之间的后根神经节或脊髓灰质。所有切断的上、下行纤维将发生华纳变性。下行运动轴突来自大脑及脊髓切断近侧,将引起所有被支配的肌肉瘫痪。在近侧切断处的远侧,切断的上行感觉轴突支配的皮肤将引起麻木,但位于游离节段的节间反射仍然保留。

　　脊髓白质通路来自大脑皮质、脑干被盖、灰质的感觉和中间神经元以及脊神经后根。神经传导通路遵循以下规律:① 长纤维的周围位置;② 种系发生的板层;③ 进入水平的分层;④ 组成不同类型感觉的感觉通路。

　　(二) 脊髓的传导通路

　　1. 上行或向心性传导径路　此径路传导固有觉、外部感觉和内部感觉(图 2 - 14)。

　　感觉纤维由皮肤、肌肉、肌腱、关节、内脏和血管中特殊感觉器,通过周围神经和脊神经后根进入脊髓后角,然后被划分为不同传导束,由此再将不同类型的冲动上传到丘脑。此外,在脊髓内尚发出分支,作出反射性反应。所有痛、温觉纤维都在脊髓内交叉,经过位于脊髓前外侧索中呈新月形的脊髓丘脑侧束上行。触觉、固有觉的纤维经脑干背侧形成内侧丘系,并紧邻脊髓丘脑束,上行到丘脑,因此由身体一侧来的初级感觉信号都被传送到对侧的丘脑,冲动从这个交替中枢向上投射到大脑皮质。

　　脊髓白质上行传导通路分别经前、侧索和后索走行,传达来自感受器的信息,产生有意识的躯体或内脏感觉,介导躯体或内脏反射,指向小脑、脑干、间脑、基底神经节及大脑皮质的运动中心。

　　上行体感通路传导有意识的感觉,包括脊髓丘脑侧束(痛、温觉)、脊髓丘脑前束(触觉)、后索内

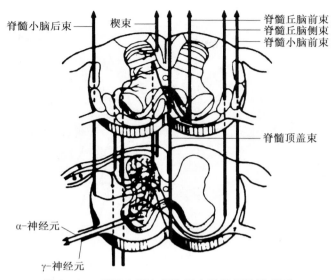

脊髓小脑后束　楔束　脊髓丘脑前束　脊髓丘脑侧束　脊髓小脑前束　脊髓顶盖束　α-神经元　γ-神经元

图 2 - 14　脊髓主要上行传导束及其起始模式图

的薄束及楔束则传导可辨别的触觉、物体形状、质地及位置觉。上行体感通路传导无意识的感觉，包括脊髓小脑束对小脑提供协调随意运动的信息。而脊髓网状束则对脑干被盖及网状组织传导躯体及内脏反射。

每条有意识感觉的体感通路经周围感受器走行直到大脑皮质。从特异感受器接受的不同感觉，并有不同的中央通路，但与其他感觉通路常有重叠。一级神经元的核周体位于后根神经节，二级神经元位于脊髓或脑干，其纤维交叉到对侧，上行至脑干，该处所有通路参与组成内侧丘系，上行至丘脑，再交换三级神经元直至大脑中央后回。

（1）本体觉

1）薄束和楔束：位于白质后索，一级神经元的胞体在脊神经节内，周围突终于肌腱和关节的感受器，中枢突经后根的内侧部进入后索，进脊髓时分为很多根丝，沿外侧沟进入，随后又分为内、外侧两部分。内侧部分的纤维较粗，自后柱尖进入后索；外侧部分的纤维较细，在后柱的尖端形成背外侧束或 Lizsauer 束。后根纤维进入脊髓后，立即又分为一个长升支及一个短降支。后根内侧部分纤维的升支在后索中行走的距离不定，有的一直可以上达延髓，也有的终于不同脊髓节的灰质，它们进入后索时，最初位置偏于外侧，但因沿途有纤维加入，因此由下部后根进入的纤维逐渐被挤向内侧。在颈髓和上胸髓，由骶、腰和下胸部后根进入的纤维在内侧构成薄束，而由上胸部后根进入的纤维在外侧构成楔束，两者借后中间隔分开（图 2 - 15）。纤维的数目越至上端越多，因此后索的体积在脊髓上部比下部要大，而楔束和薄束也只在第 6 胸髓节以上可以明显分出。两束的上行支有许多比较短，只有一部分升支可达延髓的薄束核和楔束核；在此，二级纤维向腹内侧形成内弓状纤维，越过中线反折向上，形成内侧丘系，以后上达丘脑腹后外侧核。三级纤维经内囊枕部投射到大脑中央后回的上 2/3、中央旁小叶后部和中央前回皮质，以传达肌腱和关节的感觉即本体觉，包括位置觉、振动觉和精细触压觉（感受物体性状及纹理粗细的实体觉、两点距离辨别觉）。

这些纤维到达延髓前并不进行交叉，一侧的后索受到损伤时，在病灶水平以下，就失去关节、肌肉、肌腱的运动觉，不知身体各部的位置，各种精细触觉如两点辨别觉、实体觉、振动觉均消失，但粗

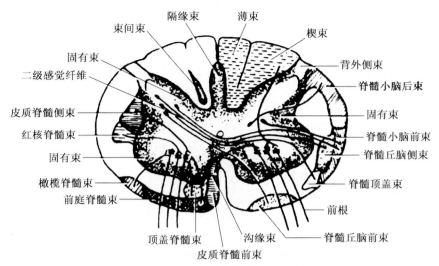

图 2 - 15　颈髓传导束的位置示意图

触觉、痛觉和温度觉仍存在。患脊髓痨的患者后索变性,睁眼时尚能维持平衡,但闭眼时即不知所在位置,因起于肌腱关节的冲动不能经后索上达于脑,反射性运动调节也有困难,走起路来不知深浅,摇晃不稳,容易跌倒。由于失掉肌腱、关节的向心性传导,中枢不能发出适当的反应,肌张力减退,运动觉消失,形成感觉性运动失调。

2) 脊髓小脑束:脊髓小脑通路传导体觉冲动至小脑,以协调骨骼肌的收缩,属于非意识性。其感受器为 Golgi 腱器及肌梭,I_β 传入纤维经躯体神经后根进入脊髓,包括前、后两束。后束经第 1 颈髓至第 5 骶髓后根内侧束,与 Clarke 胸核或其在脑干的外侧(副)楔束核相突触,由胸核发出的轴突向外至同侧外侧索周围,上行为脊髓小脑后束。由于胸核在第 2~3 腰髓不存在,来自腰骶神经根的纤维需要在后索上行一段才能与胸核相突触,来自臀部的纤维上行至脑干,与外侧(副)楔束核相突触,由此纤维至同侧小脑。脊髓小脑前束主要含脊髓远段的纤维,其径路为脊髓小脑后束相同,均在脊髓周围部分,所不同者,其在脊髓灰质的核不如后束明确。二级神经纤维在白质前联合交叉,然后在对侧白质外侧索周围部分上行。在脑桥部,前、后束均转向后侧至小脑,后束经小脑下脚,前束经小脑上脚。

脊髓小脑后束位于侧索的表面,在后外侧沟的前面,介于脊髓表面和皮质脊髓侧束之间,在上腰髓开始出现,越向上越大,在颈、胸髓特别显著(图 2 - 16),一级神经元的胞体在脊神经节内,中枢突在脊髓后索分为升、降支,终于同侧胸核,也有时来自对侧,胸核细胞也有的与后索中楔束的侧支发生联系。脊髓小脑后束以后经绳状体入于小脑,终于前叶和下蚓部。

脊髓小脑前束也位于侧索的表面,在脊髓小脑后束之前,其纤维来自同侧或对侧灰质中间内侧核的细胞(图 2 - 17)。上行至菱脑峡,绕结合臂,经前髓帆而入小脑。

以上两束的功能是传达躯干和肢体的固有觉至小脑。后束传导身体一侧的非意识性(或反射性)固有觉,前束兼顾两侧,来自肌梭的感觉冲动主要由脊髓小脑后束传导,而来自肌腱的感觉冲动则同时由脊髓小脑前、后束传导,小脑借固有觉以调整肌肉的活动,即管理无意识性协调运动,以维持身体平衡。两侧脊髓小脑束损伤后,可引起肌张力减退和运动失调。

(2) 外部感觉

在皮肤内有各种不同类型的感受器,包括游离的神经末梢、触觉、压觉与温度觉小体,具有高度

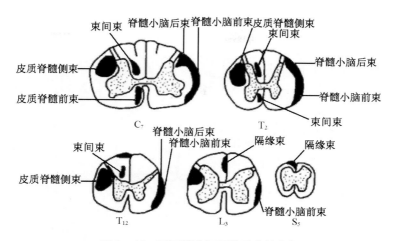

图 2 - 16　不同脊髓切面传导束的位置

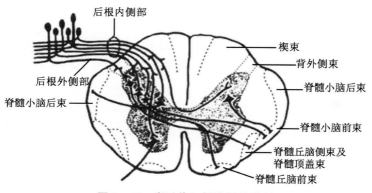

图 2 - 17　脊髓传入纤维及其联系

特异性,如梅斯纳小体只对触觉敏感,在身体内分布甚广,皮肤、血管和许多内脏器官均有。脊髓中有独立的纤维束以传达触觉、温度觉和痛觉的冲动。它们的传入神经元的胞体均位于脊神经节内,周围突终于所分布区的末梢感受器,中枢突经后根进入脊髓,传导痛觉和温度觉的纤维进入脊髓背外侧束,分为升、降支。升支较长,上行 1～2 个脊髓节;降支较短,升、降支的终支和侧支最后终于灰质第Ⅵ、Ⅶ、Ⅷ板层,二级纤维自这些板层发出,经白质前联合,至对侧前外侧索,构成脊髓丘脑侧束(图 2 - 18)。

　　传达触觉和压觉的纤维是一种大的有髓纤维,经后根的内侧部分入于后索,与传达固有觉的纤维一同上升一段距离后亦终于灰质第Ⅵ、Ⅶ、Ⅷ板层,在脊髓不同平面发出侧支至灰质后角。因此,由后根传入的触觉冲动,并非立即入于同节段的脊髓灰质,而是经过一段距离,在较高平面进入灰质后,才交换另一个神经元,由此发出的二级神经纤维,一部分组成同侧脊髓丘脑前束,一部分经白质前联合,组成对侧脊髓丘脑前束。

　　痛、温觉纤维在周围起自皮肤、骨骼肌及内脏的无髓 C 纤维及薄髓 A_δ 纤维终末分支,经躯体及内脏神经从后根外侧部进入脊髓,在灰质第Ⅵ～Ⅷ板层交换二级神经元,经白质前联合交叉至对侧,在外侧索前外方形成脊髓丘脑侧束,在脑干水平,加入内侧丘系,上行至丘脑,再交换三级神经元,最终达于大脑皮质。

1) 脊髓丘脑前束:二级纤维起于第Ⅵ、Ⅶ、Ⅷ板层,经白质前联合至对侧的前索,继而向上,到脑干与脊髓丘脑侧束合并,终于丘脑腹后外侧核和后核。三级纤维终于中央后回上2/3和第二躯体感觉区。此束传导较粗浅的触、压觉,与体表触点的定位有关。由于脊髓丘脑前束与经后根入脊髓后索上行至延髓的薄束核和楔束核的传导精细的触、压觉纤维,在脊髓的若干节段一同存在。因此脊髓的一侧若被切断,损伤平面以下只是触觉定位不准确,而实体觉和两点辨别觉仍完好。

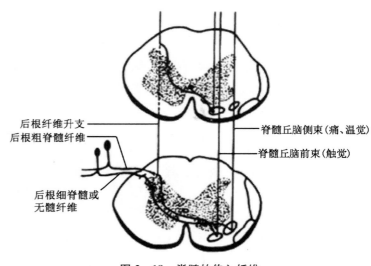

图 2-18　脊髓的传入纤维

（图注）后根纤维升支　后根粗脊髓纤维　后根细脊髓或无髓纤维　脊髓丘脑侧束(痛、温觉)　脊髓丘脑前束(触觉)

2) 脊髓丘脑侧束:位于外侧索的浅层及脊髓小脑前束的内侧,一级纤维自后根的外侧部分进入,传达温度觉的是一种细的有髓纤维,传达痛觉的则是一种细的有髓纤维和无髓纤维。

痛觉由周围神经通过脊神经后根进入脊髓,这些纤维在进入脊髓平面之上1~2个脊髓节内分为升、降两支,在背外侧束内行经短距离后,入第Ⅵ、Ⅶ、Ⅷ板层,与二级神经元形成突触,二级纤维交叉到脊髓的对侧,沿脊髓小脑前束的内侧上升至延髓,以后至丘脑腹后外侧核和后核,自此发出三级纤维经内囊枕部终止于中央后回。

此束传导痛觉的纤维多聚集于前部,传导温度觉的纤维多聚集于后部。感觉纤维陆续从较高位的皮节投射到此束中来,紧靠其内侧面形成分层,因此从较低位皮节来的痛觉纤维位置表浅而靠背侧,紧靠在脊髓前外侧的软脊膜之下;从较高位皮节来的纤维位置较深而靠腹侧。纤维在脊髓内的排列由浅入深依次为下肢、躯干、上肢及颈部。

在不同平面阻断痛觉传导径路会起到不同效果。切断周围神经虽能阻断来自这些区域的痛觉冲动,但由于大多数周围神经均同时含有运动与感觉两种纤维,故与感觉丧失的同时,必同时伴有运动丧失。靠近神经根作神经传导阻滞时,应了解神经束一般聚集在一个束膜内,这个束膜的间隙可能与蛛网膜下隙相通,所以将针刺入腰骶神经根的束膜间隙时,可能因压力过大而将药液注入腰段蛛网膜下隙;在肋间神经根,这种潜在的危险性还要大些,因为进入胸段蛛网膜下隙的药液更易损害脊髓,胸段脊髓损伤的后遗症显然要比损伤马尾神经的严重。

手术切断脊神经后根可产生按皮节分布的感觉丧失区,与周围神经病变所产生的解剖上的分布区不同。由于相邻皮节互相重叠,至少要切断3根脊神经后根才能引起皮节全部感觉丧失。

一侧脊髓丘脑外束切断后,至少会引起对侧痛、温觉暂时丧失,内脏较少受影响。为解除疼痛,行脊髓或传导束切断术后,在一定时间,疼痛会下降几个节段,以后痛、温觉有些恢复,但内脏疼痛解除较差。这说明还有另一条通路,特别是同侧多突触内脏通路,可形成脊颈束,达于脊髓颈段的核团。

对某些剧烈难忍的疼痛(如转移癌)可考虑切断脊髓丘脑侧束。在后侧椎板开窗,切开硬脊膜,切断一侧齿状韧带,从侧面按严格定位用尖刀切断。如切断完全,身体对侧包括切断平面以下约一个脊髓节所有痛、温觉均丧失,但仅限于躯体感觉,而内脏感觉可能因由两侧传导而并不受影响。术后不同时期,由于脊髓丘脑束有不交叉的纤维而有痛觉恢复现象。有人认为,此束尚传导膀胱和尿道的痛觉和胀满觉,但两者的触压觉由后索传导。因为作为交感神经系统低级中枢——灰质中间外侧核紧位于脊髓丘脑侧束的内侧,在胸髓切断两侧脊髓丘脑束就会在相当一部分患者中引起永久性大、小便失禁。而在颈髓,脊髓丘脑侧束划分比较清楚,所以在颈髓行此手术,大、小便失禁的发生率要低一些;如手术施行适当,锥体束可不致受伤,也很少发生永久性运动功能的丧失。如手术目的在于解除因转移癌引起的顽固性疼痛,即使疼痛在一侧,也常需同时作两侧脊髓侧索切断术。切断一侧,虽主要疼痛被解除,但对侧过去未察觉的疼痛将变为明显,因此一侧切断术仅对灼性痛或外伤性神经痛有效。

在颅内切断痛觉传导径路在解剖上是可能的,但在延髓或中脑切断脊髓丘脑束,特别在中脑,由于附近有很多重要结构,危险性较大,术后常引起患者的死亡。

温度觉的冲动有其独立径路,但大致和痛觉纤维相伴行。传达温度觉的纤维在脊髓丘脑侧束的位置较传达疼痛的纤维靠后,传达下肢的纤维居于最表面,由浅入深依次为躯干、上肢及颈。

患脊髓空洞症时,因病变首先发生在中央管周围,随后将附近的前后联合破坏,因此在受损平面温度觉和痛觉消失,而触觉依然完好,形成所谓感觉分离。

临床上为判断感觉的丧失必须对感觉通路有完整的了解才能进行分析,包括感受器的位置,相关的周围神经、一、二、三级神经元核周体的位置,二级神经元交叉的水平。传导通路在脊髓白质通过的部位(后索、外侧索或前索)。在脑干通过内侧丘系的行程、丘脑的中继核、丘脑与大脑间的白质以及皮质受区。

脊髓白质后索的纤维传导精细触觉,如物体形状、质地、位置、压力、振动等,刺激有特异性,其感受器位于皮肤及骨骼肌,前者包括压力及触觉小体,其轴突属 A 纤维,中等至大。由骨骼肌的感受器包括肌梭及 Golgi 腱器,属大的 I_a 及 I_β 纤维。周围轴突来自后根神经节,经后根内侧部至脊髓。其升支在同侧后索中上行,降支下行形成束间束及隔缘束,两者均发出众多侧副支,聚集的升支纤维遵循进入水平分层的规律,反映局部解剖排列,最内侧者包含来自骶、腰髓及第 6~12 胸髓纤维形成薄束;外侧者包含臂部及第 1~6 胸髓纤维,形成楔束。升支终于后索中的薄束核及楔束核。

2. 下行或远心性传导径路　躯体运动主要受大脑运动皮质的控制,从各级中枢传来的冲动都把初级运动神经元作为最后通路而传出。运动效应系统分为锥体系及锥体外系。

锥体外系为原始的功能特殊化较差的运动系统,起源于相对未分化的网状系统或脑干的中心部及基底神经节,控制肌张力、姿势和位相等活动,从锥体外系来的冲动通过比较分散而传导缓慢的多神经通路下传到脊髓,终于脊髓前角。锥体外系在种系发生上较古老,在较低等动物(如鸟类)以下的脊椎动物比较发达,大部分本能活动如运动、防御、求偶和觅食靠纹状体来整合。

到了哺乳动物,锥体系才发生。它起始于大脑皮质,经由一条快速传导而分界清楚的皮质脊髓束到达脊髓对侧前角细胞。随大脑皮质的发展和锥体系的出现,锥体外系于是处于从属地位。锥体束负责控制随意活动及细致有意识的运动,但如果没有较原始的运动系统,则不能诱发动作,因此并不累及锥体系的网状系统病变,也可以产生完全的痉挛性四肢瘫痪。

在这些初级运动传导径路上,存在有小脑的通路。在某种意义上,小脑构成较为原始的运动通路一部分,这些小脑通路的损伤产生协调不能、辨距不良和共济失调等症状。

除到达躯体效应器的传出系统外,尚有划分欠明确的自主性神经通路。另外,还存在由丘脑下部到腺垂体的由激素中介的通路。

脊髓白质内的下行通路包括脊髓固有束内的短纤维及后索和 Lisauer 背外侧束内的后根降副支。由脊髓以上来源中,来自大脑皮质者仅位于中央沟周围的感觉运动皮质,另一部分来自脑干,但从小脑、间脑及基底节均无纤维直接到达脊髓。

大脑运动皮质位于中央沟周围的旁中央区,主要为中央前回。由其发出的锥体束传导骨骼肌随意收缩,切断后将引起随意运动的减弱或瘫痪。

(1) 锥体系:锥体系主要由中央前回(4 区)巨型锥体细胞的轴突所组成,下行纤维经内囊、大脑脚底、脑桥基底及延髓锥体下行,中途终止于脑干者称为皮质延髓束,继续下降至脊髓者,称为皮质脊髓束。皮质脊髓束主要起自大脑皮质 4 区上 2/3,一部分纤维在延髓锥体交叉,一部分继续在同侧下行至脊髓再交叉,两者分别形成皮质脊髓侧束及皮质脊髓前束。

75％～90％皮质脊髓束纤维,经锥体交叉进入皮质脊髓侧束,也有少数皮质脊髓前束纤维下行至同侧而不交叉,先位于脊髓小脑后束的内侧,至腰骶部因脊髓小脑束尚未出现,乃接近表面。此束因深部纤维终止于颈髓前柱细胞,中层纤维终止于胸髓,浅层纤维终止于腰骶髓,因此越向下越小,至第 4 骶髓节消失,由此束发出的终支或侧支和灰质的运动神经元相突触。

在脊髓,大部分皮质脊髓束的纤维在颈延髓交接处分叉,在对侧外侧索下行,位于齿状韧带的后方;少部分则在同侧的外侧索下行。因此皮质脊髓侧束含大部分交叉纤维,小部分不交叉纤维继续在同侧下行,形成皮质脊髓前束。

皮质脊髓侧束沿脊髓全长下行,发支至灰质所有水平,其大小随下行逐渐降低。交叉纤维还转向至灰质中间带,与第Ⅳ～Ⅶ板层神经元的大部分终支相突触,还与第Ⅸ板层内 α 运动神经元小部分终支(人类约为 10％)相突触。不交叉纤维在后角底、中间带及前角中央部分相突触。皮质脊髓前束经白质前连合交叉主要在第Ⅶ板层相突触。

1) 皮质脊髓侧束:此束纤维有一半至颈髓,1/5 至胸髓,1/4 至腰骶髓。根据这些脊髓节支配的肌肉,颈髓支配的肌肉仅占全身肌肉的 1/3,胸髓支配的肌肉占 1/10,而由腰、骶髓所支配的肌肉几乎占一半。这种纤维分配不一致的现象可能由于颈髓所支配的上肢肌肉运动较多之故。

皮质脊髓侧束神经纤维的排列有一定顺序,由外向内分别为支配下肢、躯干及上肢的神经纤维。脊髓外部损伤累及皮质脊髓侧束时,同侧下肢最先出现运动障碍,而脊髓内部损伤累及该束时,同侧上肢最先受害。

2) 皮质脊髓前束:少数皮质脊髓束纤维在延髓下端不交叉而沿前索下降,纤维在终止以前,亦经白质前联合至对侧,尽管交叉的位置较低,但终止的方式与皮质脊髓侧束无异,来自大脑半球右侧的纤维一般均终止于脊髓左侧。这些纤维陆续终止于对侧颈髓和上胸髓前柱细胞,在此交换神经元,以后经脊神经前根支配骨骼肌。

3) 前外侧锥体束:由较细的不交叉纤维组成,沿侧索的腹侧部下降,终止于同侧前角运动细胞。皮质脊髓前束如同皮质脊髓侧束,都有一些纤维并不交叉至对侧,这说明一侧大脑运动区破坏后,对侧肢体瘫痪的肌肉经过一定时间,借助于同侧不交叉的纤维,也可以获得一些恢复。

皮质脊髓束在种系发生上出现较晚,在人类极为发达。动物的皮质脊髓束完全由无髓纤维构成,或至少含有一部分。人类的皮质脊髓束近半数属于无髓纤维,其他为有髓纤维,直到 2 岁才完全形成。

　　躯体运动传导径路有两个神经元,大脑皮质锥体细胞及其轴突称为上运动神经元,而自脑干的脑神经运动核或脊髓前角细胞及其轴突直到所支配的骨骼肌均称为下运动神经元。上运动神经元瘫痪亦称痉挛性瘫或核上性瘫,表现为随意运动消失、肌张力增强、深反射亢进、浅反射消失,出现病理反射;除废用引起外,一般无肌萎缩。内囊出血、某些脊柱疾患如颈、胸椎肿瘤或突出的椎间盘压迫脊髓均引起痉挛性瘫痪。下运动神经元瘫痪亦称弛缓性瘫痪,表现为随意运动消失,肌张力及反射消失,有肌萎缩。马尾神经损伤可引起弛缓性瘫痪。

　　大部分脑神经运动核同时受两侧大脑皮质的控制,一侧皮质延髓束损伤,症状不明显,只出现面下部表情肌轻瘫,舌和下颌稍偏向患侧,嘴偏向健侧。由于小脑后下动脉栓塞出现延髓损害时,可出现患侧下4对脑神经瘫,因三叉神经脊束及脊髓丘脑束被累及,患侧面部浅感觉亦消失;又因脊髓小脑束被累及,对侧上下肢可出现运动失调。如脊髓前动脉栓塞,可出现同侧舌下神经瘫及对侧痉挛性瘫。

　　锥体束的功能是控制骨骼肌的随意运动,其作用是抑制伸肌,易化屈肌,对α和γ运动神经元均有影响。自中央前回发出的粗大纤维,主要控制肢体远端的精细运动,而其余细纤维则控制肢体的粗大运动及肌张力。

　　(2)锥体外系:锥体外系是锥体系以外的下行传导径路,其组成比较复杂,包括大脑皮质、基底神经节、丘脑底核、红核、黑质和脑干网状结构,以及由它们发出的易化和抑制径路。锥体外系如同锥体系,也是通过脑脊神经运动核的α运动神经元作用于随意肌。由于许多锥体外系径路均聚于苍白球,因此苍白球可能是锥体外系的皮质下重要整合中枢。正常丘脑底核对苍白球有抑制和调节作用。可以认为锥体外系及小脑系在大脑皮质、丘脑、红核、网状结构综合作用下共同调节躯体运动。

　　锥体外系主要的传导束有以下径路:

　　1)红核脊髓束:起于中脑的红核,随越中线,交叉止于对侧,入脊髓后位于皮质脊髓侧束前侧,越向下行越接近表面。小脑和纹状体借此束纤维支配脊髓的运动细胞,以调节肌肉的不随意活动。

　　动物的红核脊髓束甚为发达,但在人类则甚小。锥体系破坏后,由于大脑正常抑制作用消失,锥体外系的作用大为增强,发生许多不自主的运动。红核脊髓束的重要作用是控制屈肌的张力。

　　2)前庭脊髓束:起于延髓前庭外侧核,入脊髓后在前索的前缘下行,终止于脊髓灰质前柱,远至腰髓。此束连接管理平衡的内耳前庭装置,参与维持身体的平衡。纤维不越中线,一侧的前庭器只支配同侧的肌肉。前庭脊髓外侧束对躯体运动可能有易化作用,增强肌张力和反射活动,内侧束可能具有抑制作用,参与颈部肌肉共济活动,以维持头部平衡。

　　3)顶盖脊髓束:起于中脑的顶盖,随越中线,经过延髓下行至脊髓的前索,终止于灰质前柱,此为视听反射束,参与在黑暗中引起瞳孔扩大反射弧的组成。

　　4)橄榄脊髓束:位于顶盖脊髓束的前面,仅见于颈部,起于延髓橄榄下核,下行终止于灰质前柱。

　　锥体外系的功能是调整锥体系的活动和张力,以协调肌肉活动,维持姿势。锥体系所以能执行精确的随意运动,是在锥体外系保持肌张力与稳定情况下而完成的。锥体外系对从大脑皮质第4、6区至纹状体,再经丘脑底核又回到大脑皮质第4、6区的环行径路起重要作用。

　　锥体外系病变常表现有肌张力紊乱和运动障碍,前者多为肌张力增强,呈痉挛状态,甚至发生强直。牵张反射增强,是由于前角细胞过度易化的结果。运动障碍包括震颤、舞蹈病和手足徐动等。

第三节　脊　髓　节

脊髓节的长度系指从上一脊神经后根进入的下缘到下一脊神经后根发出的上缘的距离。由于 C_1 神经后根常缺如,故第 1 颈髓节系以 C_1 神经前根发出的上缘为界,颈、胸部相邻脊髓节发出的后根之间有一定距离,胸部尤为明显,但在腰骶部相邻脊髓节发出的后根之间距离甚近。颈、胸髓节中部者较长,两端逐渐变短,腰、骶髓节中,以第 1 腰髓节最长,向下逐渐变短。

脊髓节与其相当的脊椎骨平面并不一致,它们之间的差别越往下越大,在颈下部和胸上部,脊髓节比其相当的椎骨高 1 个或 2 个椎体,在胸下部和腰上部高出 2 个或 3 个椎体,在腰下部或骶上部则高出 4、5 个或更多的椎体,因此第 1 胸髓节与 C_6 椎体同高,而第 3 腰髓节则位于 T_{12} 椎体或 L_1 椎体的平面。这个差别在临床上有极重要的意义,手术探查某一脊髓节病变时,必须自其相当平面的椎骨进入。

各脊髓节对四肢和躯干皮肤感觉的分布区亦甚重要,某一区感觉有异常时,可以判断脊髓节的病变平面。颈前侧受第 3、4 颈髓节支配,颈后侧受第 2、3 颈髓节支配。上肢皮肤感觉分区可以肩外侧为起点,沿上臂、前臂外侧、手外侧、前臂内侧至上臂内侧划一圆弧,依次由第 5 颈髓节至第 2 胸髓节支配。

胸腹壁的皮肤感觉分区比较有规律,由上向下依次由第 3 胸髓节至第 1 腰髓节支配,但互有重叠。在前侧,乳房部相当于第 5 胸髓节,剑突部相当于第 7 胸髓节,脐部相当于第 10 胸髓节。腹股沟部相当于第 1 腰髓节。

下肢的皮肤感觉分区可以斜线划分,股上部由第 2 腰髓节支配,股中部相当于第 3 腰髓节,股下部、膝部和小腿前内侧相当于第 4 腰髓节,小腿前外侧及足背内侧由第 5 腰髓节支配,足背外侧和足底大部由第 1 骶髓节支配,股、小腿后部和足底由第 2 骶髓节支配,会阴部皮肤的感觉由外向内依次为第 3~5 骶髓节支配。

第四节　脊髓的血供

神经组织需要不断有氧和葡萄糖的供应才赖以生存,心脏完全停止搏动后 5 分钟内神经元即开始死亡。脑虽然只有体重的 2%,但利用吸入氧的 20% 及心排出量的 20%。脑的血流量为 50 ml/(100 g 脑组织 · min)。脑的血供来自 2 条颈内动脉(internal carotid artery,ICAs)及 2 条椎动脉(vertebral artery,VAs)。这 4 条血管纵行向上经颅底的孔道在脑的腹侧并合为一不完全的腹侧正中干。ICAs 从颈部经颅底颈动脉管,并经破裂孔,恰在蝶鞍的后外侧进入脑内隙。VAs 则经颈椎横突孔及枕大孔穿入硬脊膜内,以后向头侧经蛛网膜下隙在延髓的腹侧汇合为基底动脉(basilar artery,BA)。从 BA 分叉处发出一支进入右侧或左侧后交通动脉,再经此动脉跨越 ICA 进入大脑前动脉,再经前交通动脉至对侧,返回 BA 分叉处形成 Willis 环前吻合。另从脊髓前动脉至椎动脉,再经左或右后交通动脉,环绕后侧菱形回路的尖部再回至其起点成为后吻合。动脉环的吻合支的口径变化较大,一侧后交通动脉可很小甚至缺如。椎动脉的口径变化也较大,这种变异可决定脑血管病梗死部位及范围。

每侧椎动脉发出一条长的周缘支——小脑下后动脉及一条至脊髓前动脉的后交通支,另外还发出许多小的无名旁正中穿支至延髓。两条椎动脉在脑桥延髓交界处汇合成为基底动脉。沿脑桥全长延伸至脚间窝。BA 每侧发出 3 条长的环形支,即小脑前下动脉、小脑上动脉和大脑后动脉、一条环行内耳动脉,还有许多无名的旁正中穿动脉至脑桥。

多年来,对于脊髓血供研究的意见尚不一致,但大致可归纳为:① 脊髓的血供储备甚少,仅能满足其最低的代谢需要;② 供应脊髓的中央穿动脉(沟动脉)及软脊膜动脉属于终动脉,各自供应某一特定部位,其分支虽有重叠,但其毛细管床之间并无吻合;③ 在胸腰部手术中,结扎节段动脉,如肋间动脉或腰动脉一般不至于引起脊髓损害,但在胸腰段应特别注意,前大根动脉常在此处发出。

一、脊髓的动脉

脊髓的血供来自 3 个来源:① 锁骨下动脉,通过椎动脉、颈升动脉、甲状腺下动脉、颈深动脉及肋间最上动脉;② 主动脉,通过肋间动脉及腰动脉;③ 髂内动脉,通过髂腰动脉及骶外侧动脉。

锁骨下动脉供应脊髓颈段及上 2 节胸段,其他胸节段则由肋间动脉供应,腰骶段由腰动脉、髂腰动脉及骶外侧动脉供应。肋间动脉发出节段动脉至脊髓直至第 1 腰髓节段,其中最大的支为前大根动脉或称 Adamkiewicz 动脉,在第 8 胸髓至第 4 腰髓之间进入脊髓。通常在左侧发出,在某些人,前大根动脉为脊髓下段最主要血供来源。

椎动脉在颅腔内发出脊髓前、后动脉。两侧脊髓前动脉汇合为一条,沿脊髓前正中裂下行。脊髓后动脉仍保持为两条,在两侧后外侧沟下行。由其他来源发出的分支进入椎间孔,穿入硬膜囊,分为前、后根动脉,伴神经前、后根走行,参加脊髓血供来源的分布。由于参与脊髓前动脉的根动脉都很小,对脊髓提供血供者仅有 4～10 条根动脉,其中 1～2 条位于颈部,常位于第 6 颈髓,1～2 条位于上胸部,1～3 条位于下胸部及腰骶部,Adamkiewicz 动脉即为其中 1 个最大的根动脉。相反,脊髓后动脉接受 10～20 条发育良好的根动脉,但在腰骶部,后根动脉只留有遗迹,无临床意义。在每个节段之间,脊髓前、后动脉极少吻合,但在下端马尾部存在吻合。

脊髓前动脉在脊髓前正中裂沿途发出沟动脉,分别向左、右进入脊髓,只在腰骶段同时有左、右两支。沟动脉在腰段最多,胸段最少。沟动脉供应除后角外所有灰质,包括前角、中间内、外侧核、中央灰质及 Clarke 核,还供应白质前索及外侧索。可以说脊髓前 2/3 由脊髓前动脉供应,只有后 1/3 包括后角及后索由两侧脊髓后动脉供应。脊髓周缘由脊髓前动脉发出的冠状动脉供应,该动脉由前绕脊髓周缘向后,与脊髓后动脉发支形成不完全吻合。

脊髓某些节段,特别是第 1～4 胸髓及第 1 腰髓最容易受到血供障碍。这些部位有两个血供来源,如在第 1～4 胸髓,脊髓前动脉较小,其沟动脉提供的血供不够充足,主要依赖由肋间动脉发出的根动脉,如 1 条或多条肋间动脉发生障碍,即可引起此部位 1 条或多条脊髓节段供血不足。

每条脊动脉与脊神经伴行,经椎间孔沿前、后根进入脊髓。虽然每条根动脉仍保留,仅少数发展为脊髓前动脉大的营养支。脊髓前动脉的旁正中支经前正中沟至脊髓,发出小的穿支至白质前索及外侧索周围部分。后根动脉融合为成对的纵行脊髓后动脉。脊髓后动脉不像脊髓前动脉那样直行,而是沿后根附着线呈波形不规则走行,其重要性也较小。脊髓后动脉形成许多环行支,相互之间以及与脊髓前动脉的环行支相吻合。

脊髓前动脉约供应脊髓前 2/3,脊髓后动脉约供应脊髓后 1/3。因此,脊髓前动脉或其一个主要营养支被阻断后将引起整个脊髓梗死。

脊髓的血供可分为 7 级,一级为主动脉,末级为脊髓内毛细血管网,中间级包括节段动脉、根动脉及营养动脉、脊髓前、后纵行动脉干、穿支和脊髓内小动脉及前毛细血管。任何一级血供中断,都会引起脊髓缺血,严重者可导致脊髓中央坏死。在脊柱外科手术中,保留脊髓血供是十分重要的,手术医师应了解脊髓血供的危险区和安全区。有一些现象常使手术医师迷惑不解:有时在脊柱严重骨折脱位,脊髓可完全无损,而在一些相当简单的操作,如椎板切除或后路融合,却会引起意想不到的瘫痪。摘除高位突出的腰椎间盘而引起截瘫,可能是由于腰段脊髓仅由单一大的脊髓营养血管受到损伤而无侧支血管供应所致。

脊髓的动脉主要有脊髓前、后动脉,彼此形成血管链。左、右椎动脉颅内段各发出一条脊髓前动脉,多数都起自椎动脉的内侧或背侧,少数也来自左、右椎动脉的汇合部,以后在锥体交叉附近,即在脊髓头端前正中裂处合成一干,经枕骨大孔入椎管。大多数在两个脊髓前动脉之间有数目不等的横行吻合支,或呈不规则的网状吻合。脊髓前动脉沿脊髓前正中裂纵行迂曲向下到达脊髓圆锥,大多分为两支,向后与脊髓后动脉相吻合。

脊髓后动脉有两条,起于小脑下后动脉的脊支或在延髓侧面从椎动脉发出,沿脊髓后外侧沟,在脊神经后根之前、后下行直达脊髓末端。脊髓后动脉链只在起始部为一清楚的单一血管,向下变为不规则,在很大程度上仍保留胎生期的丛状,覆被于脊髓后面。脊髓前、后动脉起始部分均很小,随下行而逐渐加大,沿途有许多自节间动脉发出的根动脉加入(图 2 - 19)。这些根动脉在颈部来自椎动脉、颈深动脉及颈升动脉。约有 60% 由颈外动脉的咽升动脉发出脊支供应脊髓;在胸部来自肋间动脉;在腰部来自腰动脉;在骶部,骶外侧动脉、第 5 腰动脉、髂腰动脉及骶中动脉均参与供应,其中骶外侧动脉发出的营养支随圆锥远侧发出的神经根进入,参与脊髓前、后动脉在圆锥部位的十字吻合。

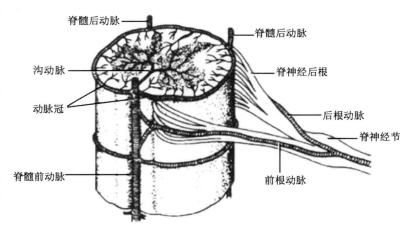

图 2 - 19　根动脉

根动脉的大小及数目变化甚大,有的仅供应神经根及脊髓被膜。在胚胎期,根动脉有 60~62 条,但以后大部退化,仅分布到脊神经节和脊神经根,在成人只有 8 条(2~17 条)前根动脉加入脊髓前动脉,其主要属支一般为 C_3、C_5 或 C_6、T_4、下部胸椎或上部腰椎水平。有 12 条(6~25 条)后根动脉加入脊髓后动脉(图 2 - 20)。

各节间动脉进入相应的椎间孔,在该处分为腹外侧支、背侧支和脊前、后支,供应椎骨和椎内、外组织。根动脉和由其发出的脊髓营养动脉也在此处起始。每个椎间孔是供应脊髓营养的通过部位,在椎间孔进行手术操作时,要特别注意。

在颈段,椎动脉的 6~7 条脊支(根动脉)经椎间孔进入椎管,分布于脊髓及其被膜,并与其他分支吻合;起于甲状颈干的甲状腺下动脉的颈升动脉也发出 1～2 条脊支供应颈段脊髓及其被膜,起于肋颈干的颈深动脉发出一条脊支经 C_7～T_1 间的椎间孔入椎管,供应上胸段脊髓及其被膜。颈深动脉之脊支亦称为颈膨大动脉,较粗,和颈髓上 1/3 相比,颈膨大部血供相对丰富。在胸段,上肋间动脉及肋间动脉的后支,发出一脊支经椎间孔进入椎管,供应胸段脊髓及其被膜。在腰段,腰动脉后支发出脊支,供应腰段脊髓及其被膜。根动脉都走行在相应神经根的前面,C_7、C_8 神经根或 T_1 神经根约 10％ 无前根动脉,脊髓前动脉因遭受损伤、外方压迫或因动脉硬化可发生堵塞。前、后根动脉的粗细在 0.2 mm 以上,前根动脉有 5～20 条,多见于 $C_{4～7}$;后根动脉有 6～20 条,多见于 $C_{4～6}$。在颈部,根动脉通过椎间孔时,如有关节突关节脱位或其他病变,最先受到影响。颈髓表面和内部的小动脉常呈现扭曲或作袢状。颈段脊髓前动脉每隔 1 cm 发出 5～8 条沟

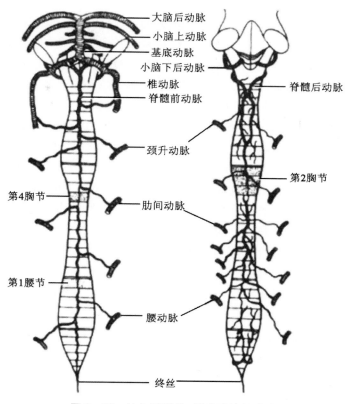

图 2-20 注入脊髓前、后动脉的根动脉

动脉(前中央穿支),分支向上下扩展,长度为 0.4～1.2 cm。各个沟动脉的供应区不仅在纵轴与其他沟动脉相重叠,而且在横切面上亦与由脊髓外穿入的血管丛相重叠。前根动脉由椎动脉发出者占 89％,多位于 $C_{5～6}$,常有一条主要营养动脉,可因颈椎损伤而受到损害。

脊髓前动脉随年龄增长而接近椎体后缘,颈髓前方空隙减少,在颈椎病患者这种倾向更为明显。脊髓动脉造影显示,脊髓前动脉的显影率达 72％,而脊髓后动脉的显影率仅为 10％。临床上,脊髓前动脉的显影情况可分为 3 种类型,即 Ⅰ 型(完全型)、Ⅱ 型(不完全型)和 Ⅲ 型(完全缺损型)。脊髓前动脉的显影异常与椎动脉显影异常有关。在颈椎损伤、颈椎病及后纵韧带骨化症,脊髓前动脉常呈不完全缺损。脊髓前动脉异常是诱发颈椎病脊髓型的一个重要因素。

颈椎椎体静脉显影异常多合并椎动脉显影异常,如椎静脉和椎管后外静脉丛有异常时,前根动脉和脊髓前动脉常显影不良。颈椎病时,椎管前内静脉丛较早被累及,椎管外的静脉损害也逐渐加重,可使椎动脉前根动脉的血流发生障碍,影响颈髓血供而使病变加重。

脊髓前动脉及前根动脉约供应脊髓横断面的前 2/3,即供应灰质前柱、中间部及后柱的基底,以及白质前索和外侧索深部;脊髓后动脉及后根动脉供应后索全部、外侧索浅部及灰质后柱大部分。

在脊髓内部,进入脊髓的动脉穿支首先分布到灰质,而白质仅为细小的二级分支所供应。脊髓的节段动脉来自 8～20 条大的根动脉,成为脊髓内部重要的血供来源,如根动脉的一支发生障碍,将引起局部或整个相应节段的神经症状。

脊髓直接靠动脉穿支营养,分为前中央穿支(中央动脉)、后外侧穿支和软脊膜穿支。前中央穿支即沟动脉,是动脉穿支中最大的,来自脊髓前动脉,在颈、腰段最丰富,它们不规则地穿通前联合,向一侧或同时向两侧分支,供应灰质前角和后角的大部。前中央穿支在沟内不同平面与邻近穿支吻合,形成短的纵行动脉,在沟内也发出小支到邻近白质。在灰质外,前中央穿支也发支供应白质神经传导束,和后外侧穿支及软脊膜穿支相吻合。后外侧穿支很小,伴随脊神经后根进入脊髓,供应灰质后角和后柱。软脊膜穿支呈放射状进入,组成动脉冠,一方面穿行在前正中和后外侧纵行动脉干之间,另一方面在两侧后外侧干之间,供应白质,与其他穿支吻合。

供应脊髓血供来源有 4 个重要部位,即:① 供应胸、腰段节段动脉的主动脉;② 椎间孔,相当于节段动脉发出至椎内外的分支处;③ 椎管狭窄处,自 $T_4 \sim T_8$ 或 T_9 平面之间;④ 脊髓内小动脉、前毛细血管和毛细血管,形成致密网,与环绕脊髓的各穿支相连。

脊髓各级动脉之间有许多吻合。在颈部,由锁骨下动脉发出的椎动脉、颈深动脉和颈升动脉以及由颈外动脉发出的咽升动脉和枕动脉之间有吻合。在胸、腰段,同侧和对侧节段动脉之间也有吻合支。在椎管内,脊髓营养动脉和脊髓纵行动脉干之间以及各纵行动脉干之间均有吻合。在圆锥,连接前正中和后外侧动脉间的交叉吻合比较恒定。

上述各级吻合,有些功能未定。脊髓内末梢动脉因为吻合支不够多,神经组织往往在有效侧支循环建立以前已经死亡。在手术设计时,对这些吻合以及可能的代替通路的价值应给予充分估计。胸、腰段的节段动脉应靠近主动脉结扎,以保存侧支;对脊髓内小血管也应当尽量保留。

脊髓前动脉在第 4 胸髓节较窄。第 1～3 胸髓节侧支循环不良。血供危险区位于第 4 胸髓节,在此段脊髓,任何操作如累及供养血管将易发生截瘫。在此平面以下有前中线动脉,Yoss 命名为前内侧脊髓动脉,由肋间动脉后支供给,直到第 1 腰髓节。这些肋间支一般较大,Mettler 命名为大腹侧根动脉,并在第 8 胸髓节至第 4 腰髓节之间进入。此血管为脊髓动脉的最大支,称为大前脊髓动脉,其血流向上到第 4 胸髓节,向下到第 1 腰髓节。因此第 1 腰髓节是另一个侧支循环欠佳区。脊柱与脊髓生长不相平行,两个脊髓血供危险区分别位于第 4 胸髓节(在 T_2 平面)和第 1 腰髓节(在 T_{10} 平面)。

参与形成脊髓前动脉链的动脉,在到达脊髓纵裂前均分为升降两支,升支细小,降支粗大,形成一个发夹样的折曲,每一降支均与相邻下位的升支吻合,在吻合点或其附近,血流相对减少,形成所谓的分水岭。由于有升降两支,血流可向上、下流动。根最大动脉一般发自左侧 T_6 平面以下 1 个肋间动脉或上 3 个腰动脉之一。动脉向上走行一段较长距离后达脊髓前面,其起源邻近一个椎间孔,可上升至 T_5 或 T_6 平面,以后再下降呈发夹状。结扎节段动脉可间接消除脊髓血管畸形,但术前应作选择性肋间动脉造影,以确定根最大动脉的位置。

脊髓下段的血供一般决定于从胸、腰节段发出单一动脉,即根最大动脉。此动脉常供应脊柱肿瘤及血管畸形,在计划治疗胸主动脉瘤及经胸手术时均具有重要临床、X 线及手术意义,以防发生截瘫。

节段动脉可分为外、中和内 3 干。外干在胸部为肋间动脉,在腰部则为腰动脉前支;也有时仅分叉为 2 支,即外干(前支)和中、内两干的共同干(后支)。外干绕椎体外侧,起始部直径平均为 2.21 mm(1.5～3.2 mm),从近侧又分为 1～3 支,长约 11.05 mm(3～23 mm)。这些小支供应肋间肌及脂肪。

中干(肌支和后支)沿脊柱外侧向后走行,起始部直径约为 1.64 mm(1～2 mm),分为 1～5 支,平均为 3～4 支,供应下部椎间孔,脊神经下面。神经周围静脉丛及肋间肌和脂肪。

内干即根最大动脉或最大根髓动脉。10 例中除 1 例发出 2 个小根髓动脉外均为 1 个。7 例发自左侧,2 例发自右侧。发出部位,2 例在 $T_{9\sim10}$,2 例在 $T_{10\sim11}$,发出部位在 $T_{11\sim12}$、$T_{12}\sim L_1$ 及 $L_{1\sim2}$ 各为 1 例;另有 2 例难以确定。根最大动脉主干向右经椎间孔上部或中部,与后根神经节-脊神经前根(dorsal root ganglion-ventral root,DRG - VR)复合物上、前侧紧贴。由此略向上沿神经穿入硬脊膜,以后动脉与前根伴行至脊髓的前面并转向下,呈典型发夹状。脊髓前动脉在此或左转呈发夹前与其相连。

根最大动脉在距起始 0.8～11 mm 处(平均 4.67 mm)发出 2～6 支(平均 3.7 支)供应椎间孔的下部(偶为上部)DRG,脊神经前根以及紧邻神经根腋部 DRG 的后下面。由其发出的后根动脉也沿后根丝的前外面至脊髓。

根最大动脉从其起始,至发夹转折与脊髓前动脉相连处逐渐变窄,其直径在 DRG、椎间孔及穿入硬脊膜处分别平均为 1.84 mm(1.2～3 mm)、1.53 mm(0.9～2 mm)及 1.2 mm(0.8～1.7 mm)。在硬脊膜内直径平均为 1.08 mm(0.8～1.5 mm),而在发夹转折处平均为 0.92 mm(0.7～1.2 mm)。

1 例解剖变异者未发现单一根最大动脉,代替为两个根髓动脉,分别位于 $T_{12}\sim L_1$ 及 $L_{1\sim2}$。节段动脉起始长度分别为 22 mm 及 17 mm,直径约为 2.2 mm,每个动脉的分支分别为 9 支及 12 支,其起始处直径平均为 0.58 mm。外干起始直径分别平均为 1.1 mm 及 2 mm,中干起始直径为 1.15 mm,内干直径为 1 mm。内干向前至 DRG - VR,以后与 VR 伴行穿入硬脊膜。

经典脊髓血供被描述为一条脊髓前动脉及两条脊髓后动脉,并在每个平面为根髓动脉所加强。Adamkiewicz 早在 1882 年即认为并非每条根动脉均到达脊髓,而根最大动脉则是脊髓下段最主要供应者,以后不少作者均认定脊髓血供为非节段性及非对称性。

根最大动脉多走行于椎间孔中上部,在 DRG - VR 复合物之前并稍在上外,在进行胸、腰段手术时应注意,其分支中常有 1 支至神经后根,相当于后根动脉。应当提及的是,在硬脊膜囊内在与脊髓前动脉连接处的近侧均无分支,其在脊髓的直径约为 0.9 mm(0.7～1.2 mm)。

就脊髓营养血管来说,颈段和腰段要比胸段优越。这两个部位的纵行动脉干和穿动脉也较为丰富,脊髓灰质的血供比白质要好,颈段和腰段因灰质较多,其血供也较充分。

脊髓前、后动脉分支在颈部和腰部的吻合较胸部大,胸部脊髓前动脉的堵塞引起的损害较其他部位严重。在胸髓,根动脉分支较细,彼此吻合较差。截瘫时,由于动脉遭受压迫,可引起血栓或血管内膜炎,造成脊髓缺血。

脊髓灰质的代谢需要较白质为多,其毛细血管网更为丰富。颈、腰膨大处,纵行动脉干更大,由其发出的穿动脉(沟动脉),不仅直径大,常达到 200 μm 以上,其数目也较多,在颈、腰骶膨大每厘米长度分别为 5～8 个及 5～12 个,而在胸髓则其小,仅为小动脉。

脊髓血流的方向随研究方法不同存在不同看法,但有一点可以肯定,根据局部代谢需要,血流方向及血流量可以发生改变。脊髓的血供可以认为由 3 个动脉环构成,最内侧者即沿脊髓全长走行的脊髓前、后动脉 3 条主干及由不同水平根动脉参与形成的动脉网。其他两个为外侧动脉环,一个位于硬膜外隙,另一个位于脊柱外。三者相互吻合,后两者可作为脊髓血供的储备。

胸段椎管近似圆形,以 $T_{4\sim9}$ 椎管的矢、横径最小、胸段椎管最狭窄处也正是脊髓血供最差部位,即血供危险区。若这部分血供发生障碍,最易发生截瘫。

脊髓前动脉有两种分支,一是向两侧交替发出分支,围绕脊髓向后与脊髓后动脉分支吻合,形成动脉冠;另一种是在前正中裂发出的许多沟动脉,有规律地交替进入脊髓两侧。沟动脉约 200 条,以腰髓较多,胸髓较少。脊髓前动脉通过沟动脉穿过白质前联合供应脊髓灰质前角、侧角、中央灰质和后角基底,也供应前索和侧索深部,包括皮质脊髓侧束,还通过动脉冠供应侧索浅部,包括脊髓丘脑侧束。因此脊髓前动脉的栓塞可引起两侧瘫痪和部分痛、温觉丧失,系由于脊髓丘脑束浅部纤维由动脉冠的分支分布,后索由脊髓后动脉供应,因此深感觉仍存在。脊髓前动脉栓塞时,根据病变节段水平不同,可出现延髓腹侧、颈髓、胸髓或腰髓不同临床症状。

延髓下端的腹侧是锥体交叉,在此部位,支配上肢的运动神经纤维排列在内侧,靠上先行交叉;而支配下肢的运动神经纤维排列在外侧,在稍下部位交叉。颈髓横断面显示,皮质脊髓束的内侧部含支配上肢与手的运动神经纤维,其血供由脊髓前动脉及其分支沟动脉供应;而皮质脊髓束的外侧部为支配下肢的运动神经纤维,其血供由脊髓后外侧动脉供应,血循环较丰富;脊髓外侧的脊髓丘脑束由冠状动脉的周围分支供应,血供亦较充分。

椎动脉通过横突孔时,比较固定。上部颈椎不同类型急性损伤,椎动脉和患椎平面的脊髓前动脉、根动脉和椎静脉均可受损。寰椎前脱位时,椎动脉可受到寰枢椎横突孔边缘的牵扯和压迫;而在过伸型损伤,椎动脉可受到枕髁和寰椎后弓间的压迫而发生损伤,其分支可断裂,椎管内硬膜外可发生血肿,脊髓前动脉也可发生血栓。

颈椎半脱位和不稳定,可使椎动脉反复受到牵扯、压迫或发生痉挛,血流减慢;椎动脉还可被增生的骨赘挤压扭曲。上部颈椎的根动脉数量少,更易发生颈髓缺血。椎动脉供血不足可引起颈髓锥体束缺血,伴有很轻或不伴有感觉障碍。椎动脉受压部位常见于:① C_1 横突孔中,见于 $C_{1\sim2}$ 脱位;② 寰枕关节,当枕髁前移超过寰椎动脉沟时;③ $C_{5\sim6}$ 椎间以上的横突孔中,见于颈椎脱位。

脊髓前动脉阻断后,脊髓前 2/3 失去血液供应。发病突然,在病变水平以下,几分钟或几小时内即可出现下运动神经元瘫痪(脊髓休克)伴大、小便功能障碍,可出现感觉分离现象。由于脊髓丘脑侧束病变可出现痛、温觉丧失,但因后索完整,振动觉、辨别觉及触觉仍保留。随时间加长,失去脊髓上抑制,上运动神经元征乃占优势,有些患者在发病后 6~8 个月出现痛性感觉迟钝或触物痛感,系因脊髓网状丘脑束未被累及,或因完整的后索及受损的脊髓丘脑侧束感觉输入出现不平衡所致。

二、脊髓的静脉

脊髓静脉大致与动脉相当,但存在差异:① 脊髓后侧静脉网较致密,而动脉网在前侧较致密;② 脊髓后静脉只有一个;③ 脊髓前、后静脉之间的吻合较相应动脉更为常见;④ 脊髓前 2/3 及后 1/3 静脉一般分别由脊髓前、后静脉汇出,但并非均如此;⑤ 脊髓周缘的静脉较动脉更丰富,很少会发生静脉阻塞;周围静脉网汇入脊髓前、后静脉,再汇入在硬膜外前、后隙的纵行静脉丛中,最后经椎间孔或骶孔到达椎外静脉丛。

脊髓的血液回流汇集为 3 条纵行系统,即脊髓静脉丛、硬脊膜外或椎内静脉丛以及椎外静脉丛。脊髓静脉丛位于蛛网膜下隙,与椎内静脉丛自由吻合。椎内静脉丛沿脊柱硬膜外隙全长延伸。硬膜外隙向上终止于枕骨大孔,在该处硬脊膜与颅骨紧密相贴,形成骨内膜、椎内静脉丛经椎间孔与沿脊柱外走行的椎外静脉丛自由相交通。由于这些静脉缺少瓣膜,血液可从一个系统流向另一个系统。感染栓子或癌细胞可在各系统播散及停留,其在硬膜外隙引起的脓肿或肿物可压迫脊髓或神经根。椎外静脉丛的破裂出血还可引起腹膜后血肿。

Batson 静脉丛由脊椎内、脊椎外和椎管内硬膜外 3 部分组成,脊髓静脉如同脊髓营养动脉,伴脊神经走行,流入 Batson 静脉丛的椎管内硬膜外部分。

脊髓静脉比较丰富,在不同平面,均比脊髓营养动脉多,其直径虽在有些平面较大,但一般比营养动脉小。

脊髓前静脉走行于前正中沟内,在动脉干的深面,许多大小不等静脉流入此干。脊髓后静脉较大,在一些节段常为 2 支或 3 支。在脊髓前面,有 6~11 条前根静脉,后面有 5~10 条后根静脉,收集脊髓表面的静脉丛的血液。后根静脉在后正中沟形成纵贯脊髓全长的后正中静脉,并在左、右后外侧沟部各形成较细的纵行脊髓后外静脉。各前根静脉也同样形成一条脊髓前正中静脉和一对脊髓前外侧静脉。周围的静脉冠与各纵行的静脉干相连,形成软脊膜静脉丛。后根静脉收集后柱、后索和一部分侧索的静脉血;前根静脉通过沟静脉收集沟缘白质和前柱内侧部的血液,而前柱外侧部、前索和侧索的静脉血则流入到静脉冠。

脊髓的静脉血经根静脉进入椎间静脉(节间静脉),而脊髓软脊膜静脉丛与椎间静脉丛也有吻合,其静脉血也可经椎内静脉丛而进入椎间静脉。由于椎内静脉丛和椎外静脉丛之间有吻合支,故脊髓静脉血也可经椎外静脉丛回流。

在脊髓内部,静脉通过前正中裂和椎静脉丛相连,来自整个白质和灰质后部的静脉呈放射状,向脊髓表面注入软脊膜内的静脉。在脊髓外部,纵行的脊髓后外静脉,互相连接形成静脉网,接受脊髓内静脉,并和椎内静脉丛交通。此外,亦和椎静脉、小脑静脉及颅底静脉丛或静脉窦交通。脊髓前、后静脉均为一个,在不同平面借根静脉引流,伴随腰神经根的根静脉最大。当脊髓静脉或淋巴遭受压迫时,可引起脊髓水肿,产生脊髓症状。

第五节　脊髓的被膜及椎管内腔隙

脊髓的被膜分软脊膜、脊蛛网膜和硬脊膜(图 2-21)。不同纤维性结缔组织构成的环行膜。前二层很细薄,也称为柔脑脊膜。

软脊膜在最内层,紧贴脊髓的外面,并随其隆起或沟裂而覆被。星形细胞终足与软脊膜内面相连形成连续一层,作为中枢神经系统-脑脊液(cerebrospinal fluid,CSF)或血脑屏障的一部分。实际上在软脊膜与神经之间不存在任何潜在间隙。

脊蛛网膜在硬脊膜的内面并围绕软脊膜,脊蛛网膜下隙将脊蛛网膜内面与软脊膜外面隔开。其间有众多纤维性小梁,含血管及 CSF。血管经软脊膜进入,并包以一层来自软脊膜的纤维性结缔组织,此为软脊膜内仅有的纤维性结缔组织,其他结缔组织均为神经胶质。

硬脊膜坚厚,在硬脊膜与脊蛛网膜之间为潜在性硬膜下隙,无液体,犹如胸膜腔,可被组织液、血液或脓液所充满。在椎管骨膜与硬脊膜之间为硬膜外隙,有脂肪及静脉丛,腔内积

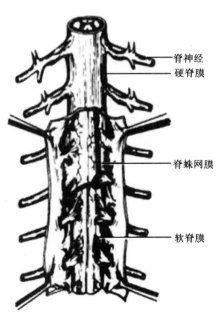

脊神经
硬脊膜
脊蛛网膜
软脊膜

图 2-21　脊髓及其被膜

血、积脓或肿物可压迫脊髓。

一、硬脊膜

硬脊膜上与硬脑膜相续,其外层与椎管的骨膜相融合,内层坚厚,包被脊髓及其他两层脊膜,并且发出延长部,包被脊神经根,自椎间孔穿出。

硬脊膜囊下界的位置,在1～3岁一般位于S_1下部到S_3上部,绝大部分位于S_2,与成人无显著差异。

硬脊膜囊下界多位于$S_{1\sim2}$椎间盘水平,约占半数,位于S_2椎体者占1/3,位于$S_{2\sim3}$椎间者占1/4,少数甚至可位于$S_{3\sim4}$椎间盘水平(图2-22)。腰骶部硬脊膜囊矢径及横径自上而下逐渐减小,矢径$L_{1\sim2}$为12.9 mm,$L_{2\sim3}$为12.1 mm,$L_{3\sim4}$为11.9 mm,$L_{4\sim5}$为11.1 mm,$L_5\sim S_1$为10.7 mm;横径$L_{1\sim2}$为18.2 mm,$L_{2\sim3}$为17.3 mm,$L_{3\sim4}$为16.2 mm,$L_{4\sim5}$为14.3 mm,$L_5\sim S_1$为13.8 mm。囊前间距$L_{1\sim4}$较窄,$L_{3\sim4}$仅为0.1 mm,但$L_5\sim S_1$增大至3.9 mm。囊后间距$L_{2\sim4}$较宽,$L_{3\sim4}$为4.8 mm,$L_5\sim S_1$最窄,为(2.0±1.1) mm。

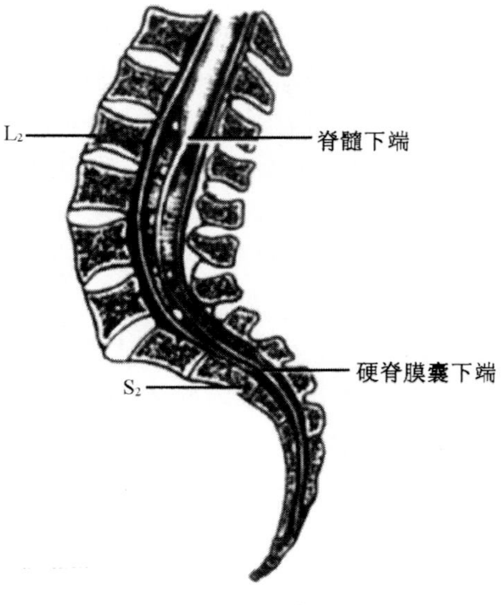

在硬脊膜以外的腔隙名为硬脊膜外隙,腔内的结缔组织束将硬脊膜固着于椎管壁上,并支持隙内全部组织。在硬脊膜外隙中,主要为疏松的网状组织和椎内静脉丛,前后均有丰富的吻合。施行椎板切除术时,如不慎伤及,出血将难以制止。

图 2-22　硬脊膜囊下界

尸体解剖观察发现,小儿硬脊膜外隙大于成人,胸段尤为明显,但有的作者认为小儿硬脊膜外隙较成人为狭窄,以颈、胸段更为明显。

硬脊膜外隙被两侧神经根分为前、后两部。在前部,硬脊膜紧贴椎体与后纵韧带,并以疏松纤维组织与后纵韧带相连,仅两侧有腔隙,后腔较大,胎儿及儿童相对较大,内含脂肪、疏松纤维组织、大量静脉丛、小动脉及神经根等。脂肪含量多少与人的体形有关,骶管较多,腰上部及胸下部较少,中胸部增多,上胸部又趋减少,颈部几乎无脂肪,而代之以纤维组织。后腔中线较其两侧有较多纤维组织连接椎弓板间角及硬脊膜后面,形成纤维隔,一般在C_3或C_4以上见到,下段颈椎硬脊膜外后隙内有的人脂肪也较多,起到纤维隔作用,在该节段进行硬脊膜外阻滞,穿刺针或导管可能进入纤维隔的一侧而出现单侧阻滞。$L_5\sim S_1$段硬脊膜外隙充满脂肪,构成横隔,可使骶丛阻滞失败。

小儿脊柱旁肌肉较薄弱,棘突较短,快速注入少量空气有助于确定针尖的位置,空气注入筋膜腔隙或皮下组织易于察觉。小儿的韧带较柔软,不同年龄的韧带硬度又不一致,从皮肤表面到达硬脊膜外隙的距离,一般新生儿到1岁为0.8～1.4 cm,2～8岁为1.6～2.2 cm,9岁以上为2.2～3 cm。活体上负压的产生可能由于穿刺针通过黄韧带后,将硬脊膜打开的一瞬间使硬脊膜外隙增大而产生。

二、脊蛛网膜

脊蛛网膜甚薄，柔软，无血管，呈蛛网状，可以透视其内容，在脊柱下端包绕脊髓下端与马尾神经根。

脊蛛网膜和硬脊膜彼此可以自由活动，两者之间的间隙名为硬脊膜下隙。在脊蛛网膜和软脊膜之间有一宽大的间隙，名脊蛛网膜下隙，腰部最大，内含 CSF。腰椎穿刺术一般在 $L_{3\sim4}$ 或 $L_{4\sim5}$ 椎间进行，此处不可能伤及脊髓，长的马尾神经根游动于脑脊液内，不致刺伤。

椎管各段脊蛛网膜下隙宽窄不等，与椎管矢径大小有关。$C_{3\sim5}$ 脊蛛网膜下隙较小，其中 C_3 最小，仅为 1.94 mm。胸段脊蛛网膜下隙一般越向下越大，自 T_1 的 3.21 mm，上升至 T_{12} 的 5.11 mm，但 $T_{7\sim10}$ 相对较小。

颈段脊蛛网膜下隙在颈部前屈时，脊髓后线长度为 12 cm，脊髓矢径为 8 mm；后伸时，脊髓后缘长度下降为 9.2 cm，而脊髓矢径为 9 mm，以上事实说明脊蛛网膜下隙在后伸时变窄(图 2-23)。

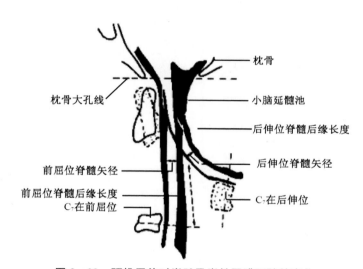

图 2-23 颈椎屈伸时脊髓及脊蛛网膜下隙的变化

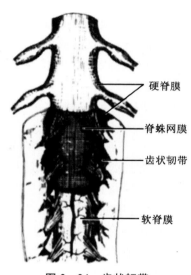

图 2-24 齿状韧带

三、软脊膜

软脊膜柔软而血管丰富，紧贴脊髓表面，并供给其营养，在脊髓前深入前正中裂内，成为灿烂线。软脊膜紧贴神经根，与神经根共同通过脊蛛网膜下隙而与硬脊膜相接。

在脊髓的侧面，脊神经前、后根之间有两排三角形韧带，称为齿状韧带，每侧由枕骨大孔延至 L_1 平面，直达脊髓圆锥，其外缘形成 19～21 个齿状突起，自软脊膜向外伸出，其尖端将脊蛛网膜推向外侧，在上、下两脊神经之间附着于硬脊膜的内面，外侧作锯齿状，从后路显露椎管前侧组织时，必须将其切断始可进入(图 2-24)。

胸髓和腰髓的齿状韧带数目不恒定，有的在一个胸、腰髓节的长度上有两个齿，但也有时一个齿也没有。最后一个齿比较细长，附着于硬脊膜的高度变动于 $L_2\sim S_3$ 脊髓节的平面，从内上方斜向下外方。

— 51 —

齿状韧带的第 1 个齿状突起大部分都在椎动脉的背侧上行,附着于硬脊膜。齿状韧带齿的方向除第 1 个齿向上,最后 1 个齿向下外,中间各齿无一定规律,向上、向下或水平向外,两侧也不一定对称。

齿状韧带对脊髓起悬系作用,并不影响脊髓随脊柱的屈伸作用。在脊髓后正中沟,另有不完整的隔膜系于硬脊膜,这样脊髓靠两侧齿状韧带的悬系,飘浮于脑脊液之中。硬脊膜外隙的脂肪组织又形成良好衬垫,可使脊髓免受外力震荡。

第六节 脊 神 经

一、脊神经根

每个脊神经有 2 根,C_1 神经后根发育不良或甚至缺如。脊神经的前根均较后根为大。前根或运动根自灰质的前角细胞发出,后根或感觉根依次在脊髓的后外侧进入脊髓(图 2-25)。每个后根有一个脊神经节,骶尾神经的神经节位于椎管内,其余的神经节均位于椎间管内。

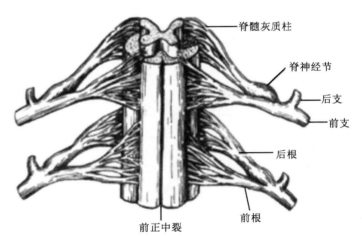

图 2-25 脊髓及脊神经根

(一)脊神经与脊髓被膜的关系

脊神经前、后根走行出椎管时,各被脊髓硬脊膜及脊蛛网膜囊突出的鞘所包被,称为脊膜套袖(图 2-26)。两鞘之间的间隙与脊蛛网膜下隙相通,脊神经根浸泡于脑脊液中,自此前后两根各穿经硬脊膜并分别为硬脊膜形成的鞘包裹,此鞘并包被后根的脊神经节。脊神经前、后根在脊神经节远侧会合,硬脊膜鞘也随之合为一鞘,成为脊神经的被膜,即神经外膜。由于脊神经节总位于椎间管水平,脊神经根的长度因而有变异。

(二)脊神经在椎管内的长度

脊神经根在椎管内的长度如下:C_1 神经为 3 mm,T_1 神经为 29 mm,L_1 神经为 91 mm,S_1 神经为 185 mm。

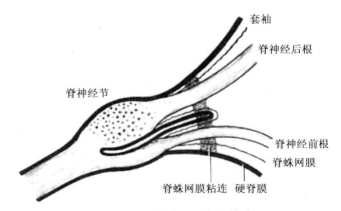

图 2-26 脊神经及脊髓被膜

(三)脊神经根纤维数目

Ingbert 发现一侧后根有髓纤维数目为 653 000,一侧前根有髓纤维数目为 203 700。Davenport 发现后根有髓纤维在 C_2~C_4 神经为 27 000~28 000,C_5~C_8 神经为 50 000,T_1 神经为 17 000,其他

胸神经为 7 000,腰、骶神经为 31 000～47 000。前根有髓纤维在 C_5、C_6 神经分别为13 500、11 700；L_3、L_5 神经分别为 11 000、10 000；L_4 神经为 7 300；胸神经为 6 000～7 000；下部骶神经为 2 300～1 700；尾神经最少,仅为 519。

（四）脊神经的成分

典型的脊神经包含下列成分（图 2-27）：① 躯体传出纤维,起于脊髓灰质前角运动细胞,经前根入脊神经,支配骨骼肌；② 躯体传入纤维,起于脊神经节的假单极细胞,其中枢突经后根入脊髓,周围突加入脊神经,传导皮肤、肌肉、关节及韧带的感觉；③ 内脏传出纤维,起于第 1 胸髓至第 3 腰髓节侧柱的细胞,经前根及白交通支,至相应的椎旁神经节,在此交换神经元；或只通过相应的椎旁神经节至其他椎旁神经节或椎前神经节交换神经元。其自椎旁神经节发出的节后纤维,又经灰交通支至脊神经,随该神经及其分支,分布于血管、腺体及平滑肌。由第 2～4 骶髓节发出的副交感纤维经盆内脏神经至盆神经丛,再分布

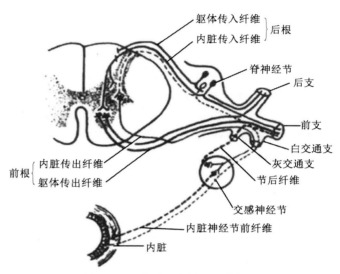

图 2-27 脊髓及脊神经组成纤维

于盆腔各脏器及部分结肠,在脏器的壁内交换神经元；④ 内脏传入纤维,来自脊神经节内的假单极细胞,其周围突或随脊神经走行,或经白交通支,穿行交感神经节,在节内不交换神经元,直接分布于内脏,其中枢突自脊神经后根入脊髓,可与躯体或内脏传出神经细胞形成反射弧（图 2-28）。

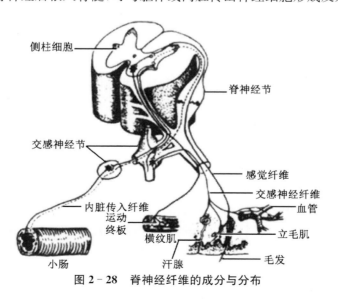

图 2-28 脊神经纤维的成分与分布

（五）脊神经的脊膜支

脊神经的脊膜支亦称窦椎神经或 Luschka 神经,在脊神经分为前、后支之前发出,即在脊神经

的交通支邻近发出或与其共干,有细支与最邻近的椎旁神经节连接,或连于灰交通支,血管运动纤维经此细支入于脊膜支内,内含交感神经纤维及来自脊神经节的感觉纤维。当其经椎间管返回椎管朝向后纵韧带时,一般分为较大的升支和较小的降支,此支分布于硬脊膜、脊髓的血管外膜、椎骨、椎骨的韧带及纤维环边缘,但从不进入纤维环内部(图2-29)。此支还分布于关节突关节的关节囊。脊膜支上、下分支相互吻合,形成脊膜前丛和脊膜后丛,遍布脊柱全长,直至颅内。脊膜支有时缺如,则由前根分出的脊神经纤维代替。

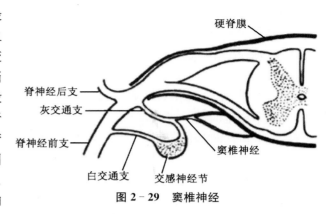

图2-29　窦椎神经

（六）脊神经后根的交通支

相邻两脊神经后根的交通支,颈部最多,腰、骶部次之,胸部最少。其连接可分为3种类型:① Ⅰ型:从上一脊髓节最下一条后根的干开始,连到下一脊髓节最上一条后根的干上,斜向外下方或内下方;② Ⅱ型:从上一脊髓节最下一条后根的干开始,斜向外下方,与下一脊髓节的后根并行穿出椎间孔;或与之相反,从下一脊髓节最上一条后根的干开始,斜向外上方,与上一脊髓节的后根并行穿出椎间孔;③ Ⅲ型:交通支的上、下端与相邻脊髓节的后根并行穿出椎间孔。

（七）腰、骶神经根的变异

腰、骶部神经根常有变异,尸体解剖时出现率高达14％。但临床报道通过脊髓造影或手术所见的发现率远低于上述数据,可能与临床缺少症状及辨认困难有关。腰、骶部神经根变异最常见于 L_5 和 S_1。文献上对畸形有各种分类,归纳起来有以下类型:① 神经根高起点;② 神经根低起点;③ 联合神经根;④ 神经根紧邻;⑤ 神经根分裂;⑥ 复根;⑦ 神经根吻合;⑧ 神经根粗大;⑨ 神经根发育不全,其中以联合神经根和神经根紧邻最多,约占 4/5。

腰、骶部神经根变异不一定产生临床症状,常因同时伴有椎间盘突出或神经根管狭窄而引起,主要由于:① 神经根起始和走行异常;② 存在复数神经根;③ 同一神经根通道有两个神经根走行;④ 神经根相互牵拉;⑤ 受周围骨或韧带结构压迫。

（八）脊神经根与椎间孔的关系

每个脊神经根在硬脊膜外,都包以由硬脊膜形成的神经根鞘,后者至椎间孔外侧延续为神经根的外膜。

脊神经根和椎间孔的关系与年龄及椎间孔的节段有关。胚胎时,脊神经根作水平位,在儿童斜行向下,随年龄斜度增大,腰骶神经根须在椎管内走行一段距离后,才能从相应椎间孔穿出。

在不同椎间盘水平,腰脊神经根在椎间孔的位置与腰段脊柱的前凸角度有关。在下腰部,这个角度最大,上关节突前倾,而在上腰部,上关节突则几乎垂直。下腰部的椎间孔,特别在 $L_{4\sim5}$ 及 $L_5\sim S_1$,神经根紧位于椎间盘之上,在上一椎骨椎弓根之下,并在椎体后外侧面形成的槽内。下腰部的椎间孔较上腰部为小,其大小在屈曲时增加,伸展时缩小。

在极少数情况下,一个椎间孔内可以通过两个神经根,这种畸形如果发生在比较窄小的 $L_5\sim S_1$ 间的椎间孔,神经根受压的可能性就更大。椎间孔内神经根受压临床上常表现为坐骨神痛,与椎间盘突出不易鉴别。

由于椎骨及其相应的脊髓节并不在同一平面,因此由脊髓节发出的脊神经的行路越往下越倾斜。当脊髓在 L_1 平面已终了,而腰、骶神经根仍须在椎管内垂直走行一段颇长的距离,才能从相应的椎间孔穿出。这些在脊髓下端聚集的一大束神经根即形成马尾。在硬脊膜外隙内,骶神经根最长(成人 S_2 长为 36 mm),几近垂直下行,神经节在骶管内;腰神经根次之(L_3 长为 24 mm),斜向下外,神经节在椎间孔;向上则神经根长度逐渐变短,由斜位逐渐变为水平位,神经节仍在椎间孔;胸上部及颈部神经根最短,水平伸向椎间孔,神经节亦移至椎间孔偏外处。

尸体解剖发现,如同时屈曲两髋并使膝伸直,则两侧硬脊膜外及硬脊膜内的神经根张力明显增加,硬脊膜稍朝前朝下至椎管的前壁,其中硬脊膜外神经根的张力较硬膜内者更大,这可能由于在直腿抬高时,张力的增加经硬脊膜外神经根传递至硬脊膜。故硬脊膜内神经根仅有一部分受到牵张。

一侧髋关节屈曲及膝伸直而使该侧硬脊膜外神经根紧张时,如使该侧膝屈曲,则张力立即松弛。颈屈曲时,可使脊髓及硬脊膜上移,由脊髓发出向下神经根的张力必然增加。

在椎间盘突出手术时,作直腿抬高试验,受累的神经根紧张于突出的尖端,术中如对受累的神经根施以普鲁卡因浸润,疼痛减轻,抬腿程度增加,说明直腿抬高试验所引起的疼痛并非由于肌肉痉挛,而是由于硬脊膜外神经根遭受压迫及牵引所致。

二、脊神经节

脊神经节位于脊神经后根上,呈纺锤形,长为 4~6 mm,其大小与所在脊神经后根的粗细成正比。脊神经节一般位于椎间管内,在后根硬脊膜鞘之外。$C_{1~2}$ 神经节位于相应颈椎椎弓的上面,但骶尾神经的脊神经则位于椎管内。

脊神经节内以假单极细胞最多,还含有神经纤维。假单极细胞有一个神经突,在离胞体不远处分为两支,呈 T 形,中枢突较细,穿硬脊膜后,由单干分裂为一组根丝,先组成内、外两股,然后入脊髓内;周围突较粗,分布至周围感受器。假单极细胞在胚胎早期原为双极细胞,在发育过程中始演变为假单极细胞。

脊神经后根的神经细胞一般位于脊神经节内。颈、胸、腰、骶神经均有异位神经节细胞,数目可为 3~58,平均分布于脊神经节及脊髓之间。还可散处在脊髓周围的结构中,如前、后根丝,脊神经,白质前、后索,后正中沟及灰质前角。

腰、骶神经后(背)根神经节(Dorsal root ganglion,DRG)呈梭形膨大,其长度、直径自上而下依次增大,以 S_1 最为粗大。由于腰、骶部脊神经根自硬脊膜囊发出部位自上而下越来越低,其与硬脊膜囊的夹角也越来越小,虽然神经根的腋部至相应 DRG 近端的距离逐渐加大,但 DRG 仍有内移趋势。如果分别以腰、骶部椎弓根上、下缘连线为标志,发现上腰部 DRG 的近端位于下端连线之外,在相应椎间孔内,自 L_3 以下,部分 DRG 的近端即突入下端连线伸向侧隐窝内。L_5 及 S_1 则部分突入上端连线,其 DRG 最膨大处恰位于侧隐窝内。老年人侧隐窝因骨质增生及黄韧带肥厚而发生退变时,DRG 更易受到压迫而产生症状。

DRG 的神经元起自神经嵴,最初呈双极,以后逐渐合并成为假单极细胞,其中轴突纤维进入脊髓后角。在发育过程中,一般腰、骶部 DRG 由下向上逐渐向外侧移动,但抵达椎间孔外侧即停止向外迁移,$L_{1~2}$ 的 DRG 一般位于椎间孔外,$L_{3~4}$ 可位于椎间孔内,$L_5~S_1$ 少数可位于椎管内,称为异位 DRG。

异位 DRG 一般呈梭形膨大,在年轻人可不出现任何症状,但中老年以后由于侧隐窝狭窄或黄韧带肥厚,DRG 可致卡压,出现类似腰椎间盘突出症状。在手术探查时 DRG 可被误认为神经纤维瘤而进行活检其至切除造成神经症状,对此应提高警惕。

应用免疫组化研究发现,DRG 内大约有 10％小而深染的 A 细胞含多肽类生长抑素(inhibin)可抑制神经传导;另外,DRG 还含有另一种多肽类 P 物质,对大多数神经细胞膜有除极化和兴奋作用。P 物质还能对痛觉产生神经递质和(或)调节作用。临床上对顽固性疼痛患者切除 DRG,旨在阻断脊髓后角释放 P 物质,因为此类患者即使 DRG 受到轻微刺激或压迫也会引起疼痛。

三、脊神经的分支

每个脊神经的前、后根在椎间孔内或其附近会合成一脊神经,立即分为前、后支,这两支均含有运动纤维和感觉纤维,属于混合神经。前支支配躯体侧面、前面及肢体肌肉和皮肤,后支支配躯体背侧肌肉和皮肤。

脊神经后支除 $C_{1\sim2}$ 神经较粗大外,其余均较前支细小,后支向后绕椎骨的关节突,经相邻两个椎骨横突间(骶部经骶后孔),在横突前韧带的内侧分为内、外两支,分布于附近的骨、关节及肌肉,末梢穿至皮下形成皮神经。

颈神经后支除 C_1 神经外,均分为内、外侧支,C_1 神经后支称枕下神经,属于运动神经,主要支配枕下三角周围诸肌。C_2 神经后支最大,其内侧支也称枕大神经,末支分布于上项线以上的颅顶皮肤。

脊神经前支除 $C_{1\sim2}$ 神经较小外,均较后支粗大,$T_{1\sim12}$ 神经前支单独走行,其余颈、腰、骶及尾神经前支均一再分支,互相结合,分别形成颈丛、臂丛、骶丛及尾丛。

脊神经前支起始部与交感干神经节之间借交通支相连,白交通支由 $T_1\sim L_2$ 神经(有时为 L_3 神经或 L_4 神经)前支发出,至相应交感神经节,属节前纤维,主要由细小的有髓纤维组成。灰交通支自交感神经节发出,至相应脊神经前支,再随其分支,分布于血管、淋巴管及竖毛肌,属节后纤维,主要由无髓纤维组成。灰交通支与脊神经相连位置一般在白交通支连接的内侧,颈神经、下部腰神经及骶神经内只有灰交通支,而无白交通支。

人体皮肤感觉神经节段性分布即皮节在颈部和躯干较有规律。四肢由躯干伸出的肢芽发育而成,从肢芽的根部,有几个体节向其远端长入,并沿肢芽的长轴平行排列。四肢皮节配布虽较为复杂,但仍按一定规律,相邻皮节神经分布互有重叠。

四、脊神经根损伤

如神经损伤在椎间孔以内,肌电图显示前、后支所支配的躯干侧面及肢体肌肉都有失神经支配的电位;如神经损伤在椎间孔以外,则只有前支支配的肌肉才有失神经支配的电位,而后支支配的竖脊肌仍属正常,借此可以判断损伤是神经根性或周围性。

第七节　自主神经系统

骨骼肌纤维的功能为收缩(缩短)或放松,通过激活骨骼肌杠杆或改变孔径(如括约肌)来达到其功能。骨骼肌为快动作肌群，对皮肤表面或眼、耳刺激迅速作出反应，受大脑随意运动系统的控制。

内脏效应器包括平滑肌、心肌及腺体。内脏平滑肌作环行或辐射排列，通过收缩或放松可改变器官孔径，进行蠕动或泵压血液。腺体的功能为分泌，在于润滑、消化、管制温度或改变体内化学环境。内脏平滑肌为慢动作肌群，对内部刺激反应较慢，主要受自主神经系统控制。

自主神经系统（autonomic nervous system，ANS）介导体内平衡。ANS 发出节前及节后纤维传至腺体、平滑肌及心肌并由此返回，发出传入神经、节前神经元的核周体位于 CNS 以内，而节后者位于 CNS 以外，传入神经元的核周体位于 DRG 内。ANS 根据传出轴突来源水平分为两部分：① 脑骶部或副交感神经系统，来自脑干及脊髓骶段；② 胸腰部或交感神经系统，来自脊髓胸腰段。

ANS 的效应器：① 平滑肌位于所有血管、支气管、消化管壁（自食管下部至肛门内括约肌、黏膜表面有唾液括约肌）、泌尿生殖器官壁及管道以及虹膜、立毛肌等；② 腺体方面，黏膜表面有唾液腺、泪腺，皮肤有汗腺、皮脂腺，体腔有肾上腺、胸腺、淋巴样腺、肝、脾及松果腺等。

副交感神经脑部传出轴突含于 Ⅲ、Ⅶ、Ⅸ 及 Ⅹ 对脑神经中，骶部者来自脊髓骶段 $S_2 \sim S_4$ 神经经前根形成骶丛，进入盆内脏神经，后者与盆交感轴突形成丛，抵达膀胱、生殖器、降结肠及直肠壁。

交感神经或自主神经胸腰部自脊髓中间外侧柱至脊神经前根，进入神经干的轴突或形成白交通支，在神经干水平与椎旁节后神经元相突触；或向上、下与相邻神经节相突触，形成交感神经节链；或经椎旁神经节链与椎前神经节相突触。从椎旁神经节，节后轴突可借灰交通支与相邻神经干相连，经交感节链向上下与另一神经干相连，以后轴突经周围神经或血管壁向远侧走行至效应器，在颈部由于几个椎旁神经节相融合，不再与体节呈一对一的分布，颈上神经节行至头部的节后神经元。

交感神经和副交感神经虽然都有保持身体内在平衡的功能，但两者作用有所不同。交感神经主要在活动时作用，特别在兴奋、竞争及恐惧时，呈合成性及能量消耗性。交感神经兴奋时，可以加快心率及呼吸，扩张骨骼肌及心肌血管，收缩胃肠道血管，扩张支气管，放大瞳孔，竖立毛发，增加汗液分泌及动员葡萄糖释放等。副交感神经主要在休息状态作用，准备睡眠及消化，呈分解性及能量保存性。刺激副交感神经时能减慢心率，收缩瞳孔，增加胃肠蠕动及分泌和排除废物等。

交感神经和副交感神经在解剖位置上也不同，前者位于近侧，在椎旁或椎前部，排列呈有规则的链状。后者位于远侧，位于其所支配的器官邻近或器官内。ANS 的神经递质有两种，一种是胆碱能轴突，包括所有交感及副交感神经节前轴突、所有副交感神经的节后神经元以及交感神经仅至汗腺及立毛肌的节后轴突；另一种是肾上腺能轴突，包括大部分至平滑肌及腺体的交感神经节后轴突。交感神经与副交感神经的作用一般直接对抗，但交感神经在有些兴奋作用时，如出汗、竖毛、抬高上眼睑及收缩脾包囊等，缺之副交感神经的对抗作用。

从功能上来看，一般内脏传入纤维并不介导触觉、位置觉及振动觉，适当的刺激可感到胀痛。扩张或拉伸脏器，如膀胱、输尿管、胆管及大肠可感到不适和疼痛。相反，对脏器的缩窄引起张力或伸展可产生痉挛痛。

一般来说，介导内脏感觉的传入神经可经 3 条途径达到 CNS：① 副交感神经，迷走神经及盆内脏神经；② 交感神经，胸腹内脏神经；③ 躯体神经、膈神经、肋间神经、臂丛及腰骶丛分支。

在副交感神经中，全身一般内脏感觉（general visceral afferent，GVA）通过舌咽神经、迷走神经及盆内脏神经进入 CNS。舌咽神经内 GVA 纤维来自颈动脉体及颈动脉窦,影响血压及呼吸;另外,部分也来自咽黏膜。迷走神经内 GVA 纤维来自喉及气管黏膜和胸腹内脏直至结肠的脾曲。盆内脏神经内 GVA 纤维来自结肠脾曲以远以及直肠、膀胱等。在交感神经中,GVA 将来自内脏及血管壁的纤维从交感节链及椎旁或椎前神经节经交通支到达后根。在躯体神经中,有些 GVA 纤维不经交感节而直接到达神经干及 DRG,有些加入躯体神经。

来自内脏的大部分疼痛纤维在自主神经中走行。有些定位相当准确,如膀胱胀满。一般来说,经副交感神经介导疼痛纤维的定位较经交感神经介导者明确。有些由交感神经支配来自内脏的疼痛在隔其来源一定距离始被感受,称为牵涉性痛,如膈下脓肿可引起肩部疼痛。原因是膈肌受 $C_3 \sim C_5$ 神经支配,疼痛可牵涉到 C_3 神经及 C_4 神经体节,相当于肩部。又如冠心病可引起左胸壁及左臂内面痛,系因心脏从 $T_1 \sim T_5$ 神经接受自主神经所致。一般来说,疼痛常牵涉到相当于交感神经支配内脏节段的体节部位。

(姜慧丽　杨建平)

参考文献

[1] S T Canale,J H Beaty.坎内尔骨科手术学[M].王岩,主译.12 版.北京:人民军医出版社,2013.

[2] 史建刚,袁文.脊柱外科手术解剖图解[M].上海:上海科学技术出版社,2015.

[3] H N Herkowitz,J Dvorak,G Bell,等.腰椎外科学[M].3 版.山东:山东科学技术出版社,2004.

[4] 崔苏扬.脊柱外科麻醉学[M].上海:上海第二军医大学出版社,2005.

Diagnostic Imaging of Spine and Spinal Cord Diseases

/ 第二篇 /

脊柱和脊髓疾病影像诊断学

第三章
脊柱和脊髓影像学检查方法
Imaging Examination Method of Spine and Spinal Cord

第一节　X 线 平 片

X 线平片是脊柱疾病最常见的检查方法,其主要优点是经济和快速。目的是观察脊柱椎体的骨质、椎间隙和附件等,但是不能直接观察到脊髓和椎间盘以及韧带。X 线平片主要常规位置如下:

一、正位片

一张良好的正位片应包括临床所需要的脊髓范围外上下2~3 个椎体。正位片观察如下内容(图 3 - 1A,3 - 2A):① 脊柱有无侧弯;② 脊柱有无畸形;③ 椎间隙是否等宽;④ 椎体骨质有无异常(包括宽度、边缘有无增生等);⑤ 上、下小关节突有无异常;⑥ 横突及棘突(特别要注意横突旁有无结石,排除尿道结石引起腰痛);⑦ 腰大肌影(排除腰大肌脓肿);⑧ 椎弓根形态和间距。

二、侧位片

侧位片(图 3 - 1B,3 - 2B)由于提供的信息比正位多,而且更为重要。其主要观察内容如下:① 脊柱各段的生理弧度的变化,如当颈椎病发生时,常伴有颈椎生理弧度变小或消失;② 椎间隙的变化,主要间接判定椎间盘有无突出或破坏;③ 椎体有无增生,特别是后缘的增生,往往是造成椎管狭窄的主要原因;④ 骨质有无破坏及增生;⑤ 椎体间有无滑脱;⑥ 椎体厚度的变化,主要判定有无压缩性骨折;⑦ 有无 Schmorl 结节形成:为椎间盘髓核突入椎体形成;⑧ 小关节间隙有无增生,关节间隙是否清楚;⑨ 椎体间有无骨桥形成;⑩ 椎弓有无断裂。

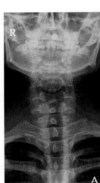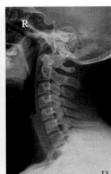

图 3 - 1　正常颈椎 X 线片

图 A、B 为正、侧位。可见颈椎排列整齐,各椎体高度相等,椎体周围皮质完整,边缘光整,无异常突起或骨质破坏,椎间隙为宽窄相似的透亮线影。

三、斜位片

如在脊椎正、侧位片上提示有可疑问题,特别是需要观察椎间孔,上、下小关节突及椎弓峡部时,可加照左、右斜位片。在双斜位片上,颈椎病患者可得到比侧位片更多的信息,如椎间孔变小及后缘增生。有趣的是,在斜位片上,对侧横突、棘突、上、下关节突及椎弓峡部形成了一类似"小狗"样图像,如有峡部断裂,就像小狗戴上了项圈,而被称为"项圈"征(图 3-3)。

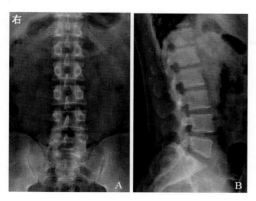

图 3-2　正常腰椎 X 线片

图 A、B 为正、侧位。可见腰椎排列整齐,生理弧度存在,各椎体高度相等,椎体皮质完整,无异常突起或骨质破坏,椎间隙宽窄相似。

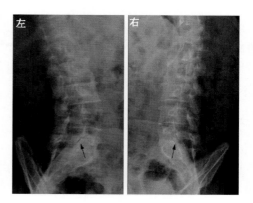

图 3-3　腰椎双斜位 X 线片

图为腰椎 45°度斜位 X 线片。可见椎弓峡部显示清晰,相应椎弓根及上关节突构成"狗头征",峡部形如"狗脖子",正常时其内骨小梁连续,相应下关节突及棘突形如"小狗身体及前腿"。L₅ 可见"狗脖子"中断,即为峡部裂。

四、功能位片

目的是让患者在某些特殊位置如屈曲位或伸展位照片,以显示运动状态下病变的情况,主要用于诊断脊椎不稳等病变。例如颈椎头面双侧旋位诊断颈椎轻度滑脱,拍摄特发性脊椎侧弯正位功能片以观察决定不能纠正之弯曲为主弯曲。

第二节　特殊造影检查

一、脊髓造影

脊髓造影又分为碘油造影和碘剂(水溶性)造影两种。

（一）脊髓碘油造影

优点为方法简便,可在广大基层医院使用,患者痛苦少,安全系数高,诊断率较高。缺点为碘油进入椎管内不易吸收而出现并发症,目前使用较少。

1. 常用碘油药物　碘苯酯等。

2. 方法　常规在 $L_{3\sim4}$ 及 $L_{4\sim5}$ 作腰椎穿刺。进入蛛网膜下隙后注入油溶性碘造影剂 3～6 ml。注入后,患者仰卧,先进行 X 线透视观察有无蛛网膜下隙充盈缺损,如发现异常立即摄正、侧位片及水平侧位片。

3. 主要并发症　常见为头痛、继发性神经根炎、蛛网膜炎(粘连)等症状,如不小心注入血管可导致肺梗死的严重后果。

（二）脊髓水溶性碘剂造影

1. 常用水溶性碘剂药物　① 离子型：碘大约60％，碘拉酸葡胺-60；② 非离子型：甲泛葡胺、碘海醇、碘帕醇和碘曲仑，目前临床上主要用后3种非离子造影剂。

2. 方法　同油溶性碘造影，每次用药量20 ml，在30～40秒内注入蛛网膜下隙，患者在检查台上可随意旋转观察。

3. 主要并发症　由于水溶性碘造影剂相对密度和脑脊液相似，并能完全吸收，无残余异物的作用，不会引起蛛网膜炎。

二、椎间盘造影

（一）造影方法

患者左侧卧位于X线检查台，常规消毒后可分3种入路行椎间盘穿刺：① 正中入路，由脊椎棘突间正中进入，经蛛网膜下隙进入椎间盘，适合 $L_5 \sim S_1$ 椎间盘造影；② 旁正中入路，由脊椎棘突间中线旁的5 cm，穿刺处针尖向下呈15°角进针，经硬脊膜外腔进入椎间盘；③ 侧方入路，由脊椎棘突旁，距中线8～10 cm处紧靠髂嵴后方向中线进针，主要从 $L_3 \sim L_5$ 进针。穿刺针为21号，先将此针穿刺进入纤维环，然后拔出21号针芯，改换26号针插入21号针套管内，并继续向内穿入髓核。先摄片确定位置，再注入水溶性造影剂，正常剂量为0.5 ml，但若穿刺针位置改变或有病变时剂量可能要增加至2～3 ml。

（二）适应证

椎间盘造影的适应证有：① 疑为椎间盘突出，在脊髓造影阴性，而临床特征明显；② X线平片提示多个椎间盘病变，确定哪一个为引起症状椎间盘；③ 椎间盘术后症状持续存在，而脊髓造影疑为瘢痕或粘连；④ 脊柱融合术前要确认其上、下椎间盘是否正常，否则手术时会发生退行性假性滑脱；⑤ 做髓核化学溶解疗法前确定椎间盘的病理情况；⑥ 具有持续性颈、背痛和（或）神经根性疼痛，而其他影像学检查无法精确确认疼痛原因。

（三）禁忌证

禁忌证有：① 局部皮肤感染或全身严重感染；② 碘过敏者；③ 椎间盘突出出现马尾综合征者；④ 疑有椎管肿瘤或感染者；⑤ 本来严重椎间盘突出已明显压迫脊髓者；⑥ 无法纠正的凝血障碍；⑦ 孕妇；⑧ 脊柱广泛的骨性融合使得穿刺针无法进入椎间盘。

（四）临床意义及并发症

并发症相对少见，主要包括感染，慢性疼痛，误穿刺导致的出血、神经损伤、气胸、脑脊液漏、血管迷走神经反射等。由于CT及MRI广泛应用，目前椎间盘造影已少用。

三、硬脊膜外造影

（一）造影方法

患者俯卧位，腰骶部消毒后局麻，经骶孔插入骶管。但需要注意穿刺针确保不进入蛛网膜下隙，应低于 S_2 椎体水平，穿刺针进入后用注射器抽吸，无脑脊液出，则造影成功。

造影剂常用泛影葡胺，将76％泛影葡胺14 ml加入1％普鲁卡因6 ml在5分钟内注入骶管；或用35％的泛影葡胺40 ml加入2％的普鲁卡因2 ml，在2分钟内注入骶管，并立即摄片。

（二）适应证

椎间盘突出、椎管狭窄和硬脊膜外肿瘤。

（三）临床诊断

1. 正位片　①中心部位充盈缺损；②周围性充盈缺损；③神经根外形中断。

2. 侧位片　①正常椎间盘后方外形变化；②巨大的硬脊膜后方压迹；③前方造影剂内充盈缺损；④后方造影剂内蜂腰状狭窄。

（四）并发症

严禁将造影剂注入蛛网膜下隙，因为造影剂对神经有刺激作用，甚至造成死亡。

（五）临床意义

准确性高，简便易行，但由于 MRI 广泛应用，目前临床也已少用。

四、脊髓血管造影

（一）造影方法

患者卧于 DSA 检查床上，常规消毒、铺巾，右股动脉穿刺点 1% 利多卡因局麻后，行 seldinger's 法穿刺、置管。选用 H1 或 Simmon's 导管行双侧椎动脉、甲状颈干、肋颈干插管造影；选用 Cobra 或 RLG 导管行双侧肋间动脉插管造影。

（二）适应证

适应证有：①脊髓良恶性肿瘤；②脊髓血管性疾病，如动静脉畸形、动脉瘤等；③外伤后脊髓血管损伤及脊髓内血肿；④椎管肿瘤及血管性疾病的鉴别诊断。

（三）禁忌证

禁忌证有：①患者全身情况不能耐受麻醉；②严重心、肝、肾功能不全；③严重出血倾向；④对造影剂过敏；⑤患者和家属拒绝接受造影检查。

（四）并发症

除一般插管造影并发症，常见的还有肢体麻木无力，严重者截瘫。如出现这些症状，立即停止检查，经过积极处理，可在短时间内恢复。

第三节　脊柱的 CT 检查及正常表现

CT 检查在脊柱特别是骨质病变及椎间盘突出等方面的应用越来越广泛，它的优点为检查方便，密度分辨率高和无痛苦。它区别于普通平片的特点为：① CT 特有的横断面扫描，能够显示椎管内病变情况；②对椎体间的小关节病变及腰骶（包括双侧骶髂关节）病变显示最佳，甚至超过 MRI；③在显示一些特殊病变如椎弓不连和寰枢椎间脱位的诊断上也起了很大作用。

一、检查方法

（一）普通扫描

根据患者的检查要求，分为两种常用的扫描：①患者疑为椎间盘病变，主要在腰椎疑为椎间盘突出，常规用多组分段椎间扫描。一般主要从 $L_3 \sim S_1$ 分为 3 组，层厚为 5 mm，层距为 5 mm，每组 4～5 层，上、下缘包括到上、下椎体中央；②如患者疑为椎体病变或颈椎病变，常规用连续扫描，使需诊断的部位在扫描范围内，层厚可为 5～8 mm，层距为 5 mm。

（二）增强扫描

1. 适应证　①脊柱感染性疾病，如椎旁脓肿等；②骨肿瘤，如血管瘤、转移瘤等；③椎管内肿瘤;④ 其他,如脊索瘤、神经源性肿瘤。

2. 方法　① 团块注射法(Bolus),一次大量高压从静脉内注入 CT 造影剂 100 ml 左右,来观察病变的性质、血供程度和范围;② 静脉点滴法,在滴入 100 ml 造影剂后再扫描,各组织已被造影剂充分浸润,可显示病灶范围和一定血供程度。第一种方法明显优于第二种方法。

3. 作用　由于 CT 增强剂一般为碘剂,检查必须进行碘过敏试验。CT 造影剂又分为离子型和非离子型两种,非离子 CT 造影剂碘过敏的概率要小得多,不良反应也轻。

(三)脊髓造影 CT 扫描

脊髓造影 CT 扫描是 CT 和脊髓造影相结合的检查方法。将造影剂注入硬膜下腔后,进行 CT 检查。主要使用非离子碘造影剂(常用的为碘海醇)。油溶性碘造影剂使用较少。

1. 方法　所有患者均采取仰卧位,在脊髓注入造影剂后约 30 分钟进行 CT 扫描,扫描时要使扫描平面与椎间隙保持平行。

2. 优点　可以清晰地显示脊柱退变情况、神经受压程度、脊髓受压变形情况,椎管和神经根的关系、脊髓和神经根的关系等,通过观察硬膜囊形状、面积、移位等情况显示上关节突的增生肥厚钙化等问题。

3. 主要并发症　根据使用不同造影剂引起相应的并发症。

二、脊柱正常 CT 表现

一套完整的脊柱 CT 片应包括两种窗宽、窗位:① 软组织窗(最好称为椎间盘窗);② 骨窗。前者的主要目的是观察椎间盘和两侧椎体旁软组织影和脊髓,后者的主要目的是观察椎体和附件。

(一)脊椎骨

通常在骨窗下观察如下内容:

1. 颈椎(图 3-4)

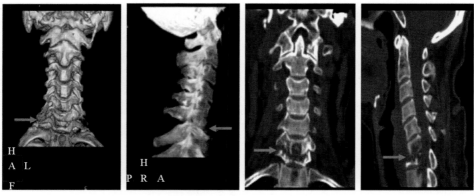

图 3-4　正常颈椎 CT(VR、MIP、MPR)

(1)寰枢椎及寰枢关节,寰椎仅由两侧块和前、后弓组成,侧块有上、下关节凹分别与枕骨髁和枢椎上关节突形成关节,枢椎椎体的齿状突前与寰椎弓后缘,后与寰椎横突韧带形成寰枢关节。

(2)C$_3$~C$_7$ 两侧有横突孔,椎动脉走行其中,椎管为椭圆形,横径大于前后径,观察椎管前缘形态非常重要,正常人为平滑弧线。前后径一般大于 10 mm,男性大于女性。上、下关节突相互形成的关节,正常小关节内缘平椎管弧线。

2. 胸椎（图 3-5）　胸椎与颈椎相比，椎体前后径增加，后缘轻度前凹，椎板、横突、棘突均较长，肋骨与胸椎横突和椎体均形成关节。

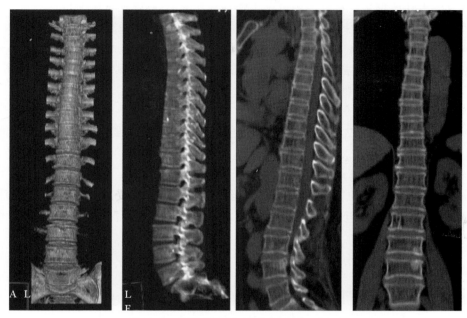

图 3-5　正常胸腰椎 CT（VR、MIP、MPR）

3. 腰椎　椎体肥厚，为椭圆形，横径大于前后径，椎弓根、椎板、棘突粗短且平，椎管大致为三角形。

4. 骶骨　骶骨旁有骶髂关节，正常为平滑间隙 2～3 mm，骶前孔位于骶管前外，两侧对称；骶后孔位于骶管后外，较前孔小。

（二）椎间盘

椎间盘通常在软组织窗宽窗位上观察。椎间盘在 CT 图像上表现为与相邻椎体形态、大小一致，密度均匀的软组织影，CT 值为 80～100 Hu。虽然在 CT 图像下并不能区分髓核和纤维环，但是，椎间盘的后缘不会超过椎体后缘，也就是说不会超过椎管前缘，这一特点在临床诊断中非常重要。

（三）小关节

上、下相邻椎弓之间的小关节突形成小关节。小关节与椎管中轴有一定角度，在颈段近于水平，在胸段近于冠状，腰段近于矢状。两侧小关节一般对称，由颈向腰逐渐增大，但是内缘不会超过椎管弧线。正常小关节面厚度一致，关节面平滑，间隙为 2～4 mm。

（四）椎间孔

左、右各一，位于上、下椎弓根之间和小关节前方，内与侧隐窝相续。椎间孔可分为 2 部分：① 上部，含神经根，前为椎体，上为椎弓根，后为椎板和关节突；② 下部，在下椎弓根上，前为椎体，后为关节突。

（五）硬脊膜外间隙

位于硬脊膜和骨性椎管之间，含有大量脂肪、神经、淋巴、血管和结缔组织等，硬脊膜间隙在颈段最小、腰段最大。

脊椎静脉在 CT 图像上可显示,特别是椎后静脉在椎体后缘中部,有时有钙化,特别注意不要误认为后纵韧带骨化或增生。椎管内韧带位于硬脊膜外间隙,后纵韧带位于椎体后椎管前部,黄韧带位于椎管后方,附着椎板前下和后上,两侧在后方中线融合,正常黄韧带厚度为 2～4 mm。

（六）脊膜、脊蛛网膜下隙

脊膜在 CT 上显示困难,增强扫描时其密度增高,而脊蛛网膜下隙在 CT 上为水样密度,在颈椎中部最窄,在寰枕区和脊髓圆锥水平最宽。

（七）脊髓

CT 平扫脊髓显示困难,仅在颈髓上段看到大致轮廓,其余脊髓难以分辨,而 CTM 能显示正常脊髓、马尾和神经根。

（八）椎管、脊髓和硬脊膜囊的测量

1. 骨性椎管　颈椎椎管前后径为 11 mm,腰椎椎管前后径为 12 mm,腰椎椎管侧隐窝宽度为 3 mm。

2. 脊髓宽度　由于受邻近结构影响,脊髓造影 CT 扫描对脊髓 CT 值测量的诊断价值不大。

第四节　脊柱 MRI 正常表现

脊柱 MRI 扫描常规包括 T_1 加权矢状位和 T_2 加权矢状位,必要时加扫压脂矢状位。在矢状位基础上发现病变后,加扫横断位,必要时可扫冠状位。

一、骨性脊柱

椎体信号强度的高低取决于椎体内脂肪含量和水分多少。T_1 加权图像上,由于脑脊液和椎间盘的信号稍低,所以椎体为相对高信号;而在 T_2 加权图像上,由于脑脊液高信号,椎体信号偏低(图 3-6)。伴随年龄增长,椎体内脂肪含量增加,可出现椎体信号增强。有时在椎体内出现不均匀的、斑块状的高信号影,为局限性脂肪信号(或称为脂肪置换),大小约为 1 cm,边缘清楚,在压脂(SPIR 序列)后变为低信号,而区别于其他转移性病变或感染性病变。实际上,椎体内脂肪含量增加是椎体退行性改变的一种表现。

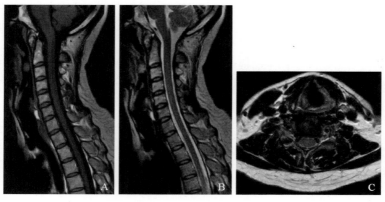

图 3-6　正常颈椎 MRI
图中 A、B、C 为 T_1W/SAG、T_2W/SAG、BFFE/TRA。

当椎间盘压迫椎体上缘时，可形成一局限性压迫，称为许莫结节（图3-7）。

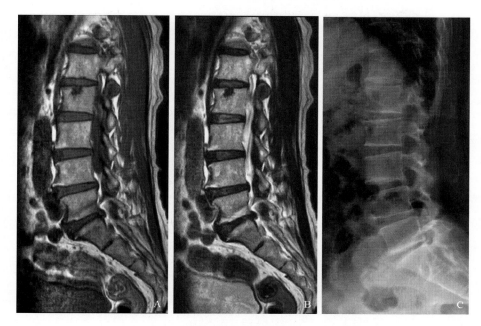

图3-7　腰椎许莫结节

腰椎 MRI 及相应 X 线片。图中 A、B 为 T_1W/SAG、T_2W/SAG，示腰2椎体上缘局限性凹陷，均呈低信号。图 C 为腰椎 X 线侧位片，可见 L_2 椎体上缘局部半圆形凹陷，其边缘骨质硬化。

另外，MRI 还能在不同扫描位置显示附件包括椎弓、椎板、棘突、横突以及上、下关节突。

二、椎间盘

椎间盘 MRI 表现在 T_1 加权像上为低信号，而在 T_2 加权像上为高信号（图3-8），并且在 T_2 加权像上能够显示髓核和纤维环。这反映了椎间盘有较高的含水量。髓核外层为纤维环，最外为 Shorpey 纤维。在髓核和纤维环中间有移行部，Shorpey 纤维和后纵韧带相贴而信号不能分开。在退行性变者中，椎间盘的信号由于含水量的减少而信号变弱，其髓核和纤维环间的界限也不能分清。

三、脊髓

MRI 是显示脊髓最好的检查工具（图3-9）。由于脊髓周围的脑脊液和脊髓本身在 T_1 加权和 T_2 加权像上均有不同的信号强度差，两者就可清楚区分。T_1 加权像上，脊髓相对于脑脊液而呈稍高信号。T_2 加权像上，脊髓相对于脑脊液而呈稍低信号。脊髓始于枕骨大孔平面而止于 $L_1\sim L_2$ 水平。脊髓的圆锥在矢状位也能清楚显示。正常情况中，脊髓的中央管管径为 0.05 mm 而不能显示。腰骶的马尾和终丝在椎管内中央呈对称分布。横断位，椎管内可见由脊髓向两侧发出神经前根及后根。注意在矢状位中可出现条状低信号影，可能为脑脊液搏动伪影。

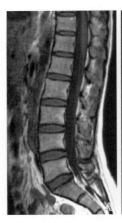
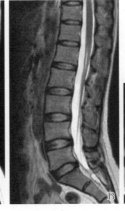
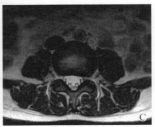

图 3 - 8　正常腰椎 MRI

图中 A、B、C 为 T_1W/SAG、T_2W/SAG、BFFE/TRA。可见腰椎生理曲度正常，各椎间盘呈长 T_1、长 T_2 信号（含水量正常）。可见两侧侧隐窝结构对称，神经根位置及形态正常。

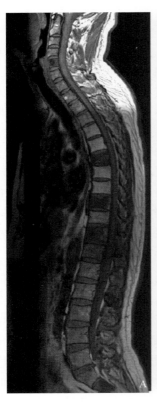
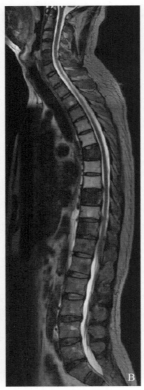
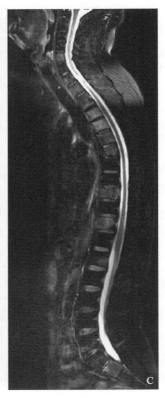

图 3 - 9　全脊髓 MRI

图中 A、B、C 分别为 T_1W/SAG、T_2W/SAG 及 T_2 压脂相。可见全脊柱及脊髓连续显示。该病例为肺腺癌多发骨转移，可见颈、胸、腰及骶椎多个椎体信号异常，受累椎体在 T_1W 上呈低信号，T_2W 上呈相对低信号，T_2 压脂相示呈相对高信号。

四、硬脊膜外间隙

硬脊膜外间隙为骨性椎管与硬脊膜间的一狭窄腔隙,其间主要含有硬脊膜外脂肪、静脉、营养动脉、脊神经及少量结缔组织。

脂肪组织在 T_1 加权像及 T_2 加权像呈很亮的高信号,与其他组织相区别,在颈部较多地分布在硬脊膜外;在胸部主要分布在两侧椎弓和硬脊膜间;在腰部,主要分布在椎管的前部。韧带为胶原纤维组织, T_1 加权像及 T_2 加权像均为低信号,常不能同骨皮质和其他纤维组织相区别。但是由于黄韧带含有大量的弹力纤维,常在 T_1 加权和 T_2 加权像上为等信号,且位于椎管内侧面,可显示结构。神经根为低信号影,由于周围脂肪组织的衬托,也可清楚显示。

五、脊蛛网膜下隙

脊蛛网膜下隙几乎占据了椎管的一半空间。在正常人,脊髓前后的脊蛛网膜下隙几乎宽度相同。MRI 并不能将硬脊膜和脊蛛网膜区分,因此在 MRI 图像中见到的脑脊液实际上是脊蛛网膜下隙。由于脊髓在 T_1 加权像上比脑脊液信号高,而在 T_2 加权像上比脑脊液低,所以两者很容易区别。

六、增强扫描

由于 MRI 造影剂正常情况下不能通过血脑屏障,所以在正常情况下,使用 Gd - DTPA 增强扫描,脊髓在增强前后信号变化不明显。但是在血脑屏障破坏后,造影剂则可进入脊髓组织。这样增强扫描可作为区别脊髓病变有无及部分肿瘤定性的一个非常重要的手段。

七、磁共振脊髓造影(MRM)

1. 原理　利用椎管和神经根袖内脑脊液进行水成像,无须造影剂。
2. 方法　3D FASE 序列,加用脂肪抑制技术,对源图像用最大信号强度投影法(MIP)重建。
3. 并发症　可行一般 MRI 检查前提下,几乎没有并发症。

第五节　脊柱的 PET - CT 检查

PET - CT 将 PET 与 CT 完美融为一体,由 PET 提供病灶详尽的功能与代谢等分子信息,而 CT 提供病灶的精确解剖定位,可以同时反映病灶的病理生理变化和形态结构,一次显像可获得全身各方位的断层图像,具有灵敏、准确、特异及定位精确等特点,可一目了然地了解全身整体状况,达到早期发现病灶和诊断疾病的目的。总体上说,PET - CT 检查对疾病的诊断具有早期、安全、准确、快速、性价比高的特点。

1. 检查前准备　一般要求患者禁食 6 小时,血糖水平<140 mg/dl。常用显像剂剂量为 4.07 MBq/kg。
2. 目前常用的 PET - CT 显像剂　① 葡萄糖类:^{18}F - FDG;② 氨基酸类:蛋氨酸;③ 核苷酸类:胸腺嘧啶,^{18}F - FLT;④ 胆碱类:^{11}C -胆碱;⑤ 乏氧显像剂:^{18}F - FIMSO 等。
3. 量化指标　最大标准摄取值(maximum standardized uptake value,SUVmax),一般把异常放射性浓聚灶的 SUVmax>2.5 者定为阳性病灶。
4. 临床应用　① 脊柱转移癌:以乳腺癌、肺癌、前列腺癌发生骨转移率为最高,躯干及四肢的近心端为高发；② 脊柱原发性肿瘤：如淋巴瘤，骨嗜酸性肉芽肿等；③ 脊柱感染性病变：轻度脊柱炎、椎间盘炎、结核等；④ 脊柱退行性病变：终板及小关节的退行性变；⑤ 骨挫伤。

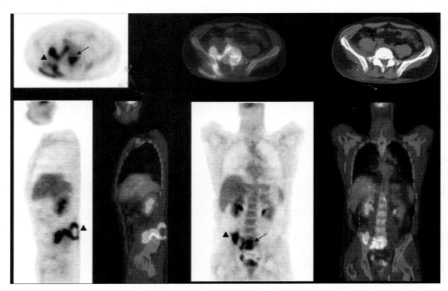

图 3 - 10　腰椎感染并病变 PET - CT 表现

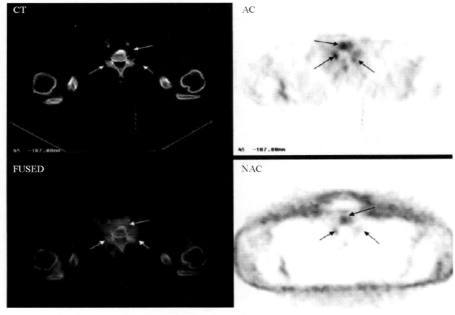

图 3 - 11　颈椎退行性变 PET - CT 表现

患者金黄色葡萄球菌培养阳性。^{18}F - FDG PET/CT 图像（图 3 - 10）显示 $L_5 \sim S_1$ 椎体 ^{18}F - FDG病理性摄取（SUVmax 10.7），并延伸到右侧腰大肌及邻近皮下软组织。

颈椎^{18}F - FDG PET/CT 图像（图 3 - 11）显示椎间盘及椎小关节病变区域有异常的^{18}F - FDG

摄取。AC 为衰减校正 PET 图像,FUSED 为 CT 和 PET 融合图像,NAC 为未衰减校正 PET 图像。

5.局限性 全身 PET－CT 扫描伴随着大量的辐射剂量和癌症的风险,研究者建议,应该在有充分的临床理由后再做 PET－CT 检查,并应采取措施,以减少剂量。另外,PET－CT 在发现空腔脏器(胃、肠等)病变方面存在盲区,因此并不能取代胃镜、肠镜等常规检查,并且对于肿瘤良恶性的确诊还存在一定争议。

(祝　新)

参考文献

［1］冯世庆,刘洋,班德翔,等.PET/CT 在脊柱转移癌中的应用价值[J].中国肺癌杂志,2009,12(6):689－691.

［2］李景雷,曾辉,梁长虹,等.椎体淋巴瘤 MRI 及 PET 临床应用价值[J].临床放射学杂志,2010,29(1):73－76.

［3］David Fuster,Xavier Tomás,María Mayoral,et al.Prospective comparison of whole-body ^{18}F－FDG PET/CT and MRI of the spine in the diagnosis of haematogenous spondylodiscitis[J].Eur J Nucl Med Mol Imaging,2015,42(2):264－271.

［4］Ron S Rosen,Laura Fayad,Richard L Wahl.Increased^{18}F－FDG Uptake in Degenerative Disease of the Spine:Characterization With ^{18}F－FDG PET/CT[J].The Journal of Nuclear Medicine,2006(47):1274－1280.

［5］张峰,刘东锋,张长宝,等.脊椎骨挫伤的^{18}F－FDG PET/CT 诊断价值[J].颈腰痛杂志,2012,33(3):179－182.

［6］崔苏扬.脊柱外科麻醉学[M].上海:上海第二军医大学出版社,2005.

第四章

脊髓先天性发育异常影像学表现

Imaging Manifestation of Congenital Abnormal Development of Spinal Cord

第一节 脊椎骨的先天性畸形

一、椎体畸形

1. 胚胎学 椎体有 4 个前后左右对称骨化中心被冠状及矢状裂分隔。当椎体两半部不融合或部分融合,则形成裂椎;若其中某一个或某一对发育不良,则形成半椎体,称楔形椎,表现为侧半椎体、前半椎体或后半椎体。正是由于半椎体可造成脊柱侧弯畸形。

2. 影像学表现 普通 X 线正、侧位片可立即确定诊断,而不必行 CT 或 MRI 检查。蝴蝶椎(图 4－1,4－2)畸形:为裂椎在 X 线正位像中央分裂,两边表现为不相连的楔形变,形状很像蝴蝶。半椎体可表现为各个方向的楔形变,可以同时合并脊柱的弯曲,弯曲的中心部位常为畸形椎体。

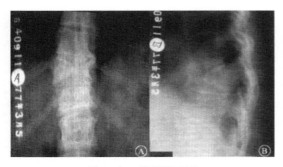

图 4－1 蝴蝶椎畸形

胸腰段 X 线片。图中 A、B 为正、侧位。可见 T_{11} 发育畸形,椎体变扁,由两侧对尖之三角形骨块组成,右侧较大,左侧甚小,中间分开。T_{11} 椎体前缘变尖,脊柱后突畸形。胸腰椎体有肥大增生。

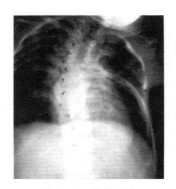

图 4－2 脊柱侧弯

颈胸椎 X 线正位片。可见胸廓畸形,向左倾斜,右侧肋骨尚好,左侧 1～6 肋骨发育畸形。胸椎向右凸弯。$T_{2\sim10}$ 椎体畸形,$T_{3\sim5}$ 椎体左半发育窄小(半椎体),T_7 与 T_9 椎体中间部分不连(蝴蝶椎),T_{10} 椎体呈尖端向内三角形骨块(裂椎)。

二、椎体融合

1. 胚胎学 脊椎在胚胎发育时有一个分裂的过程,在分裂异常的情况下,导致 2 种可能:一种是分裂过多,造成椎体数目增多;另一种是分裂过少,即形成椎体融合畸形,又称为阻滞椎。椎体融合的畸形多见于颈腰椎。

— 72 —

2.影像学表现　由于颈椎融合,造成颈短,X线摄片较困难(图4-3)。椎体融合最常见于腰椎,在X线片上表现为总体高度减少,椎体呈楔形改变,椎间隙消失(图4-4)。MRI可清楚在矢状位和冠状位显示整体之间的融合状态,它们之间没有椎间盘,常有线状间隙或完全没有。特别要指出的是,需要和脊椎结核相鉴别,后者有椎体破坏和寒性脓肿。

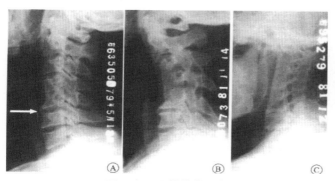

图4-3　颈椎椎体融合

图中为3例颈椎椎体融合X线片。可见颈椎椎体及附件2个或2个以上融合成一个块体。图A、B为完全性椎体融合。图A见颈椎曲度变直,C_4、C_5椎体及椎弓融合在一起,但椎体总高度不变。C_5椎体前下缘见三角形游离骨块,称之为永存骨骺(或椎角离断角箭头所示)。骨块之后上缘平行于椎体前下角,两者间见线状透亮线,应与撕脱性骨折相鉴别。图B见颈椎局部反曲,$C_{3\sim6}$椎体及椎弓融合在一起,椎体总高度减小。图C为短颈畸形,又称Klippel Feil综合征,本例为Ⅰ型。见C_1完全与枕骨相连接,其后环不完整。$C_{1\sim7}$椎体及附件完全融合,仅见椎间孔透亮影,椎体总高度明显下降。

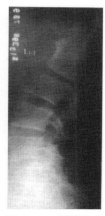

图4-4　腰椎融合

图中见$L_{1\sim2}$椎体融合,椎体呈楔形改变,总高度减小,椎间隙消失。

三、移行椎畸形

1.胚胎学　移行椎畸形是指脊椎体总数正常而各分段的数目异常。

2.影像学表现　常在体格检查或意外检查中发现,主要依靠常规正、侧位摄片确诊。可表现为胸椎腰化、腰椎骶化、腰椎胸化、骶椎尾化、尾椎骶化等。其中最常见的为骶椎腰化和腰椎骶化,前者表现为6个腰椎和4个骶椎,后者表现为4个腰椎和6个骶椎。如果骶椎腰化(图4-5),两侧横突增大不对称,可引起一侧腰骶部疼痛。

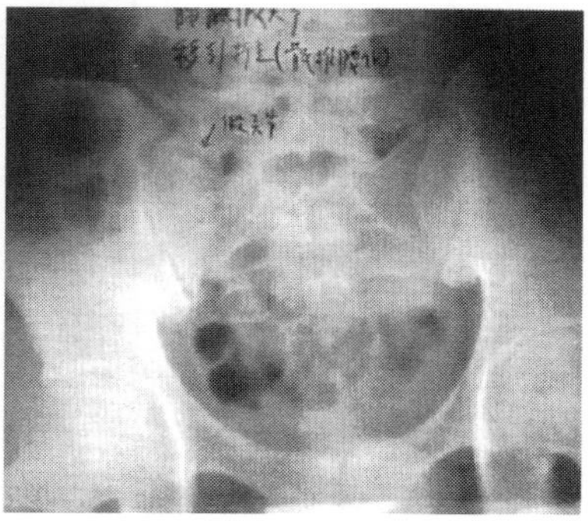

四、先天性椎弓崩裂或形成不全

1.胚胎学　先天性椎弓崩裂或形成不全(图4-6,图4-7)是在椎体发育时骨化中心融合而椎弓间未能融合。椎弓崩裂常表现为在腰骶部疼痛,椎弓形成不全临床上常无明显症状。

2.影像学表现　椎弓形成不全在X线及CT上表现为椎弓发育较小或缺如。而椎弓不连(崩裂)常发生在L_5(图4-8),X线在双斜位有特征性的X线表现,正常椎弓附件投影为一"狗"形,"狗"头为同侧横突,"狗"耳为上关节突,"狗"眼为椎弓根纵切面影,"狗"颈为关节间部——峡部,前、后腿为同侧和对侧的下关节突,"狗"体为椎弓,"狗"尾巴为对侧横突。当椎弓崩裂时,在"狗"颈

图4-5　骶椎腰化

骶椎X线正位片。可见骶椎S_1椎体附件与其余骶椎分离,形态与腰椎相似。S_1与S_2右侧横突形成假关节,为胚胎脊椎分节失常所致。临床上常无症状。

部(椎弓峡部)形成一带状裂隙,为"项圈"征。

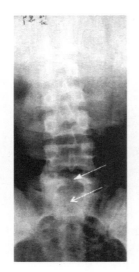

图 4-6 骶椎隐裂

腰骶椎 X 线片。L$_4$ 棘突未融合,可见中间纵行透亮线(→)。骶椎后侧未见明确棘突皮质。

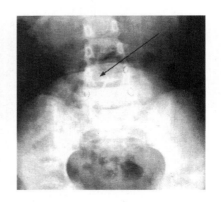

图 4-7 脊柱裂

腰骶椎 X 线片。箭头示腰骶椎棘突缺如,两侧椎弓根间隙增宽。

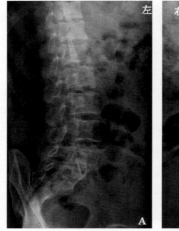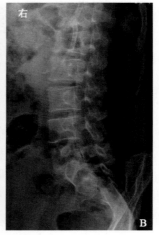

图 4-8 腰椎峡部裂

腰椎 X 线片。图中 A、B 为左、右斜位片,可见腰椎排列整齐,L$_5$ 双侧椎弓根下方有一自外上斜向内下之透光线[左右两侧峡部皮质断裂("小狗"脖子中断,呈现"小狗"之"项圈"征)]。

五、脊椎滑脱

1. 病理学 脊柱滑脱分为真性滑脱和假性滑脱。前者常合并椎弓崩裂,后者常为小关节间隙紊乱。

2. 影像学表现 对滑脱程度判断,常依靠 Meyerding 法将滑脱下一椎体分为 4 等份,正常后缘为一平滑弧线,当滑脱时,依据下一椎体后缘起为对照,每向前移动一等份为 1 度滑脱。

（1）CT 表现：① 小关节间隙双侧不对称及增生；② 椎管在某一部位狭窄；③ 可合并椎间盘变性；④ 椎弓骨性缺损可能，特别提出 CT 层面如较厚，可能漏诊。

（2）MRI 可清楚显示滑脱情况（图 4-9），并可以显示变性的椎间盘。

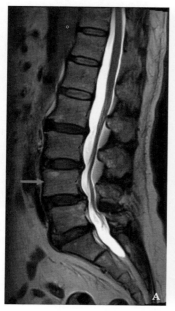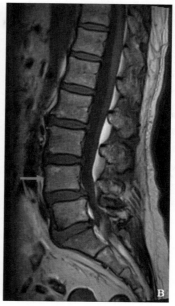

图 4-9　腰椎滑脱

腰椎 MRI 图中 A，B 为 T_1W/SAG、T_2W/SAG。可见 $L_{4\sim5}$椎体后缘相错，两者后缘相距约 0.5 cm。L_4椎体向前移位。

六、特发性脊柱侧弯

1. 胚胎学　正常脊柱有 4 个正常生理弯曲，但无侧方弯曲。当脊柱侧弯或过度弯曲时即为病理改变。脊柱侧弯可分为特发性和继发性，前者原因不明，后者为脊柱畸形、神经纤维瘤、小儿麻痹等。一般 6～7 岁开始发病，当 10 岁左右骨化中心出现时加速病情，造成脊柱扭曲畸形。

2. 影像学　X 线检查首选平片，最近南京鼓楼医院放射科发明了全脊椎暗盒，一次曝光就解决了全脊柱成像问题。当脊柱侧弯为"S"形，有三个弯曲，其中最大的弯曲为原发侧弯，另外上下两个侧弯为代偿侧弯（图 4-10，图 4-11，图 4-12）。如果没有大摄片暗盒，CT 的定位片可解决全脊柱扫描。

使用全脊柱成像时要求患者在检查床上保持体位不动，进行胸椎腰椎分段摄片，然后基于后处理拼接软件进行全脊柱拼接。优点是图像边缘放大失真度小，能够最大程度显示全脊柱形态。缺点是需要两次曝光，对患者配合要求严格。

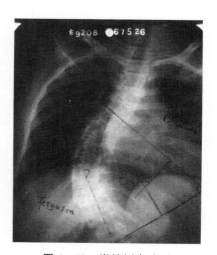

图 4-10　脊柱侧弯畸形

胸腰段脊柱 X 线片。可见胸腰段脊柱明显向右侧弯，呈 S 形弯曲，原发侧弯相当于 T_{10}，向右突，其上方有一个向左突之小弯相当于 T_3，下方一个小弯相当于 L_2。

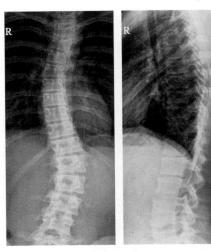

图 4 - 11　脊柱侧弯

脊柱胸腰段 X 线片。脊柱胸腰段明显呈 S 形弯曲。各椎体形态基本正常。

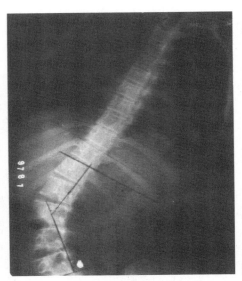

图 4 - 12　脊柱侧弯畸形

胸腰段脊柱 X 线片。腰段脊柱明显向右侧弯，以 L_2 为 Cobb 角顶点，累及 L_1～L_4脊柱侧弯常常合并椎体畸形、脊髓空洞和 Chiari 畸形。MRI 检查可以了解脊髓情况(图 4 - 13)。

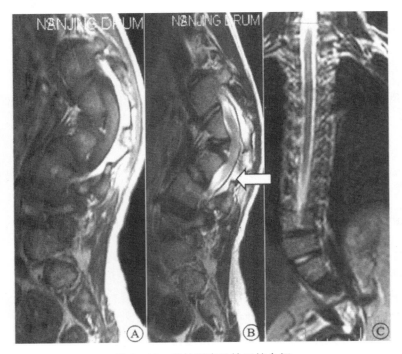

图 4 - 13　脊柱侧弯及栓系综合征

脊柱 MRI。A、B、C 分别为 T_1W/SAG、T_2W/SAG、T_2W/COR。脊柱腰段明显呈 S 形侧弯。脊髓圆锥位置偏低,位于 L_3椎体下缘水平。

第二节　脊髓的先天性畸形

一、脊髓纵裂

1. 病理学　脊髓纵裂畸形是脊髓部分或完全分为两半,之间可有间隔,两半脊髓大小较正常稍小,多见于胸腰椎,常合并其他脊椎畸形(图4-14)。

2. 影像学表现　常规X线不能显示脊髓,而CT仅仅显示中间间隔。MRI为首选检查方法,通过冠状扫描可显示脊髓纵裂的全长;通过横断位可清楚显示两半脊髓形态和大小,也可观察其中间隔情况(图4-15)。

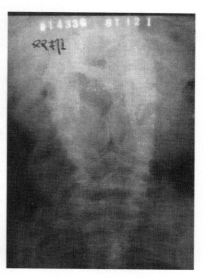

图4-14　双椎畸形

图为胸腰段脊柱X线正位片。可见胸腰段脊柱完全呈双椎畸形,至骶椎两者合二为一。两个脊柱各自附件结构也基本相对独立。

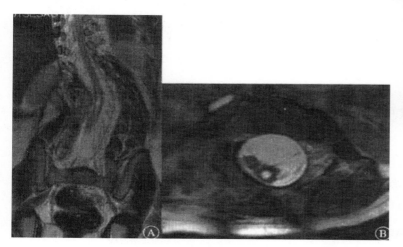

图4-15　脊髓纵裂

胸腰段脊柱MRI。图中A、B分别为T_2W/COR、T_2W/TRA。可见脊柱胸腰段明显向左侧弯曲,胸腰段椎管明显扩大。相应水平脊髓扭曲,并分裂2个独立脊髓结构,其中位于左侧脊髓内见线形长T_1、T_2加权像信号影,为脊髓空洞。2个脊髓位于同一椎管内,之间未见明确性及硬脊膜分隔。

二、Chiari 畸形

1. 病理学　Chiari畸形为小脑扁桃体下疝畸形。目前诊断标准按1891年Chiari提出3型:① Ⅰ型:小脑扁桃体疝入椎管,低于枕骨孔平面5 mm且不伴第四脑室和其他后脑结构下移(图4-16);② Ⅱ型:合并第四脑室和其他后脑结构下移;③ Ⅲ型:延髓、小脑及第四脑室疝入枕部。

2. 影像学表现　主要依靠MRI作诊断。MRI可清楚显示小脑扁桃体下疝程度,并且可观察是否有合并脊髓空洞,主要在矢状位观察。在观察小脑扁桃体位置时,还应特别关注第四脑室形态及位置。

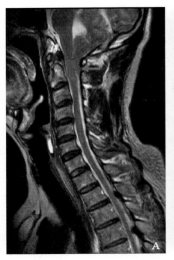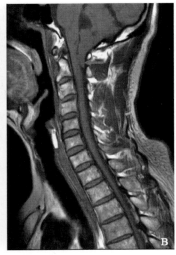

图 4 - 16　Chiari 畸形(Ⅰ型)

颈椎 MRI。图中 A,B 分别为 T_1W/SAG、T_2W/SAG。可见小脑扁桃体及小脑下部位置下降,进入椎管内,超过枕骨大孔连线水平以下 1.0 cm（斜坡下端与枕骨大孔后下缘之间作一连线）。颈髓内见线状长 T_1、长 T_2 加权像信号,为脊髓空洞。

三、原发性脊髓栓系综合征

1. 病理学　正常脊髓圆锥在 L_1 椎下缘,以下为脊神经根。自脊髓圆锥向下延续为一根细长的终丝。终丝直径不超过 2 mm。

当圆锥低于 L_2、脊髓栓系、终丝增粗大于 2 mm 时(图 4 - 17,图 4 - 18,图 4 - 19),常在临床上出现一系列症状,如下肢无力、后背小腿疼痛、大便障碍等。

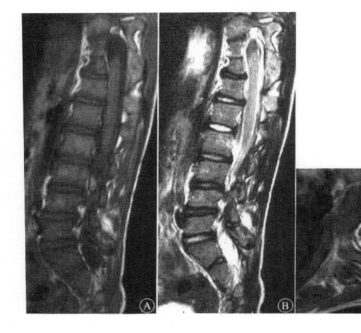

图 4 - 17　脊髓纵裂及栓系综合征

腰椎 MRI。图中 A,B,C 为 T_1W/SAG、T_2W/SAG、BFFE/TRA。可见脊髓圆锥位置低,约平 L_2 水平,马尾神经增粗。脊髓胸腰段分裂为独立的 2 个,各自独立发出神经根。两者间未见明显骨性及硬脊膜分隔。

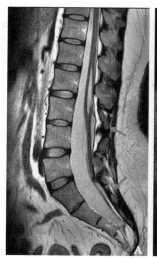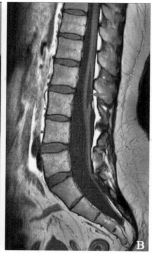

图 4-18　脊柱纵裂及脊髓栓系综合征

腰椎 MRI。图 A、B 为 T_1W/SAG、T_2W/SAG，可见脊髓圆锥达腰 3 椎体水平，并可见条片状液体信号区，腰骶椎棘突缺如。

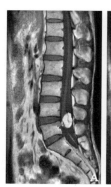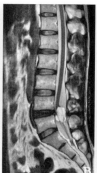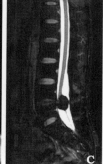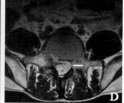

图 4-19　脊髓栓系综合征伴椎管内脂肪瘤

腰椎 MRI。图 A、B、C、D 为 T_1W/SAG、T_2W/SAG、T_2 压脂相及 BFFE/TRA，可见脊髓圆锥位置较低，椎管内脊髓旁并可见一团块状异常信号（空心箭头），T_2 压脂相病灶信号明显降低，脊髓被包绕，位于病灶右侧（实心箭头）。

2. 影像学表现　主要依靠 MRI 矢状面扫描和结合横断位扫描，可见脊髓圆锥在矢状位位置，可在横断位测量终丝的大小。

（祝　新）

参考文献

[1] 赵定麟.现代骨科学[M].北京:科学出版社,2004.

[2] 高元桂,蔡幼铨,蔡祖龙.磁质振成像诊断学[M].北京:人民军医出版社,1993.

[3] 朱延敏,李淑芳,潘桂芬.腰椎峡部裂并脊柱滑脱 CT 诊断[J].中华放射学杂志,1993,27(12):860-862.

［4］Alberico A M，Sahni SK，Hall Jr J A，et al. High thoratic disc herniation［J］. Neurosurgery，1986，19(3)：449－451.

［5］崔红升，任庆云，何丽，等.脊髓栓系综合征的 MRI 表现及临床意义［J］.脑与神经疾病杂志，2010，18(5)：355－358.

［6］秦丹，乔敏霞，王萍，等.脊髓栓系综合征 MRI 表现［J］.中华实用诊断与治疗杂志，2014，28(3)：286－287.

［7］崔苏扬.脊柱外科麻醉学［M］.上海：上海第二军医大学出版社，2005.

第五章

脊椎病变

Spinal Diseases

第一节　脊柱外伤

一、颈椎损伤

（一）齿状突骨折

1.病理　齿状突骨折按 Anderson 法分为 3 种类型：① Ⅰ 型：齿状突尖端斜形骨折；② Ⅱ 型：齿状突根部骨折；③ Ⅲ 型：枢椎椎体部骨折。最常见为 Ⅱ 型，常伴有不同程度的移位。

2.X 线片

（1）在开口位见横行骨折线，侧位片见齿状突随寰椎前移或后移。

（2）CT 表现由于骨折线多为横行，必须用薄层扫描或重建冠矢状位。

（3）MRI 表现可清楚显示移位和脊髓受压情况（图 5-1），对骨折线本身显示不如 CT，但对外伤导致的骨挫伤非常敏感，表现为片状长 T_1、长 T_2 信号，边界不清，尤其压脂序列对于轻度骨小梁水肿非常敏感。

（二）寰枢椎脱位

1.病理　头顶部受到遭击伤后，引起寰枢椎周围韧带撕裂而引起寰枢关节不全或完全移位。

2.X 线片　主要在张口位片，侧块向前旋转靠中线，枢椎棘突偏向一侧。

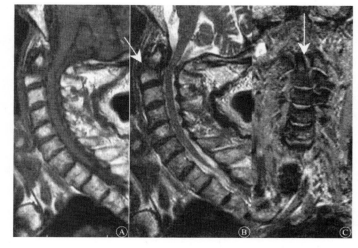

图 5-1　C_2 骨折

颈椎 MRI。图中 A、B、C 为 T_1W/SAG、T_2W/SAG、T_1FFE/COR。可见 C_2 齿状突与其椎体体部向前成角，并向右侧方移位。齿状突根部皮质中断。齿状突与寰椎侧块间距不等，左侧间距增宽。

3.CT 表现　枢椎齿状突与寰椎两侧块间距离不对称，同时齿状突与寰枢前弓距离加大。

4.MRI 表现　可以通过冠状扫描，观察齿状突和寰椎间隙两侧是否对称，并可更好地观察到有无合并骨折。矢状位扫描还可观察有无合并颈部脊髓的损伤。

（三）颈椎椎体压缩性骨折

1. 病理　来自后方的暴力，使头颈突然向前屈曲，导致椎体前缘压缩。

2. X线片　颈椎变直，正常生理弧度消失，受伤的椎体前部压缩，呈楔形改变，严重者可引起颈椎后突成角。

3. CT表现　可显示受伤椎体的密度增高和有无小骨片撕裂。

4. MRI表现　可显示整个颈椎的成角和椎体压缩程度，并可以观察到颈髓有无损伤（图5-2）。

（四）颈椎半脱位

1. 病理　在屈曲伤较小时，仅仅引起颈部双侧关节及周围韧带损伤。当外力持续作用时，可引起两个相邻颈椎椎体的上、下关节突错位而滑脱。

2. X线片　仅在侧位片上提示颈椎后缘连线中断和小关节排列异常。

3. CT表现　仅能显示小关节间的分离和移位。

4. MRI表现　可显示小关节间隙增宽，矢状位可显示椎体向前移位脊髓受伤程度。

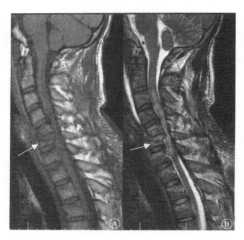

图5-2　颈椎骨折伴脊髓挫伤

颈椎 MRI。图中 A、B 为 T_1 W/SAG、T_2 W/SAG。可见颈椎曲度变直，C_5、C_6 椎体变扁，以 C_6 改变为主，C_6 椎体向前移位，$C_{5\sim6}$ 椎间隙不规则，$C_{5\sim6}$ 椎管明显狭窄，$C_{3\sim7}$ 脊髓内片状长 T_1、长 T_2 加权像信号影（水肿），硬膜囊及脊髓受压。

二、胸椎及腰椎损伤

胸椎及腰椎损伤主要是胸腰椎骨折。

1. 病理　主要是来源于外部的直接和间接暴力，以及肌肉突然收缩拉断或病理性骨折。最常见为外伤，而外伤主要部位发生于胸腰结合部。

2. X线片　椎体变扁，主要是椎体前部楔形变，可伴有附件的骨折和椎体前后部小骨片的撕裂；严重者可出现椎弓的断裂、椎体脱位，并伴有不同程度脊柱成角畸形。一般X线描述中，以侧位片上，观察变扁的椎体与相邻的椎体的高度进行比较，估算椎体变扁的程度，以三分比为主，如椎体压缩1/3以上。

3. CT表现　可观察到压缩椎体内粉碎性骨折的表现，特别是观察附件骨折比常现X线片敏感。更重要的是能清楚显示受伤段椎管内有无小骨片分离，以及游离骨片与脊髓的关系。

此外，三维CT检查不仅可清楚显示骨折类型、程度及移位方向，还能显示椎体旋转脱位及侧移位，并可明确显示椎弓关节脱位、继发性椎管狭窄、脊柱成角畸形。

4. MRI表现　MRI检查的主要目的是：① 显示椎管内有无骨片；② 脊髓有无损伤及水肿、出血（图5-3，图5-4）等。由于MRI脊柱扫描可为矢状位和冠状位，因此可对脊柱的外伤有个整体观。对于CT上没有密度和形态变化的椎体损伤，MRI也能提供由于骨小梁水肿导致的信号异常改变。另外，MRI对椎间盘碎裂和韧带损伤的诊断也有帮助。

三、脊髓损伤

1. 病理　脊髓损伤分为：① 脊髓震荡；② 脊髓挫伤；③ 脊髓断裂（图5-5）；④ 脊髓受压；⑤ 脊髓水肿；⑥ 脊髓出血。

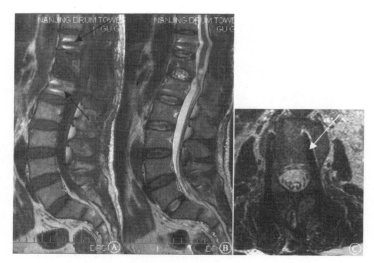

图 5-3　胸椎骨折术后

胸腰椎 MRI。图中 A、B、C 为 T_1W/SAG、T_2W/SAG、$BFFE/TRA$。可见 T_{12} 椎体明显压缩变扁，椎体内见片状长 T_1、长 T_2 加权像信号（水肿），相邻椎间隙正常。其相邻 T_{11} 及 L_1 椎体内见内固定钢钉。邻近椎体及脊髓信号变形，为钢钉所致伪影。

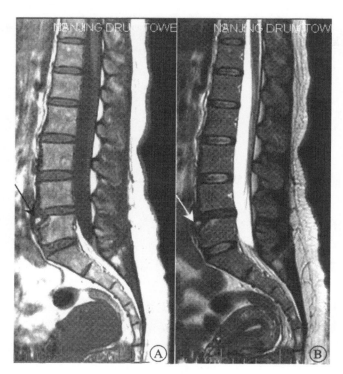

图 5-4　腰椎撕脱性骨折

腰椎 MRI（患者有腰部外伤史 10 年）。图中 A、B 为 T_1W/SAG、T_2W/SAG。可见腰椎曲度变直，L_5 椎体前上缘见三角形骨片，相应椎体体部部位缺损。$L_{4/5}$ 椎间盘轻度向后突出。

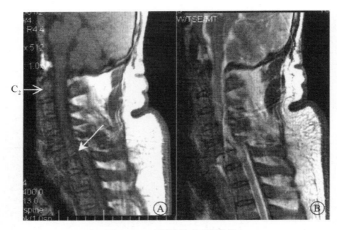

图 5 - 5　颈椎外伤性脱位

颈椎 MRI。图 A,B 分别为 T_1W/SAG、T_2W/SAG。可见颈椎曲度变直,C_6 及其以上椎体向前移位,C_6 椎体后缘移位到 C_7 椎体前缘水平,相应脊髓完全离断。

脊髓损伤,在常规 X 线片及 CT 片上常难以发现,主要依靠 MRI 做诊断。

2. MRI 表现　① 脊髓挫伤、水肿:MRI 表现为受伤段脊髓的肿胀,呈长 T_1、长 T_2 信号改变;② 脊髓软化:表现为更长 T_1、长 T_2 信号改变,压水后信号降低,可同时伴脊髓中央管扩大,脊髓空洞形成;③ 出血:主要表现为硬脊膜下或硬脊膜外血肿。

第二节　脊椎感染性疾病

一、脊柱结核

脊柱结核是脊柱感染最常见的疾病,主要发生在胸腰段移行处,常见于青少年。

(一)病理

1. 中心型　症状在椎体中央开始发展,以骨质破坏为主,多见于儿童,常很快引起椎体广泛破坏,造成椎体塌陷。

2. 边缘型　成人常见,病灶往往起源于椎体的上、下缘或前、后缘,一般常见于前缘,并沿着前纵韧带发展,可累及几个椎体,但椎体病变破坏不明显,常合并椎旁寒性脓肿。

3. 韧带下型　少见,主要在椎旁韧带,椎体并无骨质破坏,常合并椎旁脓肿。

4. 附件结核　少见,发生在附件各部及上、下关节突,并可跨过关节。

(二)X 线表现

1. 中央型　症状一般较晚才出现,一般病灶出现在发病后 8 周,病灶往往出现在椎体中央,常规 X 线并不能早期发现,此时,如做 CT、MRI,才能早期发现病灶。然后,病灶由中心向四周扩大侵蚀,但病灶周围一般无增生。病灶再发展可累及椎体边缘,并出现中央小坏死骨,椎体开始塌陷变扁,而最易出现楔形变。在累及椎间盘时,可引起椎间隙的狭窄。

2. 边缘型　比较常见。早期为椎体的前缘和上、下缘骨质破坏。此型最早影响椎间隙,而引起椎间隙的狭窄,并有穿过椎间盘影响 2 个以上椎体的倾向。同时寒性脓肿可在病灶的椎体前上、下蔓延,而累及数个椎体。

3. 韧带下型　常仅表现在沿椎体韧带蔓延的寒性脓肿,椎体受侵犯的程度轻,仅表现为椎体前缘轻度皮质模糊(图 5-6)。

4. 附件结核　可发生在横突或棘突等,非常少见,但必须注意:当椎旁或椎体后出现寒性脓肿时,应注意有无横突或棘突的骨质破坏。

5. 椎旁寒性脓肿　部位不同表现也不同。在颈椎,由于椎间寒性脓肿可将前气管、食管推移,引起颈部肿大或呼吸困难,此时,应注意不要误诊为颈部肿瘤。腰椎腰大肌脓肿引起梭形膨隆,并可向下流注至髂窝,部分寒性脓肿可伴钙化。

(三)CT 表现

1. 椎体的骨质破坏　根据 Jain R 将骨质破坏分为 4 种类型:① 骨碎片型:病性最早发生部位常见于椎体的前部,并沿着椎体前纵韧带扩展到邻近椎体。然后在椎体的破坏区形成无数的碎小骨片,这些骨片往往为死骨;② 溶骨型(图 5-7):表现于椎体中出现空洞,也就是低密度骨破坏区,可同时在邻近 2 个椎体出现;③ 骨膜下型:沿着椎体前缘的不规则、虫食蚀状骨破坏,并出现前纵韧带下脓肿(图 5-8);④ 局限溶骨边缘硬化:表现为破坏缓慢和长期感染,在椎体中央仅表现在局限性病变,周围往往伴有新骨形成而硬化,诊断困难,必须依靠病理检查。

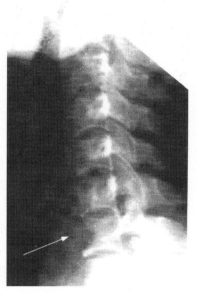

图 5-6　颈椎韧带下型结核

颈椎侧位 X 线片。C_7 椎体前缘见椭圆形骨质破坏,相邻椎间隙正常,余椎体未见明显异常。

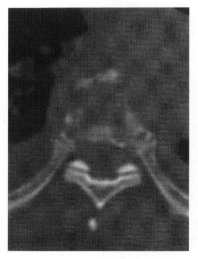

图 5-7　胸椎结核

胸椎 CT。图中可见 T_8 椎体明显骨质破坏,骨皮质及骨小梁中断,前纵韧带下见寒性脓肿形成,病灶沿韧带向下蔓延。

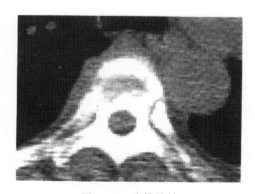

图 5-8　胸椎结核

胸椎 CT。图中可见胸椎右侧骨皮质破坏,前纵韧带下见寒性脓肿。

2. 椎间盘的破坏　表现为椎体上、下终板破坏并伴有椎间隙的狭窄,椎间盘和腰大肌的脂肪层消失而形成脓肿,椎前椎间盘隆突。

3. 附件破坏　首先累及椎弓、椎板及小关节突,通常由椎体直接扩展而形成。

4. 局限性硬化　在椎体中央出现一个边缘硬化的局限性骨破坏区,复查病灶变化不明显。

5. 椎旁脓肿　椎旁脓肿(图5-8)首先在破坏的椎体周围形成,并由于重力的影响而流注,常常在CT值方面分为两种。一种为软组织变厚,一般为肉芽肿;另一种更常见的为低密度,为脓肿。后者可产生扩展,常大于椎体破坏的范围。

6. 增强检查　椎旁脓肿边缘不规则强化,而中央脓液无强化。

（四）MRI表现

MRI的优点是能整体上从矢状面显示脊柱情况,并能显示脊髓有无受累或压迫,对椎旁脓肿显示也很好。

1. 结核性脊柱炎　对于椎体结核,MRI能早期发现椎体的骨质病变,但由于早期病变骨质破坏缺乏特征性,只能依靠骨活检定性。

一般来说,椎体病变常在T_1加权像上为低信号,T_2加权像上为高信号,一开始并不累及椎间盘,只有当病变侵犯相邻的两椎体时,造成椎间盘缺血而继发感染,才引起椎间盘狭窄,特别是向椎体疝入。这点跟化脓性病变不同,后者椎间盘感染更明显,T_2加权像上信号更高(图5-9,图5-10)。

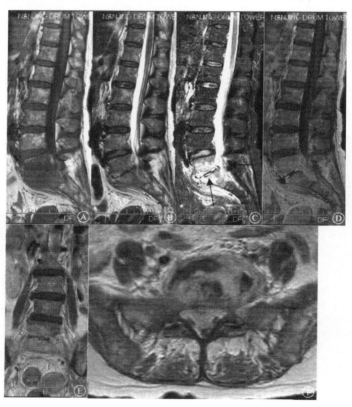

图5-9　腰骶部结核

腰椎MRI。图中A、B、C、D、E、F为T_1W/SAG、T_2W/SAG、STIR/SAG、T_1W/SAG/G+、T_1W/COR/C+、T_1W/TRA/C+。可见L_5、S_1椎体呈现长T_1、长T_2加权像上信号影,边界不清,腰骶部前纵带下方及后纵韧带下方见相同信号影(寒性脓肿流注)。L_5/S_1椎间隙变窄。静脉注入造影剂后前述病灶轻度强化。

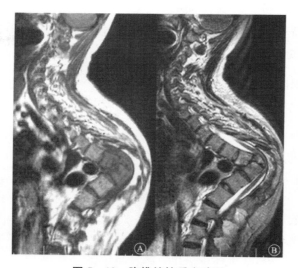

图 5-10　胸椎结核后突畸形

颈胸椎 MRI。图中 A、B 为 T_1W/SAG、T_2W/SAG。可见脊柱胸段明显后突，成 90° 角畸形，T_8、T_9、T_{10} 呈楔形改变，以 T_9 改变为主，相邻椎间隙变窄，相应脊髓受压。

在显示椎旁脓肿和骨膜下型结核方面，MRI 更有优越性，能显示脓肿的大小、边缘和周围组织受压情况（图 5-11）。

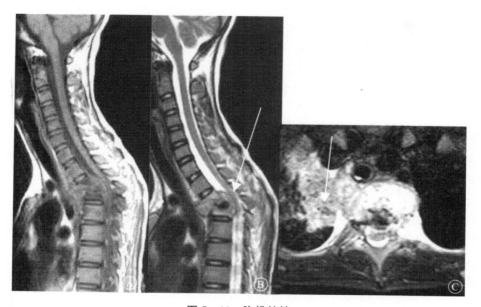

图 5-11　胸椎结核

颈胸椎 MRI。图中 A、B、C 为 T_1W/SAG、T_2W/SAG、T_2W/TRA。可见胸段脊柱后突畸形，脊髓受压。T_9、T_{10} 椎体变扁，椎体骨质破坏，相邻椎间隙变窄，椎间盘消失。病灶膨胀性，向周围蔓延，椎体旁见椎旁脓肿形成。同时可见两侧胸腔少量积液。

2. 结核性软脊膜炎　MRI 常规扫描较困难显示，需要 MRI 增强。当 MRI 增强后，软脊膜常表现为线性强化或神经根增粗。

3. 脊髓结核　表现为脊髓水肿,在脊髓中斑片状 T_1 加权像为低信号,T_2 加权像为高信号的异常信号影,强化不明显,局部脊髓肿胀;可伴有脊髓空洞:表现为一段脊髓中心性管状长 T_1 加权像、长 T_2 加权像有边缘整齐的病变。

二、脊柱脊髓化脓性病变

（一）脊柱化脓性骨髓炎

1. X 线表现　在急性期,表现为发热,但在发病 2 周前 X 线并没有明显改变。随着病变发展,开始出现骨小梁模糊、中断及溶解破坏,常和结核不易区别(图 5 - 12)。

起源于边缘时,常可见上、下缘终板出现骨质破坏,并迅速引起椎间盘的狭窄和消失,最后相邻的椎体产生骨融合,形成骨桥。其骨桥明显和新生骨增生形成,常为本病与结核病变鉴别的重点。椎体中央感染,在椎体中央出现骨破坏后,可形成椎体的压缩,但比结核要轻。起源于附件的化脓性炎症少见。脓肿穿破骨膜后,侵犯周围软组织,形成椎前、椎旁脓肿,并不像结核寒性脓肿那么明显,无钙化。有时含有少量气体,这可作为鉴别诊断用。

2. CT 表现　椎体病变后骨质明显疏松,椎体骨松质及皮质骨质破坏,椎体塌陷,邻近骨组织亦有破坏,增强后病变有强化。椎间盘病变周围的骨皮质破坏,并常可见到椎旁软组织受累并可见其内气体。

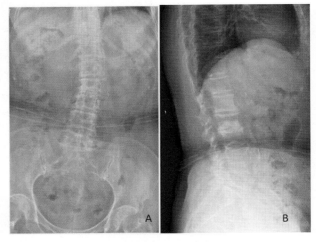

图 5 - 12　腰椎化脓性脊柱炎
腰椎正、侧位 X 线片。各椎体缘均见不同程度唇刺状骨质增生影,L_2 呈压缩性改变,L_2、L_3 椎体边缘及相对面可见大片高密度之骨质增生硬化表现,$L_{2\sim3}$ 椎间隙明显变窄。

3. MRI 表现　表现在矢状位上以病变椎间盘为中心的上下椎体信号异常,T_1 加权像为低信号,T_2 加权像为高信号。另外,表现有椎间盘信号增高和异常结构。在增强后,椎体病变的明显强化和椎间盘的强化有诊断价值。感染的活动程度和严重性可通过强化程度来判定。在脂肪抑制图像中,感染后强化则更为明显(图 5 - 13)。

椎体在病变急性炎性阶段时,可有明显强化,这样强化会继续保持数周。在病变治疗后愈合的过程中,这样的强化往往不明显。

（二）硬脊膜外脓肿

硬脊膜外脓肿来源于:① 局部感染;② 血行感染;③ 淋巴途径。常规 X 线显示不佳。CT 检查可显示脓肿的部位和范围,特别显示脓肿周围的骨质破坏。MRI 是检查此病的主要方法,它能区别于其他病变,如结核、肿瘤或椎间盘突出。在 T_1 加权像中,脓肿为低信号,与脑脊液相比,信号稍高。在 T_2 加权像中,为高信号,与脑脊液相比为等信号。增强后,脓肿呈周边强化或均匀强化,特别是 MRI 能区别脓肿内部的肉芽肿部分和液体部分,比 CT 更灵敏。在脓肿压迫脊髓时,可引起脊髓信号增高或脊蛛网膜下隙的狭窄。

（三）硬脊膜下脓肿

此病较为少见,表现为硬脊膜下的占位性病变,硬脊膜囊不规则变形,表现为环形强化,MRI

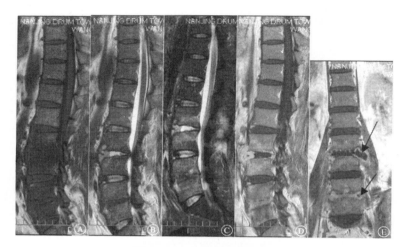

图 5 - 13　腰椎椎间盘感染

腰椎 MRI。图中 A、B、C、D、E 为 T_1W/SAG、T_2W/SAG、STIR/SAG、$T_1W/SAG/C+$、$T_1W/COR/C+$。可见 $L_{2\sim5}$ 椎体内片状长 T_1、长 T_2 加权像信号影(水肿)，$L_{1\sim2}$、$L_{4\sim5}$ 椎间盘内信号不均匀。静脉注入造影剂后前述椎间盘边缘明显强化，并向周围膨出，相应椎间隙稍变窄，相邻椎体边缘增生，未见明确骨质破坏。

平扫及增强为诊断的首选检查。

（四）脊髓炎及脓肿

依靠 MRI 作诊断，脊髓最主要表现为 T_1 加权像上节段性低信号区，T_2 加权像上为高信号。而脊髓脓肿在诊断上有些困难。由于增强后也同样强化，常和一般髓内肿瘤不易区别。

三、椎管内蛛网膜炎

（一）病理

和胸膜炎的病理过程相似，由于感染、麻醉药或手术出血粘连所致。

（二）临床表现

非特异性腰痛、神经根炎等，部分患者可出现感觉障碍。

（三）影像学诊断

常规 X 线片和 CT 诊断困难，临床主要依靠 MRI 或 CTM 作诊断。

脊蛛网膜炎根据病情可将患者分为 3 组：① 轻型：MRI 提示神经根呈球形扩大，居硬脊膜囊中心，周围硬脊膜囊无增厚；② 中型：MRI 提示神经根贴向脊膜，而脊蛛网膜下隙几乎不能见到神经根或马尾，而出现所谓"空硬脊膜囊征"；在矢状位上，见神经根及马尾紧贴于硬脊膜囊后缘，而前部几乎见不到神经根；③ 重型：在硬脊膜囊内可见高信号的类似软组织的块影，占据整个硬脊膜囊或大部，而正常的神经根并不能显示；如果增强，可见炎性神经根强化；严重病变可造成硬脊膜囊的分隔，脊蛛网膜下隙囊肿形成。

第三节　脊椎肿瘤

脊椎肿瘤的种类很多，按肿瘤来源分为原发性和继发性；按肿瘤的性质又分良性和恶性。

一、脊椎原发性良性肿瘤

（一）脊椎血管瘤

脊椎血管瘤是最常见的脊椎良性肿瘤，多见于胸椎，女性多见，以单发为主。

1. 病理 实质上是一种椎体的血管病理异常改变而形成血湖，造成骨小梁数目减少，其他的骨小梁代偿性增粗。

2. X线表现 较为典型，表现为垂直并行的增粗的骨质硬化条纹，呈"栅栏状"。椎体并不像其他肿瘤明显膨胀。

3. CT表现 病变横断面骨小梁的数目减少。而残余的骨小梁呈点状增粗，常累及整个椎体。

4. MRI表现 病变区在 T_1 加权像上为低信号，T_2 加权像上为高信号，并可见其栅栏状结构（图5-14）。当少数椎体病变膨胀向后突出时，可见到椎管狭窄。

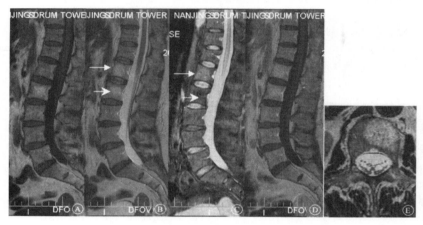

图5-14 腰椎血管瘤

腰椎MRI。图中A、B、C、D、E分别为 T_1 W/SAG、T_2 W/SAG、STIR/SAG（脂肪抑制技术）、T_1 W/SAG/C+及 T_2 W/TRA。可于 L_1 椎体左半部分内见球状稍长 T_1、长 T_2 加权像信号影，边界清楚，病灶内部可见栅栏样结构。椎体边缘骨皮质完整。脂肪抑制后病灶为高信号。静脉注入造影剂后见前述病灶轻度强化。L_2 椎体变见片状高信号影，脂肪抑制后病灶为低信号。由此可见 L_1 椎体内病灶为血管瘤，L_2 椎体内为局部脂肪样变。

（二）骨样骨瘤

为少见的类成骨性病变，常规X线多见于脊椎的后部，多在附件和椎体交界处，椎弓及椎板常见。CT检查为首选检查方法，椎弓或横突膨大，密度增高，关键是在病变区发现瘤巢为孤立密度减低区，周围孤立性增厚硬化。MRI表现为 T_1 加权像上低信号，T_2 加权像上为高信号病灶。

二、脊椎原发性恶性肿瘤

（一）脊索瘤

1. 病理 起始于脊索残余组织，膨胀性生长累及多个椎体。

2. X线表现

（1）基本X线表现：① 一个或多个相邻椎体溶骨性骨质破坏；② 多伴有周边硬化；③ 受累及椎体及椎间盘破坏；④ 椎旁或骶前软组织肿块伴有钙化可能。脊索瘤多见于脊柱的两头，最常见为骶尾部,另外为蝶枕交界的斜坡。

(2)常规 X 线表现:在骶尾部可见骨内溶骨性破坏区,侵犯骶骨内外缘,呈膨胀改变。斜坡部分肿块为斜坡骨质破坏,蝶鞍扩大。

3.CT 及 MRI 表现　两者均是诊断此病的检查方法,主要是不仅能显示骨破坏,同时还能显示肿瘤的软组织成分及钙化,特别对颅底的骨质破坏显示更好(图 5-15,图 5-16)。

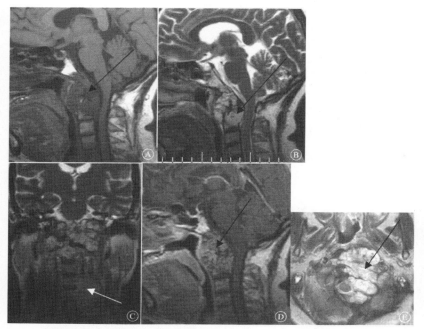

图 5-15　斜坡脊索瘤

头颈部 MRI。图中 A、B、C、D、E 为 T_1W/SAG、T_2W/SAG、T_2W/COR、$T_1W/SAG/G+$、T_2W/TRA。可见斜坡及 C_1、C_4、C_5 椎体明显骨质破坏,呈膨胀性生长,增强病灶明显强化。病灶沿左侧神经孔向椎管外生长。

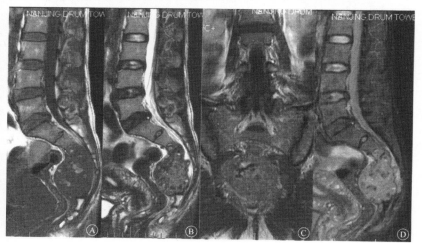

图 5-16　骶椎脊索瘤

腰骶椎 MRI。图中 A、B、C、D 为 T_1W/SAG、T_2W/SAG、T_2W/COR、$T_1W/SAG/G+$。可见骶椎 $S_{3\sim5}$ 椎体骨质破坏,周围球形膨胀性生长,病灶为稍长 T_1、长 T_2 加权像信号,在 T_1 加权像上混杂部分高信号(点状出血),增强后明显强化,病灶边界清楚,盆腔直肠等结构受压前移。

（二）多发性骨髓瘤

1. 病理　为全身浆细胞型肿瘤，起源于骨髓。

2. X线表现　多见于40岁以上患者。在头颅、骨盆等处出现破坏区。发生在脊椎骨可见椎体和附件骨质破坏。不侵犯椎间盘，可引起椎体的病理性压缩性骨折。

3. CT及MRI表现　更能清楚显示椎体的虫蚀状的骨质破坏，周围不出现硬化，注意早期病变需要和骨质疏松鉴别。

三、脊椎转移性肿瘤

1. 病理　脊椎是恶性肿瘤转移最常见部位，主要通过血行转移，可在脊椎椎体及附件发生，脊柱各段均可出现。

2. X线表现　X线是经济方便的检查方法。但是对于早期转移肿瘤诊断困难。主要表现为椎体多个溶骨性破坏，少数为单个破坏（图5-17，图5-18）。在椎体破坏的同时，可侵犯椎弓根，并可引起病理性压缩骨折。在一些特殊癌肿，如前列腺癌、乳腺癌等可出现成骨性转移，或表现为混合型转移。

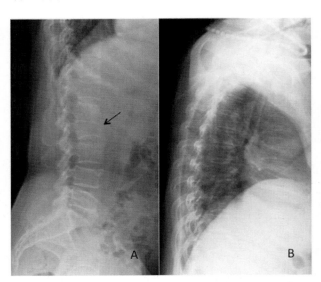

图5-17　腰椎转移性肿瘤（溶骨型）

胸腰段椎体侧位X线片。图中见L₂骨质破坏，上缘消失，边缘不规则，椎体上缘与前缘见虫蚀样骨质破坏，椎体附件未见明确骨质破坏，相邻椎间隙正常。各椎体缘均见不同程度唇刺状骨质增生影。

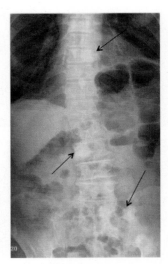

图5-18　腰椎转移性肿瘤（成骨型）

腰椎正位片。胸腰段脊柱侧弯，部分胸腰椎及骨盆多发团片状高密度影，边界不清，大小不一，相邻椎间隙正常。

3. CT表现　① CT能清楚显示椎体小的破坏病灶（图5-19），而这些病灶往往在平时难以发现；② CT可清楚显示病变的范围，特别对附件病灶显示较好；③ CT可调节窗宽窗位，以便观察骨和软组织病变。

4. MRI表现　在诊断脊椎转移肿瘤时为首选。它的特点为：① 整体观，因椎体转移往往不是一个椎体，常表现为"跳跃性"，也就是好坏椎体间隔性的骨质破坏，MRI的矢状面和冠状面扫描能显示整体情况（图5-20）；② 灵敏度好，在病变早期就可以发现信号异常，压脂序列和弥散加权成

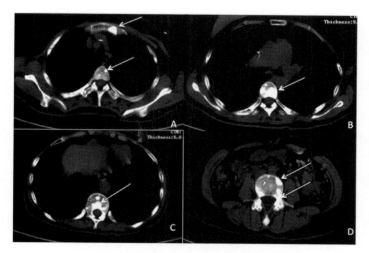

图 5－19　成骨性骨转移

肋骨 CT 平扫。骨窗示椎体、附件、胸骨骨质结构多发结节样、斑片样骨质密度增高，大小不一，边界不清。

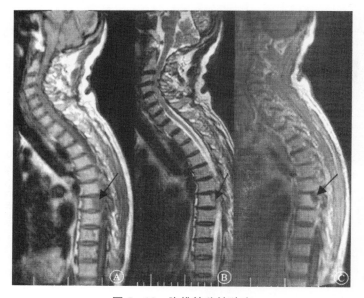

图 5－20　胸椎转移性肿瘤

颈胸椎 MRI（肾盂癌术后 3 个月）。图中 A、B、C 为 T_1W/SAG、T_2W/SAG、$T_1W/SAG/C+$。可于 T_7 椎体后上缘见片状稍长 T_1、长 T_2 加权像信号影，椎体上缘皮质破坏。静脉注入造影剂后前述病灶边缘轻度强化。

像对于显示全脊柱甚至全身的转移性肿瘤非常敏感；③ 可更好观察椎弓及附件破坏；④ 对脊髓有无压迫；⑤ 增强后病灶可强化。

第四节　椎管内肿瘤

一、髓内肿瘤

1. 室管膜肿瘤　占全部髓内肿瘤一半以上,好发于中青年男性。

仅靠 X 线表现和 CT 表现诊断困难,主要依靠 MRI 来作诊断。MRI 特点:① 肿瘤长轴和脊髓平行,往往累及几个节段,以梭形肿块为常见(图 5-21,图 5-22);② 肿瘤可分为实质性和囊性两部分,与周围正常脊髓信号相比较,T_1 加权像为低信号,T_2 加权像为高信号;③ 由于肿瘤周围存在水肿,在 T_2 加权像上亦为高信号,所以 T_2 加权像上的肿块比 T_1 加权像上看起来大得多;④ 增强扫描后,肿瘤实质部分非常明显强化;⑤ 在肿瘤上、下部分可伴有继发性脊髓空洞;⑥ 生长呈节段性。

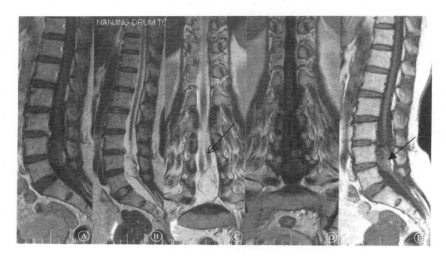

图 5-21　腰髓终丝室管膜瘤伴脊髓纵裂
腰椎 MRI。图中 A,B,C,D,E 为 T_1W/SAG、T_2W/SAG、T_2W/COR、T_1W/COR/C+、T_1W/SAG/C+。可于 $L_{4\sim5}$ 水平椎管内见不规则块影,呈稍长 T_1、长 T_2 加权像信号影,边界欠清。增强后明显强化,病灶与马尾神经粘连。腰段脊髓明显纵裂。

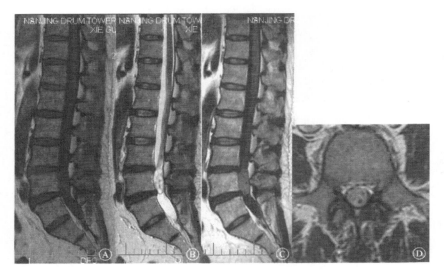

图 5-22　腰椎终丝室管膜瘤
腰椎 MRI。图中 A,B,C,D 为 T_1W/SAG、T_2W/SAG、T_1W/SAG/C+、T_1W/TRA/C+。可于 L_4 后缘椎管内见团块状稍长 T_1、长 T_2 加权像信号影,大小约 3.0 cm,静脉注入造影剂后病灶明显强化。

2. 星形细胞瘤　也是常见髓内肿瘤之一,好发于中青年男性。

X线表现和CT诊断并无特征,主要依靠MRI来诊断。MRI特点:① 脊髓的梭形增粗;② 信号 T_1 加权像为低信号, T_2 加权像为高信号,可囊变(图5-23);③ 信号强度较不均匀;④ 增强后多数为不均匀性明显强化并延迟增强。

肿瘤与室管膜瘤鉴别困难。主要依靠:① 增强的程度比室管膜瘤要弱要晚;② 肿瘤往往为连续性,而室管膜瘤可为节段跳跃性的;③ 室管膜瘤可合并出血。

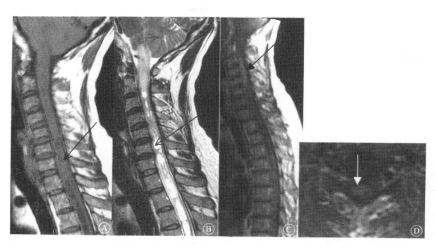

图5-23 颈髓髓内肿瘤(星形细胞瘤)

颈椎MRI。可见颈髓明显肿胀,其间见片状长 T_1、长 T_2 加权像信号影(水肿及中央管扩大)。增强后 $C_{3\sim5}$ 见肿瘤明显强化。

3. 其他髓内肿瘤(图5-24) 主要为脂肪瘤、皮样囊肿、畸胎瘤及胆脂瘤等。

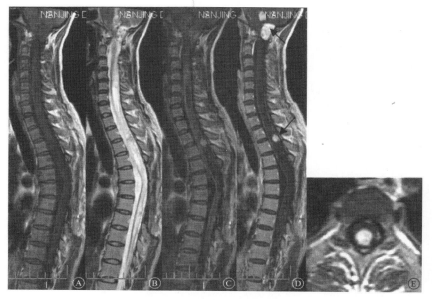

图5-24 颈胸脊髓血管母细胞瘤

颈胸椎MRI(T_5、T_6 血管母细胞瘤术后8年)。图中A,B,C,D,E为 T_1W/SAG、T_2W/SAG、T_1W/FLAIR(压水)、T_1W/SAG/C+、T_1W/TRA/C+。可于小脑蚓部及扁桃体、$T_{2/3}$、$T_{7/8}$ 脊髓内见多发类圆形长 T_1、长 T_2 加权像信号影,病灶边界清楚,明显强化。脊髓受压,部分见线状长 T_1、长 T_2 加权像信号影(空洞)。

MRI特点:脂肪瘤特点为T_1加权像为高信号。胆脂瘤表现为T_2加权像比脑脊液信号还高。而畸胎瘤、皮样囊肿主要依据内含脂肪或胆固醇多少信号而变化。

二、髓外硬脊膜内肿瘤

绝大多数为良性肿瘤,占椎管内肿瘤60％。

（一）神经鞘瘤

神经鞘瘤为起源于神经鞘细胞的良性肿瘤。

1. X线表现　缺乏明显特征。

2. CT表现　可显示椎间孔扩大,并可见类似哑铃状的肿状。

3. MRI表现　肿块在T_1加权像上为低信号,T_2加权像上为明显高信号,由于MRI扫描可作冠状位扫描,可清楚显示从椎管伸向椎旁的哑铃状软组织肿块(图5-25,图5-26,图5-27),在增强扫描后肿块明显强化。

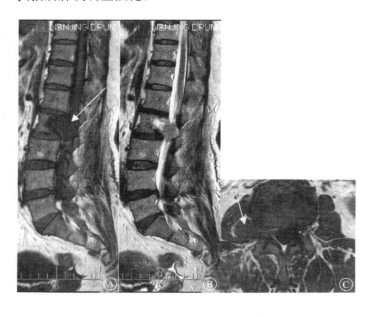

图5-25　腰椎神经鞘瘤

腰椎MRI。图中A、B、C为T_1W/SAG、T_2W/SAG、BFFE/TRA。可于L_2椎管内见一哑铃状肿块影,可见其内侧源于神经根,并向椎管外延伸生长。病灶呈长T_1、长T_2加权像信号改变。L_2右侧附件受累。

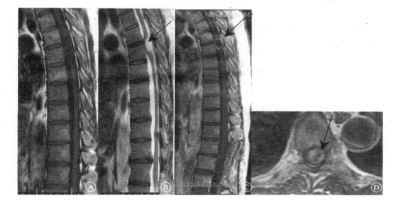

图5-26　胸髓神经鞘瘤

胸椎MRI。图中A、B、C、D为T_1W/SAG、T_2W/SAG、T_1W/SAG/G＋、T_1W/TRA/C＋。可于T_5、T_6水平椎管内见一椭圆形长T_1、长T_2加权像信号影,病灶边界清楚。增强后病灶明显强化,相应脊髓受压,向右侧移位。

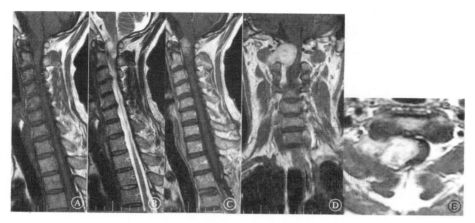

图 5-27　颈椎颅椎结合部神经鞘瘤

颈椎 MRI。图中 A、B、C、D、E 为 T_1W/SAG、T_2W/SAG、T_1W/SAG/G+、T_1WCOR/C+、T_1W/TRA/C+。可见右侧颅椎结合部不规则肿块，呈长 T_1、长 T_2 加权像信号影，边界清楚，压迫脊髓及硬脊膜囊，增强后明显强化，病灶沿右侧神经孔内向外生长。

（二）脊膜瘤

脊膜瘤多见于胸椎，和硬脊膜紧密附着。

1. X 线表现　无特征性改变。

2. CT 表现　只有 CTM 能够显示肿块位置。

3. MRI 表现　肿瘤在 T_1 加权像上为低信号或等信号，在 T_2 加权像上为中等偏高信号。在增强扫描后，肿瘤有中等程度增强，可见到"脊膜尾"征，冠状位扫描清晰显示肿瘤和脊髓关系。

（三）神经纤维瘤病

病理上为一种占位性错构瘤疾病。

1. X 线表现　可表现为由于肿瘤压迫及侵蚀引起的骨改变，可合并脊柱侧弯畸形。

2. CTM　可显示在造影剂衬托下的肿瘤，并可见椎体被侵蚀。

3. MRI 表现　在 T_1 加权像上为类似肌肉的等信号，在 T_2 加权像上为明显的高信号，中央区可为低信号，在冠状位上可见到哑铃状肿块出现在多个椎管内外。

（四）转移瘤

主要是椎管内恶性肿瘤，沿着脑脊液循环蔓延转移。MRI 表现主要为多个 T_1 加权像为软组织信号、T_2 加权像在脑脊液中消失的小病灶。种植转移常发生在脊髓表面及马尾表面，脊髓根少侵犯，只有在增强扫描后，诊断才有价值。

（五）其他

脊蛛网膜囊肿（图 5-28）。

三、髓外硬脊膜外肿瘤

1. 原发性血管瘤　主要在胸椎，X 线表现和 CT 特征不明显。MRI 在椎管内脊髓背侧出现梭形异常信号影，为短 T_1、长 T_2 加权像，信号不均匀，边缘清楚，病变上、下的脊蛛网膜下隙两头变尖。增强后明显强化。

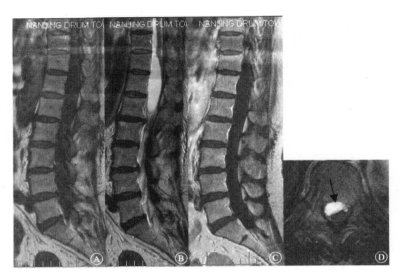

图 5 - 28　腰椎脊椎网膜囊肿

腰椎 MRI。图中 A、B、C、D 为 T_1W/SAG、T_2W/SAG、$T_1W/SAG/C+$、BFFE/TRA。可于 T_{11}~L_1 水平椎管内右前侧见囊样长 T_1、长 T_2 加权像信号影，边界清楚，硬脊膜囊及脊髓受压。增强后未见明确强化。

2. 淋巴瘤　MRI 肿瘤占位效应引起硬膜囊移位，T_1 及 T_2 加权像上为软组织信号，有明显强化。

3. 转移瘤　MRI 在转移病状发生在椎体时，后方出现硬脊膜外软组织肿块，T_1 加权像上为低信号，T_2 加权像上信号稍高，在注射造影后病灶明显强化。

第五节　肿瘤样病变

一、骨纤维异常增生症

1. X 线表现　可为单骨，也可累及多骨，常为一侧肢体、躯干。病变多为膨胀性生长，长骨变粗弯曲，在椎体为正常骨小梁及骨皮质消失，出现均匀一致，密度低于骨皮质的病变组织，骨小梁呈毛玻璃状变化。

2. CT 表现　可发现其椎体内囊骨破坏或丝瓜瓤样改变，周边常可出现斑片状骨硬化。

3. MRI 表现　累及的椎体骨膨胀，T_1 及 T_2 加权像上均为中等信号，边缘清楚，在合并囊性病变时，为长 T_1、长 T_2 加权像上改变。

二、骨囊肿

1. X 线表现　病变出现一单个的透亮的骨质破坏区，边缘整齐，长轴与骨干一致，中间可出现少量骨嵴，但无分房。常出现病理性骨折。

2. MRI 表现　病状为圆形或卵圆形骨质破坏，边缘非常锐利，T_1 加权像上为低信号，T_2 加权像上为中等信号或高信号（依其内的蛋白含量而异）。可以看到其内的骨折或合并出血。

三、畸形性骨炎

畸形性骨炎又称 Paget 病,为骨质破坏吸收被纤维组织和分化差的骨组织所代替。

1. X 线表现　分为:① 海绵型:以骨质吸收为主;② 硬化型:以修复为主;③ 混合型:两者均有。在椎体破坏者可形成缺损。修复期,骨质硬化增生,骨赘形成,体积增大,椎体骨小梁稀疏呈双凹变形。

2. MRI 表现　骨皮质明显增厚,椎体变大、增生,骨小梁增粗,间隔变大,椎体出现 T_1 及 T_2 加权像上均为低信号,为骨硬化所致。

第六节　脊椎退行性病变

一、颈椎退行性病变(颈椎病)

颈椎退行性病变为脊椎病变中最常见的病变,患者年龄在 40 岁以上,经 MRI 检查发病率高过 70%。近年来由于计算机的普及,部分青少年由于长期不良颈部体位,使发病年龄提前。

病理上,认为椎间盘变性是引起颈椎退行性病变最早、最重要的原因。随着椎间盘变性,会引起颈椎骨性结构内、外平衡失调,引起小关节退变、韧带退变及颈部其他组织退变。

(一)颈椎间盘突出

病理上主要为纤维环和髓核的变性,弹性丧失。当纤维环韧性下降,形成椎间盘高度的下降,并向四周膨隆,这就形成了椎间盘的膨出。当变性纤维环老化、劳损而出现裂口,部分髓核可穿破后纵韧带进入椎管内,形成椎间盘突出。当髓核突破椎体终板,进入椎体松质骨时,形成许莫结节。

1. X 线表现　生理弧度变直、消失。椎体前软组织影增厚,小关节增生,颈椎失稳,椎体骨赘形成,椎间隙变窄,椎间孔变小。颈部软组织项韧带钙化,椎管矢状径小于 11 mm,许莫结节形成。

2. CT 表现

(1)如椎体后缘出现一 CT 值为软组织密度的膨出影,向后方均匀膨出,并不造成神经根的明显受压,称为椎间盘膨出。

(2)椎体后缘出现弧形局限性软组织密度影,CT 值一般为 40～50 Hu,通常可偏向一侧,并明显压迫神经根,硬脊膜囊后移,脊髓受压变形,称为椎间盘突出(图 5 - 29)。

(3)当髓核突破纤维环向椎管内突出形成游离碎块时,可见椎间盘水平上、下方有一高于脊髓的软组织密度影,并可压迫硬脊膜囊,称为髓核游离或椎间盘脱垂。

(4)在椎间盘突出的同时,可伴有周围一些改变,主要表现为:椎间盘相邻椎体前、后缘的骨质增生,骨赘形成;小关节退变、增生、肥大,黄韧带明显增厚及后纵韧带的钙化。

3. MRI 表现　MRI 通常被认为是显示颈椎椎间盘突

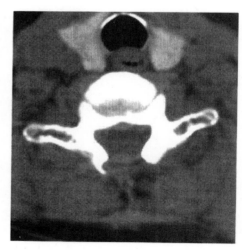

图 5 - 29　颈椎椎间盘突出

颈椎 CT。图中可见 $C_{4\sim5}$ 椎间盘向后突出(中央型),压迫硬脊膜囊。

出的最佳检查方法,除了与 CT 表现一样,能显示横断面椎间盘向后突出的程度和硬脊膜囊受压的
情况,还能早期显示椎间盘的变性,主要表现为低信号为主,纤维环出现细条状高信号。另外,MRI
能通过矢状面显示整个椎管变窄的情况,并能同时显示常规 CT 不能显示的脊髓明显受压后移,髓
内局部出现 T_2 加权像信号明显增高病灶。在受压部位上、下方可出现脊髓空洞(图 5-30,图 5-
31)。

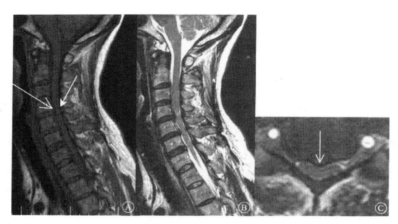

图 5-30　颈椎间盘突出

颈椎 MRI。图中 A、B、C 为 T_1W/SAG、T_2W/SAG、BFFE/TRA。可见 $C_{4\sim5}$、
$C_{5\sim6}$ 椎间盘向后突出,压迫硬脊膜囊及脊髓。相应黄韧带明显增厚、钙化,导致
同水平椎管环形狭窄。

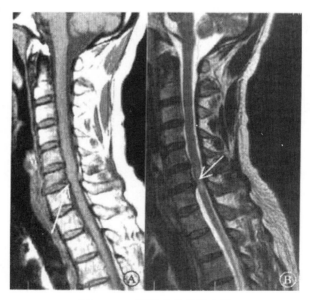

图 5-31　颈椎病伴脊髓变性

颈椎 MRI。图中 A、B 为 T_1W/SAG、T_2W/SAG。可见 $C_{6\sim7}$
椎间盘向后突出,相应后纵韧带及黄韧带明显增厚钙化,椎管
呈环形狭窄,相应脊髓受压,其内见线状长 T_1、长 T_2 加权像
信号影,为脊髓水肿变性。

（二）颈椎椎管狭窄

可为先天性或继发性。

1. X 线表现　① 颈椎生理弧度变小；② 椎间隙变窄；③ 椎体后缘骨质增生；④ 小关节增生；⑤ 后纵韧带增厚；⑥ 椎间孔变小；⑦ 椎弓根变短增厚；⑧ 椎管比值小于 0.75；⑨ 椎管矢状径小于 11 mm。

2. CT 表现　先天性颈椎椎管狭窄表现为椎弓的发育短小，整个硬脊膜囊呈新月形改变。继发性表现为骨性椎管形态正常，硬脊膜外脂肪消失，硬脊膜囊变形。造成继发性颈椎椎管狭窄的原因很多，CT 能发现以下原因：① 椎间盘突出；② 后纵韧带钙化；③ 小关节增生；④ 黄韧带增厚；⑤ 手术后瘢痕；⑥ 外伤压缩性骨折。

3. MRI 表现　MRI（图 5-32）较 CT 更能提供三维图像，并能显示狭窄部脊髓情况。主要 MRI 表现：① 椎间盘变性，为低信号；② 椎间盘突出；③ 椎体后缘骨质增生；④ 后纵韧带骨化；⑤ 黄韧带肥厚；⑥ 脊蛛网膜下隙变窄；⑦ 脊髓受压，其内信号可出现异常。

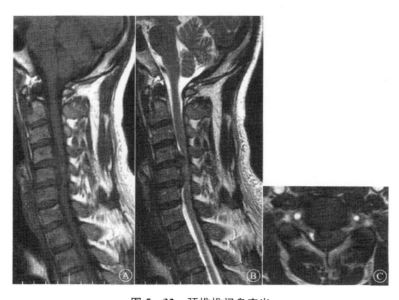

图 5-32　颈椎椎间盘突出

颈椎 MRI。图中 A、B、C 为 T_1W/SAG、T_2W/SAG、BFFE/TRA。可见颈椎曲度变直，$C_{4\sim5}$、$C_{5\sim6}$ 椎间盘向椎管内中央偏右突出，压迫硬脊膜囊，脊髓受压，相应椎管明显狭窄。

（三）颈椎滑脱症

1. X 线表现　① 主要发生于下颈椎，以前脱位多见；② 小关节骨质增生，关节面硬化小关节不对称，不稳；③ 椎间隙变窄，出现"真空现象"；④ 椎体后缘连线到滑脱椎体后缘距离为 2 mm。

2. CT 表现　① 小关节明显增生肥大，关节面硬化；② 椎间隙狭窄，黄韧带增厚，骨赘形成；③ 椎间盘轻度突出；④ 椎管变形、狭窄、矢状径变小。

3. MRI 表现　① 在滑脱椎体脱离椎体后缘连线 2 mm 时，可诊断为滑脱；② 可由矢状面观察有关合并颈椎侧弯、成角；③ 可显示椎间盘的变性和突出；④ 横断面可观察小关节面增生肥厚；⑤ 观察有无合并脊髓损伤。

二、胸椎退行性病变

相比颈椎和腰椎,胸椎退行性病变较少见。

（一）胸椎椎间盘突出

1. X线表现　平片主要是观察椎间盘的钙化和椎间隙的狭窄,常常间接提示椎间盘突出的可能。

2. CT表现　由于胸椎椎间盘较多,所以常常给CT扫描定位带来困难,CT主要是发现椎间盘钙化,硬脊膜囊向后移位,可伴有相应的后纵韧带钙化及黄韧带的增厚。

3. MRI表现　目前为检查胸椎椎间盘突出的最佳方法。它能由矢状面全面观察每个椎间盘的突出可能,并能由椎间盘的信号减低来判定椎间盘的变性,也能从整体观判定有无脊髓受压、变性以及黄韧带增厚的情况（图5-33）。

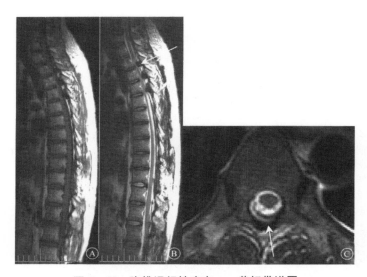

图5-33　胸椎退行性病变——黄韧带增厚

胸椎MRI。图中A、B、C为 T_1W/SAG、T_2W/SAG、T_2W/TRA。可见 $T_{3\sim4}$、$T_{4\sim5}$、$T_{5\sim6}$椎间隙水平椎管内后侧黄韧带明显增厚、钙化,向前压迫硬脊膜囊。

（二）胸椎椎管狭窄

1. X线表现　① 胸椎的椎体骨质增生,唇样改变;② 小关节增生、肥厚,关节间隙变窄;③ 椎弓根变短,椎板肥厚;④ 椎间盘钙化,椎间隙变窄;⑤ 后纵韧带骨化。

2. CT表现　① 胸椎椎间盘向后膨出或突出,硬脊膜囊后移;② 椎体骨质增生,在后缘压迫脊髓;③ 小关节增生肥厚,关节面硬化,向椎管突出;④ 椎弓根变短,椎板增厚;⑤ 当椎间盘向后突出伴有两侧黄韧带增厚及小关节面增生时,椎管狭窄形成三叶形改变;⑥ 后纵韧带骨化及黄韧带增厚。

3. MRI表现　MRI是显示胸椎椎管狭窄的最好检查方法。其主要表现为:① 显示胸椎椎间盘的变性和膨出、突出;② 后纵韧带的骨化增厚在 T_1 及 T_2 加权像上均为低信号;③ 在矢状位上可显示黄韧带增厚;④ 可以观察到脊髓受压的情况,特别观察脊髓有无损伤变性,T_1 加权像上常为低信号,T_2 加权像上为片状高信号;⑤ 整体观较好,椎间盘的改变、小关节和黄韧带的改变及脊髓受压改变往往在一个或几个胸段同时出现。

三、腰椎退行性病变

（一）腰椎椎间盘突出症

1. X 线表现　①生理弧度变直或消失；②椎间隙改变，常常为前窄后宽，也可表现为明显一致的狭窄；③椎体骨质增生，主要表现在前缘骨质增生，为鸟嘴状；④腰椎椎体滑脱，下腰椎多见；⑤椎间盘可出现真空现象；⑥许莫结节形成，为变性的椎间盘由椎体终板突入椎体。

2. CT 表现　①椎体后方出现一局限性软组织（CT 值为 60 Hu 左右）向椎管内突出（图 5-34，图 5-35），可位于椎体后缘中央，亦可偏于一侧或位于椎管峡部。同时硬脊膜囊向后移位，使硬脊膜外脂肪形成的透亮区不对称。神经根受压移位，严重时可出现神经根被"淹没"，而不能显示；②椎间盘膨出：椎体大小之外的椎间盘向四周均匀、规则的环行软组织密度影。椎间盘的膨出，可伴边缘钙化，膨出常提示椎间盘的变性和弹性丧失，严重的膨出向后可一样压迫脊髓或神经根；③椎间盘中可见气体为椎间盘"真空现象"，为变性另一标志（图 5-36）；④椎体的骨质增生，如向前增生，临床症状不重；如向后增生，特别是向侧隐窝的增生，可引起椎间孔狭窄，压迫一侧神经根；⑤小关节的增生肥厚，关节囊积气，间隙变窄；⑥后纵韧带的钙化；⑦黄韧带增厚，超过 5 mm。

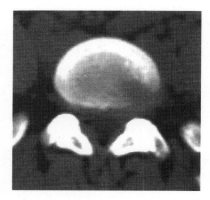

图 5-34　腰椎椎间盘突出（侧方突出型）

腰椎 CT。图中可见 L$_{4~5}$ 椎间盘向后突出，两侧侧隐窝变窄，以左侧为主，压迫硬脊膜囊及神经根。

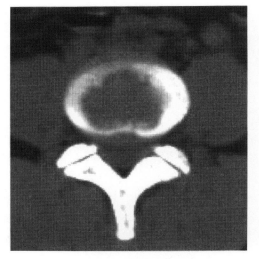

图 5-35　腰椎椎间盘突出

腰椎 CT。图中可见 L$_{4~5}$ 椎间盘向后中央型突出，压迫硬脊膜囊。

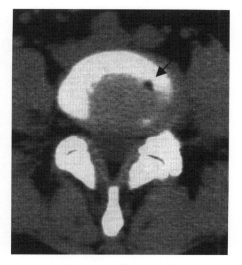

图 5-36　椎间盘变性

腰椎 CT 扫描。示椎间盘内小点状气体密度示（黑箭头）。椎体骨皮质周围可见椎间盘（软组织密度影）向左侧及后方突出。左侧侧隐窝变窄。

3. MRI 表现　①椎间盘的变性，与其他椎间盘相比，在 T$_1$ 和 T$_2$ 加权像上信号明显减低，其中可夹点状高信号(图 5-37);② 椎间盘突出:髓核的信号稍高于纤维环,椎间盘突出后,髓核呈中等信号突入椎管中央或一侧,T_2加权像上信号在脊髓和脑脊液之间,在矢状面和横断面显示较好,硬脊膜外脂肪受压后移,当突出髓核和纤维环断开,形成一孤立圆形团块,被认为是髓核游离(图 5-38);③ 椎间盘膨出:由于纤维环弹性丧失,椎间盘向四周超出椎体终板的范围,向后超过 4 mm 以上,在 T_2 和 T_1加权像上表现为低信号弧形增宽;④ 骨质增生:表现为与椎体骨皮质相连的唇样增厚低信号影。

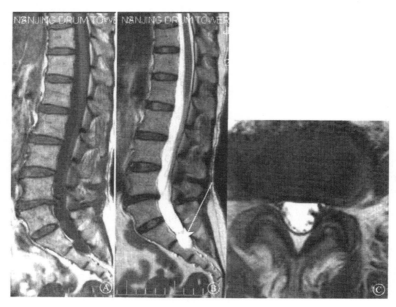

图 5-37　腰骶部硬脊膜囊肿 $L_{4\sim5}$ 膨出

腰椎 MRI。图中 A、B、C 为 T_1W/SAG、T_2W/SAG、BFFE/TRA。可见 $L_{4\sim5}$ 椎间盘在 T_2 加权像上信号减低(变性),并向后膨出。S_1、S_2 椎管内类圆形囊样长 T_1、长 T_2 加权像上病灶,病灶边界清楚。

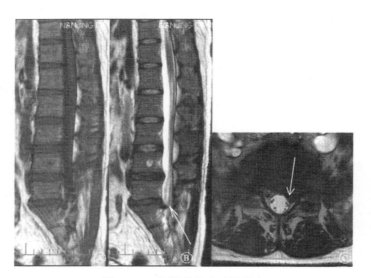

图 5-38　腰椎椎间盘髓核游离

腰椎 MRI。图中 A、B、C 为 T_1W/SAG、T_2W/SAG、BFFE/TRA。可见 $L_{4\sim5}$、$L_5\sim S_1$ 椎间盘明显向后突出,$L_5\sim S_1$ 椎间盘向后偏左突出,部分髓核突入椎管内,压迫硬脊膜囊及马尾神经。

（二）腰椎椎管狭窄症

1. X 线表现　① 生理弧度变大或变小，伴有脊柱侧弯；② 椎间隙变窄；③ 椎体边缘骨质增生；④ 小关节突增生退变，伴肥厚；⑤ 椎体滑脱；⑥ 韧带钙化；⑦ 椎管测量：椎管横径小于 20 mm，椎管矢状径小于 15 mm，此时可考虑为腰椎椎管狭窄。

2. CT 表现　CT 能通过横断面的图像直接测量椎管的大小，一般以矢状位测量为主。一般认为，椎管矢状径在 15 mm 以下应考虑为有狭窄可能，如在 10 mm 以下是肯定有狭窄。但是如伴有黄韧带和小关节突增生，可表现为三叶草形状。侧隐窝正常宽度为 5 mm 以上，如果椎体后缘一侧增生，椎间盘向一侧突出，黄韧带增厚或小关节的增生都可以引起狭窄，侧隐窝在 3 mm 以下为狭窄。

3. MRI 表现　MRI 在显示椎管狭窄和腰椎间盘变性（图 5 - 39，图 5 - 40，图 5 - 41），比 CT 更有整体观和较高的灵敏度，不但能显示椎间盘突出、小关节肥大和黄韧带增厚，更能较好地显示脊蛛网膜下隙大小，直接观察到脊髓、马尾及神经根受压的程度。但是，在反映骨性椎管结构方面和钙化方面 MRI 不如 CT。

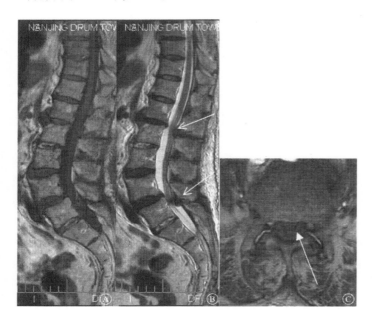

图 5 - 39　腰椎黄韧带

腰椎 MRI。图中 A、B、C 为 T_1W/SAG、T_2W/SAG、BFFE/TRA。可见 $L_{1\sim2}$、$L_{4\sim5}$ 椎间盘向后突出，L_4 椎体轻度向前移位。$L_{1\sim2}$、$L_{4\sim5}$ 相应椎管后缘黄韧带明显增厚钙化，向前突出，腰椎最窄矢状径约 0.5 cm，硬脊膜囊受压。

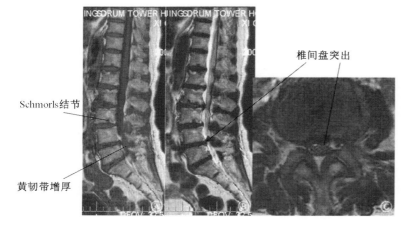

Schmorls结节

黄韧带增厚

椎间盘突出

图 5 - 40　腰椎椎管狭窄 MRI

腰椎 MRI。图中 A、B、C 分别为 T_1W/SAG、T_2W/SAG、BFFE/TRA。可见腰椎各椎体边缘增生，$T_{12}\sim S_1$ 相应椎间盘在 T_2 加权像上信号减低并均向后突出，相应椎管后缘黄韧带明显增厚、钙化，与前缘后突之椎间盘形成"环形狭窄"，压迫硬脊膜囊及马尾神经。腰椎管矢状径明显变窄。$T_{12}\sim L_3$ 椎体上、下缘相对面见半圆形凹陷，为椎间盘突入椎体形成许莫结节。

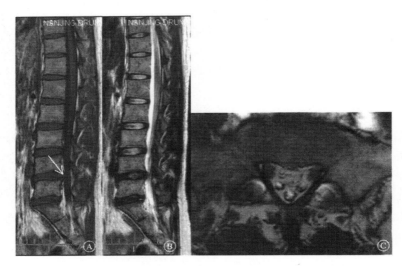

图 5-41　腰椎椎管狭窄

腰椎 MRI。图中 A、B、C 为 T_1W/SAG、T_2W/SAG、BFFE/TRA。可见腰椎曲度变直，$L_{4\sim5}$、$L_5\sim S_1$ 椎间盘向后突出。腰椎椎管明显变窄，最窄矢状径约 0.5 cm，硬脊膜囊受压。

（三）腰椎滑脱症

腰椎滑脱症分为两种：① 真性脊柱滑脱，由于腰骶椎椎弓根缺损引起；② 假性脊椎滑脱，腰椎小关节退行性改变引起腰椎失稳，椎弓根完整。

1. X 线表现　能在腰椎侧位片上观察到椎体（常见为下腰椎）向前或向后错位，可把错位椎体的后缘和椎体正常后缘连线比较，大于 3 mm 以上为腰椎滑脱。如在 L_5 与 S_1 之间，可把骶骨上缘分成 4 等份，每脱出 1 等份为 1 等级。同时，在滑脱椎间隙可见狭窄，相邻的椎体上、下边缘出现牵引性骨刺，相邻的小关节间隙两边不等伴增生。

2. CT 表现　在显示腰椎滑脱上并不优越，因为横断面如不注意前后层面的比较，并不能直接显示腰椎滑脱直接征象。但在显示有无椎弓缺损、小关节突增生、椎体的骨质增生方面较好，还能反映马尾神经受压情况。

3. MRI 表现　为诊断腰椎滑脱症最佳检查方法。它的优越性为：从矢状面直接、准确看到椎体滑脱的方向和程度，当椎体间位移大于 3 mm 时，即可作出诊断；还可看到由于滑脱引起的腰椎成角，并能观察到其他方法不能看到的脊髓有无弯曲和变性。对于横断面，它也能较好地显示小关节间隙不等或增生和韧带的增厚。

第七节　关 节 病 变

一、强直性脊柱炎

1. X 线表现　正常强直性脊柱炎摄片应包括骶髂关节，因为大部分强直性脊柱炎为上行型，由骶髂关节起源：① 骶髂关节，一般由关节的下 2/3 处开始，两侧对称性关节间隙改变、先宽后窄、关节边缘骨质硬化，关节模糊为特征，最后骨小梁通过关节间隙，发生关节强直，而周围骨质明显骨质疏松；② 脊柱改变，椎体广泛骨质疏松，椎体前缘平直，形成"方椎"，椎间小关节间隙模糊不清，伴有骨质增生，韧带可产生钙化，特别是椎间纤维环外层骨化，使椎体层整形的"竹节状"改变，最后产生脊柱侧弯或后突畸形（图 5－42）。

2. CT 表现　对于骶髂关节病变，CT 为最佳检查方法，它能在病变早期显示关节面的毛糙和点状、囊状改变，并可明显显示边缘硬化，同时也能观察到周围骨质疏松。

CT 还能显示椎间小关节面的模糊，边缘硬化，也能显示椎体间骨质增生和韧带、纤维环的骨化。

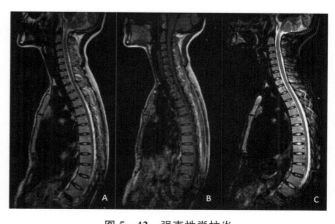

图 5－42　强直性脊柱炎
颈胸腰段脊柱 MRI。胸腰椎前缘凹面变直，呈"方椎"表现，椎体间呈"竹节状"纤维骨化的低信号影，相邻椎边缘信号增高。

3. MRI 表现　可从矢状面观察到椎间盘的信号降低、变性，椎体间呈"竹节状"纤维骨化的低信号影，相邻椎边缘信号增高，横断面小关节模糊不清，伴低信号骨硬化。

二、类风湿关节炎

类风湿关节炎为累及全身所有滑膜关节结缔组织病，实验室检查有红细胞沉降率（血沉）加快和类风湿因子阳性。

1. X 线表现　先从肢端小关节开始，在脊柱主要为累及颈椎，表现为椎体脱钙而骨质疏松。由于小关节不稳定和齿状突旁横韧带纤维化、松弛，可引起齿状突后移或侧移脱位，可同时伴有齿状突的骨质侵蚀。在颈椎其他椎体可出现滑脱，形成台阶状改变。

2. CT 表现　CT 可对寰枢关节作薄层扫描，更好地观察关节有无半脱位，同时显示椎体有无小囊状骨质破坏吸收区。

3. MRI 表现　MRI 是检查类风湿关

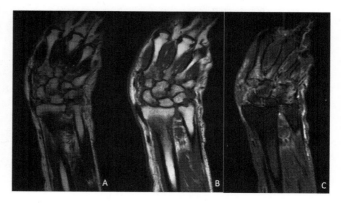

图 5－43　类风湿关节炎
腕关节 MRI。图 A、B、C 分别为 T_1W/TRA、T_2W/TRA、STIR/TRA。T_2W 压脂相示左腕多个腕骨、左手第 1～4 掌骨近端及左尺骨远端见片状高信号，边界不清，信号不均，周围软组织内亦可见大片长 T_2 信号，边界不清。

节炎最佳方法。它可显示寰枢椎间的脱位，并可早期显示骨质信号异常区，在冠状面扫描（薄层）可显示寰枢间的小韧带改变，同时还可以观察到由于寰枢关节异常引起的脊蛛网膜下隙变窄和脊髓信号有无异常改变（图 5－43）。

第八节 脊髓其他病变

一、脊髓空洞症

1. X 线表现　不能显示脊髓病变,但有时可显示脊柱畸形和颅颈畸形。

2. CT 表现　CT 能显示大部分脊髓空洞,表现为脊髓中央低密度圆形阴影,边缘清楚,CT 值为 15～20 Hu。

3. MRI 表现　MRI 为检查此病的最佳检查方法(图 5-44)。通过 MRI 检查,可以区分交通性和非交通性脊髓空洞,前者表现为:脊髓空洞内液体和经第四脑室直接与脊蛛网膜下隙相通,常伴有小脑扁桃体低位(低于寰椎水平),称为 Chiari 畸形。而非交通性脊髓空洞多为病理性,常伴肿瘤、外伤后和脊柱高度侧弯。另外,还有特发性脊髓空洞。T_1 加权像上为管状低信号,T_2 加权像上为管状高信号,边缘清楚,少数可分隔。在疑为病理性时,应该做增强扫描,排除肿瘤病变。

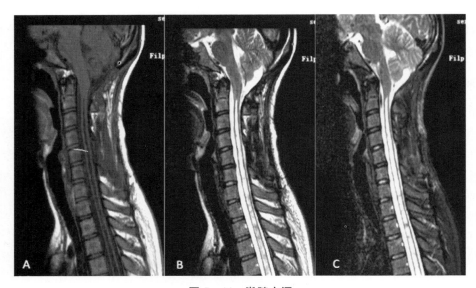

图 5-44　脊髓空洞

颈胸段 MRI。图中 A、B、C 为 T_1W/SAG、T_2W/SAG、STIR/SAG。可于脊髓胸段内见线状长 T_1、长 T_2 加权信号影,边界清晰。

二、脊髓多发性硬化

脊髓多发性硬化是一种全身性自身免疫性疾病,常伴有脑多发性硬化。

X 线表现和 CT 扫描对此病均无帮助,MRI 检查为此病目前主要检查手段。

MRI 表现:以颈胸段常见,表现为在脊髓内出现斑片状,长轴和脊髓一致,有时可在几处出现,T_1 加权像为稍低信号,T_2 加权像为较高信号,边缘可不规则。当脊髓多发性硬化在活动期时,注射增强造影剂病灶明显强化,使用激素治疗后病灶可缩小(图 5-45)。与脊髓炎的区别要点在于,脊髓多发性硬化一般病灶较小,小于 3 个椎体节段的长度,而脊髓炎一般病灶较长,可能超过 3 个椎体节段的长度。

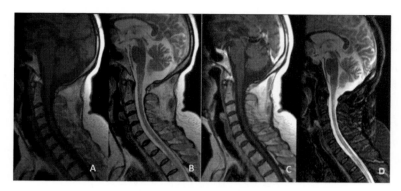

图5-45　颈髓多发性硬化

颈椎MRI。图中A,B,C,D为T_1W/SAG、T_2W/SAG、$T_1W/C+$、STIR/SAG。延髓、$C_{1\sim2}$、C_7颈髓、$T_{1\sim3}$胸髓可见斑片状稍长T_1长T_2信号影,边界不清,呈节段性分布。

三、脊髓萎缩

病因较多,常见为多发性硬化晚期、外伤、肌萎缩性侧索硬化、脊髓炎等。

X线表现无变化,CT提示脊髓变细,脊蛛网膜下隙增宽。

MRI表现:可从矢状面观察到脊髓变细,脊蛛网膜下隙增宽。当颈膨大矢状径小于0.8 cm,胸髓矢状径小于0.6 cm时,提示脊髓萎缩(图5-46)。

第九节　其他脊椎病变

其他脊椎病变最常见就是椎管内血管畸形。X线表现常不能显示血管畸形病变,主要通过CT和MRI检查来发现病变。

1. CT表现　病变脊髓局限性增粗,伴钙化或有时有出血。增强后脊髓周围出现异常强化的血管,呈蚯蚓状或团块状分布,以脊髓外侧为多。同时可见粗大的动脉供血,也可见引流静脉血管。

2. MRI表现　它的最大优点在于能区别髓内、髓外和硬脊膜血管畸形,从而对决定手术方式非常重要。髓内动静脉畸形手术困难,而髓外及硬脊膜病变适宜手术。椎管内血管畸形的异常血管由于MRI的T_1、T_2加权像的流空效应而表现为条状低信号影,在T_2加权像由于周围脑脊液为高信号而更衬托低信号异常血管影,并可清楚显示引流静脉。

(张　冰)

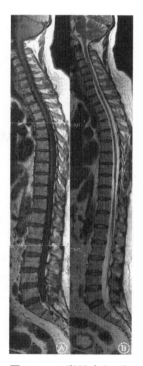

图5-46　脊髓变细(多发性硬化)

全脊柱MRI。图中A,B为T_1W/SAG、T_2W/SAG。可见$T_{9\sim10}$脊髓明显变细,余脊髓内未见明显异常信号。

参考文献

[1] 胡捍卫. 组织胚胎学[M]. 江苏:东南大学出版社,2009.

[2] 范磊. MRI在急性脊髓炎诊断中的价值[J].中国医疗前沿,2011,6(8):68-69.

[3] 徐成,杜崇禧. 急性脊髓炎的 MRI 诊断和鉴别诊断[J].实用医学影像杂志,2008,9(0):42－44.

[4] 许华新,任晓苏,成功,等. 急性脊髓炎临床表现及 MRI 分析[J].卫生职业教育,2009,27(17):149－150.

[5] 张和平,李传亭,王长福,等. 椎管内结核的 MRI 表现[J].中华放射学杂志,2008,42(12):1330－1331.

[6] 廖二元. 代谢性骨病学[M].北京:人民卫生出版社,2003.

[7] 孙益芳. 腰椎峡部裂并脊柱滑脱的 CT 分析[J]. 江苏大学学报(医学版),2002,12(1):33－34.

[8] 诸静其,郝楠馨,常时新. 脊髓纵裂的影像学诊断进展[J]. 临床放射学杂志,2006,25(1):86－88.

[9] 杨非,徐启武. 胸椎相关结构的外科解剖学观察[J]. 安徽医学,2008,29(4):401－404.

[10] 李欣. 骨伤科 X 线诊断学[M]. 北京:人民卫生出版社,2009.

[11] 吉家伟. 脊椎化脓性骨髓炎 20 例 X 线平片分析[J]. 中华热带医学,2008,8(9):1597.

[12] 余情,李泽兵. 颈椎侧弯对椎间孔形态的影响[J]. 中国康复医学杂志,2004,19(4):284－287.

[13] 毕仲湘. 脊髓动静脉畸形的 MRI,CT 诊断分析[J]. 医学临床研究,2005,22(9):1308－1310.

[14] 侯树勋. 脊柱外科学[M].北京:人民军医出版社,2005:1151－1183.

[15] 夏国强,张廷,陈新晖,等.CT 引导下经皮穿刺微创介入治疗脊柱结核脓肿[J].临床放射学杂志,2007,25(12):1150－1153.

[16] 邹仲之,李继承. 组织学与胚胎学[M]. 北京:人民卫生出版社,2013.

[17] 刘新峰. 脑血管病介入治疗学[M]. 北京:人民卫生出版社,2006.

[18] 耿道颖. 脊柱与脊髓影像诊断学[M].北京:人民军医出版社,2008.

[19] 严冬,杜玺生. 脊椎结核的 CT 诊断价值[J]. 内蒙古医学杂志,2011,43(7):863－864.

[20] 赵尚开,李银喜,冉华.椎间盘炎与脊椎结核的 MRI 鉴别诊断[J].医学影像学杂志,2010,20(11):1700－1702.

[21] 贾连顺,李健,林本丹. 脊柱外科学[M]. 上海:上海第二军医大学出版社,2009.

[22] 宋兴华,丁俐文,徐小雄,等. 评估 X、CT 及 MRI 在脊柱包虫病诊断中的价值[J]. 颈腰痛杂志,2007,28(6):469－472.

[23] 邱大胜,孔祥泉,刘定西,等. 脊髓血管畸形的 MRI 诊断价值[J].临床放射学杂志,2004,23(8):663－666.

[24] 张森,程敬亮,高剑波,等.急性脊髓炎的磁共振诊断[J].实用放射学杂志,2007,22(11),1301－1304.

[25] 周仪,李仕红,符益纲,等.脊髓动静脉畸形 MRI 表现与临床分析[J].颈腰痛杂志,2010,31(6):411－415.

[26] (日) 前原忠行.脊椎・脊髓 MRI[M].何志义,主译.陈谅,主审.辽宁:辽宁科学技术出版社,2005.

[27] 陈任政,冯国活,程运健,等. 脊椎嗜酸性肉芽肿的 X 线、CT、MRI 诊断与评价[J].南方医科大学学报,2007,27(6):908－909.

[28] 宁永红,王艳桃.氟骨症 X 线与磁共振的表现[J]. 实用医技杂志,2006,13(6):1026.

[29] 王丽娜,李建文.氟骨症脊柱竹节样改变 30 例临床误诊分析[J].中国医药导报,2007,4(31):142－142.

[30] 龙丛杰. 全身 CT 与 MRI 征象诊断学[M].北京:人民军医出版社,2008.

[31] 魏龙晓,王玮,魏经国,等. 脊柱结核的 MRI 表现[J]. 实用放射学杂志,2005,21(6):609－611.

[32] 张启富. 腰椎间盘突出症非手术治疗综述[J]. 颈腰痛杂志,2008,29(5):477－480.

[33] 冯仕庭,孟悛非,黄兆民,等.长骨嗜酸性肉芽肿的影像分析[J]. 放射学实践,2006,21(5):514－516.

[34] 陈桦,张雪林,金科,等.脊柱嗜酸性肉芽肿的 MRI 表现[J]. 临床放射学杂志,2005,24(10),900－902.

[35] 梁宪和. 单个椎体压缩的影像学诊断与分析[J]. 实用医技杂志,2012,19(6):604－605.

[36] 马腾. 脊柱结核破坏的 CT 表现特点与 X 线、MRI 的对比研究[D].银川:宁夏医科大学,2009.

[37] 张海燕,朱峰,董险峰,等. CT 和 MRI 在肥厚性硬脊膜炎诊断中的应用价值[J]. 检验医学与临床,2014,11(22):3193－3194.

[38] 陈永辉,赵建青,原苏民. 化脓性骨髓炎的 CT 表现[J]. 河南外科学杂志,2005,11(1):68－69.

[39] 李冬雪. 急性化脓性骨髓炎 X 线和 CT 诊断分析[J]. 中国现代药物应用,2013,7(12):103.

[40] 张雪林.磁共振成像(MRI)诊断学[M].北京:人民军医出版社,2002.

[41] 侯鹏高,李明,刘学敏,等.成年女性腰椎体形态学观察及其临床意义[J].长治医学院学报,2013(1):6-8.

[42] 贾宁阳,王晨光.脊椎影像诊断学[M].北京:人民军医出版社,2006.

[43] 张治,杨新明,石蔚,等.腰椎布鲁杆菌病性脊椎炎的诊断与治疗[J].中华实验和临床感染病杂志,2014,8(4):8-13.

[44] Golla S K, Kavanagh E C. MRI, CT, scintigraphic and histological features of a vanishing scapular eosinophilic granuloma[J]. Ir J Med Sci, 2009,178(1):107-110.

[45] Fritz J, Tzaribachev N , Thomas C, et al. Magnetic resonance imaging-guided osseous biopsy in children with chronic recurrent multifocal osteomyelitis[J]. Cardiovasc Intervent Radiol.2012,35(1):146-153.

[46] Thammaroj J, Kitkhuandee A, Sawanyawisuth K, et al. MR findings in spinal tuberculosis in an endemic country[J]. Med Imaging Radiat Oncol, 2014,58(3):267-276.

[47] Kalkan E, Cengiz S L, Ciçek O, et al. Primary spinal intradural extramedullary hydatid cyst in a child [J]. Spinal Cord Med, 2007,30(3):297-300.

[48] Magarelli N, Simone F, Amelia R et al. MR imaging of atlantoaxial joint in early rheumatoid arthritis[J]. Radiol Med, 2010,115(7):1111-1120.

[49] Kim M, Rhim S C, Khang S K. Intramedullary spinal cysticercosis: a case report and review of literature. Korean[J]. Spine, 2014,11(2):81-84.

[50] Deshmukh V R. Midline trough corpectomies for the evacuation of an extensive ventral cervical and upper thoracic spinal epidural abscess[J].Neurosurg Spine, 2010,13(2):229-233.

[51] Coppes M H, Bakker N A, Metzemaekers J D, et al. Posterior transdural discectomy: a new approach for the removal of a central thoracic disc herniation[J]. Eur Spine, 2012,21(4):623-628.

[52] Thaker R A, Gautam V K. Study of Vertebral Body Replacement with Reconstruction Spinal Cages in Dorsolumbar Traumatic and Koch's Spine[J]. Asian Spine, 2014,8(6):786-792.

[53] Allmendinger A M, Lee T C. Spontaneous intracranial hypotension from calcified thoracic disc protrusions causing CSF leak successfully treated with targeted epidural blood patch[J]. Clin Imaging, 2013,37(4): 756-761.

[54] Joslyn S, Driver C, McConnell F, et al.. Magnetic resonance imaging of suspected idiopathic bilateral C2 hypertrophic ganglioneuritis in dogs[J]. J Small Anim Pract, 2015,56(3):184-189.

[55] O'Malley M J, Chu C R. Arthroscopic optical coherence tomography in diagnosis of early arthritis[J]. Minim Invasive Surg, 2011,(2011): Article ID 671308, 6 pages.

[56] Dennison S E, Drees R, Rylander H, et al. Evaluation of different computed tomography techniques and myelography for the diagnosis of acute canine myelopathy[J]. Vet Radiol Ultrasound, 2010,51(3):254-258.

[57] Kermani H R, Keykhosravi E, Mirkazemi M, et al. The relationship between morphology of lumbar disc herniation and MRI changes in adjacent vertebral bodies[J].Arch Bone Surg, 2013,1(2):82-85.

[58] 崔苏扬.脊柱外科麻醉学[M].上海:上海第二军医大学出版社,2005.

第六章
脊柱侧弯影像学检查及表现
Imaging Examination and Manifestation of Scoliosis

第一节　脊柱侧弯的分类与分型

脊柱向左或向右偏离中线,出现异常弯曲即为脊柱侧弯畸形。一般分为原发性(即特发性)和继发性两大类。继发性原因很多,包括先天性畸形、神经性疾病、脊柱疾病等。

一、特发性脊柱侧弯

特发性脊柱侧弯(idiopathic scoliosis)约占脊柱侧弯患者总数的85%,女性多见。根据年龄分为3种类型:① 婴儿型:年龄4岁以下,主要在胸椎,56%为男性,多数脊柱侧弯畸形患者随发育可自行矫正,一部分患者会进展成严重畸形;② 青少年型:年龄在4~10岁之间,由于该年龄段生长发育较迅速,故脊柱侧弯发展可能也较快;③ 青年型:年龄在10岁至发育成熟之前。

特发性脊柱侧弯可分为结构性侧弯和非结构性侧弯。前者在改变躯干位置时侧弯加重,后者躯干位置改变时侧弯可消失。通常脊柱侧弯的主侧弯为结构性侧弯,其上方和(或)下方出现代偿性侧弯。在发病早期,通常为非结构性侧弯,但发展到后期常为结构性侧弯。

二、先天性脊柱侧弯

先天性脊柱侧弯(congenital scoliosis)发病率仅次于特发性脊柱侧弯而占第2位。引起先天性脊柱侧弯的脊柱及脊髓畸形有半椎体畸形、蝴蝶椎、脊髓纵裂、脑脊膜膨出等。常可见到多个畸形合并存在。可分为Ⅰ型形成不良型(有半椎体和楔形椎)、Ⅱ型分节不全型(有单侧未分节形成骨桥和双侧未分节阻滞椎)和Ⅲ型混合型(有形成不良及分节不全合并肋骨畸形)。

三、神经肌源性脊柱侧弯

神经肌源性脊柱侧弯(neuromuscular type scoliosis)如小儿麻痹型、大脑瘫型、进行性肌营养不良型等。

四、其他类型脊柱侧弯

神经纤维瘤患者中10%~14%合并脊柱侧弯,有高度遗传性。常发生于胸椎及颈椎,受累范围可包括5~7个椎体。皮肤可见色素斑,偶可在椎间孔附近找到神经纤维瘤。

后天获得性脊柱侧弯,如强直性脊柱炎、脊椎骨折、脊椎结核、退行性变等引起的脊柱侧弯。

马凡综合征伴有脊柱侧弯的发病率为 40%～75%。其特点是侧弯严重，常伴有疼痛；以前侧凸常见，故常伴有肺功能障碍。

<h1 style="text-align:center">第二节　X 线 平 片</h1>

全脊柱 X 线平片为全脊柱检查最基本、最重要的检查方法。随着全脊柱专用摄片装置的发明及放射科网络化、数字化的进展，全脊柱 X 线平片越来越成为诊断及测量必不可少的检查手段之一，为临床提供可靠的依据。

一、全脊柱摄片检查方法

摄片方法可采用常规摄片或一次曝光立位全脊柱摄片法(图 6 - 1)和立位全脊柱数字化成像法(图 6 - 2)。一次曝光立位全脊柱摄片使用超长规格摄影装置(特制暗盒、增感屏及滤线器)一次曝光就可得到全脊柱成像，但是因脊柱较长、感兴趣视野太大、脊柱周围软组织密度差异大而难以在一张胶片上同时显示脊柱全长。立位全脊柱数字化成像法利用计算机 X 线摄影(CR)、数字化 X 线摄影(DR)设备及图像存储与传输系统(PACS)实现二次成像的图像合成和自动化测量，克服了传统 X 线摄片的缺点，同时大大减低了 X 线照射量，值得广泛推广。

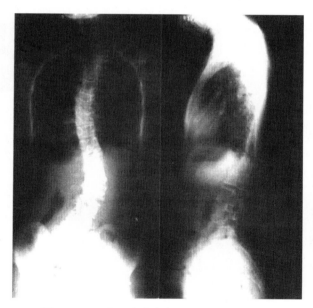

图 6 - 1　一次曝光全脊柱摄影 X 线片正侧位

脊柱呈明显 S 形，$L_{2\sim5}$ 脊柱明显向左侧凸出。L_2、L_3 椎体部分融合，相应椎间隙明显变窄，该处脊柱轻度后凸；T_8 呈蝴蝶椎改变，T_9、T_{10} 明显楔形变；椎体左侧变扁。

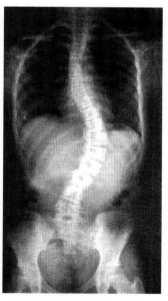

图 6 - 2　全脊柱数字化摄影法 X 线片
(特发性脊柱侧弯畸形)

脊柱呈明显 S 形，$T_{10}\sim L_2$ 脊柱向左侧凸出，为中间之主弯，其上、下各见一个小弯，各椎体形态正常，主弯各椎间隙为左宽右窄之透亮影。

二、全脊柱摄片体位

(一)直立位全脊柱正、侧位像

直立位全脊柱正、侧位像(图6-1)是诊断脊柱侧弯最基本、最重要的检查手段。X线摄片需要包括脊柱全貌,照片时必须强调直立位,才能反映脊柱侧弯真实情况,是评价侧弯角度大小的标准方法。若患者不能配合立位摄片时,应有家属扶站或采用坐位摄片。此体位主要适用于:① 观察脊柱侧弯全貌;② 脊柱侧弯 Cobb 角、椎体旋转度、骨骼发育程度测量;③ 可见椎体发育畸形;④ 术前术后对照观察(图6-3);⑤ 用于青少年脊柱侧弯普查;⑥ 作为脊柱侧弯分类及评估进展或加重危险性的基础。

1. 正位片　患者取前后站立位摄片,下肢用体位固定装置,调节暗盒高度至少包括 C_5 至骶椎。正位片主要显示侧弯的部位、弯曲的大小、受累椎体的数目、估计脊柱的平衡、躯干及骨盆的倾斜程度。

2. 侧位片　体位视患者病情决定,右侧弯摄右侧位,反之摄左侧位。患者侧立位站于摄片架前,双手抱头,暗盒高度同前。侧位片主要显示脊柱正常生理弯曲、前后凸出及程度。

(二)脊柱弯曲像

一般应用仰卧位摄脊柱弯曲像(bending 位)(图6-4),有助于术前制定治疗计划。如有较大的肋隆突刺刀背时,可采用俯卧位摄片减少旋转伪影。主要用于评价:① 预测脊柱的柔韧度;② 判断代偿性弯曲是结构性还是非结构性。

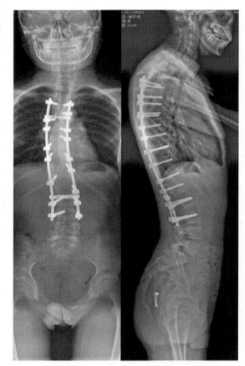

图6-3　全脊柱摄影正、侧位

脊柱侧弯术后改变,T_{11}～L_3椎体旁及椎间隙可见内固定器影。

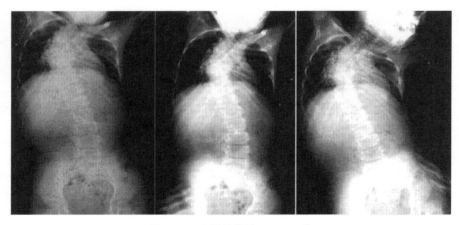

图6-4　全脊柱摄片 bending 位

脊柱胸段明显向右侧弯曲,向右侧曲位未见脊柱侧弯形态明显变化,向左侧曲位见脊柱向右侧弯曲更明显。说明胸段侧弯为主侧弯,并为结构性弯曲。

— 114 —

（三）悬吊牵引像

悬吊牵引像（traction 位）一般用于辅助诊断。主要用于评价：① 可以提供脊柱侧弯牵引复位之全貌；② 判断代偿性弯曲是结构性还是非结构性。

三、全脊柱摄片正常 X 线表现

一般全脊柱片仅能包括下颈椎至骶椎范围（已可满足诊断需要）。侧位片颈椎及上胸椎因两侧上臂重叠影而难以清晰显示。全脊柱摄片正常 X 线表现有如下特点：

（1）脊柱由颈椎、胸椎、腰椎、骶椎和尾椎组成，在矢状面上具有 4 个正常生理弯曲，在冠状面上无左右侧向弯曲。可见各椎体排列整齐，由颈椎、胸椎到腰椎椎体高度逐渐变大，椎体周围皮质完整，边缘光整，无异常突起或骨质破坏。椎间隙为相邻椎体之间宽窄相似的透亮线影。

（2）各椎体可见呈长方形，两侧椎弓根大小、形态及位置对称，呈长椭圆形高密度影，位于椎体两侧骨皮质内缘。棘突为椎体中间，呈水滴状。

（3）颈椎外上缘可见对称性钩突结构，呈斜面向内的小突起。

（4）胸椎两侧外上缘可见肋骨头与椎体的肋凹间形成关节为肋椎关节。侧位可见胸椎椎间孔呈圆形，比腰椎小些，棘突较长，斜向后下方，相邻棘突呈叠瓦状。

（5）腰椎椎体较大，两侧可见横突，L_3 横突最长，L_4 横突最小，且呈尖刀状稍向上翘，L_5 横突较宽大。

（6）胸腰椎椎体及附件结构重叠图像可称为"牛头"征，两侧椎弓根环形影似为"眼睛"，两侧横突为"双耳"，双侧上关节突为"双角"，双侧下关节突为"双下颌"，棘突为"鼻子"。

第三节　CT　检　查

CT 检查是检查脊柱疾病与脊髓疾病的重要手段。其密度分辨率高，弥补 X 线平片不足，可观察椎体骨质及椎管内外软组织结构，但对于脊柱侧弯尤其合并复杂椎体畸形者，难以清晰观察，必须结合三维重建及 X 线平片。另外，CT 平扫不能清晰显示椎管内结构。脊髓造影 CT 扫描虽可弥补其一定不足，但观察脊髓结构仍不理想。CT 检查主要适用于：① 显示椎体及椎管骨性结构异常；② 利用三维重建可补充认识脊柱侧弯的解剖关系和畸形部位；③ 可整体观察侧弯部位椎体、椎管、肋骨及胸廓骨性结构。

一、检查方法

先扫矢状位或冠状位定位片，选定弯曲点或可疑病变点为感兴趣区。以层厚、层距均为 5～10 mm 进行连续扫描。螺旋 CT 及多排 CT 可进行 1～5 mm 薄层连续扫描（扫描应包括全脊柱），经后处理行多平面重建和立体三维重建。软组织窗位、窗宽分别为 +30～+50 Hu 和 250～500 Hu。骨窗位、窗宽分别为 +200～+300 Hu 和 1 000～2 000 Hu。通常采用横断面扫描，扫描线垂直于人体中轴线。

二、全脊柱正常 CT 表现

颈椎、胸椎及腰椎的结构相似，但各段椎体大小、形态及相对位置略有差异。

（一）椎弓根层面

椎体由中心松质骨（其内为蜂窝状骨小梁）及周边一层均匀致密的骨皮质构成。除寰椎、枢椎及骶尾椎等特殊椎体外，一般椎体后缘呈中部平直或稍微凹陷的卵圆形或肾形。椎体后缘、椎弓根、椎板及棘突共同围成完整骨环即为椎管。硬脊膜囊位于椎管中央，呈卵圆形软组织密度影，周围有脂肪间隙环绕，其内为脊髓或马尾神经。

（二）椎间孔层面

可见椎间孔位于椎管的前外侧，呈裂隙状，有神经根和血管通过。

（三）椎间盘层面

椎间盘为软组织密度，其边缘正常时不超过椎体边缘。椎间盘后外方可见上、下关节突，椎板。黄韧带附于椎管后侧，正常厚度为 $2\sim4$ mm，超过 5 mm 为黄韧带肥厚。

第四节　MRI 检查

MRI 检查在脊柱侧弯的诊断中有不可忽视的作用。MRI 无 X 射线辐射，且不需造影剂即可显示椎管内神经组织，尤其在脊髓水成像显示脊蛛网膜下隙与脊髓关系方面有着不可替代的优势。MRI 检查主要适用于：① 了解脊髓病变，如脊髓纵裂、脊髓空洞等；② 了解脊柱侧弯合并畸形，如 Chiari 畸形、栓系综合征等；③ 充分认识脊柱侧弯的解剖关系和畸形部位。

一、检查方法

（一）线圈

传统应用体线圈或表面线圈具有信噪比低、扫描范围小等缺点。近年来已广泛应用全脊柱协同线圈（可为 2~4 个线圈组合），具有信噪比高、扫描范围大、无须更换线圈一次完成全脊柱扫描等优点。另外，应该强调应用信号均匀技术以减少全脊柱线圈信号衰减效应，从而得到良好的图像质量。

（二）扫描方法

先扫三轴定位片，然后通常采用全脊柱扫描序列及移床技术一次定位完成包括第四脑室、小脑、颈椎至尾椎全部脊柱的扫描，成像视野大，可直观显示脊柱全貌。对于侧弯角度过大，无法一次连续扫描者，可先扫脊柱二维快速水成像序列，用于分段定位扫描。必须强调因 MRI 检查时间长，而脊柱侧弯多数患者年龄偏小，甚至为婴幼儿，所以 MRI 检查时一定要使患儿制动，可口服水合氯醛等小儿安定类药物。

（三）扫描技术

常规应用快速自旋回波 T_1 加权像及 T_2 加权像，辅以梯度回波序列，发现脊髓病变时应用 Gd-DTPA 行增强扫描，对于复杂畸形应用水成像（MRM）进行空间定位及直观观察脊柱侧弯与脊髓关系。

（四）扫描层面

1. 矢状面成像（SAG）　为 MRI 检查最基本方法。可全面观察全部脊柱各椎体排列、曲度，椎骨、椎间盘及脊髓的解剖关系和形态。扫描层厚一般为 $3\sim5$ mm。层数以棘突为中心，一般扫 11 层。扫描要求上缘包括小脑、第四脑室（观察是否合并 Chiari 畸形、脑积水等），下缘包括骶椎椎管

（观察是否合并脊髓低位、栓系、硬脊膜膨出等）。

2. 冠状面成像（COR）　为 MRI 检查重要的辅助方法。可全面观察脊柱侧弯情况及判断病变与周围组织三维关系、显示半椎体、脊髓纵裂等畸形及显示脊柱旁病变如神经源性肿瘤等。扫描层厚一般为 3～5 mm。

3. 横断面成像（TRA）　为 MRI 检查重要的辅助方法。可判断病变与周围组织三维关系及观察椎管内脊髓纵裂等畸形,可见脊柱旁病变如神经源性肿瘤等。扫描层厚一般为 5～10 mm。T_2 加权像及梯度回波（Banlance - FFE）可清晰显示脊髓及前后角神经根结构。

二、全脊柱正常 MRI 表现

（1）可清晰显示脊椎序列关系。椎体骨皮质为线状,无信号。椎体内因含红骨髓及黄骨髓,在 T_1 加权、T_2 加权像上均为均匀稍高的类似脂肪的信号。

（2）脊柱韧带显示清晰,在各序列上均为低信号。紧贴脊柱前缘为前纵韧带,紧贴脊椎椎体后缘（椎管前壁）为后纵韧带,椎管后壁为黄韧带。

（3）椎间盘正常时在 T_2 加权像上为"夹心饼干"影像（上、下缘透明软骨为高信号,中间髓核为低信号）。

（4）脊髓为中等较均匀信号,其周围环绕 T_1 加权像低信号、T_2 加权像高信号之脑脊液。脊髓横径约为 1.0 cm,在 $C_{5\sim6}$ 及 T_{12} 水平可见颈膨大及腰膨大,横径略增大。内部"H"形为灰质,周围环绕白质。

（5）颈髓神经根可清晰显示,为两对位于脊髓两侧之细线样中等信号影,向椎间孔走行。胸髓神经根较细,且近于垂直走行,故较难以在横断面显示,但在冠状面及 MRM 可清晰显示。腰髓神经根大部分形成马尾,可清晰显示。

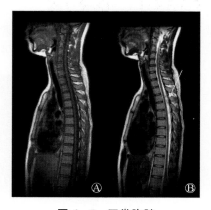

图 6 - 5　正常胸髓

胸髓 MRI。A、B 分别为 T_1 W/SAG、T_2 W/SAG。胸段脑脊液在 T_2 W 像上通常显示为比其他部位脑脊液稍高信号,但不应误认为病变。

（6）脊蛛网膜下隙内有脊髓神经前根及后根,还有齿状韧带及脊蛛网膜中隔等结构。齿状韧带为软脊膜延续,附于脊髓及硬脊膜上,存在于前根、后根之间,将脊髓左右固定。脊蛛网膜中隔为蛛网膜和软脊膜相结合的纤维性小梁,于胸髓背侧多见而明显,正中最厚。此部位脑脊液流速慢,几乎处于停滞状态,在 T_2 加权像及梯度回波序列上通常显示为比其他部位脑脊液稍高信号,尤其在脊柱侧弯部位更易出现,不应误认为病变（图 6 - 5）。

第五节　脊柱侧弯影像学表现

一、脊柱侧弯影像学诊断术语

1. 顶椎　弯曲中畸形最重,偏离垂直线最远的椎体。

2. 端椎　椎体向脊柱侧弯凹侧的倾斜度最大者,为侧凸中最头端和最尾端椎体。

3. 主侧弯　即原发侧弯,是最早出现的弯曲,也是最大的结构性弯曲,柔软性和可矫正性差。

有3个弯曲时,中间的为主侧弯,有4个弯曲时,中间2个为双主侧弯。

4. 次侧弯 即代偿性侧弯和继发性侧弯,是最小的弯曲,弹性较主侧弯好,可以是结构性或非结构性的,位于主侧弯上方或下方。

5. 脊柱侧弯部位 根据脊柱侧弯弧顶椎部位,分为颈段脊柱侧弯($C_1 \sim C_6$)、颈胸段脊柱侧弯($C_7 \sim T_1$)、胸腰段脊柱侧弯($T_{12} \sim L_2$)、腰段脊柱侧弯($L_2 \sim L_4$)、腰骶段脊柱侧弯($L_5 \sim S_1$)。

6. 侧弯形态 根据脊柱侧弯形态分为单弧侧弯和双弧侧弯。前者主侧弯明显大于代偿性侧弯,在 bending 位和 traction 位代偿性侧弯弧度消失或明显减小。后者两个侧弯畸形度相近,在 bending 位和 traction 位侧弯弧度改变不多。

7. 肋+椎角测量法(图6-6) 对于判断婴儿型脊柱侧弯进展情况很有价值。做顶椎下缘中点垂直线为 a 线,与顶椎相连凸侧肋骨的肋骨头中点与肋颈(肋骨增宽处内缘)中点之连线为 b 线,a 线与 b 线交角为肋-椎角(R-V角)。80% R-V角小于20°者,脊柱侧弯会自行消退。R-V角等于或大于20°者,脊柱侧弯会进行性加重,应尽早治疗。

8. Cobb 角测量(图6-6) 在站立位全脊柱片上应用 Cobb 法测量脊柱侧弯角度。先确定上、下方端椎,分别做上方端椎上缘线垂直线及下方端椎下缘线垂直线,两垂直线交角为 Cobb 角。通常 Cobb 角大于80°为严重侧弯畸形。

9. 测量旋转度(图6-6) 在站立位全脊柱片上应用 Moes 法测量脊柱椎体旋转度。根据椎弓根偏移椎体侧方的程度分4度:正常时两侧椎弓根与椎体两侧边缘等距;凹侧椎弓根靠近椎体边缘为Ⅰ度;位于椎体边缘为Ⅱ度;凸侧椎弓根位于中线,凹侧椎弓根消失为Ⅲ度;凸侧椎弓根越过中线为Ⅳ度。

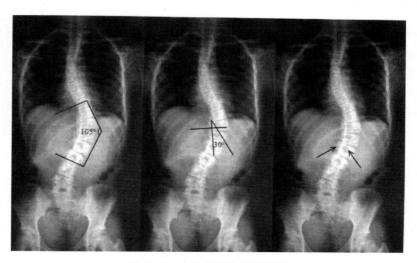

图6-6 全脊柱摄片角度测量

脊柱呈明显 S 形,$T_{10} \sim L_2$脊柱向左侧凸出,Cobb 角为105°,R-V角为30°,L_1椎体旋转度Ⅱ~Ⅲ度。图中箭头为椎体左、右椎弓根影,用于测定旋转度。

二、特发性脊柱侧弯的影像学表现

(一)X 线表现

(1)全脊柱 $C_5 \sim S_1$ 范围可见侧弯畸形,通常成 S 形。婴儿型主要在胸椎,92%向左侧凸出;青少年型多见于凸向右侧;青年型(图6-2)常可见一个主侧弯,上下分别见2个代偿性侧弯及脊柱向侧方偏移和向凸侧旋转。

(2)可见侧弯累及椎体相应椎间隙不等宽,凸侧增宽,凹侧变窄。

(3)脊柱侧弯者身体两侧身体负重不平衡,凸侧肩峰高耸,凹侧髂嵴突出;由枕外隆突向下作垂直线不通过骶骨中线,此两种为无代偿性侧凸。

(二)CT表现

(1)定位片及三维重建可观察脊柱侧弯及各椎体形态,密度分辨率高于X线平片,后者可利用最大密度投影技术(MIP)旋转观察,可整体、直观地显示脊柱侧弯全貌。

(2)脊柱侧弯时脊椎变形,在侧凸畸形的凹面,椎体及椎间盘变窄,椎体骨骺承受压力增大,使凹侧椎体楔形变。凹侧椎体发育小,与对侧不对称。

(3)侧弯部位椎管骨性结构失去正常类圆形形态。

(4)在侧凸畸形的凸面,由于椎体、凸面侧横突及肋骨旋转而出现胸廓后壁隆起及前壁凹陷(图6-7)。

(5)在侧凸畸形的凹面,由于肋间隙变窄并向前伸展而构成胸廓前壁隆起及后壁平坦。

(三)MRI表现

(1)可清晰显示脊椎及脊髓序列关系,但在侧弯严重者难以在一个扫描层面上显示全部脊髓及椎体。侧弯明显处常可见脊蛛网膜下隙齿状韧带、蛛网膜中隔及脑脊液伪影(可能由于脑脊液涡流所致),呈多个类圆形中等信号影,环绕在脊髓周围,勿认为是病变。

(2)脊柱侧弯部位常可见韧带增厚及钙化。

(3)侧弯部位常可见多个椎间盘变性(在T_2加权像上信号减低)及突出(突出于脊柱各椎体后缘连线),可能与椎间盘负重增加有关。

(4)侧弯部位脊髓牵拉移位,在MRM上显示清晰、直观,脊髓通常移向凹侧,相应凸侧脊蛛网膜下隙增宽(图6-8)。

三、先天性脊柱侧弯的影像学表现

(一)X线表现

(1)全脊柱C_5～S_1范围可见侧弯畸形,通常成S形。有2个S特点,即脊柱侧弯较短(short curve)和侧弯较锐(sharp curve)。

(2)可见侧弯累及椎体相应椎间隙不等宽,凸侧增宽,凹侧变窄。

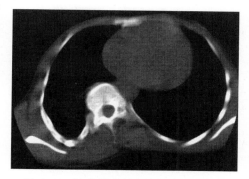

图6-7　特发性脊柱侧弯畸形CT表现

T_8椎体明显旋转,脊柱向右侧凸,由于椎体、右侧横突及肋骨旋转而出现后胸壁隆起。由于左侧肋间隙变窄并向前伸展而构成后胸壁平坦。

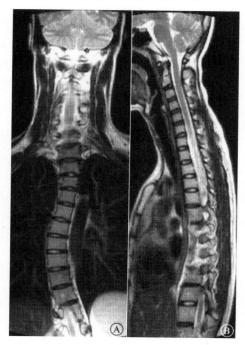

图6-8　特发性脊柱侧弯畸形MRI表现

图中A、B为T_2W/COR、T_2W/SAG,可见脊柱上胸段明显侧弯畸形,各椎体及脊髓未见明确异常。由于侧变畸形,T_2W/SAG尚难以在一层上显示全部脊髓。

（3）半椎体畸形：出生时椎体较正常椎体小，随发育逐渐变为楔形。当出现多个半椎体而两侧非对称分布者则可见侧弯畸形，同侧多个半椎体可相互融合，胸椎半椎体可伴有肋骨发育畸形（如并肋）。可见合并后突畸形（后缘半椎体）（图 6-9）。

（4）蝴蝶椎：为两个尖端相对的楔形变椎体组成，犹如蝴蝶的两个翅膀。

（5）脊柱裂：椎板未愈合，椎弓中央裂缝，有或无游离棘突。有时可见椎弓根距增宽，椎管后缘可见软组织包块影。

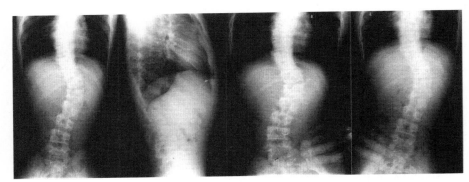

图 6-9　全脊柱摄影正侧位及左、右 bending 位（先天性脊柱侧弯畸形，Ⅰ型形成不良型）

L_1 椎体呈楔形变，右侧及前半部椎体变扁，T_{11}～L_3 椎体明显向左侧凸出。左、右 bending 位未见侧弯形态明显改变。

（二）CT 表现

（1）定位片及三维重建可观察脊柱侧弯及各椎体形态，密度分辨率高于 X 线平片，后者可利用 MIP 旋转观察，可整体、直观地显示脊柱侧弯全貌。

（2）对感兴趣区扫描可见椎体骨性改变，半椎体、蝴蝶椎、脊柱裂等。

（3）椎体、横突及肋骨旋转而出现胸廓后壁隆起及前壁凹陷（图 6-10）。

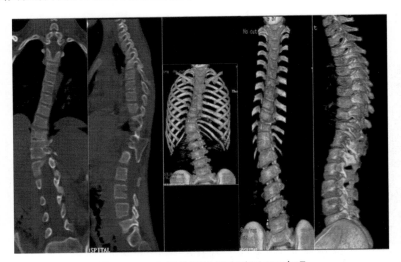

图 6-10　先天性脊柱侧弯畸形 CT 表现

全脊柱CT平扫＋三维重建。脊柱呈S形弯曲，脊柱胸段明显向右侧侧弯畸形，T_{10} 椎体表面欠光整，T_{11}、T_{12} 椎体融合，右侧肋骨聚拢。

（4）椎管内可显示有骨性、软骨性、纤维性分隔，将脊髓一分为二。

（5）可见脊髓中央管扩大，表现为脊髓内低密度囊腔伴有和（或）不伴有脊髓增粗。

（三）MRI 表现

（1）可见一个或多个半椎体，表现为特征性椎间盘横"Y"形征。

（2）合并脊髓中央管扩大，脊髓内可见线形（T_1 加权像上为低信号、T_2 加权像上为高信号），可局限一段，或累及脊髓全长，通常颈胸段多见。椎管内可见脊蛛网膜中隔及脑脊液流动伪影（图6-11）。

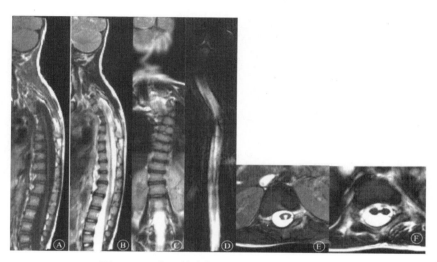

图 6-11　先天性脊柱侧弯（Ⅰ型形成不良型）

图中 A、B、C、D、E 及 F 为 T_1W/SAG、T_2W/SAG、T_2W/COR、MRM 及 TRA，可见脊柱上胸段明显侧弯畸形，胸段可见多个椎体呈半椎体及蝴蝶椎；T_8 水平见脊髓空洞；脊髓圆锥见部分脊髓纵裂；上胸段脊髓背侧中等信号影即为脊蛛网膜中隔及脑脊液流动伪影。

（3）合并脊髓纵裂（椎管内 2 个并列中等信号之软组织影），脊髓常为部分纵裂，下段脊髓可再次合二为一。两者可粗细相等，或不均，常可见较粗脊髓内合并中央管扩大（图6-12，图6-13）。

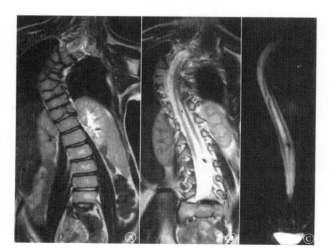

图 6-12　先天性脊柱侧弯（Ⅰ型形成不良型）MRI 表现

图中 A、B 为 T_2W/COR，C 为 MRM，可见脊柱胸段明显侧弯畸形，胸段可见多个椎体呈半椎体及蝴蝶椎。自胸段至圆锥见部分脊髓纵裂。MRM 可立体、直观地显示脊柱侧弯及脊髓变化。

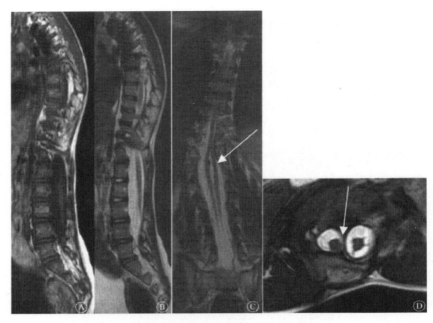

图6-13　脊柱侧弯合并脊髓纵裂

全脊柱 MRI。图中 A、B、C、D 为 T₁W/SAG,T₂W/SAG,T₂W/COR,BFFE/TRA。可见胸腰段脊髓明显分成两束,硬脊膜及骨性椎管同时分为完整的 2 个,脊髓各自发出各自的神经根。脊髓圆锥位置平 L₂ 水平。

（4）合并 Chiari 畸形(图6-14),可直观显示小脑扁桃体疝及其程度。

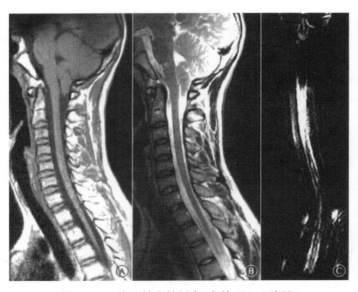

图6-14　先天性脊柱侧弯(合并 Chiari 畸形)

图中 A、B 为 T₁W,T₂W,C 为 MRM,可见脊柱胸腰段轻度侧弯畸形,小脑扁桃体明显下降至椎管内。

（5）合并脊髓栓系综合征（图6-15），可显示脊髓圆锥位于L$_2$水平或以下，膨大的圆锥部分不明显或消失，纵丝增粗，直径大于2 mm，固定于椎管后方。经常合并椎管脂肪瘤。

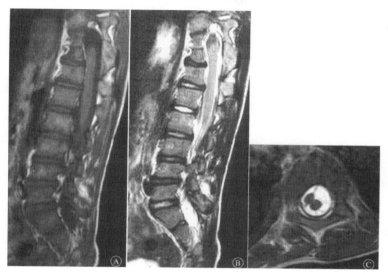

图6-15　脊髓纵裂及栓系综合征

腰椎MRI。图中A、B、C为T$_1$W/SAG、T$_2$W/SAG、BFFE/TRA。可见脊髓圆锥位置低，约平L$_2$水平，马尾神经增粗。脊髓胸腰段分裂为独立的2个，各自独立发出神经根。两者间未见明确骨性及硬脊膜分隔。

（6）合并脊膜膨出及脊髓脊膜膨出，可见椎管后缘向后膨出之囊袋样结构（图6-16，图6-17），一般与脑脊液信号相同（T$_1$加权像上为低信号、T$_2$加权像上为高信号），合并脂肪瘤时则为脂肪信号（T$_1$加权像、T$_2$加权像上均为高信号，压脂上为低信号）。

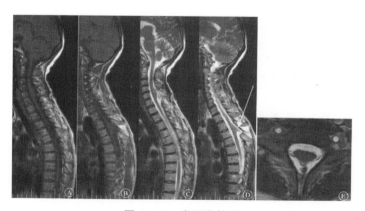

图6-16　脊髓脊柱裂

颈胸椎MRI。图中A、B、C、D、E为T$_1$W/SAG/6、T$_1$W/SAG/7、T$_2$W/SAG/6、T$_2$W/SAG/7、BFFE/TRA。可见C$_{5\sim6}$、T$_{3\sim4}$水平脊髓、脊膜向后沿椎体棘突缺损处及各椎管向外突出。

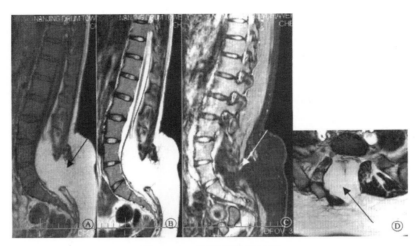

图 6 - 17　腰椎脂肪脊柱裂

腰椎 MRI。图中 A、B、C、D 为 T_1W/SAG、T_2W/SAG、STIR(压脂)、BFFE/TRA。可见 $L_{4\sim5}$ 椎体附件未融合，棘突缺如。$L_3\sim S_1$ 椎管内见大量短 T_1、长 T_2 加权像信号影，压脂后信号减低硬脊膜囊受压前移。病灶沿椎管内向椎外延伸至腰部及臀部皮下。

四、神经肌源性脊柱侧弯的影像学表现

神经肌源性脊柱侧弯影像学表现与特发性脊柱侧弯较难鉴别，诊断主要依赖结合临床资料。

五、其他类型脊柱侧弯的影像学表现

神经纤维瘤病性脊柱侧弯，具有典型皮肤色素斑者诊断不难。典型 X 线表现为原发侧弯位于胸椎，凸向右侧，弯曲不超过 6 个椎体。MRI 上见椎间孔扩大，可见神经纤维瘤呈哑铃状骑跨于椎间孔内外或完全位于椎间孔外(图 6 - 18)。因此，扫描时应注意脊柱旁有无肿块影。

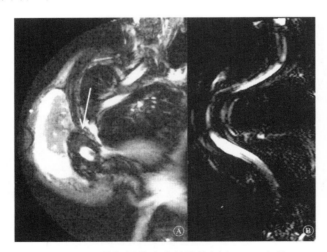

图 6 - 18　神经纤维瘤病性脊柱侧弯 MRI 表现

图中 A、B 为 T_2W/COR、MRM。可见脊柱胸腰段明显侧弯畸形，$T_{12}\sim L_1$ 水平可见脊柱右侧一较大肿块影，其内信号不均匀，病灶内侧见有蒂与椎间孔相连(箭头)。

（张　冰）

参考文献

［1］赵定麟.现代骨科学［M］.北京:科学出版社,2004.

［2］董福慧.临床脊柱相关疾病［M］.北京:人民卫生出版社,2009.

［3］Kevin Lau D C.脊柱侧弯自然预防和治疗计划［M］.Yujia Shi,译.USA:Create Space,2011.

［4］孙涛,姜勇,李大鹏,等. X射线数字成像在全脊柱摄影中的临床应用研究［J］.中国医学装备,2014,11(11):31-33.

［5］陈建新,付丽媛,陈自,等.脊柱全景成像技术在脊柱侧弯摄影中的应用［J］.生物医学工程与临床,2012,16(2):168-171.

［6］马伟伟,陈增爱,戈欣. CR全脊柱摄影技术在脊柱侧弯中的应用［J］.放射学实践,2011,26(1):107-108.

［7］Sina S,Zeinali B,Karimipoorfard M. Investigation of the entrance surface dose and dose to different organs in lumbar spine imaging［J］. Biomed Phys Eng,2014,15;4(4):119-126.

［8］Tarantino U,Fanucci E,Iundusi R,et al. Lumbar spine MRI in upright position for diagnosing acute and chronic low back pain:statistical analysis of morphological changes［J］. Orthop Traumatol,2013,14(1):15-22.

［9］Guevar J,Penderis J,Faller K,et al. Computer-assisted radiographic calculation of spinal curvature in brachycephalic "screw-tailed" dog breeds with congenital thoracic vertebral malformations:reliability and clinical evaluation［J］. PLoS One,2014,9(9):e106957.

［10］Tao H R,Yang T L,Chang M S. Successful treatment of a patient with congenital kyphoscoliosis associated with tethered cord［J］. Neurosurg Spine,2015,22(1):64-69.

［11］Carstensen M H,Al-Harbi M,Urbain J L,et al. SPECT/CT imaging of the lumbar spine in chronic low back pain:a case report［J］.Chiropr Man Therap,2011,11;19(1):1.

［12］崔苏扬.脊柱外科麻醉学［M］.上海第二军医大学出版社,2005.

Nerve Electrophysiologic Monitoring of Spine and Spinal Cord Diseases

/ 第三篇 /

脊柱与脊髓疾病神经电生理监测学

第七章
脊柱与脊髓疾病术前神经肌电图异常的分析诊断
Analysis and Diagnosis for Abnormal EMG of Spine and Spinal Cord Diseases

需要手术的脊柱脊髓疾病可分为脊柱疾病和脊髓疾病。和神经系统有关的脊柱手术多涉及脊髓、神经根。这些部位的神经受损会导致远端肢体和躯体的症状,很多周围神经病和脊柱相关神经损伤有相同的临床表现,这就需要进行术前的诊断、鉴别诊断和定位。有相应部位脊髓和神经根受损也是脊柱手术的主要指征,术前必须要进行神经系统的诊断和评估,这样同时可以给术后神经系统损伤是否改善提供一个客观依据。

第一节　脊柱和脊髓疾病电生理检查概论

一、进行电生理诊断术前诊断的意义

常见的脊柱病分为四大类:
(1) 脊柱创伤,如骨折等。
(2) 脊柱退变,如椎间盘疾病、椎管狭窄、椎体滑脱等。
(3) 脊柱肿瘤。
(4) 脊柱畸形。
这些疾病多数会影响到与脊柱相关的神经系统。但是这些需要手术的疾病中也并非都已经影响神经系统,如有些脊柱畸形等,这些疾病仅仅影响到患者其他系统的功能,如青少年生长期的脊柱侧弯会变形影响生长、影响生活质量和心肺功能,严重者才会影响到神经系统的功能。这些情况在脊柱手术之前的电生理检查中不会发现神经系统有异常,但是这些需要手术的脊柱疾病仍然需要进行神经电生理监测。

如果患者手术之前的目的仅仅是需要矫形手术,而手术中却发生了神经损伤,那手术结束后的并发症就会导致患者的生活质量大打折扣,甚至发生残疾、瘫痪。这样的结果肯定不能为患者和医生所接受的,甚至会引发医疗纠纷。因此,不论术前是否有神经系统的损伤,除了影像学的诊断外,推荐都要进行术前神经电生理的评估。

神经电生理评估的重要意义概括如下:
(1) 为了了解被手术的患者是否有神经系统的损伤,做一个明确的诊断。
(2) 为了给术中监测提供一个可参照的术前数据。
(3) 在手术中就根据术前的数据比对,能够了解部分手术关键步骤是否已经改善了神经系统的损伤。

（4）术中通过对照术前诊断，发现是否有新的神经系统的损伤（可能是手术操作造成），便于及时纠正手术操作，及时阻断损伤的进一步发展。

（5）手术前后的电生理诊断，均成为完整的手术病程记录的一部分。

（6）成为有法律效应的客观数据保存。

二、神经电生理诊断的内容

与脊髓等有关的神经系统包括的内容很广，上从部分颅神经开始，经过脊髓的各种传导索，下经过神经根和四肢、躯干相连。因此神经系统的电生理诊断是非常有挑战性工作。神经电生理医生要运用临床经验，对疾病初步诊断，选择与初步诊断相关的神经电生理的各种方法，对脊髓和周围神经进行检查，给神经损害定位、定性，同时要鉴别诊断很多其他的神经、肌肉系统的疾病。

与上述相关的神经系统电生理检查包括几大类：

（1）体感诱发电位检查（somatosensory evoked potentials，SSEPs）。

（2）运动诱发电位检查（motor evoked potentials，MEPs）。

（3）神经传导速度检查（conduction velocity，CV）。

（4）神经电图检查（electroneurogram，ENG）。

（5）针极肌电图检查（electromyogram，EMG）。

大体上而言，脊髓前角、神经根及周围神经病变的诊断主要依靠神经传导速度、神经电图和针极肌电图检查；对脊髓传导通路的检查主要靠体感诱发电位和运动诱发电位；对自主神经系统的检查主要靠皮肤交感反射和心率变异检查。但是神经系统的复杂性决定了很多神经损害是多部位的，周围神经病变和神经传导通路功能障碍也常常是同步，鉴别很清楚有时需要多种检查方法结合使用。推荐脊髓和脊柱疾病的检查首先要排除神经受压迫和远端的周围神经需要进行神经传导速度、神经电图及针极肌电图检查，要了解脊髓感觉和运动的传导通路功能必须进行体感诱发电位和运动诱发电位的检查，特别是对颈椎和胸椎疾病尤其不可省略传导通路的检查。

三、神经系统疾病诊断选用的神经电生理检查方法的思路

周围神经疾病主要是包括前角细胞、神经根、神经丛、神经干、神经-肌接头的病变。

在周围神经疾病的电生理诊断的思路是：

（1）鉴别神经源性损害还是肌源性损害。

（2）鉴别是否有神经-肌接头的病变。

（3）确定神经源性损害后，要鉴别是全身性神经损伤还是局部神经损害。

（4）全身性神经系统疾病要鉴别是轴索还是髓鞘的损伤。

（5）鉴定局部神经源性损伤后要定位，是神经干、神经丛还是神经根性损伤。

（6）神经干的损伤要定位是哪个节段的神经损伤。

（7）要鉴别是神经根还是神经丛性损伤。

（8）神经丛的损伤要定是局部神经丛损伤，还是全丛损伤。

周围神经疾病最常用的方法是用 CV（包括感觉神经传导速度、运动神经传导速度）、神经电图（包括 F-波、H-反射及各种反射）、针极 EMG。

我们一般将脊髓和大脑统称为中枢神经系统。对中枢神经系统的诊断思路是：

（1）鉴别脊髓还是脑干、大脑的疾病。

（2）对脊髓的功能要判断是运动神经传导通路、感觉神经传导通路还是自主神经系统的功能障碍。

（3）给脊髓的功能障碍区大致定位。

中枢神经系统主要使用的诊断方法有 SSEP、MEP、SSR、脑电图（electroencephalogram，EEG）等。

四、神经系统疾病诊断的神经电生理检查方法选用

神经系统的电生理检查的方法有很多种，所有检查方法主要是记录神经和肌肉的电位变化。神经电生理分自发神经电生理检查和诱发神经电生理检查。

自发神经电生理检查是直接记录人体神经系统安静状态下的生物电活动，主要包括：EEG、针极 EMG 的一部分。

诱发神经电生理是给机体一种刺激（包括电、磁、声、视、主动运动等），在机体上记录诱发后的生物电信号，其中包括：CV（主要包括感觉神经传导速度和运动神经传导速度等）、神经电图（主要包括 F-波、H-反射、SSR 等各种反射）、EP（主要包括 SSEP、MEP、BAEP、VEP 等）、针极 EMG（包括定量肌电图、单纤维肌电图等）的一部分。

上述各种方法的检查组合是根据初步诊断后选择的。每一种定性和定位诊断的步骤要选用不同的诊断方法，这需要神经电生理诊断医生有良好的逻辑思维能力、丰富的临床经验、敏锐的直觉，在诊断的每一步中，要灵活地调整自己的初步诊断方案，用最少的检查方法和检查最少的部位，提供最有依据的诊断结果，使患者受最少的创伤，并节约检查时间。

（一）鉴别神经源性损害还是肌源性损害诊断

在各种周围神经疾病中，首要的一步是区分肌源性损伤还是神经源性损伤。肌源性疾病的种类很多，有肌营养不良、多发性肌炎和皮肌炎、代谢性疾病、内分泌性肌病和类固醇肌病、先天性肌病，还有肌电活动异常的肌病，包括肌强直综合征、神经源性肌肥大、肌张力障碍等。而周围神经损伤的疾病就更加多见，前角细胞、神经根、神经丛、神经干的各种疾病都包括在内。

鉴别神经源性疾病和肌源性疾病最主要的方法之一就是针极肌电图的检查。因为各种神经源性的疾病和各种肌源性病变在临床上有主要相似症状：肢体无力、肌肉萎缩、病程时间相似等。但是肌源性损害在不同的病程中神经电生理的改变是不同的。很多病程长的肌源性疾病伴有神经源性的损伤。因此，感觉神经传导速度、运动神经传导速度、各种神经反射的检查都不可减少，不仅是为了判断是否合并神经源性损害，也是为了鉴别诊断使用。

（二）鉴别神经-肌接头疾病诊断

神经-肌接头是连接神经和肌肉的重要结构，任何肌无力，并且不能解释其原因疾病都要考虑到有神经-肌接头传递障碍的可能。神经-肌接头疾病包括突触后膜障碍（如重症肌无力）、突触前膜异常（如肌无力综合征）及突触障碍机理不清（如肉毒素中毒）。肌无力可以表现在全身也可以表现在局部，因此需要和其他神经、肌肉疾病相鉴别。

神经-肌接头疾病检查方法最重要的是进行重复电刺激检查、单纤维肌电图检查。

为了进行鉴别诊断必须要进行 SCV、MCV 的检查。因为这类疾病很少影响到感觉纤维，常规的 MCV 检查也可以是正常。

（三）鉴别全身性神经源性疾病诊断

在确定广泛性神经源性损伤的时候要进行全身各个神经节段的定量针极肌电图检查，其中包括了颅神经段、颈段、胸段和腰段的全面检查。广泛性运动神经源性损伤多见于前角病变。要和臂丛神经、腰骶丛神经、神经根的病变相鉴别。前角细胞疾病往往只涉及运动神经系统，因此 SCV 检查作为鉴别诊断也是很需要的。此外 MCV 的详细检查，寻找是否存在传导阻滞也很重要（与多灶性运动神经病的重要鉴别点）。

全身性神经系统疾病要注意鉴别髓鞘性损伤还是轴索的损伤。一般轴索损伤会导致 SCV 和 MCV 的波幅降低而不一定伴有传导速度的减慢；髓鞘的损伤，尤其是急性髓鞘损伤（如格林-巴利综合征）SCV 和 MCV 的传导速度显著减慢，而波幅却没有明显的降低，有时还会伴有神经根性的脱髓鞘改变，这就需要增加 F-波和 H-反射的检查。神经根的轴索是髓鞘包裹的薄弱环节，很容易受累，有时会是首发病变处。这类疾病的针极肌电图方法不一定有异常，可以选择少量肌肉做针极肌电图检查作为鉴别诊断。

（四）神经丛和神经根性的疾病诊断

对于脊柱外科的神经电生理诊断最重要的是鉴别神经丛还是神经根性的损伤，是否是脊柱病引起了神经根受压。这既是手术指征，也是术后改善神经根受压迫的依据。而对于外科医生对神经损伤的要求是诊断神经丛的损伤要搞清在哪个部位的损伤，以及是部分丛性的损伤还是全丛的损伤，最终是为了手术定位，所以检查的要求就更加细致。而脊柱手术中，关键是鉴别神经损伤是否是脊柱病变造成的神经根的损伤，相对于外臂丛的定位不需要这么精准。

在神经丛和神经根的损伤，在临床上可累及运动纤维，或累及感觉纤维，也可以感觉和运动纤维同时受累。表现为肌力减弱、肌萎缩、肌腱反射降低、感觉异常、疼痛等。电生理诊断的意义在于确定根性和丛性的损伤，脊柱手术在手术之前了解是否有压迫神经根的受损，作为解除压迫的目标。神经损伤包括颈椎关节强硬、颈椎和腰椎椎间盘突出、神经根的撕脱伤、肿瘤等。神经根和丛性损伤可以同时发生。特别是臂丛神经损伤或累及颈部神经根的损伤很难鉴别。一般来说节前的损伤往往很少累及感觉纤维，SCV 的检查基本正常，多累及运动纤维，MCV 会出现 CMAP 波幅降低；节后损伤时感觉纤维和运动纤维均受累，SCV 和 MCV 均会发生异常。但是这些异常会和臂丛损伤的局部有关，并不是所有感觉神经和运动神经受影响。是否有神经根的损伤鉴别，重要的方法之一在可疑神经根损伤附近做脊旁肌针极肌电图检查帮助鉴别诊断。

当神经损伤靠近近端神经时，在常规的神经电图检查困难时，就可以借助 SSEP 的检查，对周围神经系统进行评判。SCV 检查对近端感觉神经基本是盲区，SSEP 对近端感觉神经的检查结果与其基本相似。如脱髓鞘疾病中，如果远端感觉神经传导速度正常，就可以用 SSEP 的潜伏期是否延长来帮助判断近端神经是否有感觉神经的病变。但是要注意的前提是，要排除中枢的感觉通路病变，需要依靠多节段的 SSEP 检查来判断。记录的时候在周围神经、脊髓、头皮分别设多通道的记录点，同步记录，可以初步判断出神经损伤的大致范围。有学者发现，影像学检查有神经根病变的人，SSEP 的异常率头皮记录仅为 20%，腰部记录为 50%。是因为神经根的病变在头皮记录的传导途径太长，局部的异常被缩小了，而在腰部记录的传导途径相当局限，异常率就接近真实的表现。当然神经根的病变同时要结合 F-波和 H-反射、针极肌电图等综合判断，不能单纯用 SSEP 作为神经根病变的诊断。一般认为臂丛神经损伤，刺激上肢神经，分别在头皮、颈棘突 erb's 电记录 SSEP，有助于对臂丛损伤的评价，N_{13} 波幅降低反映了整个臂丛神经受损，N_9 波幅降低反映了节后神经损伤。因此 SSEP 对臂丛神经损伤的诊断主要是鉴别节前和节后神经纤维的损伤。

（五）脊髓神经病变

脊髓疾病分为脊髓炎、脊髓空洞症、脊髓压迫症、脊髓血管疾病、运动神经元疾病等，SSEP、MEP 无疑是最佳的诊断选择。不仅反映了脊髓的上行传导通路的功能，也可以判断脊髓下行通路的检查。尤其是对颈椎、胸椎疾病是否有脊髓的压迫，导致神经功能障碍有最直接的诊断依据。也是对脊柱手术术中监测提供了术前的检查参考，帮助医生判断麻醉后的病人设置的 SEP、MEP 的基线是否可靠，对完整的术中神经监测有重要的意义。

（六）脑干、丘脑、半球损伤的诊断方法

这些疾病虽然和脊柱病关系相对较少，但是在做 SSEP 和 MEP 中的传导通路中涉及一部分这些中枢神经系统，只有排除这些部位的病变，才能认为 SSEP 和 MEP 的异常仅仅是脊髓病变造成的。

脑干的电生理诊断主要是 BAEP，丘脑和半球的电生理诊断主要靠 EEG（在此不重点讨论）。

第二节　检查神经传导速度的基本方法

在手术监测中均需要使用 SSEP、MEP 及静息下的 EMG，这三种具体检查方法，在术中和常规的检查基本相同，尤其是 SSEP 和 MEP，详细介绍见第八章的第二节。在此主要讨论的是术前常规诊断中主要涉及的电生理诊断方法。

所有神经电图安放位置都遵循同一个原则：刺激点到记录点之间中间安装地线。记录电极的负极（记录极）和刺激点的负极都是离地线最近，相反记录电极的正极（参考极）和刺激点的正极都是远离地线的（图 7-1）。测量的距离是刺激点负极中心到记录点记录极中心之间的距离。所有的电生理诊断方法都是在这个基本的方法之上衍生而来的，其中的机理相同，具体记录和刺激电因神经解剖结构而定。

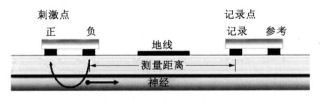

图 7-1　神经电图连接模式图

在所有的电生理图谱中都是由时间-波幅构成图形（图 7-2），即横轴为时间（ms 为单位），纵轴为波幅（mV 或 μV 为单位）。虽然各种神经电图的形式多种多样，但是主要的观察指标就是潜伏期和波幅。

一、感觉神经传导速度（SCV）

感觉神经传导速度（sensory conduction velocity，SCV）的检查可以用顺向法和逆向法检查。顺向法是在感觉神经的远端给予刺激，在感觉神经干的近端给予记录（和感觉传导通路的路径方向一致，故名顺向法）。逆向法是在感觉神经的近端给予刺激，在感觉神经的远端给予记录（和感觉传导

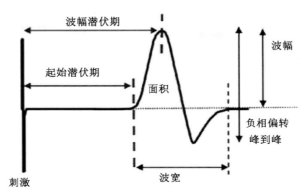

图 7 - 2　神经电图常见波形(横轴为时间,纵轴为电压)

通路的路径方向相反,故名逆向法)。两种方法的传导速度应当相同,波幅有差异。逆向法的波幅较高,较好引出,多数医生选择逆向法。

（一）刺激的方法

用多次刺激的平均叠加方法引出最大感觉神经传导速度的波幅(sensory nerve active potential,SNAP)的电刺激量,再增加 20% 的平均叠加电刺激,记录 SNAP 波形。不改变刺激强度,再进行二次检查法获得最高波幅的 SNAP。

刺激点:在感觉神经的神经干上刺激。

记录点:在所检神经的另一端做记录点。

参考点:在所检神经的记录点的(远离刺激点方向)2～3 cm 做参考点。

地线:在刺激点和记录点之间安置。

（二）观察指标

(1)感觉神经传导速度(SCV):

$$SCV(m/s)＝距离(mm)/潜伏期(ms)$$

注:距离是指刺激点的负极中点到记录点的记录极中点,以 mm 为单位。

潜伏期是刺激点给予刺激到 SNAP 波的起始点之间的传导时间,以 ms 为单位。

SCV 是最直接反映感觉神经传导速度的指标,一般低于正常值 50% 就应该视为异常。

(2)SNAP 波幅:是指 SNPA 波幅的强度,以 mV 为单位。主要反映轴索的功能,轴索损伤时,SNAP 波幅明显降低。

（三）正常值

具体神经的正常值可参考各实验室的正常值标准,作者实验室大致的正常值:上肢 SCV＞50 m/s;下肢的 SCV＞40 m/s。

（四）临床意义

常见的感觉神经的检查包括正中神经、尺神经、桡神经、前臂内(外、后)侧皮神经、胫后神经、腓浅神经、股外侧皮神经、三叉神经等。因此感觉神经多检查的是远端神经,近端感觉神经检查有困难,检查有一定的局限性。

SCV 的临床意义主要是反映髓鞘完整性的指标,在单纯髓鞘损伤时该指标会严重减慢。SNAP 波幅(μV)与健侧比较降低 50% 有临床意义。波幅的降低一般反映了神经轴索的损伤,波幅的降低程度和神经轴索损伤的程度成正比。但是 SNAP 的临床意义较 SCV 的意义低。

在髓鞘病的后期及一些神经卡压症中轴索和髓鞘均受损,会表现出 SCV 和 SNAP 波幅均异常。

二、运动神经传导速度（MCV）

运动传导速度（motor conduction velocity，MCV)是电刺激神经干时,神经冲动在所检神经上传导到该神经支配肌肉的单位距离所需要的时间。通过计算可以得出神经传导速度,单位是米/秒（m/s)。通常反映有髓纤维传入的状况,不能反映无髓纤维或自主神经的病变。

MCV 传导途径是:刺激点—神经干—神经-肌接头—支配的肌肉—记录电极（图 7-3)。

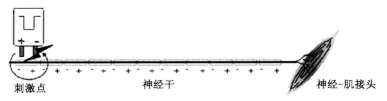

刺激点　　　　　　神经干　　　　　　神经-肌接头

图 7-3　运动神经传导示意图

其中大家不难发现 MCV 的神经的冲动不全是在神经干和神经纤维上传导。在冲动的最后要经过神经-肌接头和肌肉到达记录电极。在 MCV 的传导介质中有三种:神经纤维、神经-肌接头和肌肉。后面的两种介质和单纯神经纤维不能用同一种计算方法计算传导速度,因为在这些介质之间有传导的延搁,如突触中传递等因素。

（一）刺激的方法

每条神经 MCV 的测定有基本的方法,对每条神经的各个节段检查的部位也各不相同,多在神经离体表较浅的节段位置刺激,容易诱发出动作电位,但是它们有如下共同点:

(1) 电刺激方法:刺激方法是用引出最大复合肌肉动作电位（compound muscle action potential，CMAP)波幅的电刺激量,再增加 20% 的超强单次电刺激,记录 CMAP 波形,该刺激强度称为:超强电刺激。刺激的模式用单次模式,波宽 0.2 ms。在一些深部难以诱发的神经反应时,可以将波宽根据条件开大,最大可以到 1 ms。

(2) 记录方法:

记录点:被检神经所支配的肌肉的肌腹上记录。

参考点:所有参考点常规都在记录点远心端的肌腱上。

地线:在刺激点和记录点之间安置。

(3) 刺激点:刺激点在所检神经的神经干上刺激,一般刺激点都在神经沿途行走到较浅表的位置刺激。MCV 和 SCV 不同之处,可以到部分近端的神经诱发出动作电位。因为每条运动纤维很长,为了了解每个节段的传导速度,就要分多个刺激点,分别计算每个阶段的传导速度（图 7-4)。

（二）计算 MCV 的方法

正中神经多点刺激的计算方式（图 7-5)。刺激点 1（—)到刺激点 2（—)的距离为 D_1、刺激点 2（—)到刺激点 3（—)的距离为 D_2、……（D_n),记录点（—)到刺激点 1（—)之间的时间为远端潜伏期（L_1)、记录点（—)到刺激点 2（—)之间的时间为潜伏期（L_2)、……Ln,计算刺激点 1 到刺激点 2

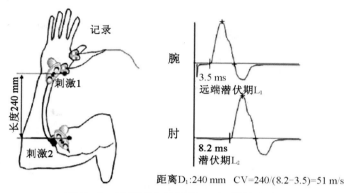

图 7-4 举例正中神经的 MCV 的检查方法

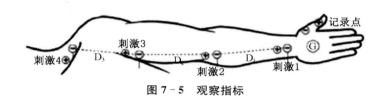

图 7-5 观察指标

节段之间的 MCV 计算公式：

$$MCV_1(m/s) = D_1(mm)/(L_2 - L_1)(ms)$$

其他节段的 MCV 计算方法依此类推。

远端潜伏期（DML）：以 ms 为范围。

各个节段的传导速度（MCV_1、MCV_2……MCV_n）：以 m/s 为单位。

各个刺激点 CMAP 的波幅、CMAP 的波幅形态：以 mV 为单位。

左右相应 MCV 的 CMAP 波幅差之差和各个节段的 MCV 的传导速度之差。

（三）正常 MCV 的指标

（1）远端潜伏期（DML）、各个节段的 MCV、CMAP 波幅都在正常值范围之内。

常见的检查方法中简易牢记的：正中神经的 DML＜4.5 ms（刺激点到拇短展肌记录点距离是 80 mm），尺神经的 DML＜3 ms（刺激点到小指展肌记录点距离是 60 mm），胫神经和腓神经的 DML＜5 ms（刺激点到记录点距离是 80 mm 左右）。

（2）具体神经的正常值可参考各实验室的正常值标准，作者实验室大致的正常值：上肢 MCV＞50 m/s；下肢的 MCV＞40 m/s（和 SCV 的基本相同）。

（3）左右相同神经的同一位置的 CMAP 的波幅差在 20%～30% 之内。

（4）每条神经各个节段的 CMAP 波形要一致，CMAP 波幅差在 20%～30% 之内。

（5）左右同名神经的 MCV 同节段之差＜10 m/s。近端的 MCV 要大于或等于远端的 MCV。

（四）临床意义

常见的运动神经的检查包括正中神经、尺神经、桡神经、肌皮神经、腋神经、肩胛上神经、胸长神经、膈神经、胫神经、腓神经、股神经、坐骨神经等。近端在体内深的运动神经检查有困难，有一定的局限性。

MCV 的减慢和 DML 的延长是有同样的临床意义，主要反映了运动神经髓鞘的功能。

CMAP 波幅(mV)与健侧比较降低 50% 及同名神经的远近端的神经波幅相差 50% 有临床意义。波幅降低一般反映了神经轴索的损伤,波幅的降低程度和神经轴索损伤的程度成正比。但是 CMAP 的临床意义较 MCV 的意义低。

在髓鞘病的后期及一些神经卡压症中轴索和髓鞘均受损,会表现出 MCV 和 CMAP 波幅均异常。

第三节　神经电图的基本诊断方法

神经电图主要包括各种反射,F-波、H-反射、皮肤交感反射(skin sympathetic response, SSR)、瞬目反射、跟腱反射等,这里介绍与脊柱神经系统诊断有关的 F-波、H-反射、SSR。

一、F-波

F-波是在神经干给予超强电刺激后,在 M-波后出现的一个晚成分的不规则的电活动。机制是电刺激在神经干的传导是双向的,其中正向的传导构成了 M-波的成分,逆向的传导是向脊髓的传导,引起脊髓前角细胞的兴奋,在此换元后兴奋又沿着去路正向返回到记录肌肉,再次引起肌肉兴奋而记录到的一个晚成分的电位(图 7-6)。其特点是不论是传出还是传入都是纯运动环路,并且不随刺激量的改变而改变,F-波的波形变异很大,同一条神经一样的电刺激会引发出不同的波形和不同的潜伏期。它的临床意义是反映了近端的运动神经的情况,有助于神经根病变的补充诊断,弥补常规的 MCV 检查不能够反映很近端的运动神经病变。要注意的是在睡眠和用镇静剂的时候可能诱发不到 F-波。

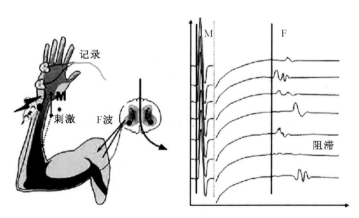

图 7-6　举例尺神经 F-波路径和图谱

（一）常规检查方法

在检查同名神经的 MCV 后,可以直接将仪器开到该神经 F-波功能的菜单下,打开检查窗口,用 MCV 同样的记录点和刺激点,用引出 M-波的超强电刺激,连续进行 10~20 次 1 Hz 的重复电刺激,在 M-波的后面可以发现各种不规则的 F-波,F-波的潜伏期较 M-波的潜伏期要长得多(图 7-6)。刺激的次数可以根据仪器的设置和病人的耐受程度定,但是要在 10 次以上可靠性较好。

（二）主要计算和观察指标

（1）出现率：就是 10～20 次电刺激后，可以引出的 F－波占全部电刺激的比例。如正中神经刺激了 20 次，F－波出现 15 次，比例就是 15：20＝75％。如果被检者可以忍受的话，推荐刺激次数 20 次。检查次数越多越接近稳定的结果。

（2）F－波的距离测量方法：

上肢 F－波的距离：刺激点的负极到背面颈 7 的距离。

下肢 F－波的距离：刺激点的负极到胸骨柄下胸 12 的距离。

（3）F－波的传导速度计算：

$$F-波的传导速度(m/s)＝(距离×2)/(F-波最短潜伏期－M-波潜伏期－1)$$

（注：1 代表 1 ms，为神经冲动在脊髓前角细胞换元的延搁时间）

（4）F－波比率：

$$(F-波潜伏期－M-波潜伏期－1)/(M-波潜伏期×2)$$

上肢的正常 F－波比率为 1±0.3，下肢的比率为 1.1±0.3。

注：用 F－波比率的前提是在肘部或膝部做刺激点。不是太常用的指标，是在不测量距离的情况下用的指标。

如果比率大于 1.3 则提示近端神经受损，如果比率小于 0.7 则提示远端神经受损。

（5）F－波潜伏期的侧间差：双手的 F－波侧间差大于 2 ms 为异常。双足的 F－波潜伏期侧间差大于 4 ms 为异常。

（三）出现率和潜伏期的正常参考值

作者实验室的正常值：上肢的 F－波的传导速度均＞60 m/s，下肢的 F－波的传导速度均＞50 m/s。正中神经和尺神经的出现率在 90％～100％，胫神经的出现率是 100％，腓神经的出现率＞40％。每条可以查 MCV 的神经都可以查 F－波，但是由于有些神经的 F－波没有正常值，要每个实验室做自己正常人群的正常值加以参考，甚至可以做健侧的 F－波的比照。

（四）F－波指标的临床意义

（1）在所检神经远端的 MCV 没有发现异常时，此时有 F－波的异常才可以理解为 F－波是反映近端神经、神经根、神经丛的病变的指标。

（2）结合 F－波所检神经的神经根和神经丛的支配，可以初步配合神经根和神经丛的病变诊断。神经丛的病变常常伴有感觉神经的异常改变。

（3）F－波的异常表现为 F－波的出现率降低和 F－波传导速度减慢，也可以表现为 F－波离散性增加。

（4）如果发现 F－波的检查异常，一定要和健侧进行比较。特别是出现率轻度降低和传导速度轻度减慢时，和健侧比较方可下异常的结论。

二、H－反射

H－反射是脊髓的单突触反射，在逐渐加大刺激量的时候，会逐渐记录到一个逐渐波幅增高的 H－波，再继续加大刺激量的时候，会在 H－反射前逐渐出现一个 M－波，随着刺激量的继续加大，M－波的波幅在逐渐加大，而 H－波的波幅在逐渐减低，最终消失（图 7－7）。

（一）常规检查方法

上肢正中神经的 H－反射：在上肢的桡侧腕屈肌处记录（前臂内上髁于桡骨茎突连线上 1/3

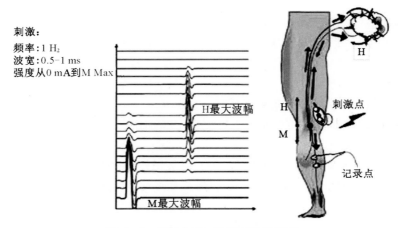

刺激：
频率：1 H₂
波宽：0.5~1 ms
强度从 0 mA 到 M Max

H最大波幅

M最大波幅

H

刺激点

记录点

图 7-7　胫神经 H-反射图和路径图

处），在其远端的肌腱处放置参考电极，在正中神经的肘部处给予刺激，在记录电极和刺激点之间放置地线。

下肢胫神经的 H-反射：在下肢的比目鱼肌记录电极，在比目鱼远端肌腱处放置参考电极，在腘窝处给予刺激，在记录电极和刺激点之间放置地线（图 7-7）。

刺激模式：用单次刺激，刺激的波宽可以在 0.5~1 ms，刺激量由小到大逐渐增加，一定要先出现 H-波，再增加电流出现 M-波，随着 M-波波幅的增高，H-波的波幅逐渐减小，直到消失，才是可靠的 H-反射波。否则如果晚于 M-波出现的小波，或者一直没有减小趋势的波形，可能是 F-波。

（二）观察指标

（1）观察 H-反射是否能引出，引不出多为异常指标。引不出 H-反射的时候，就可直接观察到逐渐增大的 M-波。如果 H-反射不能引出，但是可以诱发出该侧的跟腱反射，暂不考虑为异常。

（2）H-反射的潜伏期延长可作为异常指标。H-反射在小腿三头肌记录的正常值上限为 35 ms，在桡侧腕屈肌记录正常值上限为 20 ms；下肢左右之差应小于 1.5 ms，上肢左右之差小于 1.0 ms。

（3）有文献用 M-波最大波幅和 H-波最大波幅比值作为一个辅助的参考值。

（三）H-反射的临床意义

（1）H-反射在评估神经根病变时是一敏感的检查方法。下肢 H-反射评估的是 S_1 传入和传出的功能，上肢是评估了 C_6/C_7 神经根传入和传出的功能。

（2）H-反射整合了邻近背根神经节的感觉神经纤维的功能。在针极肌电图给神经根定位的时候 L_5~S_1 神经根有交互支配肌肉的现象，不能完全区分是在哪条神经根的病变，但是 H-反射的异常对鉴别 L_5 和 S_1 神经根病变有很大的价值。

（3）H-反射在神经根的损伤中出现阳性改变较早，很敏感。

（4）H-反射的神经传导通路很长，传导途径中任何一局部的损伤都可导致 H-反射异常，异常时要逐段分析可能会出现的异常位置。

（5）上肢的桡侧腕屈肌的异常，考虑颈神经的 C_6/C_7 神经根病变；下肢比目鱼肌的 H-反射的异常，多考虑 S_1 神经根的病变，和体检中踝反射减弱、消失是相同临床意义。但是所有的诊断还要结合临床和肌电图的其他项目的检查综合判断。

三、皮肤交感反射

皮肤交感反射（skin sympathetic response，SSR）是人体在接受突然的刺激后，自主神经出现的反应。主要是交感神经的传出纤维的冲动，导致汗腺分泌。虽然皮肤交感反射的通路不是很明确，但是在手脚心可以接收到皮肤交感神经的信号。目前初步认为，其中枢段包括下丘脑、脑干、边缘系统和脊髓中间侧柱，其周围神经段是交感神经节、节前纤维和节后纤维，以及皮肤的汗腺。

该检查可以了解被检者的自主神经系统的功能。既往多用于周围神经病的诊断，如糖尿病等。虽然 SSR 在周围神经损伤鉴定中较少应用，但是目前该检查方法成为评估脊髓损伤中交感反应功能的方法之一。在很多康复科和脊柱外科都在摸索评价交感神经的方法。SSR 是一种临床价值不是十分肯定的检查，受影响的因素较多，需结合其他检查结果综合判断。

（一）检查方法

检查通道：要选两个或者四个通道。如果仅记录上肢或下肢的 SSR，就可以只需要两个通道的设立。推荐的方法是双侧上肢和双侧下肢同时记录，此时就需要设置四个通道同时记录出四条波形（图7-8）。

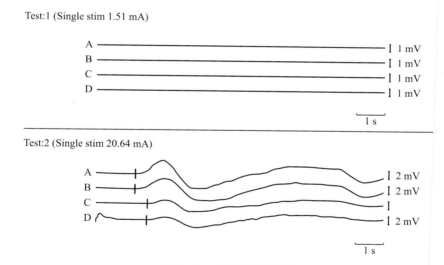

图 7-8　SSR 的检查结果
Test1：无电流的反应；Test 2：给予电流刺激后的反应。其中 A—左手，B—右手，C—左足，D—右足。

参考电极：在四肢的手背和脚背安装对应的记录参考电极。

记录电极：被检者平躺，在四肢的手心和脚心安装记录电极。

地电极：在刺激肢体的刺激点和记录点之间安放

刺激点：可以选用任意肢体的正中神经腕部或者胫后神经的内踝部位置刺激，和常规的 MCV 或 SCV 的刺激位置相同。推荐在操作医生方便操作和观察的位置刺激即可。

刺激强度：刺激电流量直接开到 20 mA 左右，用波宽 0.1～0.2 ms 的单次刺激模式直接刺激。刺激强度过低，<10 mA 可能会引不出图形。

观察条件:带通滤波 0.1～100 Hz,扫描时间 1 000 ms/D。灵敏度 0.5～2.0 mV/D。

(二)正常值参考

记录出的波形是 N－P－N 型。

正常值手部和足部的潜伏期分别为 1.15～2.57 秒和 1.55～2.5 秒,振幅分别为 1.5～22 mV 和 0.23～13.8 mV,手部和足部的振幅随刺激次数的增加而减少。

(三)检查注意点

SSR 检查受外界影响因素很大。声响、被检者紧张、突然的一个动作或者开仪器的开关声都可能诱发出 SSR 反应。

(四)检查结果的判断

交感皮肤反应可能是延髓反射及 A 反射。只要是测定的小 C 类无髓小纤维的功能,SSR 是客观评价自主神经功能损伤的客观检测方法之一。开始时 SSR 最多的是在糖尿病患者的神经损伤中同时发现,后来逐渐发现,脊柱和部分神经节损伤也会影响到自主神经的功能,因此在脊柱手术前为了解是否伴有自主神经功能的损伤,SSR 是一种客观的辅助方法。目前对交感神经系统的电生理检查方法较少,该方法是可取的。

第四节　针极肌电图的常规检查方法

常规针极肌电图是用同心圆针插入肌肉里记录各种生物电位的检查。其中包括记录安静状态(肌肉松弛)下的静息电位、轻收缩后的运动单位电位(motor unit potential,MUP)、大力收缩后肌肉的募集电位。

一、安静状态

(一)正常的静息电位

正常静息电位是一条平稳的直线,要在被检肌肉完全放松的基础上观察。为了观察全面至少要在 4 个方向进针,每个方向有多个深度移动针电极。正常情况在移动针的时候可以观察到瞬间的插入电位,一般持续时间 350 ms 之内,称之为插入电位,即出现即消失,随后观察到稳定的一条基线,没有电位的产生,此时为正常的肌肉静息状态。

(二)异常的静息电位

异常的静息电位分为过度活跃和过度安静。

过度活跃称之为插入电位延长,即插入和移针的动作撤除后,插入电位仍然不能消失,还会断断续续持续一段时间,手放松针后仍然如此。临床上多见于神经源性和肌源性损伤,是与伴随了自发电位的出现有关。自发电位包括:纤颤波、正相波、束颤波、复合重复放电(complex repetitive discharge,CRD)、肌纤维颤搐电位、肌强直电位等病理性的静息电位,通常称为自发电位。病理意义:失神经损伤、电解质改变、肌炎和肌纤维的破坏等。

过度安静的插入电位就是插入电位减少和消失:插入电位在插入肌肉时没有反应或反应不明显。临床上多见于肌肉损伤后纤维化或被脂肪组织替代,在外伤造成肌肉断裂后没有很好地连接生长、长时间肌肉营养缺乏和肌肉的变性等造成。

二、轻度收缩

针极肌电图的轻度收缩主要是观察运动单位电位(MUP)的量及单个 MUP 的时限、波幅和波形的分析。

MUP 的临床意义：

(1) 神经源性损伤：

MUP 的改变：时限延长，大于同年龄组同种肌肉正常值的 20%；多伴有波幅增高，MUP 的波幅大于同年龄组同种肌肉正常值的 50%；MUP 多相波增多，>15%(图 7-9)。

计算 MUP 时限与正常值差的百分比＝(测量值－正常值)/正常值×100%

计算 MUP 波幅与正常值差的百分比＝(测量值－正常值)/正常值×100%

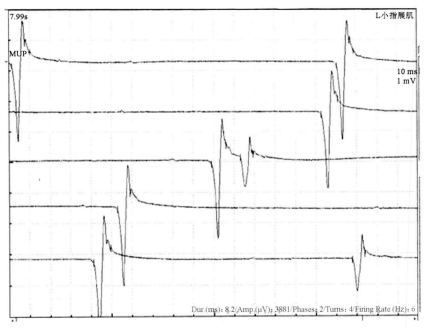

图 7-9　神经源性损伤的 MUP

(2) 肌源性损伤：

MUP 的改变：时限缩短，去除多相波后的 MUP 小于同年龄组同种肌肉正常值的 20%；波幅降低，MUP 的波幅低于同年龄组同种肌肉正常值的 50%；多相波明显增多，大于 15%(图 7-10)。如果考虑肌源性损伤时，计算 MUP 的时限和正常值比较，一定要去掉多相波的 MUP 进行时限的计算。

计算 MUP 时限与正常值差的百分比＝(正常值－多相波的测量值)/正常值×100%

计算 MUP 波幅与正常值差的百分比＝(正常值－测量值)/正常值×100%

三、大力收缩

大力收缩为了观察募集电位。正常募集为干扰相：电压在 2～5 mV，波形密集，基线附近的

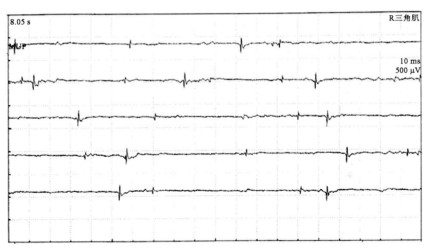

图 7-10　肌源性损伤的 MUP

电位连成一片,基本看不出单根动作电位(图 7-11)。观察条件:0.2 s/D,波幅一般为 1 mV/D。在神经源性损伤时,波幅增高,可以将电压调整为 2～5 mV/D,肌源性损伤时将电压调整为 500 μV/D。

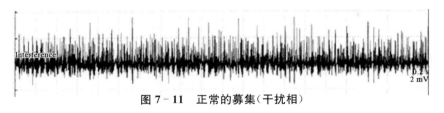

图 7-11　正常的募集(干扰相)

异常募集分为两大类:病理干扰相和单纯相。

病理干扰相是募集良好,但是募集的电位小,<2 mV。基本看不见基线(图 7-12),有时还会伴有"早募集"现象,即一用力就出现很密集的募集,没有单个电位逐渐到完全募集的过程。这种情况多见于肌源性损伤。因为肌源性损伤,神经支配没有发生很多变化,支配的肌细胞的个数不变,但是肌细胞受损,电位降低。

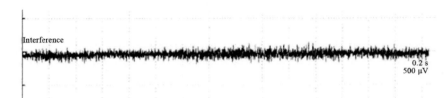

图 7-12　病理干扰相

单纯相是募集不良,MUP 的减少,导致少量的动作电位存在。募集图中不仅看得见基线,还清晰可见每个动作电位如一个个小棍样垂直在基线上(图 7-13)。由于单纯相多为神经源性损伤,有其损伤的特征,波幅高(多 >5 mV),数量少主要见于重度和慢性神经源性损伤。

无运动单位募集:见于严重的神经、肌肉疾病。多见于完全性神经源性损伤,或见于完全不合

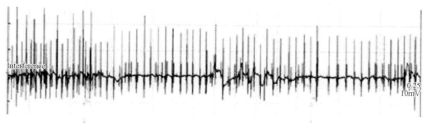

图 7-13　单纯相

作的被检者。图 7-14 上的这些小电位多为病理性的自发电位，不论怎样帮助收缩和放松肌肉，这些电位始终存在，没有变化，电位的波幅多<0.5 mV，伴有这样的微小电位的募集，多为神经和肌肉的损伤（图 7-14），不合作者较少有微小电位出现，仅仅是条直线。

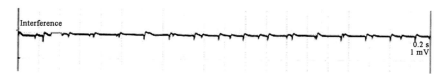

图 7-14　无运动单位募集

其间的小波是正相的自发电位，注意鉴别。

（王　珏）

参考文献

[1] Aage R Moller. 术中神经电生理监测[M].王任直,等译.2 版. 北京:人民卫生出版社,2009.

[2] Aatif M. Husain. A Practical Approach to Neurophysiologic Intraoperative Monitoring[M].2nd ed. New York:Demos Medical Publishing，2015.

[3] Florence G,Guerit J M. Gueguen B. Electroencephalography(EEG) and somatosensory evoked potentials (SEP) to prevent cerebral ischaemia in the operating room[J]. Neurophysiol Clin,2004,34(1):17-32.

第八章
脊柱手术中的神经电生理监测
Nerve Electrophysiologic Monitoring During Spine Surgery

在脊柱手术的过程中,对脊髓功能而言,存在许多潜在的危险,如术中外科医师操作不慎,体位摆放不当,术中灌注压过低等等因素均可导致神经损害的术后并发症,严重者可致截瘫。曾有报道,一名脊髓功能正常的患者,颈椎过分伸展10小时后发生了四肢瘫痪。因此在术中必须进行相关神经功能监测,可及时识别神经损伤的发生,从而避免永久性的神经损伤。

以往用唤醒试验(wake-up test)作为手术中监测脊髓功能的唯一方法。早期的哈氏棒(Harrington rod)固定术导致了许多神经损伤,以后研究发现通过唤醒试验可及时矫正哈氏棒固定不当引起的麻痹。但是唤醒试验存在一定的局限性,其主要局限性有:

(1) 唤醒试验需要患者的合作,术前需反复向患者解释,不合作患者如小孩、昏迷、精神病患者等不宜使用。

(2) 这种方法手术中一般只能进行一次,而目前脊柱手术的多样性难以确定唤醒试验的最佳时机。

(3) 唤醒试验有时会致意外损伤的发生。

(4) 唤醒试验不能反映脊髓腹侧传导通路的改变。

(5) 从麻醉状态到可进行唤醒试验通常需要10~15分钟,从而延长了麻醉和手术时间。

(6) 唤醒试验不适用于本来存有神经肌肉病变及肌力减弱的患者。

(7) 唤醒实验是部分被手术者一种不良的记忆。

所以,应该发展一种能够适用于所有患者并能持续监测的方法,以便及时发现术中的问题并加以纠正。

目前监测使用的方法是术中神经电生理监测(neurophysiologic intraoperative monitoring,NIOM)。医学领域中很少有术中神经生理监测发展这么迅速的,在短短的二三十年中,NIOM由单一的监测方法发展成目前全面多样的监测方法。NIOM逐渐发展包括运动诱发电位(MEP)、体感诱发电位(SSEP)和自由肌电、D-波和H-反射等多方面神经功能监测手段。它并非和影像学一样是提供解剖结构的检查工具,而是提供了一种评价神经系统功能检查。术中神经电生理监测的开展,大大地降低了术后并发症发生率,提高了手术的成功率。由于麻醉和生理功能与手术之间的相互作用,这个评估过程是个动态的,受麻醉、手术、生理环境影响因素较多,下面分别加以讨论。

第一节　诱发电位监测的原理及分类

诱发电位也是检测神经传导的一种检查,顾名思义它不同于人体的自发电位,是在人体神经系统的一端给予不同种的刺激(声、电、光、磁等刺激),在神经系统另一相应部位检出与刺激有锁定关系的生物电信号,这种检查方法统称为诱发电位(evoked potential,EP)。尽管诱发电位仪器比较昂贵,其应用技术也较为复杂,但诱发电位原理并不复杂。脑电图是描记大脑皮质的自发性电活动,而诱发电位记录的是刺激(诱发)后的电位改变。它可用来评价所有患者包括意识状态改变(如头部创伤、麻醉状态及镇静药物治疗期间)的神经通路功能,也包括周围神经和皮质下区的功能完整性。由于不需要患者的合作,所以其应用越来越广泛。监测不同的神经传导通路就成为不同的诱发电位,有听觉诱发电位(brainstem auditory evoked potentials,BAEP),视觉诱发电位(visual evoked potential,VEP),躯体感觉诱发电位(somatosensory evoked potentials,SSEP),运动诱发电位(motor evoked potentials,MEP)等。BAEP 是反映了听觉到中枢神经通路传导功能;VEP 反映了视觉到中枢神经通路传导功能;SSEP 反映了四肢到皮层中枢感觉神经通路的传导功能;MEP 反映了运动中枢到四肢运动神经通路的传导功能。其中 SSEP 和 MEP 的传导途径很长,经过周围神经-脊髓-大脑,因此这两项检查是涉及脊髓。SSEP 反映的是上行传导通路功能,MEP 是反映下行传导通路功能。在此重点介绍与脊髓相关的这两项检查。

一、诱发电位监测的原理

由于诱发电位信号很小,一般在 10 μV 以下,这就需要应用信号处理技术,才能将之从脑电及心电等较大的生物电信号中提取出来(脑电信号 10～100 μV 以上和心电信号是 mV 为单位)。诱发电位是通过给予特定刺激而诱发出的电反应。它从刺激到形成在时间上是同步的。它的反应波的时间是恒定的,与叠加次数的平方根成正比。而脑电是自发的随机信号,它随着叠加次数的增加而减弱。因此诱发电位是刺激与记录时间有一定关系的重复出现的信号,即与刺激有固定潜伏期或所谓锁时(time-locked)关系的电位变化,经过多次叠加而不断增大。若采用将叠加结果除以扫描次数(或刺激数),则诱发电位恢复原貌。计算机可综合刺激后的反应信号并消除与刺激无关的反应,从而清晰显示出反应电位的波形,这种方法称之为平均叠加法。

二、诱发电位的主要特点

根据上述原理,诱发电位具有以下的一些特点:
(1)发电位信号出现与所给刺激之间有一定的时间关系,即诱发电位有一定的潜伏期。
(2)某一种刺激引起的诱发电位在神经系统有一定的空间分布形式。
(3)不同形式刺激(光、声、电等)引发的诱发电位有不同的反应形式。
(4)各类诱发电位检查有可重复性。

三、诱发电位监测设备

诱发电位检查基本装置包括刺激器、各种电极、放大器及监视器(图 8-1)。从理论上讲,监测诱发电位的场所应尽可能远离人群、电子设备及高频电辐射源,但在手术室及监护室内不可能排除这些干扰。所以用于手术室及监护室内的诱发电位监测仪

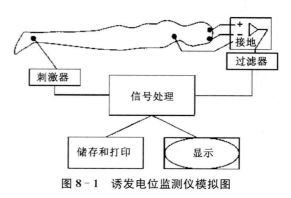

图 8-1 诱发电位监测仪模拟图

应具备强大的抗干扰能力,还应具备动态监护、趋势显示及报警系统。

四、诱发电位的分类

1. 按诱发电位刺激和产生系统分类　尽管诱发电位有很多种 SSEP、MEP、BAEP、VEP 及各种事件相关电位,但脊柱手术监测中常用的 EP 仅为 SSEP 和 MEP,较少用到 BAEP 和 VEP。

2. 按刺激后诱发电位的潜伏期分类　诱发电位是由许多波形所组成,各种波形成分距刺激有不同的潜伏期。根据潜伏期的长短可分为:① 短潜伏期诱发电位,BAEP 小于 10 ms;SSEP 上肢小于 25 ms,下肢小于 45 ms;② 中潜伏期诱发电位,BAEP 在 10~50 ms,SSEP 为 25~120 ms;③ 长潜伏期诱发电位,BAEP 大于 50 ms,SSEP 为 120~150 ms。

3. 按记录电极与神经发生源的距离分类　① 近场电位,记录电极距神经发生源的距离为 2~2.5 cm,如靠近脊髓记录的脊髓诱发电位;② 远场电位,记录电极与神经发生源距离较远。

第二节　诱发电位的方法学

脊柱手术围术期监测的诱发电位主要是 SSEP 和 MEP。Levy 等报道在术中暴露的脊髓上采用直接刺激的技术。Machida 则改进在硬脊膜外放置一对电极进行刺激。Tamaki 将特制的 Tuody 导针置入手术部位的上方,通过该针放入刺激电极,记录电极放置在手术区域下方的蛛网膜下隙。Owen 等则开展了在椎管外刺激脊髓,从坐骨切迹或腘窝部记录周围神经的电活动,这种方法适用于使用肌松药的患者等多种特殊的情况,是一种灵活的方法。这些方法在实际操作中,因影响手术医生的操作而受到一定的限制。如果是后路手术中,可将针形电极穿入两个临近的椎骨水平的棘间韧带中,在腘窝中记录的诱发电位称之为下传神经源性诱发电位(Descending Neurogenic Evoked Potentials,DNEPs),这种方法在特殊的需要时使用。

一、体感诱发电位(SSEP)的基本方法

(一) SSEP 电极

电极有表面电极和针形电极。表面电极主要用于表浅神经,对解剖部位较深的,则宜用针形电极。针形电极具有电阻小、易于固定的优点,但存在一些危险,如感染、神经损伤、烧伤等。最常用的是氯化银银针电极,有时也可用心电图电极替代。手术监护中为了防止电极在术中脱落,减少电阻,多用针电极。

(二) SSEP 刺激部位

SSEP 是检查上行传导通路的,一般是在肢体的远端(外周)给予刺激,在肌体的中枢接收信号。所以将刺激电极置于感觉或混合神经区域,通常上肢主要以刺激正中神经或尺神经为标准,下肢以刺激胫神经或腓神经为标准。这些部位的周围神经比较表浅,而且离手术位置远,刺激时引起肢体的抽搐幅度小且不影响手术的进程。刺激分为正极(positive)和负极(negative)。

上肢以正中神经刺激为例,正极置于腕部,负电极置于正极近心端,电极间距 2~3 cm;下肢以胫神经的刺激为例,正极安装于内踝处,负极置于正极上 2~3 cm 处。

(三) SSEP 记录部位

由于 SSEP 的信号很微弱,记录电极的电阻应小于 2 kΩ。最常用的头部记录电极的放置按国

际脑电图学会制定的 10～20 系统放在规定的部位(图 8-2)。记录电极应置于电活动或邻近活动区域。如刺激上肢腕正中神经,记录电极置于对侧大脑顶叶的手区,即 Cz 后 2～2.5 cm,左右旁开 7 cm 的 C$_3'$和 C$_4'$处,参考电极互为对侧的 C$_3'$和 C$_4'$,或 Fz 点。刺激下肢胫或腓神经时,置于 Cz 后 2～2.5 cm 的 Cz'处,参考电极在 Fz 点。如记录脊髓电位,刺激上肢神经多选用 C$_{5\sim7}$棘突,刺激下肢神经则选用 T$_{10\sim12}$棘突,以针形电极置于棘间韧带记录效果为好。

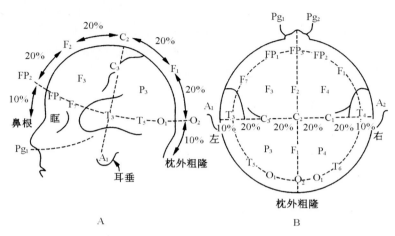

图 8-2　国际 10～20 脑电图记录系统
A. 侧面电极图；B. 顶面电极图

（四）地电极(ground)

地电极就是安置在刺激电极和记录电极之间的人体表面,理论上讲,可以安置在任何部位,但是手术监测中多数情况下最好将接地电极选择为病人的肩部。不论进行几项电生理监测,都只需要安置一条地电极。

（五）SSEP 的刺激条件

刺激采用恒流电,刺激强度根据检查类型而定,一般认为,以引起所刺激的神经所支配肌肉轻微抽动为宜。如应用表面电极,电压应为感觉阈的 3～4 倍,如刺激神经干,应为其支配肌肉收缩阈的 2 倍。

上、下肢 SSEP 的恒流刺激参数：

刺激强度(intensity)：15～50 mA；

刺激持续时间(duration)：0.1～0.3 ms；

刺激频率(rate)：2.1～4.7 Hz。

最常见的干扰波形频率是 50 Hz 或 60 Hz,为了减少波形叠加带来的干扰,刺激频率不能设计成 50 或 60 Hz 的约数;也不能和心率一致,否则会受心电干扰。刺激可以是单相或双相波。为了有效同步地监测双侧的 SSEP,推荐采用单相交叉的刺激方法。

（六）SSEP 记录条件

记录参数：

带通滤波(bandpass filter)：低通滤波在 30～100 Hz；高通滤波在 300～500 Hz；

50 或 60 Hz 陷波滤波器(notch filter)：关闭；

信号平均叠加次数(signal average)：300～500 次；

信号分析时间(analysis time)：上肢为 50 ms,下肢为 100 ms。

（七）SSEP 对麻醉剂的要求

由于全身性麻醉对神经传递有抑制作用,特别是对大脑皮质细胞传递有明显的抑制作用,所以对 SSEP 也有明显的抑制。全麻中使用的吸入麻醉剂对 SSEP 的影响与其剂量(浓度)有关。所以比较理想的麻醉是使用单一吸入麻醉剂如氟烷、恩氟烷或异氟烷的吸入,将浓度控制在 0.5～1 MAC 之间,不加氧化亚氮。如果在条件允许的情况下,尽量用静脉麻醉剂。静脉麻醉对 SSEP 的影响较吸入轻。绝大多数的静脉麻醉药对皮质下的影响均可忽略不计,所以更适合 SSEP 的监测,也可以考虑低浓度的吸入麻醉与静脉麻醉的联合应用。

二、运动诱发电位(MEP)的基本方法

目前运动诱发电位有经颅电刺激运动诱发电位(transcranial electrical stimulation motor evoked Potentials,tcE - MEP)和经颅磁刺激运动诱发电位(transcranial magnetic stimulation motor evoked potentials,tcM - MEP)两种。tcE - MEP 监测对患者带来一定的痛苦,tcM - MEP 则无痛。在脊柱手术监护中一般用电刺激,在麻醉条件下,电刺激不会引起疼痛,而且磁刺激器体积较大,不方便手术中使用。这里主要介绍的是 tcE - MEP。

（一）tcE - MEP 电极

电极和 SSEP 的电极基本相同。根据一些特殊需要还可以用刺激脊髓的表面刺激电极,头皮的螺旋电极,都是根据刺激部位不同便于安放,防止移位。

（二）MEP 刺激部位

于 SSEP 不同的是,MEP 是检查下行传导通路的。在肌体的近端(中枢)给予刺激,在肢体的远端(外周)接收生物电信号。一般的检查是在根据脑电 10～20 系统上的位置安置。正极放置在脑皮质的手部和足部的投射区,肢体反应的同侧 C_3/C_4 的前 2 cm,或者 C_1/C_2 的前 2 cm;而负极放置在记录肌肉反应对侧的 C_3/C_4 的前 2 cm,或者 C_1/C_2 的前 2 cm 部位,多选用 C_1/C_2 的前2 cm。

（三）MEP 记录部位

在肢体远端记录,一般记录几组主要的肌肉。在胸腰部的手术,只需记录下肢的股直肌、胫前肌、腓肠肌和拇展肌(足)为直接监测记录的肌肉组。在颈部手术中,还要加拇短展肌、肱二头肌等肌肉做监测记录。

（四）tcE - MEP 的刺激条件

tcE - MEP 有电压刺激和电流刺激两种模式,一般多用电压刺激模式。

电压刺激模式刺激参数：

刺激强度(intensity)：100～400 V(也可高达 1 000 V)。

刺激系列(train stim)：5 串(2～10 串)。

刺激持续时间(duration)：0.2 ms(0.1～0.5 ms)。

刺激间歇时间(interstimulus interval,ISI)：2 ms(1～10 ms)。

（五）tcE - MEP 记录条件

记录参数：

带通滤波(bandpass filter)：30～1 500 Hz。

50 或 60 Hz 陷波滤波器(notch filter):关闭。

信号刺激模式(single stimulus):单次刺激(无须平均叠加)。

信号分析时间(anylysis time):100 ms。

（六）MEP 对麻醉剂的要求

MEP 对麻醉剂的使用要求很高。多种吸入麻醉,如异氟烷、七氟烷、地氟烷以及氧化亚氮都可以明显减少或抑制大脑皮质的神经元的活动,从而影响 MEP 的产生。即使是使用静脉麻醉剂也要注意使用剂量和不同药物的相互组合,手术中的平均动脉压的降低<60 mmHg 也会造成复合肌肉动作电位的波幅降低。肌松剂的使用往往对 MEP 的监测影响很大。可以通过小剂量的持续肌松剂给药,或在关键手术时尽量停止肌松剂给药,肌松剂在体内的代谢浓度,最好通过四个成串刺激(train of four,TOF)给予判断。

（七）MEP 的禁忌证

相对禁忌证包括:癫痫、皮质损伤、颅骨缺损、颅内高压、颅内装置(电极、血管夹剂分流夹)、心脏起搏器和脑起搏器或其他植入泵。

（八）MEP 的安全问题

主要出现的问题:皮肤感染、癫痫发作、咬舌、心律失常等并发症。其中咬舌是较常见的并发症,因为刺激中枢后引起咀嚼肌、颞肌的被动收缩所致,预防措施是将病人口中填塞纱布卷等物防止发生。

三、下传神经源性诱发电位(DNEP)的基本方法

DNEP 是经椎板、棘突间接刺激脊髓,在腘窝记录信号。电刺激脊髓后,从外周神经记录肌肉生物电位反应,经过多年的临床研究对照术中的"唤醒试验"的结果是一致的。目前研究认为,这种间接刺激脊髓的诱发电位,不能完全反映运动传导束的功能。可以说,电刺激的脊髓所产生的外周神经肌肉的反应是始发于皮质脊髓束合并其他下行传导束以及脊髓后索逆行下传引发的组合电位。

（一）DNEP 电极

经棘突、椎板刺激电极是用特殊的无菌 12 mm 的针尖部分裸露的绝缘针。经皮椎板刺激脊髓的是 60～70 mm 的针尖部分裸露的绝缘针。记录电极和手术野以外的其他诱发电位的记录电极相同。

（二）DNEP 刺激电极安放

将长的针形电极放置在两个临近的椎骨水平的棘间韧带是比较危险的,针的深度不宜控制。一种非手术野的方法是将针形电极直接经皮插入直到针尖抵触到椎板。这种方法不易伤到脊髓。正极放置在靠近头部的棘间韧带或椎间盘中,负极放置在正极远端的一个椎间盘中。正极插在头侧(第三颈椎的椎板上)、负极安置在下一节的椎板上(第四颈椎椎板上)。

（三）DNEP 记录部位

记录部位可以在腘窝接收动作电位,也可以在相应的上、下肢的肌肉接收生物电信号记录。

（四）DNEP 的刺激条件

通常刺激电流在 20～40 mA,有时要到 100 mA 才能有满意结果。如果记录复合肌肉动作电位,只需要单个刺激即可;如果需要记录复合性神经动作电位,通常需要 10～30 次的信号平均叠

加。刺激以椎旁肌较小的收缩为刺激标准。

刺激参数：

刺激持续时间(duration)：0.5～1 ms；

刺激频率(rate)：4.7 Hz；

刺激强度(intensity)：如果是恒流刺激＜100 mA，一般 20～40 mA；如果是恒压刺激＜400 V。

（五）DNEP 记录条件

记录参数：

信号平均叠加次数(signal average)：10～30 次；

50 或 60 Hz 陷波滤波器(notch filter)：关闭；

信号分析时间(analysis time)：100 ms；

带通滤波(bandpass filter)：30～2 000 Hz。

（六）DNEP 对麻醉剂的要求

刺激脊髓所产生的诱发电位受麻醉的影响很小，通常使用吸入 0.5％～0.8％异氟烷和 50％氧化亚氮维持麻醉就可以。但是对肌松剂的使用要求比较高，要求肌松剂的使用使病人完全肌肉松弛，这样减少病人在手术中因刺激产生的运动而影响手术。

四、诱发电位的波形分析

（一）SSEP 波形分析

诱发电位是在零点的诱发刺激后，间隔一定时间产生的一系列电压峰谷变化，这些变化是冲动沿着特定的神经通路传播的。通过记录特定部位神经元的电活动产生的时间和幅度即可分析该神经通路的完整性。脊髓丘脑束可能与 SSEP 某些中潜伏期和长潜伏期成分有关。

应用 SSEP 记录神经通路不同距离的诱发电位：

（1）从周围神经到神经根组成的神经丛。

（2）从周围神经到脊髓。

（3）从周围神经到大脑感觉皮质。

（4）从脊髓某个部位到另一部位等。

根据神经系统不同部位出现的诱发电位来判断神经通路的完整性，可从中判断病变是中枢性的或周围性的。

SSEP 的正常值和波形各中心报道并不完全一致，可能与所用仪器、条件、记录电极放置的位置等因素有关，因此各中心需有自己的参考值。SSEP 基本波形中向下的波称为阳性波，用 P 表示；向上的波为阴性波，用 N 表示。按其出现的顺序命名为 P_1，P_2…及 N_1，N_2…。

分析诱发电位从以下几方面着手：

（1）各个波峰的潜伏期：系指从刺激开始到出现波峰的时间，用 ms 表示；潜伏期比基准波延迟 10％或更多时，反映了电位传导的延迟。

（2）波幅：是从一个波谷到另一个波峰间的高度，以 μV 为单位进行计算（P_1～N_1，N_1～P_2）。波幅较最近的基准波降低 50％～60％或更多，被证明是神经传导通路发生了关键改变所致（图 8 - 3）。

（3）波形的异常：波形是每个电位的波幅和潜伏期的综合，如果波形和潜伏期有明显改变，那

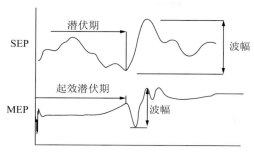

图 8-3　典型 SSEP 和 MEP 电位变化图

么波形也就有变化。波形改变应当作一种警告,而不是一种明确的脊髓损伤。

（4）中央传导时间:在多导记录时可以根据外周神经的动作电位,主要是 Erb 点的波峰潜伏期与感觉皮质波峰潜伏期之间的差来计算中央传导时间。

（二）MEP 波形分析

典型的 MEP 波形是潜伏期很短的负波,其后出现两个较小的负波;前一个称 D-波(直接波),后两小波为 I-波(间接波)。D-波是锥体束快轴突直接传导产生的,在缺氧和药物抑制皮质功能时仍可获得(图 8-4)。I-波需在灰质功能完整时才能显示,而且有赖于锥体束皮质轴突的活动,窒息或深麻醉时常不能检出。

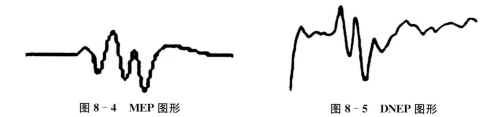

图 8-4　MEP 图形　　　　　　　　　　　**图 8-5　DNEP 图形**

（三）DNEP 的波形分析

典型的间接刺激脊髓所诱发的神经和肌肉电位的波形是由一个主要的、起始向上的波幅和随即向下的、多相的或小阶梯状的电位组成(图 8-5)。

第三节　诱发电位的影响因素

诱发电位的正常波形有一定的变异范围。影响正常波形的因素很多,如实验室记录条件、仪器种类、刺激强度、频率及刺激部位、滤波大小、应用单侧或双侧电极以及安放记录电极与参考电极的位置不同等。另外,还与患者的性别、年龄、身高、肢体长度及皮肤温度等有关。每一实验室应制定自己的参考值,才有参考价值。

一、影响诱发电位的生理因素

（一）年龄

新生儿的周围感觉神经传导速度约为成人的 1/2,到 3 岁时才接近成人,而脊髓传导速度需 5

岁才接近成人值。老年人周围神经传导速度也有明显改变,Dorfman 和 Bosley 的研究显示,60～86 岁老年人每年以 0.78 m/s 的速度减慢。

(二)性别

多数研究显示,中央传导时间男女有显著性差别,女性组明显短于男性组。

(三)身高与肢长

短潜伏期 SSEP 各成分的绝对潜伏期显然与刺激点到记录点之间的距离有关。研究显示 N_{20} 及 P_{40} 的峰潜伏期分别与臂长和身高呈明显的线性相关。但在实际检测中,多采用受检者本人作自身对照,所以不受年龄、性别、身高及肢长等的影响。

二、影响诱发电位的病理因素

(一)脑血流

多数研究表明,脑局部血流改变会影响皮质诱发电位。虽然脑血流从正常的 50 ml/(min·100 g)下降至 25 ml/(min·100 g)脑组织时,脑功能已发生改变,但 SSEP 仍保持正常,当降至 13～18 ml/(min·100 g)脑组织时,SSEP 即产生改变,甚至消失。所以大脑中动脉阻塞,全身低血压均可导致诱发电位的改变。在一些本来有神经功能障碍的患者,比正常人耐受低血压的程度要差。在脊髓手术,低血压对诱发电位的影响可被脊柱过伸所加剧,所以很难定出一个可接受的全身低血压的界限。总的来说,皮质血流的下降比皮质下的影响要大。另外,如果相关神经组织局部血液灌注发生改变,也会导致诱发电位的变化,如由于体位、止血带、应用缩血管剂或血管阻塞等有可能影响诱发电位。

(二)颅内压

颅内压升高也会影响诱发电位。许多研究表明,颅内压升高会导致诱发电位的波幅下降及潜伏期延长。主要原因是颅内压及脑脊液压力升高会导致脊髓的灌注压下降。颅内压升高会导致 MEP 的起效时间延长,甚至不能产生。颅内压的变化常发生在麻醉诱导及颅内手术关闭时。

(三)低氧血症

低氧血症也会影响诱发电位的描记。幸运的是在有其他监测的情况下,发生低氧血症的可能性极低。

(四)血液流变学

血细胞比容的变化不但可改变携氧能力,同时可改变血液黏稠度。一般认为在中等度血细胞比容即 0.30～0.32 时,血液具最大输氧能力,诱发电位变化与此范围一致。在动物试验中发现,中度贫血时,SSEP 的波幅增加,在血细胞比容降至 0.10～0.15 时,潜伏期延长,血细胞比容降至 0.10 以下时,潜伏期进一步延长,波幅下降。当血细胞比容上升时,这些变化平行恢复。当然血细胞比容的变化不是孤立的,可伴有血压、血容量、体温及电解质等变化,而且是渐进发生的,所以在行诱发电位分析时应综合考虑。

(五)通气

轻微的动脉二氧化碳分压($PaCO_2$)变化仅引起较小的 SSEP 变化,但如果通气变化超出了麻醉和手术中通常保持的范围,即可引起皮质产生的诱发电位的潜伏期和波幅的改变。最明显的改变发生于 $PaCO_2$ 过低时。当然该变化是由脑脊液 pH 改变还是由于低 $PaCO_2$ 引起的脑血管收缩还未明确,但肯定的是低 $PaCO_2$ 可加剧低血压造成的脑供血不足,由此可造成脊柱手术期间 SSEP 的改变。对 MEP 而言,呼气末二氧化碳分压($P_{ET}CO_2$)在 $2.66\sim7.89$ kPa($20\sim60$ mmHg)之间时,比 MEP 上肢反应不产生改变,但激发反应的阈值随着 $PaCO_2$ 的下降而增加。这符合激发是一个皮质事件而传播及最终的反应是皮质下及外周事件,受影响的主要是皮质。

（六）温度

低温通过影响神经元的除极而使诱发电位的潜伏期延长和波幅减小。低温影响突触功能比影响传导更甚,主要影响突触后膜并且主要影响长神经通路和多突触途径。因此对从外周神经记录的反应影响较小,对从皮质产生的反应影响较大。无论是故意还是无意识造成的手术中全身低温,一般都是渐进发生的,但术中局部低温可急剧发生并造成诱发电位的变化,如在脊髓脑干皮质应用冷的液体,这些冷的液体还可刺激神经引起 SSEP 的改变,也可引起神经支配肌肉活动性的增加。对 MEP 而言,当温度从 38℃ 降至 32℃ 时,tcMMEP 的起效时间延长,刺激的阈值提高。这是由于低温致皮质激发阈值提高和外周传导延缓所致。

（七）其他

还有许多因素可引起术中诱发电位的变化,如血容量的明显下降虽没有引起血压的变化,但由于血流的再分布可造成诱发电位的改变。在体外循环(CPB)期间由于上腔静脉压力增加也可造成 SSEP 变化。其他的一些生理因素改变也可造成诱发电位缓慢的改变,如血糖、血钠及血钾浓度的变化,因为这些因素与神经元的化学环境及除极传导过程密切相关。

三、影响诱发电位的技术因素

目前大多数诱发电位监护系统具有自动干扰排除功能,但仍有许多干扰难以消除,如双极电刀产生的小幅干扰波、吸引器及手术操作产生的干扰波等。在术中监测电极的移位、脱落或断裂及刺激器失灵等也会影响到诱发电位的监测。

四、影响诱发电位的麻醉药理因素

由于诱发电位极易受到麻醉药物的影响,所以在围术期行诱发电位的监测,必须了解麻醉药物对诱发电位的影响,才能减少麻醉因素对监测的干扰,并对监测中出现的一些事件作出合理的解释。

总体而言,麻醉药物对诱发电位的影响具备一些共同特征:

（1）多数麻醉药可减少诱发电位的幅度,延长其潜伏期。

（2）对皮质诱发电位影响较大,对脊髓和外周神经诱发电位影响较小。

（3）麻醉药对诱发电位的影响具剂量依赖性。

（4）麻醉药对诱发电位的影响个体差异较大。

（5）预先存有病变的神经组织的诱发电位对麻醉的干扰更加敏感。

（一）吸入麻醉药

所有吸入麻醉药对 SSEP 产生剂量依赖性的潜伏期延长和波幅下降。对皮质产生的影响最大,颈部脊髓次之,对周围神经及硬脊膜外记录的诱发电位影响较小。吸入麻醉药对诱发电位的抑制程度似乎与其麻醉强度成正比,但 Rosner 的研究发现在产生同等麻醉深度的情况下,对皮质诱发电位的抑制程度由强至弱顺序为:氧化亚氮、异氟烷、安氟烷和氟烷。MEP 似乎更容易被吸入麻醉药取消,如果使用经颅单脉冲运动功能监测,术中低浓度吸入麻醉药也不能使用。

克服麻醉药物对 tcEMEP 和 tcMMEP 影响的方法之一是应用近空间的重复刺激（2～5 ms）。另外一常用方法是直接刺激脊髓，刺激方法是使用硬脊膜外电极或将电极置于近椎体处，信号记录可在肌肉、神经或从硬脊膜外隙获得。

（二）阿片类镇痛药

阿片类镇痛药对诱发电位的影响较轻。当全身单独应用时几乎没有影响。有研究显示哌替啶作为术前用药时还可增加 SSEP 的幅度。一般而言，阿片类药对皮质下和脊髓记录的诱发电位影响轻微，对皮质产生的可致潜伏期延长和波幅下降，尤其是应用剂量可致患者镇静时，其作用可被纳洛酮所逆转，提示其作用部位在 μ 受体。有研究发现持续输注芬太尼比间断静注影响大。阿片类药对 tcMMEP 和 tcEMEP 的影响也较小。

（三）氯胺酮

氯胺酮是一个较理想的替代阿片类镇痛药和吸入麻醉药的药物，具有极好的镇痛和催眠作用。研究显示，氯胺酮可增强 SSEP 的波幅，对脊髓刺激脊髓记录和肌肉记录的反应也有增强作用。所以当诱发电位对一般麻醉剂较敏感时，氯胺酮是一个理想的选择。有一些研究者喜欢加用咪达唑仑以减轻其可能发生的幻觉。

（四）巴比妥类药

研究显示，硫喷妥钠可延长皮质感觉电位的潜伏期和减小其幅度，尤其是长潜伏期波形。对脑干和皮质下波形则影响较小。硫喷妥钠对 SSEP 的影响与其药物再分布的特征相一致，即在诱导后或在单次静脉注射后短时间内影响较大，但在使用了脑电图静止剂量的硫喷妥钠时仍可记录到 SSEP。tcMMEP 受巴比妥类药物的影响则要大得多，在低于影响 SSEP 的剂量时，tcMMEP 即受到影响，且持续的时间较长。

（五）苯二氮䓬类药

单独使用诱导量咪达唑仑可产生皮质 SSEP 的轻微抑制，最初产生潜伏期延长和波幅下降，但能逐渐恢复。在使用 10～20 mg 或 0.1 mg/kg 的地西泮时，正中神经 SSEP 的短潜伏期（N_{18}，N_{22}）波幅轻微下降，较长潜伏期波（N_{60}）波幅中等程度下降，而长潜伏期（200～400 ms）波形消失，令人惊奇的是中潜伏期波（N_{35}～N_{60}）波幅常常是增加的。使用 0.2 mg/kg 地西泮可使短潜伏期硬膜外反应下降 10%～20%，而在以后的波峰中则增加 10%～20%。由于苯二氮䓬类药物的高效致记忆缺失作用，所以在行 SSEP 监测时，麻醉医师常常选择其复合阿片类药物或氯胺酮的麻醉方法。然而与硫喷妥钠一样，咪达唑仑对 tcMMEP 具明显抑制作用。

（六）依托咪酯

诱导量的依托咪酯对 SSEP 或 MEP 的影响轻微，但在复合芬太尼-氧化亚氮麻醉时，同样剂量的依托咪酯可引起 VEP 波幅的明显抑制。对皮质成分的 SSEP 研究表明，依托咪酯可致波幅增加。这种短暂的增加可使术中出现的一些变化的解释变得复杂。但是通过持续输注的方法，可使用一些其他方法无法监测的诱发电位变成可能。对经颅 MEP 的研究亦显示，依托咪酯是一个理想的麻醉药。与其他许多静脉麻醉药相比，在诱导剂量和持续输注量中，依托咪酯对波幅抑制最轻。与硫喷妥钠不同，依托咪酯具有较快的清除率，是一个理想的记忆缺失复合用药。尽管依托咪酯可抑制皮质醇的产生，但只要短期应用在目前看来还是安全的。

（七）丙泊酚

诱导剂量的丙泊酚可产生皮质 SSEP 波幅的下降，但在停药后迅速恢复。有一研究显示，单用丙泊酚可使皮质 SSEP 的波幅增加 15%。丙泊酚对在硬脊膜外隙记录的 SSEP 没有明显影响，这与丙泊酚的作用位点存皮质的推测一致。丙泊酚对 tcEMEP 和 tcMMEP 的反应幅度具抑制作用。当从硬脊膜外记录 tcEMEP 时，可以使用丙泊酚。

（八）氟哌利多

在行诱发电位监测时，氟哌利多似乎也是可接受的。当氟哌利多复合芬太尼使用时，对 SSEP 和 tcMMEP 的影响不大。

（九）肌松药

一般而言，肌松药不影响 SSEP。事实上由于减少了 EMG 对附近记录电极的干扰，使 SEP 的记录得到改善。这也可用来解释在使用小剂量丙泊酚或哌替啶后记录得到改善的原因。当在记录电极附近出现过度的 EMG 活动时，也可适当应用肌松药。但如同时进行 MEP 监测，则应注意肌松药的使用，不应对之产生妨碍。

（十）局部麻醉药

当局部麻醉药用于传导阻滞麻醉，如硬脊膜外阻滞或蛛网膜下隙阻滞时，在脊柱手术中行诱发电位监测是不能接受的。因为脊神经的传导被阻滞后，诱发电位也随之消失。如果局部麻醉药是全身应用，对诱发电位的影响主要是其对钠通道的作用。Javel 的研究表明，全身输注利多卡因可产生潜伏期延长，但如小剂量使用则影响不大。

五、诱发电位监测手术的麻醉实施

无论采取何种麻醉方法或选用何种药物，麻醉的目标是能够在手术的关键时刻提供恒定水平的麻醉。单次静脉注射或突然改变吸入麻醉药浓度均可能产生诱发电位的变化，并与手术造成的神经损伤相混淆。因此应在手术的关键步骤以前调整好麻醉，以后维持在某一恒定状态。SSEP 监护最佳的麻醉方案是将氧化亚氮、麻醉性镇痛药和丙泊酚按一定比例结合。如必须用卤素类吸入麻醉剂（安氟烷、异氟烷），通常要低于 0.4%。如果患者术前在监测的神经通路中存有神经病变或者监护医师提示术前反应较差，麻醉医师可以将阿片类药复合一种静脉记忆缺失药开始麻醉。如监测的反应在阿片类药-镇静剂下仍非常弱小，可以应用一些反应增强药如依托咪酯或氯胺酮。当然尽管在这些努力下仍有少数患者找不到合适的麻醉方法。

如需监测 tcEMEP 或 tcMMEP，那么其麻醉比监测 SSEP 更具挑战性。首先吸入麻醉剂很难耐受，所以阿片类药和氯胺酮常常被应用。其次如果使用肌松药必须小心控制，可以采用持续输注的方法，以使 EMG 反应不要消失。在这方面还需进行大量的研究以积累更多的临床经验。

有人探索不受麻醉影响的 SSEP 监测，主张将针形电极放置在脊骨、脊间韧带、硬脊膜下或硬脊膜外隙，这样可简单而又稳定地记录在麻醉下传统方法难以记录的 SSEP。其中硬脊膜外的记录是最好的，通过此方法记录的电位质量高，术中监护可信度高，因为不经过多突触传导，受麻醉或其他因素的干扰少，但最好的方法是同时记录皮质和皮质下 SSEP。尽管硬脊膜外监测的神经通路的特异解剖大部分还不清楚，但其反应是十分有用的。有一研究比较了硬膜外和外周神经刺激硬脊膜外记录的反应，发现硬脊膜外刺激可产生更大的幅度及更快的起效和记录时间，对脊髓事件更敏感。硬脊膜外电极可经皮放置或由外科医师直接放置，它可用来记录从外周或皮质刺激的反应，也可作为刺激，记录皮质或通路神经及肌肉的反应。该技术目前在欧洲及日本应用越来越广泛，虽然为有创监测，但相当安全。存在的问题是因手术医师的移动或术中的运动而导致电极的移位，从而影响监测结果准确性。

六、诱发电位监测的注意事项

（1）在手术前必须获得基准波。因为麻醉对诱发电位有影响，只有术前基准波与术后对比才有意义。在术前测定的另一优点是确定是否可引出诱发电位，是否可信，这就简化了在手术室中建立基准波的任务。

（2）监护者用简单直观的语言与手术医师联系，不要用诱发电位改变的细节干扰手术医师，只有出现明显的变化即满足上述异常的诊断标准才能汇报给手术医师。

（3）有一些病例因病变因素、麻醉或其他因素导致不能可靠记录，这些患者被认为是不可监护的。这时应遵循一个原则：没有信息比错误信息要好。

（4）手术前必须检查设备，手术室中需有备用件如电极导线等，这样可把设备因素减小到最低。为减少感染风险，最好应用消毒过的电极。

（5）监护者应熟悉手术步骤，因为这样容易了解易引起损伤的时间，并对诱发电位的变化做出解释。但除关键步骤外，其他一些步骤也能引起电位变化，如拉钩置于神经之上或脊髓动脉血栓形成等。这些变化出现时间不定，较难诊断，只有在排除非手术因素后才能归因于手术因素。

（6）了解诱发电位监测的适应证和禁忌证，如装置心脏起搏器、颅内有植入金属物、癫痫、颅脑损伤患者等禁止采用 tcMMEP 监测。

第四节　诱发电位的报警

各种诱发电位都有一定的标准。应当说明的是没有一种标准是绝对的界限说明神经是否受到损伤。即使术中的诱发电位的波幅完全消失，也有可能在术后神经功能完全恢复。各种诱发电位反映的仅仅是神经系统的一个侧面，要结合各种方法综合分析，越是监测的方法多，反映的侧面就越多，这就是不能用一种监测的结果来判断整个手术中的神经系统的理由。

一、体感诱发电位的解释和报警标准

手术中监测病人的具体诱发电位图形，要以麻醉稳定后的基线数值为标准，来判断手术中体感诱发电位的变化。

首先在病人麻醉好后，确定好体位，再进行数次的体感诱发电位的监测。要了解 MAC 值在可监测范围内，进行数次有重复性的体感诱发电位检查。如果手术前做过评估，最好将术前的检查和麻醉后的检查加以对比，没有太大出入的为可靠的检查。在完整、清晰可辨的波形、有重复性的图像和定标确定后将此作为基线。

此后术中的所有体感诱发电位检查都以此为参照，主要观察潜伏期和波形。在此条件之下，反应波幅降低＞50％，伴有或不伴有潜伏期延长＞10％为报警。即目前公认的 50/10 法则。

在手术中波形的变化要考虑到手术和非手术因素。考虑到变化的类型，是急剧变化还是逐渐变化；是一侧波幅变化还是双侧同时变化；在四肢监测时，是上肢或下肢的局部变化还是四肢均有变化。在四肢和双侧同时变化的时候，要排除手术以外的因素：血压、缺血情况、体温、麻醉因素等等。手术监测中体感诱发定位应该说是个比较敏感的因素，假阳性的变化也较多，监测医生一定要

在了解病人的病史(基础疾病)的同时,详细了解麻醉和生理指标的前提下全方位的分析做出相应的判断。

二、运动诱发电位的解释和报警标准

运动诱发电位对于监测运动神经损伤和预后的判断是非常敏感的。对脊髓运动束的损伤的预报比体感诱发电位(SSEP)和下传神经源性诱发电位(DNEP)等监测更加敏感。

在手术之前要做术前的运动诱发电位的检查。麻醉后,在确定好麻醉体位后,立即做开皮前的检查。在诱导麻醉中为了气管插管使用了肌松剂,因此,就有可能在做基线的时候,可能因肌松剂使用开始,不容易诱发出运动诱发电位的波幅。用 TOF 监测后,在出现 50％左右的肌松剂代谢后就可以再做运动诱发电位的监测。并和术前的检查做比对。

报警的指标尚没有一个非常明确的标准。因为有报道波幅降低 80％的患者,手术后并没有相应的神经系统的损伤。因此很多监测单位都采用了"全或无"的标准作为报警指标。即手术中只要诱发出运动诱发的波幅即可。

这个前提要和手术前的检查做对比。如果手术前运动诱发电位就有异常而不能引出,手术中也很难诱发出电位,就不能作为报警的指标。当然引起运动诱发电位的因素,也有手术因素和非手术因素,首先要考虑到麻醉药、血压、失血情况等因素,综合考量监测结果。

三、下传神经源诱发电位的解释和报警

目前,下传神经源诱导电位(DNEP)没有一个非常明确的报警标准。但是有些不同定义的报警指标供参考。"60/10 法则"就是与麻醉后设立的基线做比较,负波的波幅降低>60％,伴有或不伴有潜伏期延长>10％作为报警指标;此外,还有"80/10 法则""90/10 法则",这两种法则的使用比较常见,和"60/10 法则"不同之处,就是波幅降低的范围更显著。

和运动诱发和体感诱发一样,DNEP 的报警同样要考虑到手术和非手术因素,分析方法和排除方法也基本相同。不同之处,就是 DNEP 不能做术前检查,没有手术前的检查做分析前提。

第五节　诱发电位在脊柱外科中的应用

一、诱发电位在脊髓损伤患者的应用

诱发电位已被广泛用于诊断和管理脊髓损伤患者,它不但可诊断脊髓残余功能,还可通过多次测定,判断其功能恢复情况。

在动物实验中,诱发电位反应与脊髓损伤的程度密切相关。较轻的损伤仅导致短暂的诱发电位消失,中等程度的损伤导致的诱发电位消失,在临床功能恢复时,其诱发电位也恢复,如临床功能恶化,诱发电位则不会出现。这些均表明脊髓损伤与诱发电位之间的紧密联系,从而使诱发电位成为评估脊髓功能的一种有效工具。

在人体研究中,SSEP 的检查与临床征象非常吻合。在急性期,即损伤后 1 周内,主要以波幅变化为主。在慢性期(超过 6 周)主要以潜伏期改变为主。短期的变化通常发生在第 3～6 天,这与脊髓水肿高峰期相一致。由于脊髓包含不同的神经通路,一些患者已失去了运动功能,但其感觉功能

正常,所以其 SSEP 正常。有些患者丧失了所有功能,但 SSEP 也存在,这表明脊髓具有残余功能,或者至少说明一些感觉通路的解剖结构是完整的。SSEP 的改善与恶化与临床检查非常吻合。有时为了更准确地评估受损脊髓功能,也可采用皮节体感诱发电位(DSEP)监测,有关 DSEP 的知识在后面有专门叙述。

MEP 也已用于急性脊髓损伤的检查中。总体而言,MEP 与临床检查一致,有些患者 SSEP 丧失,仅有残余运动功能,MEP 检查也有诱发电位存在,这更说明 SSEP 与 MEP 反映的是不同的神经通路。但也有些患者临床丧失了运动功能,但存有 MEP,这可能说明运动神经轴仍完整,仅失去了功能。

虽然临床检查仍然是目前脊髓损伤患者主要的检查方法,但诱发电位检查已较广泛用于脊髓损伤患者的脊髓功能的客观评价,尤其是在不能临床评价的情况下,如头部损伤、昏迷、麻醉或应用肌松剂等。诱发电位还有助于区分脊髓完全横断和不完全横断。不完全横断应进行积极的治疗,因为有较大的恢复希望。诱发电位检查比较客观,用以评价一些治疗的反应可避免主观的因素,对脊髓残余功能的评价也较临床检查敏感,而且 SSEP 的变化先于临床功能的改善。

在对脊髓损伤预后判断方面,一般认为 SSEP 和临床功能均完全消失的患者没有恢复功能的希望。有作者认为在 4 小时内记录的诱发电位的价值较大,随着时间的延长,其预测价值大大降低。

二、诱发电位在脊柱手术围术期的应用

在许多脊柱手术中,因手术中牵引不当,固定不良或因正常的解剖结构变异等原因,易于出现脊髓和神经的损伤,从而造成感觉和运动功能障碍。目前多数研究表明,诱发电位监测可减少手术时的脊髓损伤。通过诱发电位的监测可使手术医师及时获得相关信息,使过度弯曲的脊柱放松,重新放置植骨或调整脊柱器械的位置,甚至必要时根据诱发电位监测情况决定病变切除范围或中止手术,Epstein 在对照研究 218 例未受监护和 100 例监护的颈椎手术中发现,术中受监护的患者中神经并发症的发生率为 0,而在未受监护的病例中有 3.7% 的患者出现四肢麻痹,0.5% 死亡。另有研究表明,SSEP 监测可使脊柱侧弯矫形术的神经受损率由 4%~6.9% 降至 0.7% 以下。在脊柱、脊髓手术中,为使术野清晰常使用控制性降压,通过诱发电位监测有助于把握降压的幅度,防止脊髓缺血性损害。有报道一例脊柱侧弯矫形术患者,术中血压较术前降低 20% 时,先后两次出现皮质 SSEP 的改变,经及时升高血压,SSEP 恢复正常,术后未发生任何后遗症。

有时单用 SSEP 监测不能反映运动神经系统的功能状态。有些患者在脊柱侧弯手术中,SSEP 未见异常,但术后发现患者出现运动障碍。所以采用 SSEP 与 MEP 相结合的监测能更全面地监护脊髓功能。

第六节 神经根监测

以上所述的 SSEP 和 MEP 主要监测感觉神经和运动神经通路的完整性,但对具体神经根的监测则显不足。在很多情况下,脊神经根会受到手术操作的损伤如打入椎弓根钉或安置其他脊柱固定矫形器械,这时最好能进行神经根监测,以避免其损害的发生。

一、神经根功能监测的作用

目前一般认为神经根监测的作用有：

（1）在手术操作中保护神经根。

（2）在置入椎弓根钉的过程中保护神经根功能。

（3）判断受损神经根节段。

（4）在神经根减压手术中指导减压的适宜程度。

目前主要通过两种方法评价神经根功能，一是皮节体感诱发电位（dermatomal somatosensory evoked potentials,DSEP），另一是肌电图（electromyography,EMG）。DSEP 主要通过刺激皮肤特定神经节段区的感觉神经，并在体感皮质区记录。EMG 则是通过电刺激或机械刺激神经根，并于相应的肌肉记录其电位变化。

二、DSEP 用于神经根监测

传统方法的 SSEP 监测对单一神经根受损的敏感性较低，因为这种诱发电位是多个神经根活动参加的结果，所以如果仅是其中单个神经根受损，对整个诱发电位可能并不会产生显著影响。但如果是从单一神经根诱发的神经元电活动，如果其受到损害，SSEP 的变化就较明显。因此刺激单一有可能受损的神经根，诱发产生的 SSEP 可提供有效的术中神经根监测。许多报道证实了 DSEP 和受累神经根水平的关系，无论是术前与术后，DSEP 的改变反映了神经节段水平的功能。Owen 等发现术前 DSEP 的改变与术中证实的神经损害相关性很好，从 L_3 的 67% 到 S_1 的 74%。

DSEP 用于手术解除神经压迫的研究显示，如果术中 DSEP 改变明显，那么神经根已经得到了合适的减压，术后疼痛可得到很大程度的减轻。Cohen 等的研究发现，12 例脊柱退行性改变的患者在减压手术中接受了 DSEP 监护，9 例术中 DSEP 改善，这 9 例患者均于术后解除了疼痛，并有运动功能改善；3 例患者术中 DSEP 易变，这 3 例虽于术后解除了疼痛，而无运动功能改善。不过，Toleikis 的研究表明，神经根减压后，DSEP 很少出现明显改善。目前认为，如果术前患者病程较短，那么其 DSEP 的改变与减压效果相关性就好，反之则较差。

DSEP 用于术中神经根保护方面也有一些研究报道。Toleikis 等的研究认为，DSEP 对机械刺激和神经根移位很敏感，如果刺激严重或移位明显，可导致 DSEP 完全消失。但有研究提示，这种变化可快速恢复，在 1～2 小时后可恢复至基础水平，术后无任何神经功能缺失。这说明 DSEP 用于术中神经根监护方面有较高的假阳性率。还有研究中发现已发生了严重的神经根损害而无 DSEP 的明显变化。Owen 报道了一例在放置 L_5 椎弓根钉过程中的电位变化，在放置后虽有波动，但并不到提醒手术医师注意的程度，椎弓根钉放好后，DSEP 消失。取出椎弓根钉时，发现其已完全断裂并压迫神经根。这说明 DSEP 对机械刺激引起的神经根功能瞬间变化不敏感，这可能与 SSEP 的叠加原理有关，显示的电位可能是数分钟以前的结果。由于 DSEP 有较高的假阳性率和假阴性率，所以不推荐用 DSEP 作为椎弓根固定的监护手段。

在术中持续刺激某一特定神经根不太现实，这种监测是通过刺激皮肤表面特定皮区，记录电极置于头颅感觉皮质。感觉神经在躯干分布比较规则，而在四肢则有不同的描述。图 8-6 是脊神经体表分布的皮区。刺激电极最好置于某一神经分布区内，但应注意的是有些皮区可能重叠，刺激皮区的皮肤可能激动不止一个脊神经，特定的皮区在不同的患者那里还有变异。因此即使根据标准解剖位置放置的刺激电极,也可能激动另外的脊神经根或多个脊神经根。刺激强度以不引起肌肉收缩为宜,避免刺激骨骼。在诊断中,引起 DSEP 的强度须低于患者可耐受的强度,而在手术室可采用一较高强度。但不管试验设置如何,其强度的基本要求是避免电流传入邻近皮区,避免刺激皮下神经和肌肉。如果刺激到皮下神经和肌肉,其反映神经根的特异性就下降了,而且记录会受到被引发的 EMG 杂波干扰。

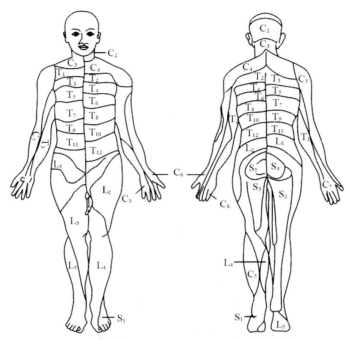

图 8-6 脊神经在体表分布的皮区

DSEP 记录电极的放置和普通的 SSEP 有所不同,其仅置于大脑感觉皮质。对 DSEP 的分析主要根据同一肢体相邻的两个皮区之间的潜时差别,也可以根据两侧肢体之间的潜时差别。如果在一侧肢体某一待定节段内或两个肢体的同一水平间有明显延长是不正常的。Slimp 等的研究认为,任何节段两侧之间的潜时差别在 4 ms 以内。神经根受压后,直径较大的纤维比直径较小的纤维更易受压,大直径纤维受压使神经传导速度减慢,导致潜伏期延长。波幅于受压后会降低,首先受影响的是潜伏期,但应保证波幅和潜伏期未受到刺激电极类型的影响。

总之,DSEP 可在术前给手术医师提供受累神经根节段的信息,对急性脊神经压迫病例可在术中作为神经根减压是否合适的指标。而作为椎弓根固定监护神经根的方法,则有较高的假阳性率和假阴性率,在这方面 EMG 监测比 DSEP 更加可靠。

三、EMG 用于神经根保护

观察肌肉中自发或随意收缩引起的动作电位并记录下来,称之为肌电图(EMG)描记。

(一)肌电图的电生理原理

运动神经元的轴突自脑、脊髓发出到肌肉表面是分出很多细微的分支,终止于运动终板(motor end plate),运动终板介于神经和肌肉之间,为神经-肌接头,它将神经的兴奋传递到肌肉去,使肌肉兴奋,发生动作电位导致肌肉的收缩。在脊髓支配骨骼肌的前角细胞有大小两种,大的为 α 运动细胞,小的为 γ 细胞,其神经分别为 α 纤维和 γ 纤维。每个 α 细胞支配 50～200 个肌纤维,它分布为我们在人体记录的肌肉电位,每个 细胞支配的肌肉所发生的动作电位,称之为运动单位电位(motor unit potential,MUP),肌电图记录的电位就是由这样一个个电位组成。

术中肌电图的监测,就是通过电刺激或机械刺激诱发的肌电图,通过记录肌肉活动来了解支配肌肉的神经功能,达到监测神经的目的。

(二) 手术中监测肌肉的选择

由于脊柱手术监测多选用肢体肌肉,多不需要头面部的肌肉监测,以下主要介绍肢体肌。

监测脊柱手术的肌肉活动,主要是为了监测神经根的状态,每个神经根都是交叉支配肌肉,同样每块肌肉由一条到多条神经根支配,即监测每块肌肉,也是要具体分析所受影响由哪条神经根引起。

(1) 上肢和手部肌肉:

上肢和手部肌肉主要由脊神经 C_5～T_1 神经根支配。

三角肌——腋神经——C_5～C_6 神经根支配;

胸大肌——胸前神经——C_5～C_8 神经根支配;

肱二头肌——肌皮神经——C_5～C_6 神经根支配;

肱三头肌——桡神经——C_5～C_8 神经根支配;

肱桡肌——桡神经——C_5～C_7 神经根支配;

桡侧腕屈肌——正中神经——C_5～C_7 神经根支配;

掌长肌——正中神经——C_7～T_1 神经根支配;

尺侧腕屈肌——尺神经——C_7～T_1 神经根支配;

尺侧腕伸肌——桡神经——C_7～C_8 神经根支配;

指总伸肌——桡神经——C_6～C_8 神经根支配;

拇短展肌——正中神经——C_8～T_1 神经根支配;

小指展肌——尺神经——C_8～T_1 神经根支配。

在监测中推荐常用的肌肉是三角肌、肱二头肌、指总伸肌、大鱼际和小鱼际。由于颈部手术经常涉及 C_4,设计斜方肌或胸锁乳突肌为此作监测。这两块肌肉是由 C_2～C_4 神经根支配的。

(2) 腹部肌肉:

最常见的腹部肌肉主要是肋间神经支配的腹直肌,基本包括了 T_5～T_{12} 水平。

上腹直肌、肋间肌——T_5～T_6 神经根支配;

中腹直肌、肋间肌——T_7～T_8 神经根支配;

下腹直肌、肋间肌——T_9～T_{11} 神经根支配;

腹横肌、肋间肌——T_{12} 神经根支配。

这些肌肉在胸椎手术监测中最常用。其中推荐常用的腹直肌和腹横肌做记录肌肉。

(3) 下肢和足部肌肉:

下肢和足部肌肉主要包括腰丛和 S_1 神经根。

腰大肌——腰丛——L_1～L_4 神经根支配;

髂肌——股神经——L_2～L_4 神经根支配;

股内收肌——闭孔神经——$L_2 \sim L_4$神经根支配；

股内肌——股神经——$L_3 \sim L_4$神经根支配；

胫前肌——腓深神经——$L_4 \sim S_1$神经根支配；

腓肠肌——胫神经——$S_1 \sim S_2$神经根支配；

拇收肌（足）——胫神经——$L_5 \sim S_1$神经根支配。

在监测中，推荐常用的肌肉有髂肌、内收肌、股内肌、胫前肌、拇收肌（足）。

（4）阴部肌肉：

阴部肌肉的监测，主要是为了监测骶丛神经。主要检查的肌肉是肛门外括约肌、球海绵体肌、尿道外括约肌，是反映 $S_{2\sim4}$ 的神经根情况，推荐常用的监测肌肉为肛门外括约肌。

（三）肌电图在手术中的监测方法

监测的肌电图和临床上用于诊断的肌电图的检查方法有很多不同。诊断性肌电图检查在于诊断神经源性疾病、肌源性疾病、神经-肌接头疾病。监测肌肉是用于通过肌肉的收缩电位和自发电位来了解神经功能是否受到手术操作的损伤。甚至还可以了解麻醉的状况和一些反射的情况。所以监测肌电图分为自发性肌电图和激发性肌电图两种。

1. 自由肌电图（free-run EMG）的监测　　自由肌电图又称为自发性肌电图（spontaneous EMG）。在正常情况下自由肌电应该是电静息状态，记录到的是一条直线。当手术过程中因为牵拉、移位、分离神经根、打钉、电刺激等因素会导致一系列不同的肌电图表现。许多肌电图（EMG）活动的电位特性性能或多或少地提示刺激的程度，也或多或少地有临床的意义。除了手术中的机械刺激，温度（冷盐水和电刀的热量）、麻醉不足及渗透性刺激也会诱导强烈的肌电图活动。

识别手术因素和非手术因素引起的肌电图活动很重要，因为非手术因素在监测中没有太多的临床意义。但是，机械刺激与损伤的风险有关，不仅与即刻的神经损伤有关，也与重复性创伤有相关性。机械刺激会导致出现很多类型的肌电，下面有更详细的图形；然而，一般来说，刺激的程度将与肌电活动的强烈程度有密切关系。此外，在刺激活动停止后，肌电图仍然存在活动也提示了最初是有很强烈的机械刺激。

肌电活动可以在不间断的手术活动中没有发生明显改变时出现，临床上最重要。很幸运的是通常外科手术动作之前就出现了少量的肌电刺激信号，这时神经可以避免离开刺激状态。这种状态包括骨折处有神经或神经根有联系的地方，在用仪器固定时受到挤压，如果这样的原因不能得到及时认识，不间断的肌电信号就可能持续出现，而刺激源就会持续不能得知，有可能就导致了严重的后果。

常见的肌电活动与手术事件无关的事件，如可能是肌张力增高或自发肌电活动。而肌张力恢复可能会是神经肌肉阻滞剂水平降低和麻醉深度不够。有些肌肉更容易有肌张力恢复的倾向（如额肌和肛门括约肌），但是这取决于病人的差异，还会包括其他的肌肉。麻醉水平到极限情况时，自发肌肉收缩会发生，而典型的是肌电活动会先于临床动作出现。

上述这两种情况（手术因素和非手术因素）靠监测医生运用经验进行仔细的观察、鉴别分析，寻找自由肌电出现的原因，才能给外科医生以最正确的提醒和纠正手术操作，而不影响手术的进展。

自由肌电唯一受麻醉影响就是肌松剂的使用。比较合理的使用时机是等神经损伤发生率较高的操作中，肌松作用刚好消失。这就需要麻醉医生、监测医生及手术医生高度配合，及时了解手术的步骤，算好肌松剂可以代谢的时间，和追加肌松剂的时间。监测医生可以用 TOF 来监测麻醉的肌松剂代谢的情况。在通过 TOF 了解到肌松剂代谢90％就是可以监测自由肌电活动了。

操作导致的自由肌电的几种类型：

（1）爆发性肌电活动（burst EMG activity）：在＜1秒的短时间内肌肉运动单位电位同步爆发，几乎和神经受刺激的时间同时发生，常见于手术中牵拉、电灼、分离等活动。表现为平静的电静息状态下突然出现爆发电位（图8-7）。

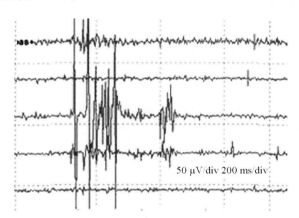

50 μV/div 200 ms/div

图8-7　平静的电静息状态下突然出现爆发电位

（2）连续肌电活动（train EMG activity）：是由不同步的肌电活动组成的连续一系列的不同或相同的电活动。持续时间是数秒到几分钟时间。常由于手术中较严重的或持续性机械刺激所致，和刺激时间同步。即使刺激操作停止，肌电活动仍然存在，随着操作的改正，电活动可以逐渐消失（图8-8）。

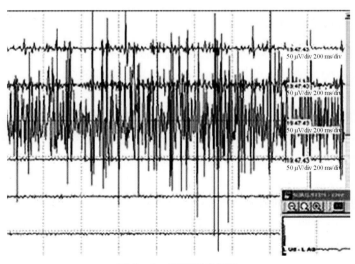

50 μV/div 200 ms/div
50 μV/div 200 ms/div
50 μV/div 200 ms/div
50 μV/div 200 ms/div

图8-8　连续肌电活动

（3）自发活动（spontaneous activity）：没有明确的刺激因素而出现的零星的电位，有表现为肌束有规律的收缩。有时会出现在连续肌电活动之后逐渐消失的肌电活动中。可能为刺激源消除后，神经恢复过程中小幅放电活动。也有时不能找出原因。这种放电的临床意义就是不明原因的自发电位,要高度警惕,防止是操作中强烈损伤的开始;或提示强烈刺激后神经的恢复(图8-9)。

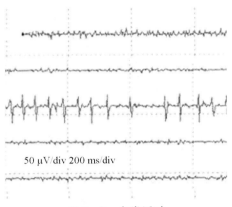

50 μV/div 200 ms/div

图 8 - 9　自发活动

2. 激发肌电图(triggered EMG)的监测　是有目的地电刺激外周或脊髓神经干/根,在该神经干/根相应支配的肌肉记录电活动的方法。可以用直接刺激或间接刺激诱发方法。

(1) 直接刺激神经根诱发的肌电活动:常用微小电流直接刺激暴露出来的神经,记录该神经支配肌肉的反应。主要用于鉴别神经根,出椎间孔处的感觉神经和运动神经纤维。在选择性的脊神经背根切除术中,有特殊重要的作用。如 S_1 神经根受刺激,足背屈曲;S_2 神经根受刺激,足趾屈曲。

(2) 间接刺激神经诱发的肌电活动:间接刺激是指通过特殊的电极,采用逐渐加大刺激电流,刺激已经植入的金属物体,以了解植入螺丝是否靠近神经根,或是部分植入椎管中。如椎弓根固定螺丝和金属棒固定法中使用。

四、DSEP 和 EMG 的运用

研究表明 DSEP 与解剖发现的一致性显著高于 EMG。DSEP 与 EMG 检出差别源于感觉与运动受损的程度,当仅有感觉障碍而不是肌力弱和反射改变时,DSEP 的诊断比 EMG 更有效。同时 DSEP 是更易于检查的方法,患者的痛苦小。

前文提及 DSEP 用于术中神经根保护方面有较高的假阳性率和假阴性率,EMG 在这方面则要优于 DSEP。Owen 等发现在椎弓根断裂时 EMG 的假阴性率为 0。置入椎弓根的手术大致可分为两个阶段:运动期和静止期。运动期是指应用椎弓根钉器械定位、钻洞和放置椎弓根钉时,静止期是指打出洞后放置椎弓根钉前及装钉之后的时间。由于这两个时期对神经根的危险性不同,有必要应用不同类型的诱发 EMG,即机械刺激的 EMG 和电刺激的 EMG。

在椎弓根手术的运动期,所做的椎弓根钻孔、探子探查、放置椎弓根钉等操作均可使神经根处于危险之中,此期内机械刺激的 EMG 较为敏感。而在手术的静止期,则可通过电刺激椎弓根孔或螺钉引出 EMG,可将阴性电极置于钉孔基底,钉孔的一半或在安装螺钉之后放置于螺孔之上。如果椎弓根完整,则可限制低寻找强度(SIL)电流通过,那么电流不致刺激神经根,不能诱发 EMG;反之,SIL 即可刺激神经根诱发出 EMG。机械刺激诱发 EMG 假阴性率和假阳性率均为 0,但它只在神经根受到刺激时才出现,而在静止期则需要电刺激方法引出,以确定椎弓根是否有骨折,神经根是否受到刺激。Calance 等研究发现,电刺激引出的 EMG 假阴性率为 0,但有 13% 左右的假阳性

率,而且一旦 SIL 过高,假阳性率也随之增高。Darden 等总结出 SIL 为 20 V 是最适宜的刺激。

刺激强度可以持续的电流或以恒定的电压信号出现,如果监护设备采用持续电流刺激,那么刺激强度应为 6 mA;如果刺激采用的是恒定的电压,那么刺激强度应为 20 V。恒压刺激易于保持,且比持续电流刺激安全。根据 Owen 及 Darden 等研究,如果 EMG 阈值大于 30 V(接近 7 mA)则认为神经根是安全的;如果 EMG 阈值大于 20 V 但小于 30 V,手术医师应在直视下检查钉孔及螺钉,如果位置正确且钉孔壁完整,则不需要采取措施,反之则需要干预;如果阈值小于 20 V,手术医师应在直视下检查钉孔及螺钉,如果发现椎弓壁破裂,可以重新钻孔,放置螺钉。Darden 等的研究证实了这种监测干预的有效性。他们观察了 132 个因脊柱退变手术患者的 630 个钉孔和螺钉,将数据分为 3 种类型:① Ⅰ 型反应,在 20 V 时无 EMG 出现;② Ⅱ 型反应,在小于 20 V 时引出了 EMG 波形,但未进行处理;③ Ⅲ 型反应,在小于 20 V 时引出了波形,进行了处理。结果在所有的患者中,68% 显示 Ⅰ 型反应,16% 为 Ⅱ 型反应,16% 为 Ⅲ 型反应。Ⅰ 型反应术后无神经损伤,Ⅱ 型反应患者 19% 有神经根改变,48% 拔去了螺钉,Ⅲ 型反应患者术后没有出现新的神经根损伤。

(王　珏)

参考文献

[1] 王恩真. 神经外科学[M]. 北京:人民卫生出版社,2000:543.

[2] 安刚,薛富善. 现代麻醉学技术[M]. 北京:科学技术文献出版社,1999:668.

[3] 陈国田,曹起龙. 简明神经电生理学[M]. 北京:科学技术文献出版社,1998.

[4] Sloan T B. Evoked Potentials. In:Albin MS. Textbook of neuroanesthesia[M]. Singapore:McGraw-Hill Book Co.,1998:221.

[5] Miller R D. Anesthesia[M]. 5th ed. Philadelphia:Churchill Livingstone,2000.

[6] Calancie B,Madsen P,Lebwohl N. Stimulus-evoked EMG monitoring during transpedicular spine instrumentation:Initial clinical results[J]. Spine,1994,19(24):2780－2785.

[7] Owen J H,Kostuik J,Gornet M,et al. The use of mechanically-elicited EMGs to protect nerve roots during surgery for spinal degeneration[J]. Spine,1996,19(15):1704－1710.

[8] 崔苏扬. 脊柱外科麻醉学[M]. 上海:上海第二军医大学出版社,2005.

第九章

脊柱手术中神经电生理检测异常波形的临床解释

Clinical Consideration of Abnormal Nerve Electrophysiological Wave During Spine Surgery

1977年,Nash等首先报道了关于利用混合神经的体感诱发电位(SSEP)作为脊柱手术的术中监护方法。自那时起,这一技术在有风险的脊柱手术中得到较广泛的应用,尤其是在欧美国家脊柱中心所开展的脊柱手术中,为了增加脊柱手术的安全性,在不增加神经并发症的前提下,进一步提高矫形效果。从40年前手术中仅仅开展体感诱发电位(SSEP)监测,逐步发展到现在,可以开展运动诱发电位(MEP)、诱发和自由肌电图监测、D-波、H-反射、马尾神经监测等。从而使得神经损伤的比例从3%~7%降低至0.07%。

术中监护成功与否不仅与监护团队和手术、麻醉团队的完美配合有关,还要取决于4个方面的因素:

1. 参与监护的人　必须是专业的神经电生理医生和技师组成。
2. 监护使用的仪器　必须是抗干扰性能好的设备,可以进行多项的神经电生理监测。
3. 合理的监护方案　根据不同的手术部位和方案设置不同的手术检查项目。
4. 解释数据的统一标准　由监测医生专业解释。

由于目前尚没有解释数据的统一标准,故术中监护仍然存在假阴性及假阳性的可能。本章的目的就是提供有关脊柱手术神经电生理监测数据,从数据和图形中取得信息和解释。

第一节　诱发电位在术中监护的意义及评价

脊柱手术中的神经电生理监护可分为两类:一类是保护脊髓功能,另一类是保护神经根功能,其意义包括以下几个方面:

一、有助于提高手术的安全性

手术对神经的损伤包括两方面,一是直接损伤,二是间接损伤。

直接损伤如手术器械直接对神经的钳夹、切割等。在一些翻修手术中,由于局部组织大量的粘连融合,正常解剖结构受到破坏,此时若有合理的神经监测就可以大大地提高手术的安全性,引导外科医师的手术操作。这类损伤的范围一般比较局限,这时监测电位的改变主要表现为,首先由于神经元对刺激产生反应的数量减少,波幅降低;然后是潜伏期的延长,由于在早期损害了具有快速传导功能的神经粗大纤维,但潜伏期延长的程度与损害不成正比关系。

间接损伤的范围往往比较广泛,如脊柱侧弯矫形手术中,凹侧撑开时对脊髓的牵拉性损伤。这时首先发生波幅下降,因为参加反应的神经元数量的减少。由于这种类型的损伤并无选择性,可损害大或小直径的纤维,所以潜伏期的延长也有发生,但不像直接损伤的反应那样明显。还有一种常见的间接损伤的类型就是缺血性损害,如在结扎脊髓节段性血管时,脊髓缺血缺氧造成的功能障碍或坏死,这时会出现波幅下降、潜伏期延长的诱发电位改变。

手术对神经损伤的程度不同,所造成的后果也不同。一种是一过性损伤,对神经不会造成永久性损害。如在脊柱侧弯前路松解术中结扎节段性血管后,诱发电位会出现波幅下降,潜伏期延长。待侧支循环建立后,诱发电位的波幅和潜伏期又逐渐恢复正常。另一种是永久性损伤,造成不可逆转的神经功能损害。诱发电位的波幅明显下降,潜伏期显著延长,甚至基本波形消失。在去除损伤因素后,诱发电位的异常改变仍然不能恢复。

二、有助于提高手术的准确性

如在行神经根松解时,通过神经根监护可以决定神经根受累节段,防止造成手术节段选择的错误。在行脊柱椎弓根螺钉固定时,异常信号的出现可以提示手术医师椎弓根螺钉超出椎弓根范围,须防止造成脊髓或神经根的损伤。

三、保证手术的适宜程度

如椎管内占位性病变行病变切除术时,术中解除了对脊髓的压迫后,监护电位与术前相比波幅增高,潜伏期变短,提示手术有效。

四、证明手术效果,估计预后

如脊髓损伤的患者,术中、术后诱发电位改善者,临床症状与体征也随之改善,诱发电位改善的程度与临床神经功能恢复的程度相符合,且诱发电位的恢复常先于临床神经功能的恢复。

如果术后发生慢性血肿压迫,有临床症状的出现,立即检查诱发电位,将此结果和手术结束时做比较就可以判断是否造成了神经系统的损伤,有无必要立即再次手术刀口拆开探查,并将此作为探查的依据,避免术后并发症的发生。

第二节　诱发电位各参数的生理与病理生理含义

一、潜伏期

潜伏期是指从刺激到所记录的诱发反应波上某一特定点之间的时间间隔,一般以毫秒(ms)为单位。主要反映被测试的感觉或运动系统的粗直径有髓纤维的传导功能。包括起始潜伏期(onset latency,OL)、峰潜伏期(peak latency,PL)和峰间潜伏期(interpeak latency,IPL)。

1. 起始潜伏期　是指从刺激开始到叠加仪起步记录开始某诱发反应波的时间。一般来说,这种测量简单易行,但有时也会遇到困难,即反应波起始点的确定。由于一些生理性、物理性等因素的干扰,产生伪迹,这时可以提高滤波频率,增加平均次数以及其他数字滤波的技术,来减小干扰。在运动诱发电位(MEP)和肌电图(EMG)检测中笔者常常使用的是OL。

在生理情况下,潜伏期的长短取决于神经元的传导速度、传导通路上突触的数目以及冲动的传导距离。突触的数目和传导距离对同一个体来说一般比较稳定,因此潜伏期延长,主要说明神经元的传导速度减慢。有髓神经纤维的传导方式是经郎飞节的快速跳跃式传导。当一些病理因素如外伤、缺血、水肿、压迫等导致神经纤维脱髓鞘时,这时在有髓纤维病损区,跳跃式传导被速度缓慢的邻近无髓纤维的连续性传导所取代。外科手术中发现潜伏期延长时除了要考虑上述的病理性因素外,还应该首先排除低温和麻醉药物对潜伏期的影响。肢体低温对周围神经传导速度影响显著,这时可以改用 IPL 和两侧相应 IPL 差值作为监测指标。麻醉药物对诱发电位的影响在第八章中已有详尽介绍,术中为了排除麻醉药物的影响,就需要麻醉医师与监护者保持密切联系。

2. 峰潜伏期　是指从刺激起始点到诱发反应波峰的时间间隔。PL 测量时可以避免起始点难确定的问题,一般测量误差小,结果相对可靠。此外,笔者还常采用 PL 侧间差值这一指标。在一侧轻度或早期病损时,往往 PL 为正常,而 PL 侧间差值为异常,说明在一侧性病变时这类侧间差值是更为敏感的指标。但在双侧病损时,其意义就较为逊色。

3. 峰间潜伏期　是指不同诱发反应波波峰间的时间间隔。IPL 较 PL 变异小,受物理性、生理性或周围病理性因素的影响较小,是一个较为敏感的指标,并且还可以用来区分中枢性和周围性病损。无论中枢性或周围性病损均可使潜伏期延长,如术中由于体位不当导致臂丛神经损伤也可使上肢的感觉诱发电位(SEP)潜伏期延长。因此,要用潜伏期延长说明中枢性病损时,则必须首先排除周围性病损的可能性。临床通常将臂丛电位和马尾电位作为测量 IPL 的标志点。在周围神经损伤时,这些标志点的潜伏期延长,而其后各波的 IPL 正常;中枢神经损伤时,这些标志点的潜伏期正常,其后各波的 IPL 延长。两者均延长时说明兼有中枢和周围神经损伤。此外,还可以在中枢神经通路上增加记录点,以起到定位诊断的价值。经颅刺激的 MEP 可以测量中枢传导时间(central conductiv time,CCT)来区分中枢或周围通路的病损。

二、波　幅

波幅是指受刺激后,感觉或运动系统引起同步性放电神经元的数量的多少,多用微伏(μV)表示。一般有两种测量方法,一是测量基线到波峰的垂直高度,即所谓的峰-基值,另一种是测量任何两个连续的极性相反波间的垂直高度,即所谓的峰-峰值。可以通过这个指标来估计执行功能的、活动组织的总量。波幅的变化是早期病理性功能改变的敏感标志之一。但由于波幅受各种内外界因素的影响较大,术中监护时因保持各种条件的恒定,如术前安放电极时要尽可能减小电极与皮肤接触界面的阻抗,选择合适的电极防止手术过程中的移位,保持刺激强度的恒定,尽量减少麻醉、低温等对波幅的影响。在病理情况下,波幅下降多发生在神经轴索病变、神经肌肉接头或肌纤维传导阻滞、神经元变形时。

三、波　形

波形即电位的形态。在正常情况下,重复刺激时每次出现的诱发反应波形相同,表现为各波的时空分布、位相和出现率不变。对诱发电位的波形和离散性虽然难以进行量化分析,但在潜伏期延长或波幅下降之前,或没有潜伏期或波幅的变化时,均可出现波形和离散性的异常,这些异常往往与该电位有关的神经解剖结构的空间分布和定向的变异性有关。

在分析的过程中,应注意区分波形成分的延迟和波形的缺失,当某成分缺失时,有时易将其后的波形成分误认为是缺失的电位;同样当某波形成分严重延迟时,有可能误认为是该波形的缺失。波形缺失有较为重要的临床意义,提示在该系统的某处传导被阻滞。当然在认为是该神经系统出现严重病损前,首先应排除仪器的故障、各种人为的技术故障。在手术过程中要判断是手术区域的病损时,可通过各标志点如马尾和臂丛前后波形的缺失情况来分析,如马尾、臂丛电位波形存在,则说明是相应神经系统存在较严重的病损。

第三节　躯体感觉诱发电位

躯体感觉诱发电位(somatosensory evoked potential,SSEP)是目前应用最为普遍、也最为成熟的一项技术,其刺激与记录方法繁多,在临床上常用的有皮质体感诱发电位(cortical somatosensory evoked potentials,CSEP,又称躯体感觉诱发电位)、脊髓诱发电位(spinal cord evoked potentials,SCEP)和皮节体感诱发电位(dermatomal somatosensory evoked potentials,DSEP)等。

一、皮质体感诱发电位

由刺激周围神经(如正中神经、胫后神经等)在大脑皮质感觉区记录到的电位,根据记录点称为CSEP,但是因为其不仅可以在皮层记录神经生物电位,在躯体的多处都可以记录,所以多数文献习惯统称为躯体感觉诱发电位(SSEP)。现在在手术中也常采用多点记录,除了皮层记录点外,上肢SSEP还可以在C_2、C_7、Erb等点做记录,下肢SSEP可以在T_{12}、L_3、腘窝等点做记录,这样可以明确诱发电位改变的部位及可能的原因,并可逐段排除周围神经病变。

(一)异常SSEP的临床解释

SSEP异常常表现在三个方面:潜伏期、波幅和波形。

1. 潜伏期异常

(1)在腘窝电位记录的潜伏期延长:正常情况下,脑窝电位主波表现为P-N-P型。潜伏期延长提示腘窝以下周围神经外周段病损,常用其起始潜伏期测量胫神经远、近两段的感觉神经传导速度。

(2)在L_3记录的马尾电位潜伏期延长:提示马尾及其以下周围神经病损。常用N波作为标志点,测量下肢诱发电位以后各波的潜伏期。

(3)马尾-腰髓峰间潜伏期延长(即T_{12}~L_3记录点之间的电位峰潜伏间期):提示马尾至圆锥间病变。在临床上以腰髓电位为参考点,此类中枢传导时间可以较精确地反映实际的中枢传导时间。

(4)在皮层记录的P_{40}峰潜伏期延长:提示脊髓-脑干-皮质中枢体感通路的病损。

(5)在Erb点记录的潜伏期延长:提示上肢周围神经病损。常用N波作为标志点,测量上肢诱发电位以后各波的潜伏期。

(6)N_9~N_{13}峰间潜伏期延长(在Erb点~C_7记录点之间的峰潜伏间期):提示颈神经根在臂丛近髓段至颈髓间的病损。

(7)P_{13}、P_{14}潜伏期延长(在C_7、C_2记录点):提示病变在脑干或其上下。

(8)N_{13}~N_{20}峰间潜伏期延长(在C_2、皮层做记录):提示同侧颈髓中上段的后索,楔束核或对侧内侧丘索、丘脑及丘脑皮质放射的病损。

2．波幅异常

（1）周围神经监护电位波幅下降（在腘窝、L_3、Erb 点记录）：如腘窝电位、马尾电位、锁骨上电位，在排除了技术因素后提示周围神经病损。

（2）P_{40}波幅下降（下肢皮层记录）：一侧波幅降低，如为皮质病损，可仅见波幅降低。而皮质下病损，则波幅降低，往往伴潜伏期延长。双侧 SSEP 各相应波幅差值大于 50％，可考虑为异常，提示传导通路不全阻断。

（3）N_{13}波幅下降（C_2记录）：提示颈髓下段或延髓下段病损。

（4）N_{20}波幅下降（上肢皮层记录）：皮质病损时，可仅见波幅降低；皮质下病损，则波幅降低，往往伴潜伏期延长。

3．波形异常　　轻度波形离散，系疾病早期表现；波形缺失，在排除技术原因后，则属于明确的异常。

（二）术中 SSEP 变化的报警标准

诱发电位术中监护电位变化与诱发电位临床检查电位异常其观察重点和意义有所不同。诱发电位临床检查时主要与统计学正常值进行比较，如各参数变化超出正常值则认为异常。但诱发电位术中监护时主要做自身对照，并且是一个动态观察的过程。

在脊柱手术中，脊柱常受到各种压缩、撑开或推移力。由于各种类型的矫正力造成脊髓损伤的机制不同，因此 SSEP 变化模式也是千变万化的。如 Owen 等研究发现在较为僵硬节段的脊柱，受到过度牵拉力时 SSEP 消失的时间为 2 分钟。在可屈曲的节段中 SSEP 消失的时间为 23 分钟，这就意味着术中诱发电位的改变远远迟于术中的损伤性操作。由于监护者并不清楚哪种脊髓损伤会发生，因此术中监护必须保持连续性。

术中监护开始前首先需要明确的是该病例是否可以监护。这主要取决于基准波的质量，低质量的术前和诱导后的基准波是导致出现假阳性结果的原因。之后决定一个电位变化是否与手术操作有关，据笔者的经验，关键是改变必须与每一个高危操作前确定的基准波相比较，并连续出现数次，有较好的可重复性。

为了尽可能地减少假阳性和假阴性结果，正确的 SSEP 异常标准就显得非常重要。Dawson 等报道以低于 50％的波幅下降作为警戒标准有 70.5％的符合率。York 等研究发现波幅降低介于 50％～60％的患者术后神经损伤的发生率与仅降低 50％的患者之间无明显差异，提出以 60％作为警戒标准。Owen 认为潜伏期延长 5％以上是由病理性因素所造成的。笔者建议把以下标准作为必需的报警界值：

（1）诱发电位的波幅降低 50％以上。

（2）波潜伏期延长 10％。

（3）波幅降低持续 10 分钟以上。

二、脊髓诱发电位

给周围神经或中枢神经刺激时，在相应的脊髓节段引出的与刺激有锁时关系的节段性和传导性电位，称为 SCEP。根据记录点的不同可以分为鞘内检测法、硬膜外检测法、表面电极检测法和棘间韧带检测法。

不同的检测方法都各有其优缺点。鞘内检测法记录到的波幅最高、最清晰，但创伤性较大，有一定的危险性。硬膜外检测法可用于脊髓或脊柱手术的术中监护，也有创伤性，操作较为困难，且价格较为昂贵。表面电极检测法和棘间韧带检测法虽然操作简便，创伤性小，但记录到的电位不清晰。虽然 SCEP 在可行性上存在着一些困难，但克服这些困难之后，SCEP 将是一个非常有效的术中监护手段。

SCEP 受麻醉药物的影响非常小，故其稳定性和敏感性较高。它可以了解相应节段的脊髓传导功能，其定位价值较高。记录点也可以作为刺激点，同时监护脊髓的上行和下行传导通路。脊髓诱发电位波形主要表现为 P－N－P 三相波。波幅随着记录电极的外移而明显降低，在保证波形稳定可靠时，波形的异常主要表现为波幅的增加或降低，和(或)合并潜伏期的延长。有学者将反应波形分为 4 型：Ⅰ型，正常波形或波幅降低在 30% 以下；Ⅱ型，波幅降低在 30%～50% 之间；Ⅲ型，波幅减低超过 50%；Ⅳ型，基本波形消失。笔者将Ⅱ型作为警戒值，Ⅲ型被认为是显著异常，Ⅳ型显示存在严重的传导障碍，提示需要减压或立即终止手术。

三、皮节体感诱发电位

皮节体感诱发电位(DSEP)根据刺激方法的不同可分为 3 种，即皮节刺激法、皮神经干刺激法和运动点刺激法。前两种在临床上较为常用。皮节刺激法是指刺激每一个脊神经后根感觉纤维的皮肤分布区。皮神经干刺激法是指刺激上、下肢的感觉或混合神经的皮支。在躯干刺激时两种方法基本一致，在肢体刺激时皮神经干刺激常会引起 1 或 2 条相应脊神经兴奋。

DSEP 异常反应的观察指标：

1. 一级体感皮质原发反应(S1PR)绝对潜伏期　由于病损部位较为局限，对传导速度的影响较小，S1PR 绝对潜伏期延长不明显，多在正常范围内。

2. S1PR 侧间潜伏期差　在一侧性病损时，该指标较为敏感。Liguer 等统计发现上肢 S1PR 不同节段的侧间差上限为 1.7～2.2 ms，下肢 S1PR 不同节段的侧间差上限为 5.3～6.3 ms。

3. S1PR 波幅　在 DSEP 波幅呈非正态分布，故可用双侧波幅差为指标，波幅差超过 50% 者为异常。

第四节　运动诱发电位

运动诱发电位(motor evoked potential，MEP)是近十余年中临床神经电生理诊断学的一个重大进展。1980 年，Merton 和 Morton 用电容器充放电方法首次在人体上经头皮电刺激大脑运动皮质，成功记录上肢肌肉的运动诱发电位。它可以直接检查影响运动系统的疾病所产生的运动通路功能的变化，比感觉诱发电位更直接、敏感和可靠。目前主要的 MEP 检测类型包括：经颅电刺激 MEP(tcE－MEP)和经颅磁刺激 MEP(tcM－MEP)，肌源性的(EMG)和神经源性 MEP(neurogenic MEP，NMEP)。

一、解剖生理和病理生理

(一)皮脊运动系统解剖

由运动皮质发出的纤维没有接受任何中介直达脊髓的称皮质脊髓束或椎体束，锥体束纤维有 100 多万条，60% 的锥体束纤维起自中央前运动区，其余起自皮质其他区，只有 2%～3% 的纤维起源于中央前回的贝茨大锥体细胞的粗大、快传导的有髓纤维,是这些粗大的快传导纤维控制肢体远端肌肉精细运动,也是刺激运动皮质产生 MEP 的结构基础。

（二）经颅刺激 MEP 产生机制

刺激大脑运动皮质时会使皮质运动神经元反复放电,产生一连串下行神经冲动,发放一个 D-波和几个 I-波,D-波直接来自大锥体细胞轴丘段,而 I-波是刺激皮质中间神经元经联络纤维和突触传递间接兴奋锥体细胞。因此与 D-波相比,I-波显得不稳定,易受麻醉药物的抑制影响。一组下行冲动沿锥体束同步快速地下行传导,作用于脊髓运动神经元,使之除极,产生局部的兴奋性突触后电位,进行有效的积累,总和后使脊髓运动神经元兴奋性提高到放电阈值,遂产生可传播的动作电位,引起靶肌收缩,从而记录到 MEP 反应。

（三）病理生理

中枢神经系统的病理损害,髓鞘脱失或胞体、轴索变性,或两者兼存,只要破坏上述产生 MEP 种种条件,干扰了产生 MEP 的通路各个平面和环节,就会出现形形色色的异常表现。可以理解的是,反应波形缺失不一定表示通路的解剖中断,也可能是传导失效或无能。

二、EMG 与 NMEP 比较

EMG 起源肌肉,局限性在于它的波形和波幅不可靠,然而其潜伏期是比较可靠的。当分析 EMG 时,必须把这些波形的正常变异作为分析指标考虑进去。由于 EMG 中的波幅和波形都不可靠,这两者就不能用于分析。尽管潜伏期比起波幅和波形来说相对准确,但也不是对于任何一种脊髓损伤都敏感。最后,用于 EMG 的分析指标是"存在-消失"而不是波幅的下降百分数或潜伏期延迟的百分数。

与 EMG 相比,NMEP 在波幅和波形方面可靠得多,而在潜伏期方面的可靠性与 EMG 相当。笔者将 NMEP 的波幅小于 80% 或潜伏期延迟大于 10% 作为警戒指标。如果 NMEP 波幅继续降低或潜伏期接着延长,监护者就要及时提醒手术医师。

三、异常 MEP 表现

MEP 有许多指标可进行测量,单纯一项参数或几项参数结合,就可给出皮质运动神经元的许多信息。但是没有一项是某个疾病所特有的,即不能定性。

（一）潜伏期和中枢运动传导时间

与常规运动传导一样,潜伏期在 MEP 中也是最容易测定和最可靠的指标。潜伏期和（或）中枢运动传导时间（central motor conduction time,CMCT）延长表现为超过正常均值的 2.5 倍标准差,或左右侧的差值增大超出正常范围。疾病状态下,MEP 波幅可明显下降,部分被掩埋在肌电活动背景之中,这就使潜伏期的起始难以辨认,此问题可通过对几个电位平均来解决。脱髓鞘时中枢运动减慢大多较明显,表现为潜伏期延长,而在神经元疾病时,如果 MEP 可记录到,则主要表现为波幅小,而潜伏期的延长常较轻。

CMCT 可对中枢运动功能进行定量的评价。皮质刺激后从相应肌肉所记录的 MEP 潜伏期包括：

（1）从大脑到脊髓中枢运动通路的传导。

（2）在脊髓运动神经元的突触传导时间。

（3）在周围神经系统的传导时间。

所谓 CMCT 是指经颅刺激的 MEP 潜伏期，减去颈或腰背部刺激的 MEP 潜伏期，即冲动在中枢运动通道传导所需的时间，它与运动通路（皮质-脊髓束）的结构与功能状态密切相关。但即使 CMCT 异常，也不能确定病损是在脑内还是在脊髓。为了解决这一问题，Ugawa 创用枕骨粗隆脑干刺激技术，将头至颈的传导时间分成两段测定，即头至枕和枕至颈的传导时间，这样一来提高了锥体束病变的定位准确性，可进一步确定病变是在脑内还是在脊髓。1995 年他又提出脊椎多平面刺激方法进行分段测定，可弥补上述缺陷，在 6 个平面上进行刺激：头颈、后枕、T_1、T_6、L_1 和 L_4（肠前肌记录）或 S_1（伸趾短肌记录）。L_1 至 L_4 或 S_1 的传导时间相当椎管内马尾运动神经根传导时间。

（二）波幅及 MEP/CMAP 比值

MEP 绝对波幅值受许多因素的影响：

（1）刺激瞬间皮质运动神经元和前角细胞之间复杂的相互反应，而且个体间以及一个受检者本身每次刺激之间也存在差异。

（2）易化反应的影响。

（3）下行冲动的大小，这一因素无法控制。

（4）神经递质的释放。

（5）药物的影响，大多数的麻醉药物都可能降低 MEP 波幅。

（6）焦虑可影响 MEP 波幅的大小。

（7）刺激速率。

总之，绝对波幅值的意义较小，因其所反映的是上、下运动神经元活动的总和。MEP/CMAP 波幅比率可反映下运动神经元对 MEP 波幅的影响，而且是较为有意义的指标，低于 20% 即应考虑为异常。

（三）波形

波形离散，时限延长，相位冗杂。

（四）反应阈值

反应阈值增高，靶肌松弛时虽施加超强刺激不能引出反应，轻微收缩（随意激活）才有反应。

（五）反应波

反应波缺失。

四、临床应用

（一）脊髓损伤

脊髓损伤的早期，病变始于中央灰质，并向白质扩散，白质破坏范围因伤情而异。如后索保存而前索破坏者，则 SSEP 存在而 MEP 消失。在脊髓损伤平面以上可诱发出典型的同步肌肉复合动作电位，而在损伤平面以下神经根支配的肌肉电位则表现为低波幅、长潜伏期、高阈值或无反应等变化。一般来讲，脊髓横断性损伤，损伤平面以下 MEP 立即完全消失；脊髓不完全损伤者，MEP 的潜伏期延长、波幅减小。MEP 恢复常先于临床运动功能的改善，伤后 MEP 早期恢复者，一般来说，脊髓运动功能恢复满意。MEP 可以直接检测脊髓运动束功能并预测运动功能的恢复。

（二）脊髓型颈椎病

脊髓型颈椎病最突出的病变是锥体束受累，影响到患者的致残程度。MEP 可以直接评价中枢运动通道的功能，且与肌力、Babinski 征明显相关，与术后的恢复相平行。近年来的研究证明，MEP 是评价颈椎病皮质脊髓束损害的有效工具，计算 CMCT 可以得到定量的信息。Noordhout 等研究发现，脊髓型颈椎病的锥体束征与 MEP 的异常密切相关，总的异常率为 $84\%\sim93.8\%$。DiLazzaro 等对 24 例 MRI 诊断为脊髓型颈椎病的患者进行了 2 个节段（即 $C_{5\sim6}$ 和 $C_8\sim T_1$ 的中枢运动通路）的研究，结果表明所有患者的鱼际肌和 5 例患者的肱二头肌的 CMCT 异常，且鱼际肌的 CMCT 异常和临床体征之间显著相关。上颈髓压迫的患者肱二头肌和鱼际肌的 CMCT 均异常。下颈髓压迫的患者鱼际肌 CMCT 异常，肱二头肌 CMCT 正常。所以记录特定肌肉的反应有可能确定脊髓压迫的节段水平，某些患者还可以检测到亚临床的损害。总之，在脊髓型颈椎病患者中，在病灶水平以下的脊髓神经元支配的肌肉进行记录时，CMCT 往往延长。在上肢肌肉中多表现为波幅降低且潜伏期延长，在下肢肌肉则以反应缺失或潜伏期延迟为主。

第五节　神经电生理监测临床病例图解

一、病例 1

女性，16 岁，特发性脊柱侧弯，右胸弯，cobb 角 63°，未发现有神经系统异常表现。于术前和术中分别记录下肢 SSEP。刺激点为双侧胫后神经，记录点分别为双侧腘窝（周围神经），$C_{4\sim5}$ 皮质下和大脑皮质。术前 SSEP 波形正常，术中无异常改变。术后患者无神经系统损伤（图 9-1）。

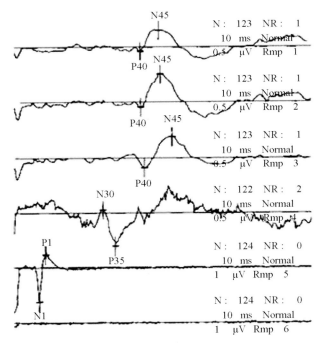

图 9-1　术前及术中下肢 SSEP 监测

二、病例 2

男性,25 岁,外伤后导致 T_{10} 椎骨压缩性骨折,无神经系统损伤行脊柱后路内固定术。分别于诱导麻醉后移动患者于手术台前后行下肢 SSEP 检查。刺激点为双侧胫后神经,记录点为腘窝,Erb 点和大脑皮质。移动后左侧腘窝可记录到可靠的周围神经反应,但没有皮质和皮质下反应。唤醒试验检查,发现左下肢单瘫(图 9-2)。

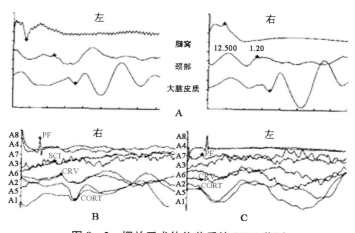

图 9-2 摆放手术体位前后的 SSEP 监测

A. 摆体位之前刺激左、右胫后神经的 SSEP;B(右)、C(左).为放在手术台之后的 SSEP。

三、病例 3

男性,43 岁,行脊柱侧凸后路矫形手术。在矫正畸形时 NMEP 在脊髓显露时突然消失,下肢 SSEP 没有显著变化。术中发现大约在 T_{10} 水平有血肿形成,立即移开所有的器械,使用大剂量的皮质激素。在手术结束时,NMEP 恢复了。术后患者双下肢感觉正常但右下肢肌力稍减弱,在术后数周内恢复(图 9-3)。

四、病例 4

严重脊柱侧凸患者行后路矫形术,术中行下肢 SSEP 和 MEP 监护。图 9-4A 显示在过度牵拉脊柱时右侧胫后神经 SSEP 消失,左侧胫后神经 SSEP 潜伏期延长,振幅减低。图 9-4B 显示左胫前肌记录得到的 tcM-MEP。在牵拉中 MEP 消失,部分松解牵拉后电位波形重新出现。

五、病例 5

特发性脊柱侧弯患者,行后路 TSRH 矫形内固定手术。图 9-5 为术中刺激胫后神经所得的 SSEP。在放置螺钉时出现波幅下降,拆除螺钉后,波形逐渐恢复。术后患者未出现神经系统症状。

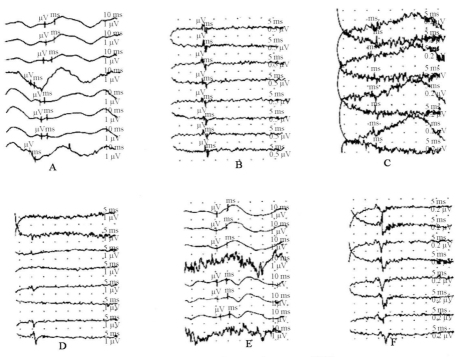

图 9-3　术中下肢 SSEP 和 NEMP 监测

A. 在内踝刺激双侧胫后神经后的 SSEP 基线(上 4 线为左,下 4 线为右);B.在 C$_{4\sim5}$ 经皮针自极刺激脊髓,在腘窝记录的 NMEP 基线;C.术中 NMEP 消失;D.术中刺激脊髓引目的 NMEP;刺激 T$_{7\sim8}$(上 2 行),T$_{8\sim9}$(3、4 行),T$_{10\sim11}$(5、6 行),T$_{11\sim12}$(7、8 行);E.闭合伤口在内踝刺激胫后神经的 SSEP(上 4 线为左,下 4 线为右);F.闭合伤口时 NMEP。

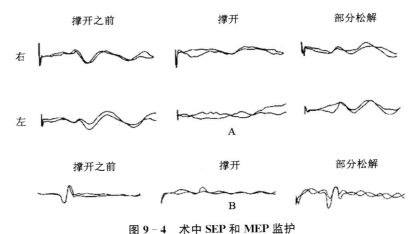

图 9-4　术中 SEP 和 MEP 监护

A. 第一、第二行为皮质体感诱发电位;B.第三行为左侧胫前肌记录的 tcM-MEP。

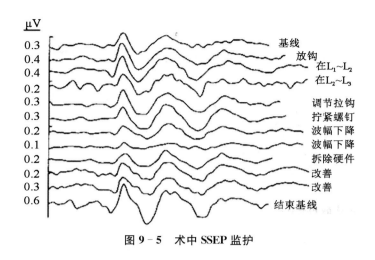

图 9-5　术中 SSEP 监护

六、病例 6

胸段脊柱侧凸前路凸侧开胸患者,游离节段性血管,待下肢 SSEP 平稳后 5 分钟,用血管夹在距椎间孔 2.0 cm 处同时夹闭 $T_5 \sim T_{11}$ 的节段性血管,分别记录夹闭后 2、7、12 及 17 分钟刺激胫后神经的 SSEP。阻断血管后 2~7 分钟时,P_{40} 波幅(峰-峰)下降,潜伏期延长,12 分钟后恢复正常(图 9-6)。

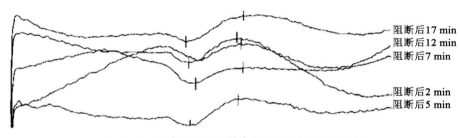

图 9-6　下肢 SSEP P_{40} 潜伏期和 P_{40} 波幅变化趋势

七、病例 7

女性,14 岁,特发性脊柱侧弯(右胸弯,Cobb 角 100°),行后路 CD Horizon 矫形,术中采用连续下肢 SSEP 监护。安放椎弓根钩时,下肢 SSEP 潜伏期延长 6.6%,波幅降低 78%,提醒手术医师,重新放置,14 分钟后 SSEP 恢复。继续手术,SSEP 未再有显著变化。术后患者主诉左下肢麻木,检查左下肢肌力 Ⅱ~Ⅲ 级,右下肢肌力 Ⅲ 级。给予大剂量甲泼尼龙、脱水、高压氧等治疗,10 天后,两下肢肌力逐渐恢复,3 个月时恢复正常(图 9-7)。

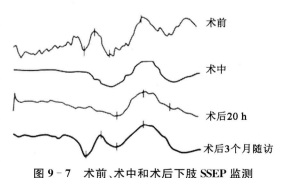

图 9-7　术前、术中和术后下肢 SSEP 监测

八、病例 8

男性，54 岁，脊柱侧凸矫形术后。术后出现腰椎后凸，左下肢麻木，肌力减退，故行翻修手术。术中刺激原左侧 L_5 椎弓根螺钉，小于 10 mA 时在腓肠肌上记录到电活动。重新放置螺钉后，刺激量达到 30 mA 时仍未记录到电活动。术后患者左下肢麻木消失，肌力基本恢复正常（图 9 - 8）。

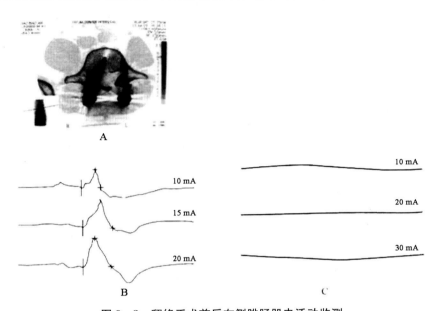

图 9 - 8　翻修手术前后左侧腓肠肌电活动监测
A. 椎弓根螺钉位置不良；B. 左侧腓肠肌电活动（翻修前）；C. 左侧腓肠肌电活动（翻修后）。

九、病例 9

男性，47 岁，因腰椎侧弯行后路融合手术。为了监护神经根功能，应用电刺激诱发和自发 EMG。在手术静止期，电刺激 L_3、L_4、L_5 和 S_1 的双侧椎弓根孔。除了右侧的 L_5 外，其余均正常。在刺激右侧 L_5 椎弓根孔时，小于 20 V 出现电位活动，探查椎弓根孔，发现椎弓根壁破裂（图 9 - 9）。

十、病例 10

男性，50 岁，因椎管狭窄手术治疗。术中监护采用电刺激诱发和自发 EMG。图 9 - 10 显示电刺激活动不仅导致胫前肌反应，也导致比目鱼肌收缩，

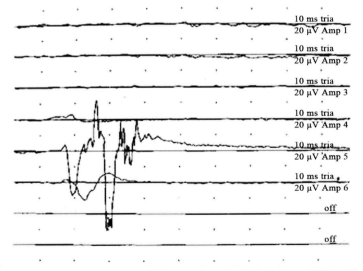

图 9 - 9　右侧椎弓根孔诱发的 L_5 肌电图活动（小于 20 V，刺激 L_5）

在阐述电刺激引出活动电位时，确定电位的分布与确定电

位的阈值同样重要。

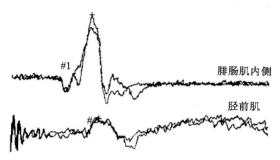

图 9 − 10 电刺激 L_5 左侧椎弓根螺钉诱发的肌电图活动（11 V,刺激 L_5）

十一、病例 11

女性,54 岁,腰椎管狭窄症,行后路减压内固定术。术中放置 L_5 椎弓根螺钉前记录到可信的反应较好的 L_5 电位图。在放置 L_5 右侧椎弓根螺钉时,DSEP 有波动,但未到需要提醒术者注意的程度。椎弓根螺钉放置后,DSEP 消失。术者取出椎弓根螺钉时,发现椎弓根已完全折断,并挤压到神经根(图 9 − 11)。

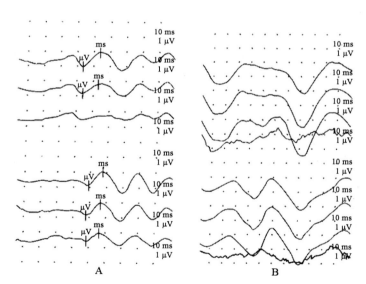

图 9 − 11 椎弓根钉放置前后 DSEP 监测

A. 放置椎弓根钉前刺激左、右侧 L_5 支配皮肤区域得到的 DSEP 基准波;B. 放置椎弓根钉后 L_5 皮节的 DSEP 消失。

十二、病例 12

行脊柱矫形手术中,于麻醉诱导后分别记录到良好的腘窝、皮质下和皮质电位。手术中加深麻醉后,皮质 SSEP 基本消失,而皮质下 SSEP 波形稳定(图 9 − 12)。

— 179 —

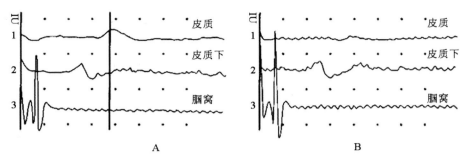

图9-12 麻醉诱导和加深后不同部位 SSEP 监测

A. 麻醉诱导后;B. 麻醉加深后。

（王　珏）

参考文献

[1] Dimitrijevic M R，Halter J A.Atlas of human spinal cord spinal cord evoked potentials[M]. Woburn：Butter-worth-Heinemann，1995：107.

[2] Herkowitz H N，Garfin S R，Balderston R A，et al. Rothman Simeone. The Spine[M].4th ed. New York：Harcourt Publishers Limited，2001：135.

[3] Glassman S D，Johnson J R，Shields C B，et al. Correlation of motor evoked potentials，somatosensory evoked potentials，and the wake up test in a case of kyphoscoliosis[J]. Spinal Cord Dis，1993，6(3)：194 - 198.

[4] Ishida K，Tani T，Ushida T，et al.Recovery of spinal cord conduction after surgical decompression for cervical spondylotic myelopathy：serial somatosensory evoked potential studies[J]. Phys Med Rehabil，2003，82(2)：130 - 136.

[5] Pelosi L，Lamb J，Grevitt M，et al. Combined monitoring of motor and somatosensory evoked potentials in orthopaedic spinal surgery[J]. Clin Neurophysiol，2002，113(7)：1082 - 1091.

[6] Horikoshi T，Omata T，Uchida M，et al. Usefulness and pitfalls of intraoperative spinal motor evoked potential recording by direct cortical electrical stimulation[J]. Acta Neurochic，2000，142(3)：257 - 262.

[7] Moller A R，王任直.术中神经电生理监测[M].窦万臣，主译.2 版.北京：人民卫生出版社，2009.

[8] 崔苏扬.脊柱外科麻醉学[M].上海：上海第二军医大学出版社，2005.

脊柱、脊髓手术的麻醉与围术期监测

第十章
脊柱外科手术患者的术前准备
Preoperative Evaluation and Medication For Spinal Surgery

脊柱外科手术涉及的疾病种类较多,如椎管狭窄、脊柱畸形、椎间盘突出、椎管肿瘤及脊柱损伤等。这些疾病都可能对全身其他器官功能产生影响,如胸部脊柱畸形会影响心肺功能,脊柱畸形可伴有神经肌肉疾病,类风湿关节炎性脊柱畸形病变可累及颈椎至骶椎及四肢等关节,常有颈椎强直、张口困难,引起气管插管困难。此外,脊柱手术患者还可并存其他疾病。因此,术前有必要对患者进行全面评估,以便有针对性地进行术前准备,使患者在最佳状态下接受手术,从而提高麻醉及手术的安全性。

第一节　全身状况的评估与准备

麻醉医师应在术前访视患者,通过复习和询问病史、体格检查及实验室检查,对患者进行全面的评估,以便进行相应的术前准备。

一、复习并询问病史

首先应全面复习病史,详细了解患者全身各个系统的情况,然后着重了解与麻醉有关的病史。

（一）现病史

拟施手术疾病的发病情况、发病时间、严重程度,对全身及其他器官和系统功能造成的影响。常见脊柱疾病可能产生的影响:① 类风湿关节炎性脊柱畸形,病变可累及颈椎至骶椎及四肢等关节,常有颈椎强直、张口困难,引起气管插管困难;② 类风湿关节炎常导致寰枢椎的不稳定,当颈部被动弯曲时可能导致半脱位而压迫脊髓,引起四肢瘫痪或突然死亡;③ 以畸形为主者,除椎管内致压物波及脊神经引起姿势不正外,脊柱持续畸形大多由先天性发育性椎节变异、特发性脊柱侧弯及强直性脊柱炎所引起;胸部脊柱侧弯或后弯畸形,常伴胸廓畸形,对肺功能可产生不同程度的影响,严重畸形则会引起限制性通气功能障碍;④ 脊柱畸形患者可同时伴有神经肌肉疾病,如肌营养不良、脊髓空洞症、运动失调等;⑤ 先天性脊柱畸形可同时伴有其他先天性疾病,如先天性心脏病、先天性神经系统缺陷等;⑥ 脊柱损伤患者的任何体位变动,均可使受损部位的脊柱活动,可能会引起脊髓损伤;椎管狭窄、椎间盘突出、椎管肿瘤等可因脊髓受压而出现一系列神经并发症;⑦ 椎管肿瘤可以原发,也可以是其他部位肿瘤的转移灶;肿瘤患者多伴有慢性消耗、贫血、低蛋白血症及营养不良;⑧ 以疼痛为主患者,除外伤外,多系占位性病变对邻近神经支(干)的刺激与压迫所致,且多为持续性,可有发作性加剧;⑨ 同时或先后出现四肢神经症状者,多系颈椎病及椎管狭窄症所致,前者以运动障碍为主,后者以感觉障碍为主;⑩ 以感觉障碍起病者,最早出现肢体麻木、疼痛等症状,多表明椎管狭窄;以运动障碍为首发症状者,则表明来自椎管前方的致压物是引起脊髓受压的主要病理解剖改变。

（二）过去病史

了解过去病史及有关症状:① 中枢神经系统,有无脑血管意外、昏厥、抽搐、癫痫、脑外伤;② 循环系统,有无高血压、心脏病、风湿热、心肌缺血及心功能不全征象,如心前区疼痛、胸闷、气急、心悸、活动后呼吸困难、下肢水肿;③ 呼吸系统,有无哮喘、慢性支气管炎、肺结核、咳嗽、咯血、呼吸困难,尤其需关注近期有无呼吸道感染病史;④ 其他系统,有无肝炎、肝功能不全、肾小球肾炎、肾盂肾炎、慢性肾功能不全、贫血、出血性疾病、血小板增多或减少、免疫性疾病、过敏性疾病等。

（三）个人及麻醉手术史

生活习惯、饮食情况,有无烟酒嗜好及其用量;能否胜任较重的体力劳动或较剧烈的活动;有无长期服用安眠药史、是否做过手术、用过何种麻醉药和麻醉方法、对麻醉及手术的感受、有无麻醉意外、并发症和后遗症;有无药物过敏,家族成员中有无药物过敏或麻醉有关的意外。

（四）并存疾病及治疗情况

了解有何种并存疾病及其发病情况、严重程度,对并存疾病的用药情况要详细了解,如抗高血压药、抗心绞痛药、利尿药、强心药、抗哮喘药、降糖药、皮质激素、抗生素、抗癌药、镇静安定药、单胺氧化酶抑制药等。对所用药物要了解药物名称、用药时间及用药量、治疗效果以及不良反应情况。

二、体格检查及实验室检查

（一）体格检查

（1）一般情况:包括体温、体重、血压、脉搏和呼吸次数,患者发育和营养不良状况,有无贫血、水肿、发绀、黄疸、消瘦或肥胖等。

（2）观察有无呼吸困难、桶状胸、胸廓和脊柱畸形,两肺呼吸音是否清晰、对称,有无哮鸣音或啰音。心脏听诊有无心律失常、心脏杂音。

（3）叩诊肝脏大小,有无肝、肾区叩痛,有无腹水、眼睑水肿等。

（4）检查颈椎活动度,有无张口困难等影响气管内插管难易度的情况。

（5）检查有无神经肌肉功能受损等情况。

（二）实验室检查

除了需手术疾病的检查外,其他常规检查一般包括:① 血、尿和粪便常规;② 肝、肾功能;③ 血糖和血电解质;④ 凝血功能;⑤ 心电图、胸部平片。

各项检查适应证如下:

（1）全血细胞计数:恶性肿瘤;慢性心、肺、肝、肾病史;确诊或怀疑贫血、出血倾向、骨髓移植;小于一周岁婴儿。

（2）血电解质:高血压;肾病;垂体、肾上腺疾病;地高辛、利尿剂或其他可能影响电解质的药物。

（3）空腹血糖:糖尿病、肝病。

（4）凝血功能:抗凝血治疗、出血倾向、肝病。

（5）β-绒毛膜促性腺激素(β-HCG):育龄妇女。

（6）心电图:心脏病、糖尿病及其他心脏风险;多发伤合并蛛网膜下腔/颅内出血、颅脑损伤。

（7）胸部平片：心肺疾病；恶性肿瘤。

三、全身状况评估

通过前述的询问病史、体格检查和实验室检查，可对患者进行全面的术前评估，从而进行相应的术前准备和制订术中对策。这是确保麻醉安全的重要环节。全身状况的评估是建立在准确地进行全身各重要器官功能评估，以及手术疾病对全身及器官功能造成的影响评估的基础上。

1963 年，美国麻醉医师协会（American Society of Anesthesiologist，ASA）对患者的全身体格健康状况进行分级，虽然这种分级有不足之处，但仍是一种简单易行、能基本反映患者全身状况的评估方法，并且很多研究显示 ASA 分级与麻醉和手术的预后密切相关。因此，ASA 分级被世界各国广泛采用，其分级标准见表 10-1。Ⅰ、Ⅱ级患者对麻醉耐受力良好，可安全接受麻醉和手术。Ⅲ级患者麻醉耐受力下降，有一定的风险，经积极、充分的术前准备，对麻醉中和麻醉后可能发生的并发症采取有效预防措施，一般仍能安全、平稳接受麻醉。Ⅳ、Ⅴ级患者麻醉风险极大，需做充分细致的术前准备。

表 10-1　ASA 病情分级

分　　级	健康状况	麻醉耐受
Ⅰ级	正常健康	良好
Ⅱ级	有轻度系统性疾病（包括年龄超过 70 岁或新生儿）	良好
Ⅲ级	有严重系统性疾病，日常活动受限，但未丧失工作能力	需充分准备
Ⅳ级	有严重系统性疾病，已丧失工作能力且经常面临威胁生命的危险	风险极大
Ⅴ级	不论手术与否，生命难以维持 24 小时的濒死患者	风险极大
Ⅵ级	脑死亡，器官移植供体	

四、术前准备

（一）消除精神紧张

术前要与患者进行充分交流，关怀、体贴患者，向患者介绍麻醉及手术情况，细心解答患者的疑问，取得患者的信任和充分合作，以达到消除患者顾虑、紧张、恐惧或焦急等情绪之目的。必要时可在术前数天开始服用适量安定镇静药，晚间用催眠药，以保证患者术前得到充分休息。

（二）改善营养状况

营养不良常是各种慢性疾病或严重疾病的表现之一，只有原发疾病得到有效治疗，才能逐渐纠正营养不良。然而营养不良所致贫血、蛋白质和某些维生素不足，可降低患者对麻醉及手术的耐受力，降低术后抗感染能力和影响创口愈合。因此，术前要尽可能改善营养状况。术前难以通过口服补充营养的，可静脉补充氨基酸、蛋白质、维生素、微量元素等。贫血者可少量多次输血。

（三）纠正内环境紊乱

患者因疾病本身或并存疾病的治疗等，使机体存在水、电解质和酸碱平衡紊乱，术前应尽可能予以纠正,以保持内环境稳定。

（四）治疗并存疾病

对于各种并存疾病,术前准备的原则是继续治疗并存疾病,不轻易改变原治疗方案,更不应停药,以免引起疾病的波动。但对于各种治疗必须详细了解,以评估与麻醉及术中用药的相互影响。择期手术患者术前均应积极治疗,使机体处于较理想状态下才进行手术。但也不能过分强调治疗并存疾病,而延误手术疾病的治疗,而应分清轻重缓急,权衡利弊地进行处理。

（五）术前禁食

肉类、油炸或油腻食物:需禁食 8 小时;清淡饮食或婴儿配方奶:需禁食或禁饮 6 小时;母乳:需禁饮 4 小时;清液体:需禁饮 2 小时。

第二节　心功能的评估与准备

术前进行心脏功能评估的目的是:① 是否有心脏病史和有无行再灌注手术;② 评估疾病的严重程度和稳定性;③ 了解使用的药物,尤其是某些增加术中出血或为麻醉禁忌证的药物。

一、心功能评估

询问有无高血压、心脏病史以及治疗情况,如有无胸闷、心慌、气急、发绀、水肿、晕厥,有无心前区疼痛及疼痛性质、发作情况等。尤其要注意患者的体力活动能力,有时体力活动能力比仪器检查结果更有助于评估患者对麻醉手术的耐受能力。

体格检查要注重有无心力衰竭体征,如颈静脉怒张、下肢水肿、肝大、腹水;心脏的大小、心脏杂音、心率、心律及血压等。

（一）心功能分级

根据患者的活动能力和耐受性对心脏病的严重程度进行分级。目前多根据患者的活动能力和耐受性对心脏病的严重程度进行分级,采用纽约心脏病协会的 4 级分类法(表 10 - 2)。这种方法简单易行,仍是目前临床评估患者对麻醉和手术耐受力的实用方法。

表 10 - 2　心功能分级

分　级	特　征	麻醉耐受力
I	患者有心脏病,但日常活动量不受限制,一般体力活动不引起过度疲劳、心悸、气喘或心绞痛	安全麻醉手术
II	心脏病患者的体力活动轻度受限制。休息时无自觉症状,一般体力活动引起过度疲劳、心悸、气喘或心绞痛	安全麻醉手术
III	患者有心脏病,以致体力活动明显受限制。休息时无症状,但小于一般体力活动即可引起过度疲劳、心悸、气喘或心绞痛。	术前准备能增加安全
IV	心脏病患者不能从事任何体力活动,休息状态下也出现心衰症状,体力活动后加重	麻醉风险较高

（二）心脏危险指数

由于传统的心功能分级,许多相关因素无法概括,常需要采用多因素分析法进行补充。

Goldman 等将患者术前各种相关危险因素与手术期间发生心脏并发症及结局相互联系起来,根据各项因素对结局的影响程度的大小,对心脏病患者,尤其是冠心病患者的非心脏手术风险进行量化评估。Goldman 心脏危险指数(cardiac risk index,CRI)共计 9 项,累计 53 分(表 10-3)。该量化评估指标具有一定的临床实用价值,并且与心功能分级及围术期心脏并发症和病死率相关(表 10-4)。在总计 53 分中有 28 分(如 3、5、6、7 项)可通过术前准备或暂缓手术使心功能改善而降低计分,从而降低麻醉和手术的危险性。从表 10-3 看出,术前最重要的 2 个危险因素是心肌梗死时间<6 个月和充血性心力衰竭。

表 10-3 Goldman 多因素心脏危险指数

项 目	内 容	计分
病史	心肌梗死<6 月	10
体格检查	年龄超过 70 岁	5
	第三心音、颈静脉怒张等心力衰竭症状	11
心电图	主动脉狭窄	3
	非窦性心律,术前有房性期前收缩	7
	持续性室性期前收缩次数超过 5 次/分	7
一般内科情况	PaO_2<8 kPa,$PaCO_2$>6.7 kPa,K^+<3 mmol/L,BUN>18 mmol/L,Cr >260 mmol/L,sGOT 升高,慢性肝病症及非心脏原因卧床	3
腹内、胸外或主动脉外科		3
急诊手术		4
总计		53

表 10-4 心功能分级与 Goldman 记分与围术期心脏并发症及心脏原因病死率的关系

心功能分级	Goldman 计分	麻醉耐受力	心因病死率(%)	危及生命的并发症[*](%)
I	0~5	安全麻醉手术	0.2	0.7
II	6~12	安全麻醉手术	2.0	5.0
III	13~25	术前准备能增加安全	2.0	11.0
IV	≥26	危险很大	56.0	22.0

* 非致死性心肌梗死、充血性心力衰竭和室性心动过速

此外,Lee 等人报道,六个独立危险因素可预测较大的心脏并发症发生。包括高危手术、缺血性心脏病、充血性心衰、脑血管疾病、术前存在胰岛素依赖的糖尿病,以及术前血清肌酐值高于 2.0 mg/dL(表 10-5)。这些危险因素的存在大大提高了术后心因性死亡、心跳骤停、室颤、完全阻滞、急性心肌梗死以及肺水肿的风险。

表 10 - 5　Lee 择期非心脏手术心脏风险因素

分级	风险因素	
I	高危手术	腹主动脉瘤、外周血管手术、开胸手术、腹部大手术等
II	缺血性心脏病	心肌梗死病史、运动试验阳性、心绞痛、硝酸酯类药物治疗、异常 Q 波
III	充血性心衰	充血性心衰病史、肺水肿病史、夜间阵发性呼吸困难病史、啰音或第三心音、胸片提示肺血重分布
IV	脑血管疾病	中风病史、TIA 发作史
V	胰岛素依赖的糖尿病	
VI	术前血清肌酐＞2 mg/dL	

（三）体能状态

体能状态是指患者的体力活动能力,是评估围术期风险的重要因素之一。常用代谢当量水平（metabolic equivalent levels,METs）表示。1METs 是指休息时的氧消耗［成人 3.5 ml/（kg·min）］,依此为基础单位,对不同患者的体力活动可计算出不同的 METs（又称 Duke 活动状态指数）。METs 可作为患者体能状态的评估（表 10 - 6）。若患者能进行 4METs 以上活动,一般可耐受手术麻醉。

表 10 - 6　不同体力活动时 METs

1～4 METs	5～9 METs	＞10 METs
日常家庭活动:吃、穿、洗漱、户内活动行走	上楼或登山平地行走大于 6 km/h	参加剧烈体育活动:游泳、单打网球、足球、篮球、滑雪等
重体力劳动	能以 3～5 km/h 速度平地走 1～2 街区	短距离跑
轻体力活动、清洁工作	中度活动:跳舞、高尔夫球、投掷篮球、保龄球	

二、辅助检查

（一）心电图

1. 静息心电图　可了解心肌肥大、有无心肌缺血、心律失常及传导异常等。当患者存在心脏风险时（如缺血性心脏病、心衰、短暂脑缺血发作、肾损伤等）,应在术前做静息心电图检查。当患者不存在心脏风险,但年龄＞65 岁时,也应考虑术前做静息心电图检查。

2. 心电图运动试验　部分冠心病患者常规心电图可以正常,但运动试验会显示心电图异常,如 ST 段压低大于 1 mm 并伴有典型的心绞痛或 ST 段压低大于 2 mm 常可帮助冠心病的诊断。运动试验使心肌需氧量增加。临床上心率-收缩压乘积可反映心肌耗氧量,作为围术期心脏病患者对麻醉及手术应激反应承受能力的粗略评估。心电图平板运动试验时,如患者不能达到最大预计心率的 85% 即出现明显的 ST 段压低,围术期心脏并发症发生率高达 24.3%;运动可达最大心率而无 ST 段变化,围术期心脏并发症发生率仅 6.6%。运动试验时,如 ST 段压低,反映心内膜下心肌缺血;ST 段升高为跨壁心肌缺血或心肌梗死区室壁运动异常;血压下降则提示存在严重心脏病,应终止试验。对于左心室肥厚、预激综合征、二尖瓣脱垂及服用洋地黄类药物等常会出现假阳性;而运动耐受差、血压下降、无法达到最大预计心率及服用 β 受体阻滞药的患者会出现假阴性或判断困难。

3. 动态心电图　动态心电图无创、方便,可连续监测心率、心律变化和心肌是否有缺血。一般认为,动态心电图检查心肌缺血敏感性可达 92%,特异性为 88%,阴性预计值为 99%。对于运动受限且常规心电图正常的患者,采用动态心电图检查有其肯定的价值。

(二) 超声心动图

超声心动图检查包括:① 常规超声心动图,可了解心室壁运动情况、室壁厚度、有无室壁瘤,心肌收缩及收缩时失调,心脏房室的大小、瓣膜功能、跨壁压差以及左心室射血分数等。非瓣膜性心脏病患者,左心室射血分数可以作为评估心脏储备功能的合适指标,如左心室射血分数小于 35% 常提示心功能差,围术期心肌梗死、充血性心衰的发生概率增加。在确诊或可能存在瓣膜疾病时,可考虑行超声心动图检查。高风险、可能大出血手术,可考虑行超声心动图检查;② 超声心动图应激试验,通常用多巴酚丁胺每分钟 $10\sim40\ \mu g/kg$ 或 $0.25\sim1.0\ mg$ 静脉给药,使心率增快达到预计目标,以超声心动图观察心室壁活动是否出现异常或原有异常活动是否加重,从而判断心肌缺血及其严重程度。此检查适用于运动耐量试验、常规心电图正常的患者,其结果有助于预示围术期心脏并发症的发生率。

(三) 心肌放射性显影

静脉注射放射性物质[201]铊可随血流进入心肌细胞,分布程度与供应心肌细胞血流成正比。心肌缺血则表现缺血区放射性物质减少或缺失。双嘧达莫(潘生丁)可引起正常冠状动脉、周围血管扩张和血流增加。在冠心病患者,由于病变狭窄动脉不能扩张,而未病变动脉扩张,使病变区域心肌血流降低,正常区域心肌血流增加,引起冠状动脉窃血。因此,当双嘧达莫与[201]铊联合应用时,则放射性心肌显影显示缺血区心肌放射性活性减低或充盈缺损。停止注射双嘧达莫后数小时,再进行心肌显影,观察放射性缺损是否可逆,如不可逆则提示过去曾发生心肌梗死,冠状动脉阻塞造成固定缺损;如缺损可逆则提示心肌缺血。此检查对判断冠状动脉病变的敏感性和特异性均优于心电图运动试验。

(四) 冠状动脉 CTA

冠状动脉 CTA 为无创性的冠状动脉检查手段,近年来得到广泛应用。对于高危因素的患者,冠状动脉 CTA 可部分替代冠状动脉造影的诊断价值。

(五) 冠状动脉造影

冠状动脉造影是判断冠状动脉病变的金标准,可观察冠状动脉病变情况及其严重程度。此外,也可进行左心室造影,了解左心室功能、射血分数和左心室舒张末充盈压。虽然很多病人有冠心病,术前冠状动脉造影却很少施行。这是因为,冠状动脉造影术风险较大,并且缺乏有说服力的证据说明术前冠状动脉再通能改善病人预后。术前行冠状动脉造影指征,应与非手术病人指征一致。

(六) 肌钙蛋白

当心肌损伤后,心肌肌钙蛋白复合物释放到血液中,$4\sim6$ 小时后即在血液中升高,并能保持 $6\sim10$ 天。肌钙蛋白 I 具有高度的心肌特异性和灵敏度,已成为目前最理想的心肌梗死标志物。

(七) B 型尿钠肽

B 型尿钠肽(Brain natriuretic peptide,BNP)是由心肌细胞合成的具有生物学活性的天然激素,主要在心室表达,同时也存在于脑组织中。当左心室功能不全时,由于心肌扩张而快速合成释放入血,有助于调节心脏功能。BNP 为心衰定量标志物,不仅反映左室收缩功能障碍,也反映左室舒张功能障碍、瓣膜功能障碍和右室功能障碍情况。BNP 不推荐作术前评估用,对于高风险病人,也可在大手术后 48~72 小时内监测肌钙蛋白。

三、术前准备

除了适当休息,纠正电解质紊乱,调整血压、心率,治疗心律失常以外,对于脊柱畸形手术患者特别是存在高风险因素的病人,还需注意以下几点:

(一) β受体阻滞剂

对于已经开始β受体阻滞剂治疗的患者,推荐在围术期持续使用。当存在:① 高风险手术;② 两个以上临床心脏风险因素,或 ASA Ⅲ 级;③ 已确诊缺血性心脏病或存在心肌缺血者,可考虑术前开始使用β受体阻滞剂,首选阿替洛尔或比索洛尔。不推荐低风险手术前开始使用β受体阻滞剂。不推荐开始即大剂量使用,应从较小剂量逐渐滴定至适合剂量。

(二) 他汀类药物

围术期推荐使用长半衰期的他汀类药物或缓释剂。对于之前未使用他汀类药物的患者行血管手术前可考虑从术前 2 周起开始他汀类药物治疗。

(三) 经皮冠状动脉介入治疗术后

放置裸支架患者应在 4 周到 3 个月后接受择期手术;放置药物洗脱支架患者应在 12 个月后接受择期手术;放置新型药物洗脱支架患者应在 6 个月后接受择期手术;单纯球囊扩张患者可在 2 周后接受择期手术。

(四) 围术期抗凝治疗

需充分权衡术中致命性大出血风险和潜在围术期栓塞风险。以下为栓塞风险较高者:① 房颤伴心衰,高血压,≥75 岁,糖尿病,卒中史,外周血管疾病;② 高龄,女性;③ 机械心脏瓣膜置换术后,或近期生物瓣膜置换术;④ 最近 3 个月内接受过二尖瓣成形术;⑤ 最近 3 个月内发生过静脉血栓形成。

对于高风险患者推荐术前肝素或低分子肝素桥接抗凝治疗。对于接受低分子肝素治疗的患者,最后一次用药时间需在手术前 12 小时内。术前使用维生素 K 拮抗剂的患者,需至少停药 3~5天。也有学者认为,对于正在接受华法林、预接受择期手术的心房颤动患者,在中断华法林治疗后,与围术期给予低分子量肝素桥接抗凝治疗相比,不给予桥接抗凝治疗预防动脉血栓栓塞的效果与其相当,且减少大出血的效果更好。

(五) 心动过缓

术前放置临时起搏器的指征应与非外科病人放置永久起搏器一致。完全阻滞或有症状的心搏停止的病人推荐术前放置临时起搏器。对于无症状的双束支阻滞,不需放置临时起搏器。

第三节 呼吸功能测定、评估与术前准备

脊柱手术患者常由于畸形、神经受压或高位截瘫等对呼吸功能产生严重影响。此外,有些患者合并有急、慢性呼吸系统疾病,其围术期呼吸系统并发症明显增加,严重者甚至引起死亡。因此,术

前对呼吸功能进行评估,可以预测围术期肺并发症的危险性,确定患者能否手术、选择适合的手术时机,有助于指导术前准备和围术期麻醉及呼吸的管理,从而降低围术期肺并发症发生率,提高患者麻醉及手术的安全性。

一、呼吸功能测定

(一)呼吸中枢功能

气道闭合压可用于评估呼吸中枢功能。由吸气肌群等容收缩对闭合气道产生的负压,其强度与呼吸中枢的控制关系密切。气道闭合压可以在吸气早期气道闭合瞬时产生,并可在患者气道恢复闭合前的 0.1 秒后($P_{0.1}$)测得气道压力的变化,参考值为(91.1 ± 47.0) Pa[(0.93 ± 0.48) cmH$_2$O]。$P_{0.1}$ 常用于估计是否可以脱机锻炼,$P_{0.1}$ 值增加常预示着脱机困难。在急性呼吸衰竭患者中,如果 $P_{0.1}$ 值较高,则表示呼吸运动及神经肌肉兴奋性增加,长时间则导致呼吸肌疲劳。高 $P_{0.1}$ 值常反映有呼吸困难,并预示对呼吸中枢的反应性增加。

(二)呼吸肌功能

1. 呼吸肌肌力与最大呼吸压 临床上可通过最大气道压大体上评估呼吸肌群的力量。当患者患有神经肌肉疾病时,其肺活量测定可能正常,但最大气道压降低。最大吸气压(maximal inspiration pressure,MIP 或 PI$_{max}$)为负压,应在呼出功能残气量后,即吸气肌最短时测定更为准确。最大呼气压(maximal expiration pressure,MEP 或 PE$_{max}$)为正压,应在吸气达最大肺容量,即呼气肌伸至最大长度时测量。PI$_{max}$ 和 PE$_{max}$ 参考值(绝对值),男性成人分别为(10.88 ± 3.33)kPa[(111 ± 34)cmH$_2$O]和(15.00 ± 6.66)kPa[(151 ± 68)cmH$_2$O],女性分别为(7.06 ± 2.55)kPa[(72 ± 26)cmH$_2$O]和(9.11 ± 2.94)kPa[(93 ± 30) cmH$_2$O]。另外,与 16～30 岁人群相比,PI$_{max}$ 的值在 31～35 岁、40～60 岁和 61～75 岁人群分别降低 6%、25% 和 32%。患有神经肌肉疾病的非卧床患者,如果不合并有肺部疾病,当 PI$_{max}$ 减至参考值的三分之一时,可能会发生高碳酸血症。

2. 呼吸肌疲劳 呼吸肌疲劳是指肌肉无法产生和维持足够的收缩力,其程度可通过跨横膈压力测量、膈神经刺激以及张力-时间指数的测定进行评估(表 10-7)。

表 10-7 膈肌疲劳诊断特点

疲劳类型	自主呼吸		膈神经刺激		直接肌肉刺激(动物)
	EMG 反应	Pdi 反应	EMG 反应	Pdi 反应	
中枢性	↓	↓	正常	正常	正常
传导性	↓	↓	↓	↓	正常
收缩性	正常	↓	正常	↓	↓

EMG=肌动电流图,Pdi=跨横膈压力

(1)跨膈压力:即跨横膈压力(transdiaphragmatic pressure,Pdi)可以反映膈肌张力,协助诊断严重的膈肌瘫痪或膈肌无力。常用的测量方法是使用球囊导管同时测量食管内压(Pes)和胃内压(Pga),两者的差值即为 Pdi。最大 Pdi 是在闭合气道内当吸气负压最大时测量,其正常值为 2.45 kPa(25 cmH$_2$O)。膈肌瘫痪患者 Pes 与 Pga 接近,Pdi 趋向于 0。

(2)膈神经刺激:膈神经刺激引起的 Pdi 值可以准确反映膈肌功能。不同频率膈神经刺激下测得的 Pdi 值可以绘成张力-频率曲线,如张力-频率曲线右移,即 Pdi 减小,说明有膈肌疲劳。

（3）张力-时间指数（tension-time index，TTdi）：膈肌张力-时间指数可反映呼吸肌肌力和耐力，可通过下式进行计算：$TTdi = Pdi_{mean}/Pdi_{max} \cdot Ti/T_{TOT}$，式中 Pdi_{mean} 为平均经膈压，为 Pdi_{max} 最大跨膈压，Ti/T_{TOT} 为吸气时间占总呼吸周期时间的比例。TTdi 反映吸气时膈肌的收缩情况，正常值为 $0.05 \sim 0.12$。当呼吸肌负荷加重，则 Pdi_{mean} 升高、Ti/T_{TOT} 增加，使 TTdi 增大。当 TTdi 为 $0.15 \sim 0.2$ 时，显示膈肌能量供给不足；如 TTdi 达 $0.2 \sim 0.5$，则表明已发生膈肌疲劳，不久会导致呼吸衰竭。此外，TTdi 还可预测可否脱离呼吸机，如 TTdi 小于 0.15 则可成功脱离呼吸机。

（三）呼吸力学测定

1. 顺应性　顺应性（compliance，C）表示胸廓和肺扩张的难易程度，反映压力-容量变化的关系，即单位压力改变引起的容积改变，$C = \Delta V/\Delta P$，其单位是 L/cmH_2O。

（1）胸廓顺应性（compliance of chest wall，Cc 或 Cw）：指跨胸壁压力变化引起的胸廓容积变化。$Cc = \Delta V/\Delta Ppl$，正常值为 $0.2\ L/cmH_2O$。Ppl（pleural pressure）指胸膜腔内压力，即跨胸壁压。因食管内压力（esophagus pressure，Pes）随 Ppl 高低而变化，Pes 可反映 Ppl 的变化。因此测定 Cc 时用 ΔPes 代替 ΔPpl。

（2）肺顺应性（compliance of lung，C_L）：指跨肺压力变化引起的肺容量变化。$C_L = \Delta V/\Delta(Pao-Pes)$，正常值为 $0.2\ L/cmH_2O$。开放气道压 Pao（pressure of airway opening），是指气道出口部位的压力，测定时可用口腔内压力代替。

（3）总顺应性（total compliance，C_T）：又称呼吸系统顺应性（compliance of respiratory system，C_{RS}）指胸廓与肺的整体顺应性，它的倒数是胸廓顺应性和肺顺应性倒数之和。$1/C_T = 1/Cc + 1/C_L$，或 $C_{RS} = \Delta V/\Delta Pao$，正常值为 $0.1\ L/cmH_2O$。

上述所测得的均是静态顺应性，即压力与容量改变静止的瞬间所测得两者之间关系曲线的斜率，如图 10-1 所示。胸廓、肺和呼吸系统的静态顺应性是相当恒定的，即压力-容量关系曲线的斜率变化很小。然而，当容量接近肺总量（TLC）和残气量（RV）时，因肺和胸廓张缩接近它们的极限，其顺应性下降。图 10-1 中，由左向右分别是在残气量、功能残气量、潮气量和肺总量时总的弹性回缩力，箭头表示弹性回缩力的方向和大小。

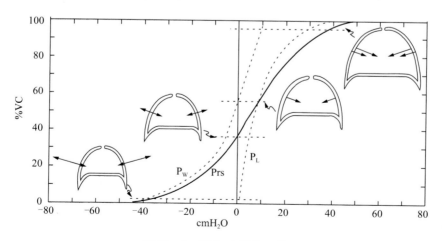

图 10-1　压力-容量关系曲线

P_W、P_L 和 P_{rs} 分别为胸廓、肺和呼吸系统压力-容量曲线

（4）动态顺应性（dynamic compliance，Cdyn）：在呼吸周期中连续、动态地测定压力与容量变化

之间关系曲线的斜率。除了受肺与胸廓弹性回缩力影响外,还受气流阻力等影响。正常人动态和静态顺应性几乎相同,而有肺部疾病的患者,动态顺应性低于静态顺应性。

（5）比顺应性:指某肺容积下的顺应性与该肺容积的比值,同一肺的比顺应性始终不变。

2. 阻力 阻力(resistance,R)包括气道阻力(R_{AW})、肺阻力(R_L)、胸廓阻力(R_W)和呼吸系统阻力(R_{RS})。R_{AW}指单位时间内推动一定容积气体的压力差,单位是cmH_2O/L,反映的是压力-流速关系。即$R=\Delta P/\Delta V$,式中ΔP为压力差,V为流速。

当气流通过一段管道时,使气体产生一定流速与所需压力差的关系遵从Poiseuille定律:$\Delta P=8\mu LV/(\pi r^4)$。式中$\mu$为气体黏滞度;L为气道长度;$\pi$为圆周率;r为气道半径。由上式可推导出下式:$R=\Delta P/V=8\mu L/(\pi r^4)$。由此式可看出气道阻力与气道长度和气体黏滞度成正比,与气道半径的四次方成反比。对患者个体,由于μ和L相对恒定,r是一可变因素,并且r减少1倍,则气道阻力增加16倍。因此,气道扩张状态是影响患者气道阻力的最主要因素。任何使患者支气管狭窄、曲折或痉挛等肺部疾病,均可使气道阻力明显增加。

R_{AW}、R_L、R_W和R_{RS}可分别通过下式进行计算:$R_{AW}=(Pao-Palv)/V$;$R_L=(Pao-Pes)/V$;$R_W=Pes/V$;$R_{RS}=Pao/V$。式中Palv(alveolar pressure)为肺泡内压,其他已于前述。由于经肺和胸廓的压力梯度部分是由其弹性回缩而形成的。因此,计算阻力时,需从跨壁压中减去弹性回缩压。要完成这种压力测定需要迅速气道闭塞技术,在自主呼吸的情况下,要测定和计算R_L、R_W和R_{RS}是困难的,而R_{AW}很容易测得。R_{AW}的参考值为$1\sim3\ cmH_2O/(L\cdot s)$,吸气时平均值为$1.23\ cmH_2O/(L\cdot s)$,呼气时为$1.27\ cmH_2O/(L\cdot s)$。

二、肺功能测定

（一）肺功能简易试验

1. 屏气试验 正常人屏气时间可持续30秒以上;20秒以上提示心肺储备功能下降,但麻醉无特殊困难;10秒以下,则心肺储备显著下降,常不能耐受手术和麻醉。

2. 吹气试验 患者尽力吸气后,3秒内能全部呼出,提示用力呼气肺活量基本正常;如5秒以上才能完全呼出,则有阻塞性通气功能障碍。

3. 火柴试验 患者深吸气后,张口快速呼气,能将15 cm远的火柴火吹熄者,提示肺功能储备良好。

4. 测胸廓周径 测量深吸气和深呼气末胸廓周径的差值,超过4 cm,提示无严重肺部疾病和肺功能不全。

（二）肺容量测定

肺容量是肺功能测定的最基本指标,反映的是呼吸在某一阶段内气量变化,是一静态指标。因此,肺容量用于评价肺功能的价值有限。

1. 潮气量(tidal volume,V_T) 平静呼吸时一次吸入或呼出的气量。男性约为7.8 ml/kg,女性约为6.6 ml/kg。

2. 余气量(residual volume,RV) 用力呼气后肺内残余的不能再呼出的气量,又称残气量。平均值:男性为1.53 L,女性为1.02 L。

3. 功能余气量(functional residual capacity,FRC) 平静呼气后肺内存留的气量。平均值:男性为2.33 L,女性为1.58 L。功能余气量使呼气末的肺泡不至于萎陷,缓冲肺泡内气体;当吸入新鲜气体时,不至于使肺泡内氧分压急剧上升,呼气时明显下降,而稳定于 14.36 kPa(108 mmHg)左右水平,使得无论是吸气或是呼气,始终都在进行相对稳定的气体交换。功能余气量的大小直接影响着肺内原有气体交换的速率。

4. 肺活量(vital capacity,V_c)　最大吸气后,作最大呼气所能呼出的气量,平均值:男性为 3.47 L,女性为 2.44 L。

5. 肺总量(total lung capacity,TLC)　深吸气后,肺内所含的全部气量,即肺活量与余气量之和。男性为 5.02 L,女性为 3.46 L。余气量与肺总量之比(RV/TLC),正常年轻人为 25%～30%,老年人为 40%。

（三）肺通气功能测定

1. 时间肺活量　时间肺活量(time vital capacity,TVC)是最常用的肺功能试验,有助于区别是限制性通气障碍,还是阻塞性通气障碍,以及疾病过程是可逆还是不可逆。TVC 是描述用力呼气量与时间的相关参数。其方法是深吸气后测定单位时间内以最快速度呼出的气量,用横坐标表示时间,纵坐标表示呼气量,并绘出时间-呼气量关系的曲线,以此可获得一些可测定及衍生指标(图 10 - 2)。

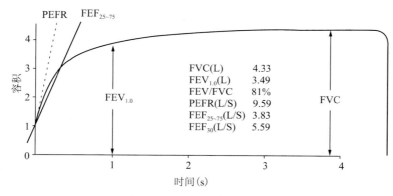

图 10 - 2　时间-肺活量曲线

（1）用力肺活量(forced vital capacity,FVC):用力呼气所能呼出的气量,因用力呼气时有些小气道关闭,限制气体排出,一般比慢慢呼气的 V_c 稍小。

（2）时间用力呼气量(forced expiratory volume at time,FEV_T):1、2、3 秒用力呼出的气体量。正常值为 FEV_1 2.83 L、FEV_2 3.30 L、FEV_3 3.41 L。因 FEV_1 不受 FVC 的影响,可用于评估气管扩张药降低气道阻力的效应。

（3）时间用力呼气率(FEV_T%):1、2、3 秒用力呼气量占 FVC 的百分比。正常值为 FEV_1%＞76%、FEV_2%＞89%、FEV_3%≥92%。FEV_T% 反映气道阻力的大小,阻塞性肺疾病,则 FEV_T% 下降,其变化比 FEV_T 更敏感、更有意义。

（4）最大呼气流速(peak expiratory flow rate,PEFR 或 PEF,maximal expiratory flow rate,MEFR):最大呼气流速发生在第 1 秒呼气开始时,通常是呼气量为 200～1 200 ml 时的速度,正常成人大于 300 ml/s。其临床意义与 FEV_1 类似。

（5）最大呼气中期流速(maximal metaphase expiratory flow rate,mmEF):指用力肺活量测定中从 25%～75% 的那一段容量变化中的流速。其又称 $FEF_{25\sim75}$(forced expiratory flow between

25% and 75% of vital capacity)。参考值:男性为 3.36 L/s,女性为 2.88 L/s。

2. 流速-容量环(flow-volume loops) 在坐标轴上绘出用力呼吸时每一时刻气流速度与其相关的容量变化所得到的闭合环形曲线。流速-容量环可获得与肺活量测定类似的指标,包括 FVC、FEV_1、PEFR、$FEF_{25~75}$ 和 FEF_{50}(图 10-3)。如图 10-3 所示,呼气初期约占呼气容量 20%,是患者主动呼气过程,达到最大气流速度,此期气流速度与用力大小相关,用力越大,流速越大。呼气的其余部分与患者用力无关,而取决于肺的弹性回缩力和小气道阻力的影响,随着肺容量的逐渐减少,流速相应减慢。流速-容量环对发现早期慢性阻塞性肺疾病更为敏感,因为在 FEV_1 或 FEV_1/FVC 比率出现变化之前,气体流速已经明显下降。流速-容量环比标准肺活量测定的另一优点是可以确定气流阻塞的解剖位置。因为呼气和吸气均可用流速-容量环进行描述,通过分析流速-容量环可以区别气流受阻部位。胸腔外水平的上气道阻塞,如喉或气管部位,这些部位的解剖异常、肿瘤或狭窄等导致固定,但有限的气流通过阻塞部位。胸腔外水平的上气道阻塞患者,流速-容量环的吸气相变化最为明显,患者主要是吸气困难,甚或伴有尖锐的气流声。相反,如阻塞部位在胸腔内的下呼吸道,流速-容量环的呼气相变化明显,患者主要是呼气困难并常伴喘息和哮鸣。上气道固定部位阻塞,整个流速-容量环的吸和呼气相均受影响。

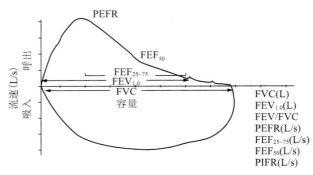

图 10-3 呼吸流速-容量环

3. 分钟静息通气量(V)和分钟静息肺泡通气量(V_A) 分钟静息通气量为 V_T 和呼吸频率的乘积。平均值:男性为 6.6L,女性为 4.2L。分钟静息肺泡通气量为 V_T 减去生理无效腔(V_D,包括解剖无效腔和肺泡无效腔)后与呼吸频率的乘积。

4. 最大通气量(maximal ventilation volume,MVV) 指每分钟用力呼出和吸入的最大气量,一般测定 15s 的最大通气量乘以 4 得出。平均值:男性为 104L,女性为 82.5 L。主要用于评估通气的储备功能。临床常用分钟通气量占最大通气量的百分比(MVV%)去评价患者的通气储备能力。MVV% = (MVV−V)/MVV,其参考值大于 93%,如小于 86% 为通气功能不全,小于 70% 为通气功能严重受损。

5. 闭合容量(closed capacity,CC)和闭合气量(closed volume,CV) 呼气中小气道关闭时的肺容量为闭合容量,闭合容量减去余气量则为闭合气量。此为评价慢性阻塞性肺疾病的灵敏指标,这类患者早期就有闭合气量增加。小气道通畅程度取决于气道内外跨壁压差及小气道周围组织的弹性拉力。正常人直立位时,由于重力的影响,肺尖部胸膜腔内负压大于肺底部,即肺尖部小气道跨壁压差大于肺底部,两者压差可达 0.74 kPa(7.5 cmH₂O)。因此在呼气末时肺底部小气道趋于关闭,而上部肺区小气道仍处于开放状态。在老年人或有肺部疾病的患者,闭合容量可大于功能余气量,即使平静呼吸时也可发生小气道闭合。

6. 通气的分布　正常人不同体位时,由于重力等因素影响,使不同肺区的膨胀程度不同,引起通气不匀。当肺部有炎症、狭窄等病变时,则肺分布明显不匀,引起无效腔增加。严重时,即使通气量正常,也可出现缺氧和二氧化碳蓄积。

(1) 无效腔量和潮气量比值(V_D/V_T):正常 V_D/V_T 小于 0.3,可根据下式进行计算:$V_D/V_T = (PaCO_2 - P_ECO_2)/PaCO_2$,若用呼气末二氧化碳代替 $PaCO_2$,则算式为:$V_D/V_T = (P_{ET}CO_2 - P_ECO_2)/P_{ET}CO_2$。正常解剖无效腔约为 150 ml,支气管扩张时解剖无效腔增加。随年龄增加,因肺弹性组织减少,肺容量也有所增加。肺通气/灌流比例下降,则肺泡无效腔增加。很多肺部疾病也可引起肺泡气和(或)血流分布不匀,而增加无效腔量。

(2) 通气分布异常测定:通气分布是否异常的测定,是通过吸入纯氧,而测定呼出气中氮气的浓度来进行判断。测定方法有:① 单次吸氧测定法:深吸一次纯氧后,作一次深呼气,测定呼出气中的氮气浓度。参考值小于 1.5%(青年 0.7%±0.3%,老年 1.8%±1.1%)。大于 1.5% 表明肺通气不匀;② 7 分钟氮气洗出法:平静呼吸纯氧 7 分钟后,再作最大呼气,测定呼气中氮气浓度的峰值,由此估计氮气洗出率。参考值小于 2%。如有较多的肺单位时间常数延长,则这些肺单位的潮气量明显降低,致使氮气浓度降低减慢,严重者需 20 分钟氮气浓度降至 2%。支气管痉挛、急性或慢性支气管炎、肺气肿和哮喘等,单次吸氧法或 7 分钟氮气洗出法的测定结果均异常。

(四) 肺换气功能测定

1. 肺弥散功能测定

(1) 重复吸收试验:1 分钟的运动后,密闭呼吸空气 20 秒,然后作一次最大呼气,测定呼出气中的氧气和二氧化碳浓度。正常肺泡(呼气末)氧气和二氧化碳浓度分别为男性 8.62%±0.13%、女性 8.96%±0.14% 和男性 8.33%±0.98%、女性 7.83%±0.10%。当呼气末氧气浓度大于 10.5%,表明换气功能减弱。

(2) 静息通气 1 分钟氧吸收量:参考值:氧吸收量为 250~300 ml/min,每升中氧吸收量为 46.8±7.1 ml/min。氧吸收量和吸收率下降均表示肺换气功能降低。

(3) 肺弥散量:为最常用的反映肺弥功能参数,指肺泡与肺毛细血管之间气体分压差为 0.133 kPa(1 mmHg)时,1 分钟内透过界面的气体量。通常用一氧化碳测定肺弥散量,即弥散量 = 每分钟一氧化碳吸收量/肺泡一氧化碳分压,其参考值为 199.2~247.4 ml/(kPa·min)。由于二氧化碳的弥散能力是氧的 21 倍,因此肺弥散功能障碍时,早期主要表现为低氧。只有严重的弥散功能障碍,才会出现二氧化碳的蓄积。

2. 通气/血流比例

(1) 通气/血流比例(V_A/Q):正常静息分钟通气量为 4 L,肺血流量(即心排血量)为 5 L,则 V_A/Q 为 0.8。如肺通气绝对或相对增加,或肺血流绝对或相对减少,则 V_A/Q 大于 0.8,即无效腔增加。如肺通气绝对或相对减少,或肺血流绝对或相对增加,则 V_A/Q 小于 0.8,即肺内分流增加。

(2) 肺泡动脉血氧分压差($A-aDO_2$):是反映肺换气功能的一项重要指标,$A-aDO_2 = P_AO_2 - PaO_2$,而 $P_AO_2 = (PB - 47\ mmHg)·FiO_2/100 - PaCO_2/R$,单位是 0.133 kPa(mmHg)。式中 P_AO_2 为肺泡内氧分压;PaO_2 为动脉血氧分压;PB 为大气压;FiO_2 为吸入氧浓度;6.25 kPa(47 mmHg)为 37℃时肺泡内水蒸气压;R 为呼吸商,以 0.8 计算。正常人吸入空气时:$A-aDO_2$ 小于 2.66 kPa(20 mmHg),随年龄增加而增大,60~80 岁时一般不会超过 3.99 kPa(30 mmHg)。年

龄的参考公式为 $A-aDO_2=2.5+(0.21×年龄)$。吸纯氧时 $A-aDO_2$ 一般不超过 9.98 kPa (75 mmHg)。如 V_A/Q 失调、肺内分流增加以及肺泡毛细血管屏障的弥散障碍,则会引起 $A-aDO_2$ 增大。因肺不张、急性呼吸窘迫综合征(ARDS)等引起肺内分流增加而导致的 $A-aDO_2$ 降低,由此而引起的低氧血症难以通过增加吸氧浓度纠正。低氧血症时如 $A-aDO_2$ 正常,则提示为非换气功能障碍引起的,而是吸入氧浓度低或通气不足所致。

(3) 肺内分流量(Q_s)与分流率(Q_s/Q_T):肺内分流是指流经肺而未进行气体交换的血流。分流率是指肺内分流量占心排血量的比例。可通过下式进行计算:$Q_s/Q_T=(C_c-CaO_2)/(C_c-C_VO_2)$,式中 C_c 为肺泡毛细血管末端血氧含量,CaO_2 为动脉血氧含量,C_VO_2 为混合静脉血氧含量。分流率参考值小于 7%。分流率与心排血量的乘积即为分流量。

(五) 动脉血气分析

任何肺功能损害达到一定程度,其最终都表现为血中氧分压(PaO_2)下降和二氧化碳分压($PaCO_2$)升高。动脉血气分析是诊断呼吸衰竭的可靠指标。PaO_2 小于 8.00 kPa(60 mmHg),$PaCO_2$ 正常或降低为 Ⅰ 型呼吸衰竭。主要见于通气/血流比例失调、弥散功能损害和肺内分流增加等引起的换气功能障碍。PaO_2 小于 8.00 kPa(60 mmHg),$PaCO_2$ 大于 6.66 kPa(50 mmHg)为 Ⅱ 型呼吸衰竭。主要是肺泡通气不足所致,如伴有换气功能损害(如慢性阻塞性肺疾病),则缺氧更为严重。一般认为,术前 PaO_2 小于 8.00 kPa(60 mmHg),$PaCO_2$ 大于 5.99 kPa(45 mmHg),如进行大手术,则风险很大,术后常需较长时间的呼吸支持。动脉血气分析不仅可对肺通气、换气及氧合作出评价,还可对酸碱平衡及心肺的整体状况作出评价。

三、呼吸功能评估

(一) 常见肺部疾病的肺功能变化特征

1. 慢性阻塞性肺疾病(COPD)　通常以测定呼气流速来判断 COPD 的严重程度。FEV_1 小于 2 L,或 FEV_1 与肺活量比值(FEV_1/FVC)小于 65%,为中度危险。FEV_1 小于 1 L,FEV_1/FVC 小于 45%,MVV 小于预计值的 50%,$PaCO_2$ 大于 5.99 kPa(45 mmHg),表示存在严重 COPD,风险很大。

2. 限制性通气障碍疾病　限制性通气功能障碍一般对麻醉耐受力相对较好。胸廓严重畸形、神经肌肉疾病、高位截瘫等影响呼吸和咳嗽能力则增加麻醉风险。一般 V_c 在预计值的 50%～75%,PI_{max} 在 1.47～2.94kPa(15～30 cmH_2O),MVV 在预计值的 50%～75%,为中轻度风险。如 V_c 小于预计值的 50%,PI_{max} 小于 1.47kPa(15 cmH_2O),MVV 小于预计值的 45%,$PaCO_2$ 大于 5.99 kPa(45 mmHg),为高度风险,则术后发生肺不张、呼吸功能不全和呼吸机脱机困难的机会较多。阻塞性和限制性通气功能障碍的肺功能变化特征比较见表 10-8。

表 10-8　阻塞性和限制性通气功能障碍的肺功能变化特征

检测指标	阻塞性	限制性
V_c	减低或正常	减低
RV	增加	减低
TLC	正常或增加	减低

续　表

检测指标	阻塞性	限制性
RV/TLC	明显增加	正常或略增加
FEV_1/FVC	减低	正常或增加
MMEF	减低	正常或减低

3. 慢性支气管炎　早期常无异常。如有小气道阻塞时,最大呼气流量-容量曲线在 50% 和 25% 时,流量明显降低,它比 FEV_1 更为敏感;C_C 增加,发展到气道狭窄或有阻塞时,就有阻塞性通气功能障碍的肺功能表现,FEV_1/FVC 小于 70%,MVV 小于预计值的 80%;最大呼气流量-容量曲线减低更明显。

4. 阻塞性肺气肿　慢性支气管炎并肺气肿时,呼吸功能既有通气功能障碍如 FEV_1/FVC 小于 60%,MVV 小于预计值的 80%,尚有 RV 和 RV/TLC 增加,大于 40% 说明肺过度充气。

5. 支气管哮喘　哮喘发作时有关呼气流速的全部指标均显著下降,FEV_1、FEV_1/FVC、$FEF_{25\sim75}$ 以及 PEFR 均减少,缓解期可逐渐恢复。在发作时有 FVC、RV、FRC 和 TLC 增加,RV/TLC 增加。在非急性发作期时,其病情评估见表 10-9。

表 10-9　非急性发作期哮喘病情的评估

病情分级	临床特点及肺功能变化
间歇	间歇出现症状,小于每周 1 次短期发作,夜间哮喘症状小于等于每月 2 次,发作间期无症状,肺功能正常,PEFR 或 FEV_1 大于等于 80% 预计值,PEFR 变异率小于 20%
轻度	症状大于等于每周 1 次,但小于每天 1 次,发作可能影响活动和睡眠,夜间哮喘症状大于每月 2 次,PEF 或 FEV_1 大于等于 80% 预计值,PEFR 变异率为 20%~30%
中度	每日有症状,发作影响活动和睡眠,夜间哮喘症状大于每周 1 次,PEF 或 FEV_1 大于 60%,小于 80% 预计值,PEFR 变异率大于 30%
重度	症状频繁发作,夜间哮喘频繁发作,严重影响睡眠,体力活动受限,PEF 或 FEV_1 小于 60% 预计值,PEFR 变异率大于 30%

(二)临床肺呼吸功能评估参考标准

1. 肺呼吸功能评定　肺呼吸功能评定见表 10-10。此外,还可根据 3 项指标进行综合评定:3 项指标中损害均不足中度者为轻度;3 项中至少有 2 项中度损害或 3 项中轻、中、重度损害各一项为中度;3 项中至少有 2 项达重度损害为重度。

表 10-10　肺呼吸功能评定

肺呼吸功能	MVV(%)	RV/TCL(%)	FEV_1(%)
正常	大于 75	小于 35	大于 70
轻度损害	60~74	36~50	55~69
中度损害	45~59	51~65	40~54
重度损害	30~44	66~80	25~39
极重度损害	小于 29	大于 81	小于 24

2. 心肺功能储备评定　心肺功能储备评定标准见表 10-11。

表 10-11　心肺功能储备评定

心肺功能储备	检查结果
正常	均正常
储备减少	V_C 或 FEV_1 约为正常值的 50%，$PaCO_2$ 正常，PaO_2 大于 9.3 kPa，Q_S/Q_T 小于 10%
储备严重减少	V_C 或 FEV_1 为正常值的 25%～50%，$PaCO_2$ 正常，PaO_2 小于 9.3 kPa，Q_S/Q_T 大于 10%。运动能力小于正常值 75%
无储备	术前有心或肺功能衰竭。V_C 或 FEV_1 小于正常值的 25%，$PaCO_2$ 大于 6.4 kPa，$PvCO_2$ 大于 8 kPa，PaO_2 小于 6.7 kPa，Q_S/Q_T 大于 25%

3. 高危患者的肺呼吸功能状态评定　高危患者的肺功能状态的评定见表 10-12。

表 10-12　高危患者的肺呼吸功能状态评定

功能	项目	高危水平
通气	呼吸频率	大于 25 次/分
	FEV_1	小于 2.0 L
	MVV	小于 55%
	V_D/D_T	0.4～0.6
气体交换	PaO_2	小于 8.0 kPa(60 mmHg)
	$PaCO_2$	大于 6.0 kPa(45 mmHg)
	$A-aDO_2$	大于 2.6 kPa(20 mmHg)
	Q_S/Q_T	大于 10%
循环	ECG	心肌缺血征
	Hb	大于 170 g/L
心肺储备	登楼试验	小于 3 层/次
	负荷后血气	$PaCO_2$ 或 PaO_2

四、术前准备

术前准备的主要目的：① 改善呼吸功能，提高对麻醉及手术的耐受能力；② 适应术后呼吸的呼吸锻炼，减少并发症。

（一）改善呼吸功能

1. 一般准备　至少术前 1～2 周开始戒烟，戒烟时间长短与气管、支气管清除能力和小气道功能恢复密切相关，戒烟时间越长越有利于其功能的恢复。戒烟可以减少呼吸道分泌物，降低血中碳氧血红蛋白浓度，提高血红蛋白的携氧能力，降低肺部并发症。戒烟后 1～2 周咳痰量减少，4～6 周呼吸道症状和肺功能改善，8 周术后肺部并发症显著降低。同时应注意纠正营养不良，增强抵抗力，注意保暖，避免急性上呼吸道感染。对呼吸功能不全、肺心病心功能不全患者，应注意休息、低浓度吸氧、利尿等治疗。

2. 祛痰 呼吸系统疾病多有慢性咳嗽、咳痰，呼吸道对各种刺激反应过敏，使分泌物增加，术后如不能有效及时排痰，则会发生痰液阻塞，引起肺不张和感染。因此，对于有咳嗽、咳痰的患者，术前可采用雾化吸入、胸部物理治疗、鼓励咳嗽及用祛痰药等措施促进排痰治疗。对于咳嗽、咳痰的治疗重在排痰和抗感染，只有在有效排痰或咳嗽剧烈的情况下方可用镇咳药。

3. 控制感染 呼吸道及肺部感染是常见的术后并发症，对呼吸系统感染患者一定要控制感染，可选用广谱抗生素，或根据痰液培养及药敏试验选择敏感抗生素。慢性呼吸系统疾病（如慢性支气管炎、支气管哮喘）、截瘫尤其是高位截瘫及胸椎手术患者更易发生术后呼吸道及肺部感染，术前可预防性应用抗生素。急性呼吸系统感染应控制 2～3 周后方可进行择期手术。

4. 解除支气管痉挛 支气管痉挛、慢性肺部感染和支气管阻塞痰液蓄积是彼此影响而互相加重的关系，治疗时应以祛痰、抗感染和解痉并重，而对于哮喘患者，解痉治疗更为重要。解痉常用药物有 β_2 受体激动剂、茶碱类、抗胆碱能药及肾上腺糖皮质激素。β_2 受体激动剂常为首选药物。根据患者的病情可用口服、静脉注射给药，或用气溶胶、雾化溶液吸入给药，吸入给药直接作用于各级支气管，因此起效快、用药量小和不良反应少。对于老年或吸烟的支气管痉挛患者也可首选抗胆碱能药如溴化异丙阿托品 20～80 mg 雾化吸入。茶碱类药物如氨茶碱 0.25 g 以葡萄糖液稀释至 20～40 ml 缓慢静注，切勿静脉注射过速，以免引起恶心、呕吐、心悸、血压下降、甚至惊厥等不良反应。肾上腺糖皮质激素虽不能扩张支气管，但可以减轻气道黏膜水肿，抑制或减少支气管收缩介质的释放，因此也常作为一线解痉药，尤其是气道炎症明显患者。激素雾化吸入可减少全身用药的不良反应，但围术期或急性发作患者则应静脉用药。对术前长期应用激素的患者，术前不应停药，术中和术后根据情况继续应用。

（二）呼吸锻炼

脊柱手术，尤其伴有高位截瘫、胸椎及严重胸廓畸形手术患者常有限制性通气功能障碍；术后因疼痛，常保护性地限制胸廓运动。因此术前应指导患者进行缓慢腹式深呼吸，以增加膈肌活动范围。

（三）术前用药

无呼吸系统疾病患者，可按常规术前用药。而慢性呼吸系统疾病、呼吸功能不全以及严重胸廓畸形和高位截瘫患者，术前用药应根据疾病特点而有针对性地选择术前用药。① 阿片类镇痛药：有显著中枢性呼吸抑制作用，有呼吸功能受损患者术前不宜应用。吗啡由兴奋迷走神经、释放组胺而诱发哮喘，还能削弱咳嗽反射，哮喘患者禁用。哌替啶可松弛支气管平滑肌，芬太尼有抗组胺和抗 5-羟色胺（5-HT）作用，也可缓解支气管痉挛；② 镇静催眠药：苯二氮䓬类和巴比妥类药一般用量呼吸抑制不明显，可应用；③ 抗胆碱类药：抗胆碱类药阿托品或东莨菪碱应避免用量过大，否则会引起心动过速、呼吸道分泌物黏稠不易排出。用溴化异丙基阿托品优于阿托品；④ 其他药物：哮喘患者继续原来扩张支气管药物治疗，近期用激素者，术前也应继续应用。

第四节 神经系统检查与功能评估

因脊柱疾患与脊髓及脊神经根关系密切，易同时受累。因此脊柱手术患者术前准备中应进行神经系统功能的检查和评估。

一、神经功能障碍

（一）感觉障碍

检查时应自上而下地按顺序进行,包括头颈、上肢、躯干和双下肢,根据病变的部位不同,检查时有所侧重。检查内容包括:① 感觉障碍定位,感觉障碍定位不仅有助于皮神经支与脊神经的鉴别,也是区分根性受损、干性受损及丛性受损的主要依据。定位根据脊神经支配分布进行判断;② 感觉障碍程度,检查时可用针尖在正常与异常感觉交界处来回划动,以使患者分辨出正常、感觉迟钝、过敏与消失等;③ 左、右对比,对躯干及上、下肢的感觉障碍还应左、右进行对比,以判断脊髓受累两侧平面是否一致及其程度有无差异;④ 其他感觉,除痛觉外,还应酌情检查温觉、触觉及深感觉等。

（二）运动障碍

根据疾病部位不同,应有针对性地进行全身或部分肌肉的肌张力、肌力等检查。

1. 肌张力　肌张力是指肌肉松弛时,在被动运动中所遇到的阻力。检查时患者要尽量放松肌肉,切勿紧张。如肢体下坠试验:患者仰卧、闭目,检查者举起一个肢体后突然放开,肌张力高时坠速缓慢,减退者则快,同时应左、右对比。上肢伸举试验:患者闭目,双臂平伸。有锥体束张力痉挛或小舞蹈症者,前臂渐趋内旋;有锥外强直者,患肢向中线偏移;有小脑疾者则向外偏斜;轻瘫者,患肢逐渐下沉;严重深感觉障碍者则手指呈不自主蠕动。

2. 肌力　即患者在主动动作时所表现的肌肉收缩力,其测定评级标准如表 10-13。

表 10-13　肌力分级标准

分　级	特　征
0	肌肉毫无收缩
1	仅可触及轻微收缩,不产生动作
2	肌肉有收缩,关节可活动,但不能对抗肢体重力
3	能在与地心引力相反方向动作,但不能对抗阻力
4	能对抗一般阻力,但力量较弱
5	肌力正常

二、神经反射

（一）深反射

深反射指通过叩击肌腱或骨膜等较深组织引起的肌肉牵伸反射。常用的深反射有:① 肱二头肌反射,反射中心位于 C_5、C_6 髓段,由肌皮神经传导,主要在 C_5 髓段病变时出现异常;② 肱三头肌反射,反射中心位于 C_7、C_8 髓段,通过桡神经传导,以 C_7 髓段受累时为明显;③ 肱桡肌反射,反射中枢位于 C_5、C_6 髓段,但与下颈髓诸节均有关联;通过桡神经传导,以 C_6 髓段病变时反射异常最为明显;④ 膝反射,反射中心在 $L_{2\sim4}$ 髓段,由股神经传导;⑤ 踝反射,反射中心位于 S_1、S_2 髓段,由胫神经传导。

（二）浅反射

浅反射指通过刺激皮肤或黏膜引起的反射。浅反射减弱或消失者提示病变位于上神经元。常用的浅反射有：① 腹壁反射，反射中心位于 $T_{7\sim12}$ 髓段，由肋间神经传导；产妇及肥胖者在正常情况下也可能引不出；② 提睾反射，反射中心在 L_1、L_2 髓段，经髂腹沟神经和生殖股神经传导；老年人可能引不出；③ 跖反射，又称足底反射，反射中心位于 S_1、S_2 髓段，由股神经传导；④ 肛门反射，反射中心位于 S_5 髓段，由下痔神经传导。

（三）病理反射

病理反射指由于上神经元受损后使节段性反射亢进，甚至原来已被抑制的反射再出现。常用的病理反射有：① Hoffmann 征，又称弹指征。患者腕部略伸，手指自然微屈。检查者以左手托住患者腕部，用右手指夹住其中指，快速地用拇指向掌侧弹其指甲，以使其中指远端指节屈曲。阳性者，患者拇指与其他手指同时向掌侧屈曲。因少数正常人可出现阳性，故明显阳性或双侧不对称才具有临床意义；② 掌颏反射，意义同 Hoffmann 征，因少数 Hoffmann 征阴性者，本征可能出现阳性而具有诊断意义。检查者一手持住患者手，使其呈自然伸展状，另一手用棉签的尾端自掌中部斜向虎口处划动，与此同时观察同侧下颌部颏肌。阳性者可见该肌有收缩动作；③ Babinski 征，又称划足底征或跖反射伸直反应。检查方法同跖反射。Babinski 征阳性者踇趾向背侧方向伸展，并伴有其他足趾外展如扇状及踝部背屈。Babinski 征阳性者表明上运动神经元病变。但在以下情况下 Babinski 征也呈阳性：在脑智能发育不全，2 岁以下婴儿，深睡或昏迷，中毒，全身严重感染及足趾屈肌腱瘫痪者等。个别正常人亦可能出现阳性，因此需综合评定；④ Oppenheim 征，又称压胫征。检查者用拇指和食指背侧在患者胫骨前、内侧处由上而下划过，阳性者为趾背屈；⑤ Chaddock 征，又称足边征。用棉签等划外踝下部和足背外侧皮肤，阳性者踇趾背屈；⑥ Rossolimo 征，也称弹趾（指）征。检查者用手指将患者诸趾（或指）尖一齐向上弹拨。阳性者可为足趾跖屈或末趾骨间关节屈曲；⑦ Gordon 征，也称腓肠肌挤压征。阳性者当捏压腓肠肌肌腹时，出现踇趾背屈反应。

三、其他检查

（一）自主神经检查

主要是观察皮肤的色泽、粗糙程度、汗液分泌情况，有无营养性溃疡、脱屑以及括约肌功能情况和性功能状态等。并可作皮肤划纹试验以观察皮肤的血管反射。

（二）Horner 综合征

指患侧眼裂变狭、眼球内陷、瞳孔缩小、两侧面部和汗腺分泌不对称等。系由于 C_8 和 T_1 脊髓或下颈椎旁星状神经节的交感神经纤维受刺激所致。Horner 综合征可见于颈椎病、颈段肿瘤或前斜角肌综合征。

（三）步态

步态是判断神经系统及肌肉功能的重要方法之一。

1. 痉挛步态　主要因痉挛性瘫痪所致。单侧轻瘫者，患肢可因挛缩而显得较长，且伴有屈曲困难，步行时需将骨盆提起，下肢向外作半圆形旋转动作。双下肢痉挛者除上述情况外，尚伴有股内肌收缩而呈交叉性。

2. 共济失调步态　主要见于小脑病变。步行时两腿呈分开状的"调低步态"，严重者似醉汉。

3. 垂足步态　多见于下腰椎及腓总神经本身病变。足下垂而形成拖足样外观，或是将患肢的膝部提高，之后足尖再着地行走。

4. 肌营养不良步态　除行走时有明显的脊柱前凸外，常因臀中肌、臀小肌软弱致使骨盆过度摇摆,俗称摇摆步。此外,步态不稳及蹒跚者提示颅内或脊髓有病变。

四、脊髓横断面受损的定位

(一)运动障碍

主要区别是由于前角和(或)前根引起的下运动神经元性瘫痪;或是脊髓侧索中锥体束受累,以致引起的上运动神经元性瘫痪;或两者兼有。两者鉴别见表 10 - 14。

表 10 - 14　运动瘫痪类型鉴别表

项　目	上运动神经元瘫痪	下运动神经元瘫痪	混合性运动神经元瘫痪
瘫痪程度	不全性	完全性	以完全性为主
肌萎缩	不明显	较明显	较明显
肌张力	增高	降低或丧失	早期可增高,后期消失
瘫痪范围	较广泛	局限于所支配脊节	较广泛
腱反射	亢进	消失	先亢进,后消失
病理反射	多有	无	先有,后消失
电变性反应	无	有	有

(二)感觉障碍

1. 后根及后角受损　先为根性痛,并随腹压增加的动作而加剧,如咳嗽等,重者似电击样感。检查时感觉正常或过敏。后期则减弱或消失。由后根传导的振动觉与位置觉最先障碍,其次为触觉、痛温觉。其范围符合神经根的分布,并以此与干性损害相区别。如双侧有明显受累,则有明显束带感。

2. 后索受损　系传导本体感觉的薄束与楔束受损,主要表现其下方的振动觉与位置觉减退或消失。

3. 中央灰质受损　位于脊髓中央管周围的感觉障碍,主要表现为节段性痛、温觉丧失,而触觉一般正常,此称之为感觉分离现象。因邻近前角深部,多伴有上肢或下肢的运动障碍。

4. 脊髓丘脑束受损　为患节对侧以下的痛觉与温觉减退或消失。因其与锥体束及脊髓小脑束邻近,常伴有运动障碍。

第五节　其他重要器官评估及术前准备

一、肝功能评估及术前准备

肝脏是药物代谢和消除的主要器官,肝功能受损会影响麻醉药物在体内的代谢过程,从而影响药物的效应,同时麻醉药物及麻醉操作又会影响肝功能。一般可根据肝功能检验及临床表现进行围术期风险评估(表 10 - 15)。术前某些指标,与大手术后患者转归具有良好相关性。

表 10 - 15 　肝病患者围术期风险评估

指　　标	低风险	中风险	高风险
胆红素(mg/L)	<20	20～30	>30
白蛋白(g/L)	>35	30～35	<30
PT(延长 s)	1～4	4～5	>6
肝性脑病	无	中度	严重
营养	优良	良好	差
腹水	无	中度	显著

对于严重的肝病患者,在择期或限期手术前调整和优化心血管-呼吸功能、凝血指标、肾功能、容量、电解质平衡和营养状态,对于降低并发症和死亡率具有重大意义。

例如对于肝功能极差致 PT 时间延长的患者,及时补充维生素 K;血小板减少则输注血小板纠正。低血糖患者围术期可给予含糖溶液;术前调整容量,维持心排量、保证充足尿量,避免因肝血流进一步下降所造成的肝损伤。

慢性酒精性肝病者,可能需要更多的麻醉药物。低蛋白血症患者,血浆游离药物浓度增加,宜适当减少药量。

二、肾功能评估及术前准备

由于麻醉药物有可能对肾功能产生抑制作用,甚至产生肾毒性物质。而手术创伤和失血、低血压、脱水等也均可使肾血流减少,从而影响肾功能。如患者原有肾功能受损害,则麻醉手术后则会加重肾功能的损害。因此,术前应进行肾功能评估,通常根据 24 小时内肌酐和尿素氮测定将肾功能损害分为轻、中、重三级(表 10 - 16)。由于部分患者的肾功能损害是肾前性因素引起的,比较易于纠正,因此需与肾性肾功能损害相鉴别(表 10 - 17)。

表 10 - 16 　肾功能损害程度分级

指　　标	参考值	轻　　度	中　　度	重　　度
24 小时内肌酐清除率(ml/min)	80～100	51～80	21～50	小于 20
血尿素氮(mmol/L)	1.79～7.14	7.5～14.5	14.5～25	25～35

表 10 - 17 　肾前性和肾性肾功能损害鉴别

指　　标	肾前性	肾　　性
尿渗透压(mmol/kg)	>500	<350
尿/血浆渗透压	>1.3	<1.1
尿钠(mmol/L)	<20	>40
尿/血浆尿素氮	>8	<3
尿/血浆肌酐	>40	<20

术前准备:① 轻度肾功能损害,如无血液生化异常和临床症状,术前准备无特殊,但应避免使

用加重肾功能损害的药物；② 治疗引起肾功能损害的原发疾病。对于肾前性肾功能损害，易于除去原因；而肾性肾功能损害一旦严重到肾衰竭，往往需要进行透析治疗；③ 调整血容量和水、电解质平衡，尤其要注意处理高钾血症；④ 慢性肾衰竭常有贫血和低蛋白血症，可用促红细胞生成素和补充蛋白质；⑤ 若有高血压，应给予相应的降压处理。

三、糖尿病患者术前评估和准备

术前控制空腹血糖维持在 6.1～8.3 mmol/L，最高不能超过 11.1 mmol/L，餐后血糖不超过 13.9 mmol/L；病情较轻者术前可口服降糖药，但避免作用时间长的口服降糖药作为麻醉前准备的治疗用药；1 型糖尿病、重型糖尿病、饮食控制和口服降糖药无效以及合并酮症酸中毒、糖尿病性昏迷或严重感染等患者，术前一般用普通胰岛素，再根据尿糖或血糖调整其用量；术前控制血糖方法的选择取决于患者病情、原治疗方案及手术大小；单纯饮食控制或口服降糖药控制血糖者，进行小手术时可维持原来治疗，手术当天停用口服降糖药，而大、中手术或感染等应激强烈时，术前 2～3 天改用普通胰岛素；术前已使用胰岛素者、小手术者维持原来治疗，大、中手术或感染等应激强烈时，术前 2～3 天将长效或其他类型胰岛素改为普通胰岛素；糖尿病常合并高血压、心脏病及肾功能损害等，均应给予有针对性的处理。

（陈利海　崔苏扬）

参考文献

[1] 邓小明，姚尚龙，于布为，等.现代麻醉学[M].4 版.北京：人民卫生出版社，2014.

[2] Hines R L，Marshall K E. Stoelting's Anesthesia and Co-existing Disease.麻醉与并存疾病[M].于泳浩，喻文立，译.5 版. 天津：天津科技翻译出版公司，2012.

[3] Miller R D.Miller's anesthesia[M].8th ed. Philadephia：Elsevier Saunders.2014.

[4] Fleisher L A，Fleischmann K E.Auerbach A D.2014 ACC/AHA guideline on perioperative cardiovascular evaluation and management of patients undergoing noncardiac surgery[J]. Nucl Cardiol. 2015,22(1):162-215.

[5] Thomas F Lüscher. 2014 ESC/ESA Guidelines on non-cardiac surgery：cardiovascular assessment and management[J]. European Heart，2014,72;857.

[6] Apfelbaum J L，Connis R T，Nickinovich D G，et al. Practice Advisory for Preanesthesia Evaluation：An Updated Report by the American Society of Anesthesiologists Task Force on Preanesthesia Evaluation[J]. Anesthesiology，2012,116(3):522-538.

[7] 崔苏扬.脊柱外科麻醉学[M].上海：上海第二军医大学出版社，2005.

第十一章

脊柱、脊髓手术麻醉与疼痛相关药理学

Pharmacology Correlated with Anesthesia and Pain

第一节 脊柱、脊髓手术麻醉药理学

脊柱手术包括择期手术,如椎管狭窄、椎间盘突出或神经根受压;限期手术,如转移瘤伴神经功能减退;急诊手术如骨折或骨折移位。临床上应根据手术的紧急程度、手术方式和部位的不同来选择相应的麻醉技术。麻醉药物的选择取决于患者的基础疾病、脊柱手术的大小、采取的脊髓监测技术和麻醉医师的偏好。

一、脊柱手术中的脊髓功能监测及麻醉药物选择

(一)脊柱手术中的脊髓功能监测

随着脊柱手术中持续诱发电位的监测和相关内固定材料的进步,已有越来越多的复杂手术得以顺利开展。这些手术都有损伤脊髓和/或神经根的风险,复杂的脊髓监测已成为预防 CNS 损伤的常规方法之一。脊髓监测方法包括两类:唤醒试验和神经电生理学监测。这两者对麻醉方法和麻醉药物选择的要求不同,以便能及早发现脊髓的潜在损伤。

1. 唤醒试验的麻醉方法 唤醒试验最早应用于脊柱侧凸手术,用以预防脊髓损伤。在手术内固定置入阶段完成后唤醒患者并进行针对性的神经学检查。如果检查发现有任何术前没有的运动或感觉异常出现,均表明脊髓功能的受损(为使用内固定引起),可移除部分或全部的钉棒、螺丝,和(或)金属丝以减少对脊髓的影响,预防不可逆性损伤。在调整内固定后需重新唤醒试验以确定神经学功能是否已恢复正常。临床经验证实在异常唤醒试验后的内固定调整可获得神经学损伤的可逆性恢复。

脊柱手术中唤醒试验的麻醉技术要求麻醉药物的使用能够让患者合理地快速苏醒。挥发性麻醉药可合理用于该麻醉技术,但如果作为主要麻醉药可导致苏醒较慢。因此挥发性麻醉药常联合一种或多种其他类药物,以减少苏醒时间。可选方法包括注射或输注芬太尼类药物、丙泊酚和(或)右美托咪啶。地氟醚和瑞芬太尼联合或丙泊酚和瑞芬太尼联合均可有效用于唤醒试验,但前者的苏醒更快。必须避免使用肌肉阻滞剂或将其维持在及时可逆水平。

如果唤醒试验神经学检测结果异常,随后的麻醉加深应采用之前的麻醉策略,调节内固定,再次唤醒。如果神经学检测恢复到术前水平,脊髓损伤的风险将大幅减低。术中唤醒麻醉技术的缺点是增加手术麻醉时间,需术前告知患者其将在术中被唤醒,以及如果苏醒时躁动对气道或各种管路的潜在风险。在极端的病例,患者的过度活动可导致脊髓或神经根的潜在损伤。

2. 神经电生理学监测的麻醉方法　神经电生理学监测是除唤醒试验以外脊柱手术脊髓功能监测的另一种选择。脊柱手术中常见的神经电生理学监测包括体感诱发电位(SSEP)和运动诱发电位(MEP)。与唤醒试验不同,神经电生理学监测不需要术中苏醒,选择的麻醉技术和麻醉药物要适合诱发电位监测,麻醉水平需维持稳定以确保诱发电位的改变仅为手术引起,而与麻醉深度无关。当监测到诱发电位明显改变,需调整内固定以保护神经功能。

选择何种诱发电位监测(SSEP、MEP或两者都选)取决于手术类型和手术医师的偏好。不同的方法要求麻醉药物的选择不同。

(1) SSEP 监测:刺激外周神经引发的感觉冲动经脊髓上传至大脑,在整个传导通路上的不同部位放置记录电极,所记录的神经传导信号经监测仪信号放大器放大后的波形就是SSEP。它在一定程度上反映了特异性躯体感觉传入通路、脑干网状结构及大脑皮层的机能状态。脊柱手术中SSEP可监测脊髓的背侧柱。

麻醉药对SSEP均有一定的影响。其中吸入麻醉药和NO可导致剂量依赖性的SSEP振幅减小和潜伏期延长。静脉麻醉药也导致SSEP的改变但其影响较吸入麻醉药小。阿片类药物,如瑞芬太尼和芬太尼静脉使用可导致SSEP振幅的轻度减小和潜伏期的轻度增加。鞘内阿片药对SSEP没什么影响。肌松药对SSEP没有影响。SSEP监测中,皮质反应最容易受麻醉药影响,皮质下、脊髓和外周反应受影响相对更小。

对于SSEP,选择的麻醉药物可包括0.5MAC挥发性麻醉药、非去极化肌松药(预防患者运动和运动伪差),另需其他麻醉药以便加深麻醉和确保遗忘。加深麻醉可选择芬太尼类药物的间断注射或输注、丙泊酚输注或右美托咪啶输注。

(2) MEP 监测:MEP是指用电或磁刺激中枢运动神经(脑功能区或脊髓),在刺激点下方的传出路径或效应器、肌肉记录到的电反应。刺激中枢运动神经主要有经脊髓和经颅刺激(磁刺激或电刺激)两种方法。经颅磁刺激MEP对麻醉药更敏感而不适合术中监测,而用于临床。经颅电刺激MEP因太痛苦不适合清醒患者而广泛用于术中监测锥体束功能的完整性。电刺激脊髓或运动皮质后,在外周肌肉记录到的电位称为复合肌肉动作电位(compound muscular activity potentials, CMAP),CMAP是广泛使用的测量MEP的方法。与SSEP通路定位于不同的区域,不同的皮层血供区,不同的脑干和脊髓部位。脊柱手术中MEP可监测脊髓的运动神经束。运动功能通路较SSEP通路对缺血更为敏感。皮层诱发反应比脊髓诱发电位更容易受麻醉药影响。

麻醉药减少运动诱发电位的 I-波,对 D-波的影响很小,因此任何麻醉药物使用时都可监测,但高浓度吸入麻醉药适度减少振幅。有研究通过回顾性分析比较了脊柱手术中TIVA和吸入麻醉TCe-MEPs假阳性率的区别,结果发现吸入麻醉的假阳性率更高。

与吸入麻醉药相比,丙泊酚对下运动神经元(LMN)兴奋性的抑制更小。因此广泛推荐的丙泊酚和阿片类药物全凭静脉麻醉(TIVA)在神经学完整的患者行MEP监测均获得成功。其他可用的静脉麻醉药包括氯胺酮、依托咪酯和苯二氮䓬类药。

吸入麻醉时MEP阈值更高且成功率更低,因此为次选。过深麻醉和麻醉药的静注均减少或消除MEP。要求术中麻醉平稳,但可根据手术需要调整麻醉深度。

行MEP时最好不用肌肉松弛药,否则需肌松程度适当且可控。短效肌松药可用于插管。麻醉中因未使用肌松药而需增加其他麻醉药剂量,以确保麻醉深度足够以避免内固定期间患者突然活动。调节麻醉深度需选择对诱发电位影响小的静脉麻醉药,包括芬太尼类药物输注、丙泊酚和(或)

右美托咪啶输注，两种或多种药物联合使用更常见。

（二）脊柱手术中的麻醉药物选择

1. 吸入麻醉药　挥发性麻醉药和氧化亚氮都成功地用于脊柱手术的麻醉。所有挥发性麻醉药和氧化亚氮呈剂量依赖性地减少诱发电位的信号幅度同时延长信号潜伏期。诱发电位监测时要求挥发性麻醉药浓度不超过 0.5MAC。有研究不同挥发性麻醉药的影响大小不同。与氟烷相比，同等 MAC 剂量的异氟醚和恩氟烷对诱发电位的影响更小。但该差别没有临床意义。七氟烷和地氟烷与异氟烷的影响类似。

挥发性麻醉药剂量依赖性的降低 SSEP 波幅并延长其潜伏期。与皮层下，脊髓或外周神经相比，这种对 SSEP 的抑制作用在皮层更加显著。氧化亚氮降低皮层 SSEP 波幅并延长其潜伏期，这种作用与挥发性麻醉药和大多数静脉麻醉药有协同作用。70％氧化亚氮减少 SSEPs 的振幅50％。60％氧化亚氮和 0.5MAC 异氟烷或 0.5MAC 恩氟烷适合有效的 SSEP 监测。静脉麻醉药对 SSEP 的影响较吸入麻醉药小。

挥发性麻醉药对 CMAP 的波幅也产生剂量依赖性抑制，临床使用剂量会增加监测的失败。当呼气末异氟烷浓度 0.87％时，MEP 便无法有效监测。当七氟烷浓度为 0.75MAC 时，tcMEPs 的波幅受到显著影响。与吸入麻醉相比，MEP 监测时更广泛推荐全凭静脉麻醉。

唤醒试验中地氟烷与瑞芬太尼联合使用可提供快速的苏醒。

2. 静脉麻醉药　一般情况下，静脉麻醉药对 SSEP 的影响较吸入麻醉药轻。除依托咪酯和氯胺酮外，低剂量的静脉麻醉药对皮层 SSEP 影响很小，大剂量重复使用时会轻度降低波幅，延长潜伏期。绝大多数静脉麻醉药对皮层下 SSEP 的影响均可忽略不计。

（1）巴比妥类：脊柱手术中硫喷妥钠常作为诱导药。持续输注很少，因其可减少后负荷导致低血压且具有累积效应。3～5 mg/kg 硫喷妥钠静脉注射患者 1 分钟内意识消失，持续 5～8 分钟。美索比妥（0.5 mg/kg）较少作为替代选择。卟啉症患者不能使用这两种药物。

巴比妥类诱导药对诱发电位的影响已得到很好的研究。硫喷妥钠产生剂量依赖性的诱发电位振幅减小和潜伏期增加（中等剂量导致短时增加）。给予硫喷妥钠后不久使用诱发电位监测是可行的，虽然在关键步骤内固定时静脉注射硫喷妥钠可能产生与脊髓缺血相同的变化。持续输注硫喷妥钠时可以进行躯体感觉诱发电位的测量和脊髓功能的监测。

（2）依托咪酯：在脊柱手术时依托咪酯作为诱导剂药可保证血流动力学稳定。单剂量诱导使用几乎不影响诱发电位。依托咪酯诱导剂量 0.2～0.4 mg/kg，短时间的病例可维持给药 10 μg/(kg·min)。但脊柱手术中依托咪酯维持给药很少。依托咪酯再分布半衰期短（2～5 分钟），因此其单次给药作用大约 5 分钟。依托咪酯可有注射痛，且经常可见注射后短时的肌阵挛。依托咪酯抑制肾上腺生成皮质醇的酶，甚至单剂量也报道有肾上腺抑制。ICU 中依托咪酯持续给药用于镇静与肾上腺抑制的相关性很高。

已报道在某些情况下，依托咪酯输注改善术中 SSEP 监测和对内固定期间潜在的脊髓缺血的监测。与芬太尼输注比较而不同的是，依托咪酯产生的头皮电极信号的增强使得急性改变更难被监测。依托咪酯会明显增加皮层 SSEP 波幅并轻度延长其潜伏期。依托咪酯对皮层下 SSEP 波幅无影响或轻度抑制。依托咪酯已经应用于那些无法进行术中 SSEP 监测的病例，以改善皮层 SSEP。依托咪酯对经颅刺激诱发的 CMAPs 的抑制作用很小，0.3 mg/kg 的常规诱导剂量静注会导致 CMAP 波幅降低 35％，潜伏期没有变化，但是这种抑制是短暂的，仅在单次给药后持续 2～

5 分钟。持续输注依托咪酯维持麻醉可以为运动诱发电位监测提供一个良好的条件,有以 10～30 μg/(kg·min)持续输注依托咪酯维持麻醉而不影响运动诱发电位监测的报道。

(3) 丙泊酚:丙泊酚可用于脊柱手术中的麻醉诱导和麻醉维持。单次给药 1.0～2.0 mg/kg 意识可在 1 分钟内消失,维持 7～8 分钟。复合用药时丙泊酚输注 50～100 μg/(kg·min)或丙泊酚单一输注 100～200 μg/(kg·min)可维持意识消失。注药前给予利多卡因可消除其产生的注射痛。丙泊酚的高清除率可保证其长期输注后停药的快速苏醒。应注意丙泊酚镇静引起的呼吸抑制,应备有呼吸管理设备。丙泊酚具有轻度抗呕吐特性。有报道单纯使用丙泊酚患者可有生动的梦境。

在关键的内固定步骤时只要避免静脉注射,丙泊酚对诱发电位的影响没有临床意义。在脊柱侧凸和脊椎骨折手术中,持续输注丙泊酚联合阿片类药可满意监测脊髓功能。唤醒试验时行靶控输注丙泊酚比基于剂量和观察的人工调节,其术中苏醒更平稳、更快速。有报告大剂量丙泊酚可减小经颅电刺激诱发电位的振幅。在脊柱手术中,与七氟醚比较,丙泊酚的选择性血管舒张可使外周血流增加及血液丢失减少。

单次诱导剂量的丙泊酚不影响刺激正中神经后皮层和皮层下 SSEP 波幅,但是会轻度延长皮层 SSEP 潜伏期。丙泊酚诱导和持续输注导致的皮层波幅降低会在输注停止后恢复。丙泊酚对硬膜外诱发电位没有影响。与等效计量的挥发性麻醉药或氧化亚氮比较,丙泊酚对波幅的影响更小。作为全凭静脉麻醉的一部分,丙泊酚适合于 SSEP 的术中监测。

丙泊酚对 CMAP 的影响呈剂量依赖性抑制。进行运动诱发电位监测时,应当使用成串刺激技术并限制丙泊酚的血浆浓度。成串刺激诱发 CMAP 时,维持 1 μg/ml[20～25 μg/(kg·min)]的丙泊酚血浆浓度并复合阿片类药物或 50% NO 不会影响 CMAP 反应,但是当丙泊酚血浆浓度为 1～2 μg/ml[25～50 μg/(kg·min)]时,CMAP 的波幅会被抑制 30%～60%。

(4) 芬太尼类药物:脊柱手术中,芬太尼可联合其他药物作为诱导药使用(2～5 μg/kg),也可作为平衡麻醉的药物之一,术中每 30 分钟间断注射 25～50 μg,或持续输注 1～2 μg/(kg·h)。芬太尼的低剂量使用可减少其他药物,如丙泊酚或吸入麻醉药的使用量。舒芬太尼可类似使用,负荷剂量 0.1～0.3 μg/kg,维持输注 0.5～2.0 μg/(kg·h)。舒芬太尼的作用时间略长,因此要求在苏醒前更早停药(45～60 分钟)以避免苏醒延迟。

阿芬太尼一般与其他麻醉药联合使用,因半衰期短需输注 0.5～2.0 μg/(kg·min)。瑞芬太尼是芬太尼家族中独特的一种,由于其分子结构中的酯键容易被快速水解,作用可快速消除。其并不单独使用,作为脊柱手术麻醉的组成,输注 0.1～1.0 μg/(kg·min)可提供镇痛并减少其他麻醉药用量,停药后作用迅速消除。根据消除半衰期和环境敏感半衰期(context-sensitive half-time, CSHT,从输注停止到中央室浓度减少 50% 的时间),可确定苏醒前何时停止输注,其中 CSHT 被认为是阿片类对脑作用消失的时间。芬太尼持续输注会加深麻醉,但不影响对体感诱发电位的THE 记录。芬太尼或吗啡输注对诱发电位的影响相似,都可用于临床脊髓监测。与输注相比,单次注射对诱发电位的影响更大。瑞芬太尼与地氟醚或丙泊酚联合应用,均有助于唤醒试验中患者的苏醒。有报道手术中联合应用瑞芬太尼及低于 0.5MAC 的异氟醚时,患者可苏醒便于强直性脊柱炎颈椎手术关键步骤的安全。可快速苏醒的阿片类联合应用中,瑞芬太尼比阿芬太尼在唤醒试验中可更快苏醒。

一般情况下,全身应用阿片类药物会轻度降低皮层 SSEP 波幅,延长其潜伏期,但是对皮层下和外周电位的影响轻微。单次剂量的阿片类药物较持续静脉输注对 SSEP 的影响大。因此,阿片类药物的持续输注是术中 SSEP 监测时麻醉的重要组成部分。瑞芬太尼具有时量半衰期短,起效快的特点,因此经常得以应用。除了哌替啶,椎管内使用阿片类药物对 SSEP 没有影响。

虽然芬太尼、阿芬太尼、舒芬太尼对 MEPs 均有抑制作用,使 MEP 波幅下降,潜伏期延长,抑制作用大小依次为芬太尼>阿芬太尼>舒芬太尼,但是低剂量或持续输注阿片类药物对运动诱发电位的影响很小,维持外科麻醉的血药浓度就可以进行有效的 MEP 监测,当血药浓度为外科麻醉的血药浓度的 2 倍时,诱发电位反应将消失。

(5) 右美托咪啶:右美托嘧啶,为 α 肾上腺受体激动剂,静脉输注可用于镇静和镇痛。负荷剂量 1 μg/kg(需缓慢注射超过 20 分钟)。负荷剂量后输注 0.2~0.7 μg/(kg·h)可维持镇静和镇痛。负荷剂量的快速给予可使血管收缩导致明显的高血压。

右美托咪啶可作为辅助药几乎用于任何基础麻醉,已证实可降低主要麻醉药的剂量,并能在术中或术后快速苏醒。当右美托咪啶与瑞芬太尼和丙泊酚联合应用,比瑞芬太尼与丙泊酚联合使用,丙泊酚的使用总量减少且苏醒更快。

右旋美托咪啶对术中 SSEP 监测的影响轻微。当右美托咪啶输注用于地氟烷/瑞芬太尼麻醉,不影响 SSEP 和 MEP 记录。在全凭静脉麻醉中也类似。虽然低剂量中如此,但是有研究在儿童中,与丙泊酚/瑞芬太尼麻醉比较,高剂量右美托咪啶减少经颅运动诱发电位的振幅。当右美托咪啶低剂量同时增加丙泊酚浓度时,不出现这种变化。临床经验中使用高剂量右美托咪啶影响术中脊髓监测(经颅运动诱发电位)。

有研究在脊柱手术中,与丙泊酚和芬太尼联合麻醉比较,右美托咪啶、丙泊酚和芬太尼联合使用可改善术后恢复质量并可能减少术后早期的疲倦,而且血浆皮质醇和 IL-10 水平更低。

(6) 氯胺酮:氯胺酮常作为诱导药用于脊柱手术。诱导剂量 0.5~1.5 mg/kg 可产生遗忘、镇痛和意识消失。在更低剂量,可获得遗忘和镇痛而呼吸抑制很小。其意识消失不同于其他诱导药,如果没有同时使用其他药或非去极化肌松药,其表现更像强直性晕厥,出现睁眼或无意识运动。

氯胺酮的缺点之一是单独使用时出现烦躁和幻觉。当苯二氮䓬类药或丙泊酚同时给予时这些情况很少出现。如果有低血容量或支气管痉挛,氯胺酮可用作诱导药。如果仅作为诱导使用其对脊髓监测的影响很小。脊柱手术中低剂量氯胺酮输注[1 μg/(kg·min)]可减少维持麻醉的其他药物剂量并且血流动力学稳定。使用氯胺酮对运动诱发电位监测没有明显影响。

氯胺酮增强皮层 SSEP 波幅,对皮层和皮层下点位的潜伏期没有影响。在 SSEP 监测过程中氯胺酮已成为全凭静脉麻醉的组成部分,但应注意氯胺酮的副作用,包括致幻,长半衰期,次生代谢物的长期存在,拟交感神经效应以及在颅内病理状态下增加颅内压。

(7) 苯二氮䓬类:脊柱手术中最常用的苯二氮䓬类药是咪达唑仑。作为短效镇静药的咪达唑仑可用于术前用药,或平衡麻醉的一部分以确保遗忘。静脉注射时,其抗焦虑峰值在 1.5~2 分钟。咪达唑仑被认为是获得遗忘的最好的镇静药。

脊柱手术中当麻醉必须保持较浅时,因使用苯二氮䓬类药可保证遗忘作用。然而,地西泮对诱发电位的振幅和潜伏期有影响,咪达唑仑对振幅有影响,对潜伏期没有影响。因此,在手术关键的内固定期间静脉注射苯二氮䓬类药是不合适的。

苯二氮䓬类药物轻微抑制皮层 SSEP。单独使用咪达唑仑对皮层、皮层下和外周 SSEP 影响轻微或无影响。间断给予或持续静脉输注 50~90 μg/(kg·h)咪达唑仑可以增强全凭静脉麻醉期间的遗忘作用并可改善氯胺酮引起的致幻作用,从而利于术中 SSEP 监测。

（8）肌松药：全身麻醉过程中使用神经肌肉阻滞药物通常不会直接影响 SSEP。但是，神经肌肉阻滞药可以抑制自由肌电和（或）记录点附近肌肉群的干扰，增加信噪比，改变 SSEP 波形的信号质量。

肌松药会导致 CMAP 波幅大幅降低，在进行运动诱发电位监测时应尽量避免使用肌松药。否则，需肌松程度适当且可控，即必须仔细监测神经肌肉阻滞情况并维持阻滞深度一致。短效肌松药可用于插管。

（三）脊柱手术行神经电生理监测时推荐麻醉方法

鉴于麻醉药物的药理学作用特点，静脉麻醉药较吸入麻醉药更适合于术中 SSEP 监测，也可以考虑低浓度地吸入麻醉药与静脉麻醉药联合应用，但是对于 SSEP 波幅较小的患者，全凭静脉麻醉更适合于术中连续 SSEP 监测。另外，由于运动诱发电位监测通常与 SSEP 联合使用，运动诱发电位对吸入麻醉药非常敏感，因此通常需要全凭静脉麻醉。典型的药物组合是丙泊酚和瑞芬太尼，术中不使用肌松药。

二、脊柱手术中控制性低血压及相关药物选择

（一）脊柱手术中的控制性低血压

脊柱手术中行审慎的控制性降压可减少术中出血和输血需求。可通过增加挥发性麻醉药剂量或持续输注扩血管药物达到低血压要求。该技术的安全应用要求对出血生理的掌握和术中密切的监测以避免血管收缩和器官（如脊髓）缺血。

为减少输血需求，除术中使用控制性降压，还可同时使用血液稀释、红细胞回收、给予红细胞生成素或其他技术。控制性降压的风险还无法量化。对器官系统的微血管灌注进行评估尚不可行。因此需权衡需输血风险和缺血并发症风险，如 PION 或 MI。目前文献和临床实践表明中度低血压（收缩压 80～90 mmHg）可有效减少出血量（可减少脊柱手术术中出血达 58%）且对无特殊危险因素的患者是安全的。实施控制性降压需熟悉出血和休克的生理，注意低灌注的直接或间接证据，能应对有缺血风险的因素（如长时间手术、突然大量失血和贫血）。

有学者对是否在脊柱手术中行控制性降压有更审慎的态度，认为由于控制性降压可能降低脊髓的灌注压，加之外科手术操作对脊髓血供也有很大影响。单纯就减少出血而言，目前对于非肿瘤病人可以采取血液回收。因而控制性降压有无必要值得权衡。脊柱手术中行控制性降压除可减少术中出血还可改善手术视野。有时外科手术难度较大，一定程度控制手术野的出血速度，对其有很大帮助时可以考虑降压。因此，血压的维持水平应选择达到目的的最高压力值。不要追求手术野一点血都没有。另外，还要注意观察手术野血液的颜色，如果太黑，说明静脉血氧饱和度过低，组织可能已有一定程度缺氧，应提高血压。还可以监测中心静脉的血气，PvO_2 低于 30 mmHg，预示组织缺氧。在控制性降压期间，还要监测脊髓的功能。可见，控制性降压时不能单纯以血压值为降压的标准，要综合考虑。

脊柱侧凸手术中有多种降血压药物可供考虑，包括神经节阻断药、挥发性麻醉药、钙通道阻滞剂、硝普钠、硝酸甘油以及儿童中使用的 DA1 受体激动剂非诺多泮（fenoldopam）。术中平均动脉压一般维持在 60 mmHg。目前尚缺乏证据表明任何一种药物更具优势，但是良好的麻醉技术要求避免心动过速。

有研究在腰椎手术中行低位硬膜外麻醉显示可减少外科出血达 50%，这被认为是由于交感抑

制导致腰椎骨内压力下降所致。然而该技术与短效降压药持续静脉滴定相比并不可控，也不适合胸椎和颈椎手术。它也可能影响术后早期神经学评估。

1. 控制性低血压的实施　脊柱手术中控制性降压的适应证包括行择期多节段或复杂脊柱手术，预计有异体输血需求者。禁忌证包括高血压患者和有缺血性并发症风险的患者，如糖尿病、冠心病、脑卒中和慢性肾功能不全等。术中需行有创动脉压监测、神经生理学监测（SSEP 或 MEP）、血容量监测（CVP 或 PA），术中还需经常行实验室检查，包括血比容、凝血因子和组织灌注指标（碱残余和乳酸）。控制性降压前应维持合适麻醉深度，并以此作为判断容量状态的基础。在手术分离和内固定置入期间维持收缩压低于基础值20%～30%（正常患者80～90 mmHg），降压药物包括增加挥发性麻醉药浓度或持续输注快速短效扩血管药物。对于术中出血神经传导信号改变、尿量减少、心电图变化、贫血（HCT<20%）或组织酸中毒的患者应放弃控制性降压。

2. 控制性低血压的风险　术中的低血压使得患者在出现术中意外，如大出血或张力性气胸时更容易出现心脏骤停。控制性低血压更常见的风险是缺血性并发症。单个器官的缺血阈值无法估计，而且对灌注的监测是通过间接的方法。新出现或恶化的神经功能异常可能是因为脊髓的手术直接损伤或过度牵拉，或脊髓低灌注，或两者都有。连续电生理监测，包括脊髓前部（运动诱发电位）和后部（躯体感觉诱发电位）的监测是最复杂脊柱手术的标准监测。麻醉诱导前和手术体位摆放后获得基础值。当出现诱发电位潜伏期或振幅增加，应立即寻找原因并尽可能纠正。

如出现脊髓功能下降的电生理证据，应放弃控制性降压。以出血可能增加换取最大限度地提高灌注。

（二）脊柱手术控制性低血压的药物选择

对大多数脊柱手术患者行控制性降压要求麻醉医师熟悉出血的生理，实施和维持低血压期间要严密监测以保安全。

其次需考虑使用何种药物进行降压。一类既是麻醉药又能降压，另一类仅仅是血管活性药。单纯靠麻醉药物控制性降压对机体不利，应辅以扩血管药物。

1. 麻醉性药物　目前可用于控制性降压的麻醉药包括挥发性麻醉药（异氟烷、地氟烷和七氟烷）以及静脉镇静药（硫喷妥钠和丙泊酚）。骨盆和下肢骨科手术，硬膜外给予局麻药也常选择。过去也有将硬膜外辅助麻醉用于脊柱手术，目前已不常用，因为该技术较难实施且干扰术中神经学监测和术后神经学评估。

使用任何麻醉药物达到控制性降压的主要缺点是对躯体感觉或运动诱发电位监测的干扰。事实上，硫喷妥钠常用于完全停循环的患者或严重创伤性颅脑损伤患者，因其可降低神经活动到最低可能水平。而且硫喷妥钠和丙泊酚都可减少血压，主要是通过对心脏的直接负性肌力作用。挥发性麻醉药降低血压主要通过血管扩张，因此在减少术中出血方面更有效。不同挥发性麻醉药的降压效果区别很小，但地氟烷和七氟烷因为其更快的起效和消除而更容易调节。

在大多数患者，异氟烷浓度大约1%（1MAC）时开始抑制诱发电位，但实际该值具有变异性。使用挥发性麻醉药行控制性降压的同时使用静脉麻醉镇痛药抑制患者交感反应可加强降压效果。虽然明知镇痛药无直接的心血管效应，在容量正常患者单独使用不产生低血压。但是他们加强其他麻醉药物的效果而使血压更低。因此，控制性降压最常用方法是在平衡麻醉的基础上增加挥发性麻醉药浓度。

2. 血管活性药　如果因干扰神经学监测或其他的患者原因而避免挥发性麻醉药浓度过高，这时可使用其他的药物达到控制性低血压目的,包括硝普钠(SNP)、硝酸甘油、樟磺咪芬(神经节阻断药)、艾司洛尔、尼卡地平和非诺多泮(DA1受体激动剂)。在麻醉深度足够的情况下,这些药物中任何一个都可调节患者血压到需要的水平,并能在出血停止后迅速回到正常血压。硝普钠具有直接扩血管作用,但考虑到其长时间使用导致氰化物毒性而与神经节阻滞药樟磺咪芬联合使用。最近因为更多新药的出现,硝普钠已很少使用。

艾司洛尔(快速的β受体阻滞药)和尼卡地平(快速的钙通道阻滞药)都可持续输注维持低血压。其降压作用是通过血管扩张和负性肌力作用。有文献通过检测局部血流表明尼卡地平和挥发性麻醉药产生的低血压生理不同,这意味着两者在微循环水平的反应不同。非诺多泮是多巴胺能激动剂,理论上在控制性低血压期间可保持内脏和肾的血流,但该药的使用经验仍有限。

(三)脊柱手术中血液保护及相关药物选择

1. 脊柱手术中的血液保护　血液丢失与手术时间增加、伤口延迟愈合、伤口感染以及输血增加有关。血液保护的方法包括减少出血技术及自体血回输。细心的患者体位摆放(如减少俯卧位的腹内压)、良好的手术技术、控制性降压以及使用抗纤溶药均可减少术中出血。自体血回输方法包括3种:术前保存自体血回输、术中急性等容血液稀释和术中红细胞回收。

2. 血液保护中减少出血的药物　合成赖氨酸类似物(氨甲环酸和氨基己酸)和蛋白酶抑制剂(抑肽酶)已被用于脊柱手术中以减少出血。然而仅有抑肽酶显示能明显减少术中出血。抑肽酶是来自牛肺的多肽,为血纤维蛋白溶酶和激肽释放酶抑制剂,与酶的丝氨酸结合点结合形成可逆性复合物。它也保护血小板功能。去氨加压素也显示能减少血小板异常患者的出血时间。有研究表明在脊柱手术中应用有减少出血的倾向但不显著。另有研究通过回顾性分析发现脊柱手术全身麻醉药物中使用瑞芬太尼与芬太尼相比较,术中的血压相对更低,术中的血液丢失也更少。

第二节　脊柱疼痛治疗药理学

脊柱疼痛,包括颈部、背部、腰部、骶尾部等脊柱部位的疼痛。引起脊柱疼痛的原因很多,包括:脊椎(骨、软骨、韧带、椎间盘)的退行性变;脊柱的外伤,有创伤病史,可见骨折或脊椎滑脱;脊柱相关韧带和肌肉的急、慢性劳损;风湿免疫性疾病引起的脊柱病变及疼痛,如强直性脊柱炎、类风湿性关节炎等;脊柱肿瘤引起的疼痛,包括原发性肿瘤和转移性肿瘤;感染因素,包括骨髓炎、椎间盘炎、硬膜外脓肿和带状疱疹等;代谢疾病和非脊柱相关原因(全身性疾病或心因性疾病)引起的脊柱部位疼痛;脊柱手术后的疼痛。本节内容将其分成两大类表述,一类是脊柱手术镇痛的常用药物选择,另一类是(非手术因素的)常见脊柱疼痛与疼痛综合征。

一、脊柱手术后疼痛管理和常用药物选择

(一)脊柱手术后疼痛管理

脊柱手术后的急性疼痛通常为中重度疼痛,其最疼痛阶段在术后前3天。术后急性疼痛的生理改变和参与途径复杂。了解多模式镇痛中不同药物的不同的机制和作用部位有助于更好运用多模式镇痛,最大程度减少术后疼痛和降低镇痛药的副作用。急性疼痛涉及有髓或无髓感觉纤维、脊髓背角和脊髓上水平感觉中枢等不同的部位,有多种细胞因子、炎性介质、受体、离子通道参与急性疼痛的生理机制,包括TRP受体家族、细胞因子、前列腺素、白三烯、缓激肽、嘌呤受体、P物质、生

长因子、离子通道和谷氨酸等。

炎症对外周感觉伤害感受器的作用导致感觉神经元数量和功能变化，导致"外周敏化"。"中枢敏化"为持续和增强的感觉神经传入放电，导致介质释放，进一步改变位于脊髓背角的宽动态范围神经元的反应，从而导致过度兴奋。外周和中枢敏化的特征包括自发性疼痛、痛觉过敏异常性疼痛。

脊柱手术后常用的镇痛方法包括静脉自控镇痛、椎管内镇痛。因为脊柱术后疼痛的生理复杂，没有单一干预显示优于另一种，多模式镇痛是控制疼痛的最有效方法。多模式镇痛针对外周感受器、脊髓、脊髓上疼痛通路，包括细胞内通路的各个层面。

静脉自控镇痛是脊柱手术后常用镇痛技术。吗啡、芬太尼、氢吗啡酮是静脉自控镇痛中最常使用的阿片类药物。但在复杂的脊柱手术后可能无法获得足够的镇痛。单纯静脉 PCA 的潜在问题是阿片类药物使用剂量大，出现阿片类药物的全身性副作用。

椎管内镇痛可分为单剂量注射和导管技术，包括术前经硬膜外导管单剂量注射局麻药和阿片类药物（超前镇痛）。硬膜外自控镇痛中常规用药包括局麻药和阿片类药物，也可辅助添加可乐定可减少阿片类药物的使用量。有研究显示硬膜外自控镇痛效果优于静脉自控镇痛。硬膜外镇痛的顾虑包括影响术后对神经系统的评估，因术后早期神经并发症常发生在术后 14～18 小时，除使用低浓度局麻药外以避免阻滞运动功能外，可推迟到术后早晨神经系统检查正常后再给药，其间可使用其他镇痛方法。

多模式镇痛的目的是改善术后镇痛效果和减少阿片类镇痛药的使用。有多中心前瞻性观察研究表明脊柱手术的超前镇痛和多模式镇痛可获得更好的镇痛效果、更高的患者满意度和更好的患者预后。有学者通过文献综述表明有很好的证据表明加巴喷丁、对乙酰氨基酚、椎管内镇痛和缓释局麻药均可减少术后疼痛和麻醉性镇痛药的使用。有较好的证据表明超前镇痛和非甾体类抗炎药（NSAID）可减少术后疼痛。尚无足够证据表明中枢性肌松药巴氯芬、乙哌立松、氯唑沙宗（中枢 N2 胆碱受体阻断药）、替扎尼定、安定和氯胺酮可显著减少术后疼痛或麻醉性镇痛药的使用。另外有较好证据表明短期使用 NSAID 不会导致骨质愈合或融合率长期减少。然而，目前尚无法获得非常最佳的术后镇痛方案或途径。

慢性疼痛患者的术后疼痛管理更具挑战。因为阿片类药物依赖患者产生的耐受性，获得足够镇痛所需的阿片类药物剂量常常增加，可能需要增加阿片类药物剂量 2～4 倍来控制叠加在慢性疼痛之上的急性手术疼痛，高剂量阿片类使用也同时危害到患者的安全。更多非阿片类镇痛药、辅助镇痛药的使用以及区域麻醉技术改善了慢性疼痛患者脊柱手术后镇痛效果。

小儿后路脊椎融合手术（PSF）的术后镇痛方法有多种，其中最常用的方法包括硬膜外镇痛，鞘内注射阿片类药物和静脉自控镇痛，采用多模式疼痛管理是必要的。麻醉病人安全基金会（APSF）推荐在患儿术后镇痛期间应持续监测脉搏血氧饱和度，呼吸频率。

（二）脊柱手术后镇痛的常用药物选择

1. 阿片类药物　阿片类药物是术中和术后最常用的镇痛药。阿片类药物至少通过与四种不同的受体（μ、κ、δ 和 σ 受体）结合发挥镇痛作用。μ 受体是 G-蛋白偶联蛋白，在中枢和外周神经系统的神经元广泛分布，也在其他细胞如淋巴细胞中存在。μ 受体激活导致 cAMP 减少，调节激酶，通过胞内信号通路反应产生短期和长期作用。μ 受体激活导致感觉神经元超极化，从而减少伤害性介质如谷氨酸，P 物质和 CGRP 的释放。阿片类药物也对 NMDA 受体产生拮抗作用，激活脑干下行性血清素和去甲肾上腺素疼痛通路,产生下行抑制和镇痛。根据化学结构,常用的阿片类药物主要有四类:菲类、苯基吗啡类、苯基哌啶类和二苯基庚烷类。

对于阿片依赖患者,有些阿片药副作用更少见,如瘙痒和恶心。但是呼吸抑制和过度镇痛常见。使用大剂量阿片药物而没有监测,可能危及患者生命。病态肥胖患者,老年人以及有并发症的患者风险增加。对于有阿片依赖的慢性疼痛患者,当使用高剂量阿片药物术后镇痛时需密切监测患者是否有过度镇静和呼吸抑制。当患者有终末期器官疾病(肾脏或肝脏),应根据使用的阿片药物种类判断监测的必要性。阿片药物使用剂量增加,同时增加镇静药或抗焦虑药的患者也需监测。即使有密切的监测,也可能出现严重不良反应。因此,对于慢性疼痛患者术后镇痛应常规采用"阿片节约"方案。

(1)吗啡:吗啡是自然存在的菲类,有长效镇痛作用,与合成阿片类药物相比脂溶性低。因此静脉注射时肺摄取更少,鞘内注射更多地向头端扩散。吗啡由肝脏代谢,主要代谢产物为吗啡-3-葡糖苷酸(无效或拮抗作用)和吗啡-6-葡糖苷酸(有活性),并通过肾脏排泄。因此,肾功能差的患者应采取预防措施或避免使用。吗啡代谢产物中也有少量可待因和氢吗啡酮。

吗啡有各种相关副作用。会产生剂量依赖性呼吸抑制,常见于老年患者,有阻塞性睡眠呼吸暂停患者以及和其他中枢神经系统抑制剂联合给药后。吗啡静注可出现低血压,这是由于组胺释放和交感神经张力降低的原因。其他副作用包括皮肤瘙痒,恶心呕吐,便秘,尿潴留。

(2)氢吗啡酮:氢吗啡酮是半合成的阿片受体激动剂,也属于阿片类药物的菲类。与吗啡相比亲脂性更高、起效更快,效能是吗啡的 $5\sim10$ 倍。静脉注射后 $10\sim20$ 分钟效应达峰值,作用时间($2\sim3$ 小时)比吗啡($3\sim6$ 小时)更短。氢吗啡酮由肝脏代谢,代谢产物 hydromphorne-3-glucoronide(无效或拮抗作用)由肾脏排出体外,因此,一些学者认为终末期肾脏疾病患者可以选择。

(3)芬太尼:芬太尼是合成的苯基哌啶类 μ 阿片受体激动剂。比吗啡脂溶性更高,效能更高(80 倍)。静脉注射后 $3\sim5$ 分钟后达作用峰值。芬太尼从中枢神经系统再分配而效果终止。然而,因其高亲脂性可导致反复或连续静脉注射后(输注时间超过 4 小时)产生累积效应。芬太尼通过肝脏代谢为无活性代谢物:羟基芬太尼和去甲芬太尼。芬太尼的呼吸抑制作用比吗啡小,分别为 0.67% 与 2.8%。

(4)舒芬太尼:舒芬太尼也是合成的苯基哌啶类阿片受体激动剂。比芬太尼效能更高($5\sim10$ 倍),亲脂性更高(分配系数 $1\,770\sim2\,842$)。经过肝脏代谢为 N-苯基丙酰胺。与其他芬太尼同源物一样可安全用于肾衰竭患者。舒芬太尼在消除阶段不出现血浆浓度的延迟增加。当作为患者自控镇痛的药物,舒芬太尼比吗啡发生低氧血更少,分别为 3.4% 和 18.9%。

(5)瑞芬太尼:瑞芬太尼是合成的超短效苯基哌啶类 μ 阿片受体激动剂。它是由主要来自肌肉的特定的酯酶代谢。目前在术后镇痛中的使用尚有争议。高剂量瑞芬太尼使用后可能出现急性耐受和(或)痛觉过敏。在动物实验中有大量的文献表明,瑞芬太尼可引起剂量依赖性的痛觉过敏,推测是通过多种机制介导的,如背角 NMDA 系统激活,μ 阿片受体失活,脊髓强啡肽释放以及 AMPc 通路活性增加。人类研究似乎也支持实验数据。

(6)羟考酮:羟考酮是菲类 μ 和 κ 受体激动剂。在美国仅用于口服给药。它经过肝脏代谢为活性(羟吗啡酮,μ 受体激动剂)和非活性的代谢产物,主要通过肾脏排泄。通常在术后肠功能恢复后使用。常用口服剂量是每 $3\sim4$ 小时 $5\sim10$ mg。

Percocet(含羟考酮和对乙酰氨基酚)是美国常见的阿片类药物。用于治疗中重度急性疼痛。

也用于术后逐步替代肠外阿片类药物。口服后生物利用度 60%，20～30 分钟镇痛起效，高峰期在 1～2 小时，消除半衰期为 2.5～4 小时，有效时间是 4～5 小时。

在肾功能不全的患者，羟考酮和其活性代谢物羟吗啡酮可能积聚，如果不调整给药剂量和间隔时间，可导致呼吸抑制。羟考酮作用强度 10 倍于可待因口服。推荐剂量为每 4 小时 0.05～0.15 mg/kg。

（7）曲马多：曲马多为人工合成的可待因类似物，具有非典型中枢阿片作用。虽然曲马多的作用方式尚不完全清楚，其效果中至少有两个互补机制。曲马多的阿片活性来自其低亲和力结合 μ 阿片受体，以及 M_1 受体的高亲和力结合。曲马多也是去甲肾上腺素和血清素再摄取的弱抑制剂。阿片和单胺能作用机制使其可用于阿片类药物敏感或不敏感疼痛。临床经验表明，曲马多没有阿片受体激动剂的常见副作用。

不论是成人或儿童，曲马多对呼吸几乎没有影响。因为具有"天花板效应"，其在重度疼痛中的应用有限。其特别适用于拒绝或无法耐受阿片类药物的患者。推荐口服剂量为每 4～6 小时 1～2 mg/kg，最大单次剂量 100 mg，最大日剂量小于 8 mg/kg 或 400 mg。

（8）纳布啡（阿片受体激动-拮抗剂）：纳布啡具有 κ 受体激动作用和 μ 受体拮抗作用。它主要在肝脏代谢，血浆半衰期约 5 小时。成人的平均消除半衰期是 2.2～2.6 小时，但儿童更短，大约 0.9 小时。纳布啡有"天花板效应"，即剂量进一步增加不增加镇痛效果。

对于使用吗啡、芬太尼或氢吗啡酮的患者，纳布啡已被用于对抗 μ 介导的副作用，如恶心、呕吐，皮肤瘙痒，尿潴留和呼吸抑制。一些研究发现，每 6 小时 25～50 μg/kg 的纳布啡可治疗上述原因的瘙痒。

（9）纳洛酮（阿片受体拮抗药）：纳洛酮是强效的 μ、δ、σ 和 κ 受体拮抗剂。它在肝脏中快速代谢，其血浆消除半衰期 60 分钟。已报道当患者接受高剂量阿片类药物镇痛，或接受过度剂量纳洛酮快速治疗呼吸抑制，可出现一种综合征，表现有高血压、心动过速、呼吸困难、呼吸急促、肺水肿、恶心、呕吐和室颤。

当患者因为使用阿片类药物导致过度镇静、呼吸频率减小，可每隔数分钟增加 0.5～1 μg/kg 纳洛酮静脉注射，直到副作用消除，当需要预防症状重复时，可随后持续输注 0.25 μg/(kg·h)。如果有严重呼吸抑制，包括呼吸暂停，应停止阿片类输注，正压给氧，静脉注射 5～10 μg/kg 纳洛酮。

瘙痒是硬膜外或鞘内给予阿片类药的常见副作用，儿童中发生率高达 30%～70%。抗组胺药通常无效，因为瘙痒机制为阿片中枢作用而非组胺效应。0.25 μg/(kg·min)纳洛酮输注可治疗瘙痒。相同剂量可治疗恶心而不影响镇痛效应或阿片类需求。

对于术后恶心、呕吐，除了纳络酮外，也可静脉注射 0.10～0.15 mg/kg 甲氧氯普胺。甲氧氯普胺是多巴胺受体拮抗剂，可有效止吐，但可引起镇静和肌张力障碍。5-羟色胺受体拮抗剂，如昂丹司琼、多拉司琼是另一类有效的止吐药。它们没有胃复安所致的肌张力障碍或眼动反应风险，然而头痛是其常见的副作用。

2. 非阿片类术后镇痛的药物

（1）非甾体类抗炎药（NSAIDs）：NSAIDs 通过抑制环氧化酶（COX_1 和 COX_2）阻止前列腺素合成。COX_1 对胃有保护作用，COX_2 是炎症过程中前列腺素的来源。

NASID 是脊柱手术患者合适的镇痛辅助药。脊柱手术后不同或相同类的非甾体抗炎药的镇痛效果差异是因为手术创伤大小的不同，而且对于微创髓核摘除手术，术前疼痛的原因在术后已不存在，另外不同的非甾体类抗炎药镇痛效力不同，因此不同的研究结果应谨慎解释。NSAIDs 单独使用对轻中度疼痛有效。大手术后其可作为其他镇痛药的辅助。它们与其他许多镇痛药有协同作用，特别是阿片类药物。此外，它们加强麻醉性镇痛药的效果并减少其需求。对于术前服用 NSAIDs 的慢性疼痛患者，除非有禁忌证，术前应继续服用，包括术晨。这可减少手术炎症反应以及增强阿片镇痛。

NSAIDs 的好处包括减少疼痛，提高术后下床活动，减少住院时间，减少恶心、呕吐和镇静的发生率。对于术后无法口服给药的患者，注射用非甾体类抗炎药酮咯酸的应用增加了围术期 NSAIDs 的使用。

脊柱手术前患者常常被要求停药，因为担心 NSAIDs 的抗血小板效应导致出血增加，包括增加术中或术后脊髓出血的风险。如果术中或术后出现出血性并发症，65.5% 的人会使药物治疗，包括去氨加压素单独使用或同时输注血液制品，或同时使用止血药。一项在德国神经外科医生中所做的调查表明，超过 90% 的人建议在脊柱手术前一周停止阿司匹林（甚至低剂量）。然而，这种观点没有研究支持。术后应继续口服或静脉使用 NSAIDs。最近的区域麻醉指南确认 NSAIDs 可用于抗血栓治疗患者的区域麻醉。

有人认为脊柱融合手术后的部分不良结果（如骨不连、假关节）与某些非甾体类抗炎药的使用有关。后路脊椎融合手术后使用 NSAIDs 的主要顾虑是延缓骨愈合。动物模型中 NSAIDs 通过阻断前列腺素的合成和抑制成骨细胞的生成，而抑制骨代谢。NSAIDs 可导致急性肾损伤，特别是容量不足患者。这种效应被认为是抑制前列腺素生成所致，因为前列素可减小肾前阻力，维持肾血流量和肾小球滤过率。

（2）对乙酰氨基酚：对乙酰氨基酚是对氨基酚衍生物，可逆性抑制环氧化酶，抑制前列腺素合成，因此产生镇痛和退热。还被认为可抑制中枢神经系统参与痛觉敏化的各种化学介质的合成。对乙酰氨基酚可单独使用轻度术后急性疼痛。对于中重度疼痛，围术期多模式镇痛方案中使用对乙酰氨基酚可明显减少阿片药物需要量，减少疼痛评分、恶心和嗜睡。当与口服阿片类药（羟考酮）同时使用，可促进过渡到肠内途径镇痛。

2010 年美国 FDA 批准静脉注射使用对乙酰氨基酚，这使得术后短期无法口服时静脉给药在辅助术后镇痛中起到更好作用。术前单次静注 1 000 mg 对乙酰氨基酚可减少术中阿片类药物的使用量以及缓解术后疼痛。术后静脉和口服使用对乙酰氨基酚也可获得有效镇痛。1 000 mg 对乙酰氨基酚静注可减少大手术患者在 ICU 的阿片类药物需求，减小疼痛和镇静评分。

风险：对乙酰氨基酚相对安全，但过量会导致肝功能衰竭。酒精滥用患者应谨慎使用对乙酰氨基酚，因为肝毒性或肾毒性阈值降低。另外因其退热特性，可掩盖术后短期发热状态。

常用方法：可每 4 小时口服 10～15 mg/kg，每日最大剂量为 90 mg/(kg·d) 且不超过 4 g/d。50 kg 以下儿童静脉推荐剂量每 6 小时 15 mg/kg 或每 4 小时 12.5 mg/kg，单次最大剂量 750 mg，最大全天剂量 75 mg/(kg·d)（≤3 750 mg/d）。≥50 kg 儿童每 4 小时 650 mg 或每 6 小时 1 000 mg，单次最大剂量 1 000 mg，最大全天剂量 4 000 mg/d。

（3）酮洛酸：酮洛酸属于乙酸衍生物类，围术期被广泛使用，有明显的镇痛作用，但有肾损害风险。一项回顾性研究表明，腰椎脊柱手术后酮咯酸可明显缩短术后下床活动时间、降低术后患者费用。然而其疗效仍有争议，并取决于给药时间和剂量等因素。推荐剂量为每 6 小时静脉注射 15～30 mg；儿童为每 6 小时静注 0.5 mg/kg，单次剂量不超过 30 mg，每天不超过 120 mg。

有研究比较了阿片类药物和酮咯酸术后镇痛患者肾衰竭的相对风险。当酮咯酸治疗不超过5天时，两组的肾衰风险相同。当超过5天，酮咯酸组肾衰的风险更高，但其肾衰发生率仅为1%。因此为了避免肾损伤，推荐酮咯酸连续使用不超过5天。

最近的一项荟萃分析和回顾性研究表明，高剂量（而非低剂量）的酮咯酸在脊柱手术围术期使用可能会增加脊柱融合手术后骨不连的风险，然而另有些研究结果相反。有研究表明成人脊柱融合手术后使用酮咯酸48小时以内，对最终融合率无影响。与此不同的是，另有研究发现成人患者行从 L_4 到骶骨的内固定融合术后，酮咯酸显著增加了假关节发生率。在405例青少年特发性脊柱侧凸患者的回顾性队列研究中，后路脊柱融合内固定加自体髂骨植入手术后，酮咯酸并不增加假关节发生率。在动物实验中，与曲马多相比较，单剂量酮洛芬不会导致骨不连。

使用酮咯酸的另一顾虑是其通过可逆性抑制血小板功能增加术后出血风险。然而，完全归因于酮咯酸使用导致危及生命的大出血很少。临床上最好在止血完成手术结束时给药。

（4）双氯芬酸钠：双氯芬酸钠为苯乙酸衍生物。在日本，双氯芬酸钠是常用的脊柱术后辅助镇痛药。有研究表明双氯芬酸钠只有手术后短期的镇痛效果。有研究表明双氯芬酸钠引起剂量依赖性的后路椎体间融合术后（PLIF）假关节发病率的增加，作者建议使用双氯芬酸钠应谨慎，尤其是在 PLIF 术后短期。推荐剂量为术前或术后每隔 8～12 小时口服或灌肠 50～75 mg。其副作用发生率为20%。

（5）萘普生：萘普生为丙酸衍生物，也被证明能减少脊柱融合手术后阿片类药物用量，而无全身抗炎效应。推荐剂量为术前或术后每隔 6～12 小时口服 250～500 mg。萘普生起效较迟。

（6）选择性 COX_2 抑制剂：COX_2 抑制剂很少引起出血，特别是胃肠道出血。但其有心血管和血栓风险，同时有其他 NSAIDs 药物副作用，因为这些风险，COX_2 抑制剂很少用于术后镇痛。

有研究表明选择性 COX_2 抑制剂帕瑞昔布在微创腰椎间盘切除术中无有效镇痛作用。而另有研究表明罗非考昔可缓解疼痛并减少阿片类药物的使用；帕瑞昔布 40 mg 可缓解静息痛并减少48小时内的吗啡总量。

（7）抗焦虑药：行脊柱手术的慢性疼痛患者中，约有十分之一的人使用抗焦虑药物。手术前和手术后应继续使用抗焦虑药。即使考虑使用可乐定或右美托咪啶，术后也应继续使用入院前剂量的苯二氮䓬类药物，以避免撤退症状。当阿片药物剂量增加时，应注意可能出现过度镇静。

地西泮为长效苯二氮䓬类药物。它与苯二氮䓬受体结合，增加 GABA 效应。对于骨骼肌痉挛引起的疼痛可作为辅助镇痛。后路脊柱融合术后使用地西泮可减少阿片类药物的需求，从而减少阿片类药物引起的恶心、呕吐等副作用。常用剂量为 0.05～0.1 mg/kg 静注，当肌肉痉挛时，最大剂量为每 6 小时 5 mg。

（8）抗抑郁药和抗精神病药：脊柱手术中，约有四分之一的慢性疼痛患者使用抗抑郁药。抗抑郁药是慢性疼痛多模式治疗的重要组成。除非有禁忌证，围术期应继续使用选择性 5-羟色胺再摄取抑制剂（SSRIs）和选择性 5-羟色胺/去甲肾上腺素再摄取抑制剂（SNRIs）和三环类抗抑郁药（TCAs）。

使用 SSRIs 类药物（帕罗西汀，氟西汀，舍曲林，西酞普兰等等）以及单胺氧化酶抑制剂（MAOI）类抗抑郁药（苯乙肼，司来吉兰，反苯环丙胺等等）的患者应避免使用哌替啶，因为可引起"血清素综合征"，包括躯体神经、自主神经、神经精神紊乱，出现反射亢进、肌阵挛、共济失调、发热、寒战、出汗、腹泻、焦虑、混乱等等症状。应注意 TCAs 的副作用，包括镇静、谵妄或其他抗胆碱能作用,特别老年患者。围术期应继续规律使用 TCAs。

围术期应继续使用抗精神病药物。少于 1% 的使用抗精神病药的患者会出现恶性综合征（NMS）,症状包括高热、骨骼肌张力过高、意识波动以及自主神经系统的不稳定。因此围术期需密切监测。

（9）抗癫痫药:如果患者使用抗癫痫药治疗慢性神经病理性疼痛或癫痫,在没有禁忌证的情况下围术期应继续使用。抗癫痫药的快速撤退可能会引发癫痫发作、焦虑或抑郁。还可考虑使用加巴喷丁或普瑞巴林进行超前镇痛。

加巴喷丁,γ-氨基丁酸 3-烷基化药,加巴喷丁并非结合 $GABA_A$ 或 $GABA_B$ 受体,而是结合电压门控钙通道的 $\alpha_2-\delta$ 亚基,抑制钙离子内流。加巴喷丁抑制自发性神经元放电,治疗慢性的中枢介导的神经性疼痛综合征有效。脊柱手术中,组织损伤导致外周和中枢通路敏化,加巴喷丁在术后疼痛管理中也有重要作用。一些研究在成人手术单剂量使用加巴喷丁及术后持续使用 1 周,证实加巴喷丁具有阿片节约作用。有研究表明术前使用加巴喷丁,行单个腰椎间盘切除术的患者术后 24 小时芬太尼的需要量减少 35%。加巴喷丁 600 mg 术前使用是减少腰椎间盘切除术后的合适剂量。使用加巴喷丁的呕吐率更低。因为加巴喷丁的吸收饱和作用,增加剂量从 900 mg/d 到 4 800 mg/d,其实际生物利用度从 60% 降低到 27%。加巴喷丁并不代谢而以原型从尿中排泄,因此肾功能受损的患者需调节使用剂量。加巴喷丁的相关副作用包括嗜睡、头晕、乏力、头痛、恶心、共济失调和体重增加。

（10）普瑞巴林:GABA 结构类似药物,与加巴喷丁的作用机制类似,但其药代动力学更好,普瑞巴林的口服生物活性≥90%,单次口服 300 mg 后脑脊液浓度达到术后至少 6 小时的镇痛效果。普瑞巴林经肝脏代谢很少,大多数以原型从肾排泄。血液透析可有效清除普瑞巴林。非脊柱手术单次口服 75 mg 普瑞巴林可缓解急性疼痛。术前口服 150 mg,随后 1 天 2 次同样剂量会增加镇静水平。普瑞巴林也适合用于脊柱手术。术前口服 300 mg,术后第一个 24 小时内每 12 小时口服 150 mg,可改善术后 3 月功能性疼痛。

（11）α_2 受体激动剂:可乐定为 α_2-肾上腺素能受体和咪唑啉受体激动剂,包括口服、静脉剂型或透皮贴片（0.1～0.3 mg/d）。术中使用可有效增加镇痛和镇静作用。另外可作为有效的硬膜外用药,节约阿片药物使用量。有证据表明在静脉吗啡 PCA 同时持续输注右美托咪定 24 小时 $[0.4\ \mu g/(kg \cdot h)]$,可减少约 1/3 的总 PCA 量。使用 α_2 受体激动剂应注意潜在的副作用（最常见低血压）。但是围术期并发症的总发生率低于单独阿片镇痛。

（12）NMDA 受体拮抗剂:痛觉过敏与长期使用阿片类药物以及慢性疼痛有关。NMDA 受体参与痛觉过敏的机制。已证明在脊柱手术后应用亚麻醉剂量的氯胺酮,具有阿片节约效应以及抗痛觉过敏效应（因为 NMDA 受体拮抗作用）。有报道颈椎手术后阿片类药物静脉自控镇痛患者使用氯胺酮[负荷剂量 1 mg/kg,随后 50～100 $\mu g/(kg \cdot h)$ 输注]可改善镇痛效果。阿片耐受的慢性疼痛患者术后如果使用低剂量氯胺酮输注,患者更容易护理。

高血浆浓度氯胺酮可产生精神状态改变、交感兴奋的副作用。有心血管疾病的患者即使低剂量输注也应慎重。术中可利用氯胺酮[300～400 $\mu g/(kg \cdot h)$]产生心动过速和高血压来弥补术中瑞芬太尼引起的心动过缓和低血压,同时术后镇痛需求减少。术中使用氯胺酮可减少阿片依赖患者脊柱手术后 24 小时和 48 小时的阿片类药物使用量。术中使用氯胺酮患者在术后长达 6 周时间内慢性背部疼痛可得到更好的控制。

静脉使用镁剂和美沙酮也是 NMDA 受体拮抗剂,能改善围术期疼痛控制。常用的麻醉气体氧化亚氮最近发现也具有 NMDA 受体拮抗特性,其在术后疼痛管理中的作用还需进一步研究。

(13)胆碱能受体受体激动剂:证据表明胆碱能受体可能参与疼痛介质的内在调节。长期使用尼古丁的患者慢性背部疼痛发生率更高,应使用尼古丁贴片(如果不是禁忌)以预防尼古丁撤退症状,避免其可能加剧围术期疼痛。对于不吸烟者,尼古丁贴片实际上是术后阿片类镇痛的有效辅助药。尼古丁的镇痛机制包括:中枢神经系统兴奋、增加中脑边缘系统的多巴胺,激活 α_2 肾上腺素能受体(类似于可乐定),诱导 β 内啡肽和脑啡肽(内源性镇痛分子)。吗啡等阿片类药物的镇痛机制中部分是通过释放乙酰胆碱和兴奋胆碱能受体的作用,尼古丁刺激相同的受体。

甲硫酸新斯的明,乙酰胆碱酯酶抑制剂,可延长乙酰胆碱的作用。有研究表明腰椎间盘手术结束时鞘内注射 $100\,\mu g$ 甲硫酸新斯的明,可有效辅助术后阿片类镇痛。

(14)糖皮质激素:糖皮质激素具有抗炎作用,经常用于管理急性和慢性脊神经根炎,也可用于术后慢性疼痛管理。有研究在椎间盘切除术、椎管减压术和(或)脊柱融合手术患者的神经根局部使用类固醇。有研究后路腰骶部脊柱手术,硬膜外给予甲基强的松龙同时布比卡因切口浸润注射明显减少术后短期的阿片类药物需求。然而围术期使用皮质类固醇可能增加感染的风险。

二、常见脊柱疼痛与疼痛综合征

(一)颈椎病

颈椎病是指因颈椎骨、软骨、韧带或颈椎间盘的退行性变、压迫或刺激临近的脊髓、神经根、血管及软组织,并因此产生颈、肩、上肢等部位一系列临床症状。颈椎病可分为五种类型,包括颈型颈椎病、神经根型颈椎病、脊髓型颈椎病、椎动脉型颈椎病和交感型颈椎病。

各型颈椎病均可表现有颈椎棘突间和椎旁的疼痛,其中神经根型还表现有一侧上肢的放射痛,脊髓型可表现有髓性感觉、运动障碍,椎动脉型可有椎-基底动脉供血不足表现,交感型可有自主神经功能紊乱的症状。

颈椎病的治疗包括一般治疗、药物治疗、颈椎牵引、物理疗法、按摩和体育疗法;局部注射(局麻药和糖皮质激素)、神经阻滞、硬膜外使用糖皮质激素、局麻药和 B 族维生素;手术治疗以及其他疗法,如微创疗法、溶盘疗法、介入疗法等。常用口服药物包括使用神经营养药物(维生素 B_1、B_{12} 等);非甾体类抗炎镇痛药;扩张血管药物如烟酸、复方丹参等。

(二)肌筋膜疼痛综合征

由致病因子侵犯颈、肩、背部的纤维组织使之产生损伤及无菌性炎症,由此引起颈、肩、背部广泛的肌肉疼痛及痉挛等症状称之为颈肩肌筋膜疼痛综合征。无菌性炎症反应以肌腱和筋膜附着处比较多见。患者可表现有颈、肩、背部广泛的疼痛、酸胀、沉重、麻木感。疼痛呈持续性,晨起加重,活动后减轻。可因感染、疲劳、受凉、潮湿等因素加重,遇热可减轻。查体可见颈肩背部肌紧张、触诊时有抽动或跳动感,压痛局限,不沿神经走行反射。与纤维肌痛不同,肌筋膜疼痛综合征没有明显的疲劳和全身症状。

治疗包括一般治疗、物理疗法、中医(针灸、推拿、按摩)、中药治疗、使用抗炎镇痛药、微创疗法(针刀疗法)、痛点注射(局麻药、皮质激素、肉毒杆菌毒素)、神经阻滞和手术治疗等。非甾体类抗炎药可缓解疼痛,应避免长期大剂量服用糖皮质激素。

(三)腰痛

1.原因 大多数腰痛无解剖学损伤,症状超过 1 个月的患者中仅有 15% 有明确的疾病或损伤。有研究腰痛患者中 4%～5% 有椎间盘突出，4%～5% 有椎管狭窄，4% 神经受压，1% 有原发性肿瘤转移或骨髓炎，<1% 有内脏疾病，主动脉瘤，或肾或妇科疾病。

应明确腰痛的发生、特点、放射痛、缓解或加重因素和既往病史。外力引起的腰痛在休息时可缓解。椎间盘引起的疼痛可有烧灼感，且疼痛性质不变。膝盖以下的放射痛可能是神经根放射痛。下肢麻木或无力也表明有神经受累的可能。膀胱功能障碍（特别尿潴留）和会阴部麻痹可能是马尾神经受累。卧床休息不能缓解的疼痛是恶性肿瘤敏感但非特异性表现。

2. 相关治疗及药物选择　急慢性腰痛的保守治疗包括药物治疗、物理疗法、中医治疗、康复治疗等。药物治疗包括：间断规则使用 NSAIDs 可有效缓解急性腰痛，但不影响疼痛病程和转归，不同类型的 NASID 效果类似。对于部分慢性腰痛患者使用 NSAIDs 有助于恢复日常活动。中枢性肌松剂，可缓解疼痛，但存在嗜睡和药物依赖问题。有限证据表明口服皮质激素有效，但对急性腰痛无效。对于椎间盘内紊乱或有神经根症状的急性腰痛，硬膜外使用激素可能有效。

手法推拿可获得急性腰痛的短期缓解，但有严重或进展性神经功能受损的患者不能推拿。卧床休息对治疗急性腰痛无效，且卧床会导致肌肉萎缩和骨盐丢失等并发症。慢性腰痛推荐手法治疗（推拿、按摩）、运动疗法、综合治疗、水疗、短期特别有效，其他方法包括针灸、矫形器、经皮电刺激神经疗法（TENS）、肌电生物反馈治疗等，没有证据表明任何治疗有长期效果。

（四）下背痛综合征

1. 椎间盘内紊乱（IDD）　椎间盘是少血管组织，损伤不易治愈。微小创伤和纤维环断裂会导致炎症介质（如磷脂酶 A_2）释放，激活局部痛觉纤维。应首先确定疼痛来源。IDD 风险包括反复扭腰和长时间坐位，起病隐匿，举重、咳嗽、坐、站立和体位变动会加剧疼痛。诊断包括椎间盘造影或增强 CT 检查。

治疗方法有争议，有支持采用积极的保守治疗，有支持手术脊柱融合手术。硬膜外使用激素有益。最近有采用椎间盘内电热法（IDET）获得不错效果，特别是针对单个椎间盘。

2. 腰神经根病　神经根病的病因包括椎间盘突出、椎管狭窄、肿瘤，或其他原因。腰椎间盘突出大多发生在 $L_{4～5}$ 和 $L_5～S_1$。可通过症状和临床试验来诊断。患者可有夜间痛，严重的神经根性疼痛，单侧下肢疼痛比背部疼痛严重，和脊柱前凸消失。交叉直腿抬高（SLR）具有很好的阳性预测效果。当考虑手术或怀疑有恶性肿瘤应行 CT 或 MRI 检查。如果影像学和临床检查不一致，EDX（肌电诊断医学）有助于定位病变部位。

治疗：有限证据表明硬膜外激素对有神经根症状的急性腰痛有一定效果。中央型椎间盘突出伴肠或膀胱功能障碍可手术治疗，另外保守治疗无效者可手术治疗。

3. 腰椎管狭窄　腰椎中央型狭窄的常见症状是步行距离减少。疼痛常放射至臀部和下肢。检查可能有反射减弱。SLR 试验阴性。保守治疗包括腰椎保持在轻度屈曲位。水疗可以帮助减轻脊椎负荷，改善症状。如果患者有持续性或进行性神经功能缺损症状，应考虑手术减压或融合术。

4. 腰椎关节突关节病　关节突关节病可能由外伤性引起，或退行性改变。腰痛有时辐射臀部和后大腿。脊柱侧弯、伸展或向患侧旋转时疼痛可加重，腰椎弯曲时疼痛缓解。透视引导的关节间造影、局麻药阻滞可用于诊断。神经阻滞可暂时缓解疼痛，相同神经部位的射频消融可获得长期疼痛缓解。

5. 腰椎滑脱或脊椎前移　腰椎滑脱是部分椎关节的移位，可为先天性或重复创伤应激引起。L_4、L_5 或以下常见。腰椎前移是椎体半脱位，腰骶交界处最常见，原因包括腰椎滑脱、退行性改变，

Paget's 病和骨发育不良。腰椎滑脱伴≤Ⅱ级脊椎前移的主要治疗包括局部加热、按摩和髋关节拉伸等。背部矫形器和腹部力量锻炼有助于减轻疼痛。腰椎弯曲或肌肉等长收缩锻炼，比伸展锻炼更有效缓解疼痛和改善功能。椎板切除术、融合术（固定不稳定节段，减轻神经压迫）用于Ⅲ或Ⅳ级脊椎前移，或有神经学症状的患者。

（五）复杂区域疼痛综合征（CRPS）

1994 IASP 用 CRPS Ⅰ型和Ⅱ型取代原来的"反射性交感神经营养不良"和"灼痛"。CRPS 可因创伤或神经疾病（如脑卒中）引起，随后有一段潜伏（无症状）期。CRPS Ⅰ型无明确的神经损伤，而Ⅱ型 与神经损伤有关。可通过临床症状和体征进行诊断，包括烧灼痛、痛觉过敏、异常性疼痛、局部温度和颜色改变、水肿或头发/指甲生长改变。X 线可表现有骨质疏松。

CRPS 可分为 3 个阶段。第 1 个阶段为急性阶段（充血）在受伤时或延迟几周出现，该阶段可持续数周至 6 个月。特征是烧灼痛、痛觉过敏、异常性疼痛、局部水肿、温度高、皮肤改变（如光滑、拉紧）。第 2 个阶段为营养不良（缺血）阶段，特征是局部温度低，肢体萎缩伴水肿，疼痛，肌肉萎缩，骨质疏松症和功能障碍。第 3 个阶段为萎缩阶段，特征是营养变化可能不可逆性改变，受累关节活动明显减弱或消失，可最终发展为强直，然而疼痛可能会减少。

治疗方法有多种，有不同的成功率。包括物理疗法（戴 isotoner 手套、关节活动锻炼）、药物治疗、静脉区域阻滞（Bier 阻滞）、交感神经阻滞（星状神经节、腰交感链阻滞）、交感神经松解、交感神经切除等等。急性期行交感神经阻滞被认为是最有效的方法。

治疗药物包括使用 α 肾上腺素能阻断剂，如哌唑嗪、苯氧苄胺；使用皮质激素，如强的松 1 mg/（kg·d），每日 2 次持续数周后减量；使用辅助性镇痛药物，如三环类抗抑郁药、卡马西平、加巴喷丁等。

（六）脊髓损伤相关疼痛

脊髓损伤指南建议：应对脊髓损伤患者的疼痛进行临床评估，最好使用"国际脊髓损伤疼痛基础数据集"（International Spinal Cord Injury Basic Pain Dataset）评估疼痛的严重程度以及身体和情绪功能。

脊髓损伤相关疼痛常见，约为 80%。脊髓损伤慢性疼痛影响患者功能的恢复并降低生活质量，还可导致患者出现严重抑郁症。疼痛可能是神经性或伤害性的，或两者均有。伤害性疼痛按照"标准疼痛管理方案"治疗有效。四肢瘫痪患者的损伤平面以下的疼痛以神经性疼痛常见。脊髓损伤引起的神经病理性疼痛使用常规药物治疗效果差且疼痛随时间加重。大多数患者表现为自发性疼痛，也可以表现有异常性疼痛和痛觉过敏。

三环类抗抑郁药是外周神经性病理性疼痛常用药，但在脊髓损伤患者效果差。而且对于脊髓不完全损伤患者，药物使用耐受性也差，因为该药副作用包括尿潴留，膀胱的膨胀可触发患者自主神经反射亢进。

阿片类药物常用于脊髓损伤相关疼痛，但长期有效率只有 30%。可鞘内注射阿片类药物复合可乐定。但新的研究显示，在损伤的急性期，阿片类药物可能加重损伤引起的神经元兴奋性损伤，并激活脊髓胶质细胞，实际上可能通过激活中枢敏化通路疼痛促进脊髓损伤后疼痛的发展。此外，在脊髓损伤时，因为相同的机制阿片类药物对运动功能的恢复产生有害影响。

口服加巴喷丁有些作用。静脉输注氯胺酮同时口服加巴喷丁获得部分成功，但疼痛改善是暂时的。也可考虑使用巴氯芬（中枢性肌松药）、齐考诺肽（选择性 N 型钙通道阻滞剂）等药物。深部脑刺激或脊髓背柱刺激对脊髓损伤性疼痛均无效。

（刘小彬　黄宇光）

参考文献

［1］中华医学会麻醉学分会.神经外科术中神经电生理监测与麻醉专家共识［S］.2014.

［2］Farag E.Anesthesia for Spine Surgery［M］. Cambridge University Press，2012.

［3］Khurana G，Jindal P，Sharma J P，et al.Postoperative Pain and Long-Term Functional Outcome After Administration of Gabapentin and Pregabalin in Patients Undergoing Spinal Surgery［J］. Spine，2014，39(6)：363－368.

［4］Lee B H，Park J O，Suk K S，et al. Pre-Emptive and Multi-Modal Perioperative Pain Management May Improve Quality of Life in Patients Undergoing Spinal Surgery［J］. Pain Physician，2013，16(3)：217－226.

［5］Devin C J，McGirt M J. Best evidence in multimodal pain management in spine surgery and means of assessing postoperative pain and functional outcomes［J］. J Clin Neurosci. 2015,22(6)：930－938.

［6］谭冠先.疼痛诊疗学［M］. 3 版.北京：人民卫生出版社,2011.

第十二章

急性脊柱、脊髓损伤患者手术的麻醉处理

Anaesthesia Management of Patients with Acute Spine and Spinal Cord Injury

急性脊柱、脊髓损伤是一种灾难性的事件,每年有成千上万例患者遭受急性脊柱、脊髓损伤,导致运动神经、自主神经、胃肠/膀胱功能不同程度受损,对患者自身和社会带来极大的经济压力和情感上的负担。在美国,每年有约 12 000 例不同程度的脊柱、脊髓损伤患者出院,交通事故(41.3%)、跌倒(27.3%)、暴力(15%)和运动受伤(7.9%)是急性脊柱、脊髓损伤的常见原因。脊髓损伤中55%发生于颈椎,胸椎、胸腰段和腰骶段脊髓损伤各占15%。脊髓损伤患者中34.3%表现为不完全四肢瘫,25.1%的患者为完全截瘫,22.1%的患者为完全四肢瘫,17.5%的患者为不完全截瘫。鉴于急性脊柱、脊髓损伤患者病情重,病死率高,处理比较棘手。本章就急性脊柱、脊髓损伤的临床特点、病理机制、麻醉处理、监测等方面作一简要叙述。

第一节　临床特点

一、病因

1. 直接暴力损伤　相对较少见。由外力直接损害脊柱所致,以交通事故、自然灾害(地震、龙卷风)及枪弹伤为多见,多伴有软组织损伤。随着现代交通工具的发达,在国外交通事故已成为急性脊柱、脊髓损伤的首要原因。在美国,由于枪弹伤导致急性脊柱、脊髓损伤的患者仍占很大一部分比例。

2. 间接暴力损伤　多见。主要因作用于头颈部及足臀部的暴力纵向传导至脊柱的某一节段,而引起骨折或脱位。属于这一类的有高空坠落伤、运动伤(尤其是潜水运动)、重物坠击伤。

3. 肌肉拉伤　以腰椎及颈椎多见。常发生于腰部或颈部突然侧弯或前屈时,以致引起横突或棘突撕裂性骨折。

4. 病理性骨折　老年人多见。当脊柱椎体原有转移性肿瘤或骨质疏松时,对正常人不致引起骨折的轻微外力却可引起此类患者骨折。

二、分类

对脊柱、脊髓损伤的分类方法目前不同学者的看法很不一致。总的来说,理想的分类方法应能反映脊柱、脊髓损伤的机制、结构改变、脊柱的稳定性、与脊髓损伤间的关系,并能作为治疗以及判断预后的依据。临床上可以按如下几种方法来分类:

1. 按病因及其所受外力来分　① 屈曲型;② 伸展型;③ 垂直压缩型;④ 爆裂型。

2. 按照脊柱的三柱理论来分 ① 前柱损伤:椎体及椎间盘前2/3以及前纵韧带;② 中柱损伤:椎体及椎间盘后1/3及后纵韧带;③ 后柱损伤:椎弓、椎板及小关节韧带损伤。

3. 按照生物力学来分 ① 压缩性骨折:表现为椎体前柱压缩,中后柱完整;② 爆裂性骨折:表现为前中柱受压碎裂,骨折块可突出于椎管内;③ 后柱断裂:后柱受张力作用,脊间韧带或者椎板及椎弓根水平横向断裂;④ 压缩性骨折合并后柱断裂;⑤ 骨折脱位:表现为前、中、后三柱断裂;⑥ 旋转损伤;⑦ 爆裂骨折合并后柱断裂。

4. 按外伤后脊柱的病理改变不同来分 可分为两大类型:① 部分损伤,指脊柱本身的连续性尚未遭受完全破坏。在临床上又可根据脊柱稳定与否分为稳定性损伤和不稳定性损伤,前者包括横突骨折、棘突骨折、椎体轻度、单纯性压缩骨折;后者包括椎体压缩性骨折、椎体爆裂性骨折、关节突骨折。② 完全损伤,指脊柱椎体之间的连续性已完全中断者。

5. 其他 此外,还可按有无合并脊髓及神经功能损伤分为不伴或伴有脊髓损伤、神经功能损伤的脊柱损伤;脊髓损伤又可分为不完全性脊髓损伤和完全性脊髓损伤。

三、临床表现

(一)颈段脊柱、脊髓损伤的临床表现

1. 上颈段脊柱、脊髓损伤($C_{1\sim2}$) 上颈段损伤是指枕寰枢复合体任何结构的损伤。① 枕颈部骨折:很少有幸存的患者,损伤机制多为作用于头颈部的轴向压缩和侧屈应力。由于存在明显的脊柱不稳定和潜在致命的脱位后神经损伤的危险,早期发现这种损伤至关重要;② 寰枕关节脱位:多见于儿童,儿童枕髁发育尚小且呈水平位,枕寰关节缺乏内在的稳定性。损伤机制一般为严重过屈、过伸或纵向牵张,枕寰关节囊和覆膜韧带均撕裂,导致枕寰关节前或后脱位(或半脱位),常压迫脑干引起呼吸停止而立即死亡。如果对其损伤认识不足或关节韧带仅部分损伤或半脱位自行复位,幸免存活者亦常漏诊;③ 寰椎骨折:占颈椎骨折的2%~13%。损伤机制是轴向压暴力。屈曲、过伸或侧屈性压缩可产生寰椎前弓、后弓或单侧骨折。通常出现上颈部疼痛,极少有神经受损症状。如合并椎动脉损伤,则出现神经症状,表现为 Wallenberg 综合征,即同侧颅神经障碍、Horner综合征、共济失调和对侧痛温觉障碍;④ 齿状突骨折:在上颈椎骨折中最为常见,约占颈椎损伤的10%。在此寰椎横断面颈脊髓占1/3,齿状突占1/3,1/3为储备空间。损伤机制多为屈曲负荷所致,少数为过伸负荷,可能还合并轴向、牵张和侧方应力。表现为颈项部疼痛,头颈部旋转受限,损伤初期脊髓压迫不明显,但如果治疗不及时或治疗不当,则可出现进行性脊髓压迫症状;⑤ 枢椎峡部骨折(Hangman骨折)是指枢椎上下关节突移行的椎弓部分的骨折,伴 C_2 椎体移位,又称创伤性枢椎滑脱。"Hangman's骨折"称谓并不准确,因为临床病例多数因过伸和牵张暴力所致,缺乏绞刑强大的牵引力,其神经损伤发生率为6.7%~73%。表现为枕颈部疼痛,头部活动受限,有时可合并额面部及颈部损伤征象,如伴有急性脊髓损伤则极少存活。

2. 下颈段脊柱、脊髓损伤($C_{3\sim7}$,亦包括颈胸连接处的损伤) ① 关节突骨折脱位:颈椎单侧或双侧小关节脱位:临床上表现为颈部剧烈疼痛,颈肌痉挛,头颈部呈强迫位,可合并脊髓损伤及神经功能障碍的相应表现;② 轴向负荷损伤:包括压缩骨折、爆散骨折和"泪滴样"骨折。压缩性骨折:表现为局部疼痛及活动受限,头颈部呈前倾僵直状态,X线摄片可显示损伤椎体前部压缩,整个椎体呈楔形。爆裂型骨折:表现为颈部疼痛及运动功能受限,出现神经根受压症状,脊髓损伤多较严重,甚至脊髓完全损伤,损伤平面以下感觉、运动和括约肌功能障碍;③ 棘突骨折:多种损伤机制都可以导致棘突骨折,骨折两端均可表现为不稳定。最常见的棘突骨折是经典的挥铲样损伤:主要为过伸性损伤,临床表现为脊髓中央管综合征,除局部疼痛、压痛、活动受限外,还出现瘫痪症状和体征,上肢重于下肢,手部重于臂部,触觉重于深感觉;④ 颈椎向前方半脱位:临床症状较轻,且多隐匿,易漏诊;表现为局部疼痛及压痛,头颈活动受限、颈肌痉挛;X 线片上多无异常征象。

（二）颈胸腰段脊柱、脊髓损伤的临床表现

1. 颈胸段脊柱、脊髓损伤　　通常指 $C_7 \sim T_1$ 段脊柱的损伤。其临床症状与体征表现为以下特点:① 颈背部疼痛;② 局部有明显压痛与叩击痛,常伴有颈胸部活动受限;③ 脊髓、神经功能障碍,颈胸段脊柱脊髓损伤常伴有相应节段脊髓及脊神经损伤,表现为损伤脊髓平面以下的感觉运动和膀胱、直肠功能均出现障碍,其程度随脊髓损伤的程度和平面而异,可出现不完全或完全性瘫痪;④ 表现为交感神经节刺激症状,患者可出现单侧或双侧 Horner 征,部分患者还可出现心血管运动障碍或迷走神经兴奋,表现为低血压和窦性心动过缓;⑤ 如有上胸椎骨折可伴有肋骨骨折、血气胸等合并损伤。

2. 胸腰段脊柱、脊髓损伤　　胸腰结合部($T_{11} \sim L_2$)是胸腰椎外伤后最容易损伤的部位。Magerl 分类法将胸腰椎骨折分为 3 组:A(压缩骨折)、B(牵张骨折)、C(扭转骨折)。根据脊柱脊髓损伤的部位不同,损伤的程度及范围大小不同,临床症状和体征可有很大的差异,可根据以下情况来判断:① 有外伤史,如交通事故、高处坠落、重物击伤;② 局部疼痛及压痛,活动受限,不能起立或翻身,搬动时疼痛加重;③ 若有骨折,则骨折部位明显压痛及叩击痛;④ 腰背部疼痛、活动受限、肌肉痉挛;⑤ 如胸腰段脊柱损伤伴有肋骨骨折,可合并有血、气胸,合并腹部损伤可有内出血征象、腹胀、腹痛、便秘等表现,但常易漏诊;⑥ 损伤脊髓或脊神经根,则出现损伤平面以下感觉、运动和括约肌功能障碍。

四、诊断

急性脊柱、脊髓损伤的诊断首先要通过仔细地询问病史(交通事故、高空坠落、重物击伤等外伤史),了解受压的情况;详细的体格检查,根据患者的临床表现及体征来判断。怀疑有急性脊髓损伤及神经功能损害者进行神经系统检查尤其重要,对痛温觉和深部感觉改变的范围和程度、运动、反射变化、锥体束征、肛门括约肌和膀胱功能作详细的观察和记录。

对于脊柱、脊髓损伤患者还应做相应的实验室检查以及必要的影像学检查和电生理检查,方能对损伤程度及预后作出合理的估计。

1. X 线摄片　　这对急性脊柱、脊髓损伤的诊断是必需的,应该行前后位和侧位 X 线摄片,可显示有无骨折、脱位及其程度、范围、部位、脊髓是否受压,尤其对于椎体屈曲型损伤,椎体脱位或半脱位在 X 线侧位片上容易确诊。胸腰段矢状位力线正常情况下呈中立位(平或直的),这可通过侧位平片评估。虽然 CT 扫描更敏感些,但经常可以在侧位片上看到椎体后部的碎骨块后移。脊柱的冠状位和旋转位排列可以通过前后位 X 线平片来评估。

2. CT 检查　　应该行损伤节段和邻近的正常节段的薄层(2 mm)CT 扫描。可清楚地显示骨折部位及移位方向,了解中柱损伤情况及椎管受压、阻塞,神经根受压情况,为手术减压、内固定的选择以及预后的判断提供了有力的客观依据。在影像学诊断方面,CT 检查显示出很大的优越性,但用轴位 CT 可能会低估由椎体平移造成的椎管侵占,所以最好是由冠状位和矢状位重建 CT 来进行评估。旋转畸形最好由连续的轴位 CT 影像来评估。

3. MRI 检查　MRI 在评估神经组织、椎间盘和脊柱韧带方面有很大的优越性。不但能清楚地显示椎体骨折，而且能显示脊髓损伤的程度和范围。MRI 最重要的价值是可以直接显示韧带的损伤部位和程度。MRI 在损伤早期可以很好地显示脊髓的水肿、椎间盘损伤、周围韧带的损伤。但其对于侧椎管和主椎管侧方难以形象显示，对神经根受压情况显示也不满意。

4. 电生理检查　躯体感觉诱发电位（SSEP）和运动诱发电位（MEP）检查对判断急性脊髓损伤的损伤程度、脊髓的感觉功能以及运动功能受损的程度、神经根功能损害的情况及早期治疗和预后具有重要意义。

此外，还可以进行脊髓造影、脑脊液和脑脊液动力学检查，可供判断脊髓受压的部位和原因参考，但不应作为急性脊髓损伤患者的常规检查。

第二节　生物力学和病理生理机制

一、生物力学机制

要了解脊柱脊髓损伤的病理机制，必须熟悉脊柱遭受外伤或碰撞时的生物力学因素，理解外力如何作用于脊柱及通过脊柱传导至脊髓。脊柱受外力作用后将产生屈曲、伸展、压缩、牵拉、旋转以及剪切应力，将导致脊柱脊髓损伤。复杂的脊柱、脊髓损伤往往涉及一种或多种生物应力的作用，使得脊柱、脊髓损伤的分类相当困难。

（一）上颈段脊柱、脊髓损伤

颈部脊柱、脊髓尤其容易受到损伤，诸如突然加速或减速均可导致损伤。上颈段脊柱、脊髓损伤可能包括寰椎骨折，伴有前弓、后弓或侧弓的损伤、齿状突骨折以及枢椎骨折。对头部的撞击将对颅顶骨产生一个沿轴方向的作用力，导致枕髁下移至寰椎，产生前弓和后弓的骨折。当头部受到撞击或由于惯性力量作用于颈部时（如鞭打式损伤），韧带和肌肉内部的应力及张力将超过它们所能承受的限度，从而导致韧带的出血和断裂、颈椎的脱位或骨折或两者均可发生。对头顶部给予一力量很大的撞击，颈段脊柱或颅骨未发生骨折，外力将沿脊柱纵轴直接从脑干传至 C_2 水平的脊髓。这种情况下，由于上颈段脊髓的微血管出血，将立即出现呼吸麻痹及死亡。外力产生颈椎屈曲，可导致横向韧带的断裂及寰椎前移。从生物力学角度上来看，颈椎对压缩性和屈曲性外力耐受性好，而对旋转应力的承受力较差。当颈部或颏部向侧方旋转时，将在两颈椎关节面发生单侧脱位。C_1 和 C_2 脊椎脱位可能产生齿状突骨折或支持韧带的撕裂或拉长而不伴有骨折，但是脊柱的正常解剖破坏了。有研究发现，对脊柱施以 2 500 N/mm^2 侧方和屈曲性外力可产生齿状突的横向骨折，在这种情况下，前纵韧带和后纵韧带会产生严重的断裂伤。

在交通事故中，当脸或下颏撞在方向盘上，颈部过伸，产生 C_2 和 C_3 脊椎上的剪切应力，可引起 C_2 部位椎体的椎弓板撕脱并伴有某种程度的 C_2 和 C_3 之间的脱位。在绞刑中，C_2 椎弓根部骨折，且由于身体的下拉作用引起延髓和脊髓的牵拉，继发的 C_2 和 C_3 之间的脱位可能切断椎动脉和颈髓与延髓的连接处。由于交通事故引起的颈部过伸也可引起椎弓的骨折，但是由于碰撞时身体仍有支撑作用，撕脱的椎弓可以减轻对颈髓的压迫，通常不伴有神经功能的损伤或者损伤程度很轻。

（二）下颈段脊柱、脊髓损伤

在颈段脊柱、脊髓损伤中，下颈段（$C_{5\sim7}$）颈椎损伤最常见。大多数下颈段脊柱、脊髓损伤为过伸性损伤,可以产生对脊髓的挤压,造成严重的脊髓损伤,伴有永久性的瘫痪或不完全性瘫痪。退行性病变可导致脊柱不稳定性,此时即使中度的颈部过伸性损伤将产生脊髓损伤。因此,颈椎过伸性损伤对患有脊柱退行性病变的患者尤其危险。过屈性损伤通常引起后纵韧带结构的创伤,而且大多数伴有慢性颈部疼痛,过屈性损伤很少伴有神经根及脊髓损伤。然而,如果过屈性外力伴有旋转外力,那通常发生单侧或双侧关节面脱位,也可以导致关节面绞锁,脊间韧带断裂、前纵韧带和后纵韧带断裂。单侧小关节面不全脱位通常压迫神经根,引起中度脊髓损伤,双侧关节面脱位通常引起广泛的脊髓损伤。过屈性外力伴有压缩性外力,通常引起椎体的压缩性损伤。屈曲时,沿纵轴方向的巨大力量施加于颈部产生椎体的压缩性的粉碎性骨折,继而向后移至椎管,而引起脊髓损伤。颈部脊柱的侧方外力可引起关节突、横突、钩状突、椎体及上关节突的骨折性损伤,通常发生继发性近端神经根和椎动脉的损伤,然而广泛的脊髓损伤并不常见。国外有研究表明,当在 C_6 水平施加的直接剪切力可导致 C_6 脊椎的脱位。

（三）胸腰段脊柱、脊髓损伤

胸腰椎是胸椎和腰椎的移行区,这一区域恰好位于活动度小稳定性较强的胸椎和活动度较大、稳定性较差的腰椎之间,所产生的应力集中使得胸腰椎更容易发生损伤。因此,胸腰椎是爆裂性骨折的最常见部位。T_{11}、T_{12} 的上关节突表现为胸椎上关节突的形态学特征,而下关节突的形态学特征却与腰椎相近,其前后方无胸肋关节和肋横关节的加强,且仅与一个腰椎相关节,这些构成了胸腰椎损伤的解剖学基础。胸腰段脊柱、脊髓损伤可导致椎体的楔形骨折,多伴有关节突和关节面的破坏。力量很大的沿纵轴方向的压缩外力能引起脊椎爆裂性骨折,爆裂性骨折主要为前屈与轴向压缩引起的中柱损伤,严重时可引起椎体后缘骨片突入椎管而导致脊髓损伤。尸体试验报道引起胸腰段爆裂性骨折所需的外力为 $1\,554 \sim 2\,705\ N/mm^2$。$T_1 \sim T_9$ 节段的脊柱骨折则需要施加更大的外力。

腰段脊柱骨折较少发生且多为屈曲和压缩性外力所致,由于腰段脊柱损伤通常仅涉及马尾神经,因此神经功能恢复的可能性很大。

在评判记录损伤的标准时,除了脊柱的机械力学特性以外,所受外力的不同以及肌肉和韧带的强度都是很重要的。很明显,脊柱、脊髓的损害和骨折取决于损伤部位和所受力学因素的大小,脊柱、脊髓损伤时的力学特征远比头部损伤更为复杂。

二、病理生理机制

脊柱脊髓损伤主要包括两个方面:脊柱骨折及其附着的韧带断裂,合并脊髓损伤伴有神经功能障碍。骨折可按照一般骨折的愈合的病理生理进程达到愈合,断裂的韧带可通过纤维组织的再生修复。有关急性脊柱、脊髓损伤的病理生理改变将在本章第五节详细描述,这里只简单介绍一下引起急性脊髓损伤的病理生理机制。脊柱外伤致急性完全性脊髓损伤将引起神经结构的机械性损害,进而引起脊髓出血、血流灌注减少、组织的部分氧分压（PaO_2）下降、水肿和坏死等病理生理改变。在多数情况下,创伤所致脊髓压迫的原发性损伤较轻,主要表现为脊髓损伤的继发性损伤,由于脊髓挫伤伴有脊髓内小血管破裂出血和脊髓中央灰质出血,同时由于自主神经张力改变引起的血管痉挛和血管收缩,使得脊髓血流的自动调节功能受到削弱,以及可激活一系列复杂的生化反应,释放多种血管活性物质,其机制可能是由于兴奋性氨基酸如谷氨酸的释放,激活N-甲基-D-天冬氨酸（NMDA）受体促进 Ca^{2+} 内流使氧化磷酸化解偶联,并激活磷酸脂肪酶,从而引起花生四烯酸、前列腺素和血栓素 A_2 等内源性物质的释放,进一步减少血流,结果导致自由基产生、脂质过氧化反应以及神经元和轴索的破坏。这些将进一步导致脊髓缺血、梗死、水肿和神经功能损伤范围的扩大,脊髓血流严重下降将持续到损伤后数小时至 24 小时,导致脊髓梗死及永久性功能丧失。

脊柱外伤致不完全性脊髓损伤主要为灰质点状出血,前后角少数神经细胞退变崩解及部分神经轴索的退变,即主要为神经组织受累,但到伤后 24~48 小时,这种脊髓内出血的破坏性改变并不继续进行,也不发生脊髓中央坏死,而是逐渐恢复。其脊髓功能也在不同时间内逐渐恢复,不遗留或仅遗留部分神经缺陷。

第三节　麻醉前评估

一、病史与体格检查

(一)病史

除对一般情况,如年龄、职业、籍贯、既往史、家族史及其他相关病史,常规了解外;应重点对外伤史的详细情况进行了解。

1. 病因及外伤机制　外伤发生的场所、机体所处的状态和姿势、外力作用的方向、速度及作用点、外力作用于人体后的演变过程及体位的改变等均应详细询问。

2. 外伤后的早期改变　不仅对诊断而且对治疗方法的选择及预后的判断有着重要的意义。

3. 外伤后的早期处理　包括现场急救、输送途中的医疗监护和脊柱的体位、运送过程中有无不合要求的搬动或其他不恰当的措施等。

4. 伤后的治疗过程及症状的改变　应详细了解所采用的各种治疗措施及其疗效和相关并发症。

(二)体格检查

1. 全身情况　观察外伤时的伤痕,有无头颈、胸背、腰部挫裂伤、皮下瘀血等,脊柱走行处有无隆起及压痛、有无合并胸腹腔脏器损伤及四肢和骨盆骨折等。

2. 局部触诊及叩诊　检查局部有无压痛点,触摸骶棘肌有无痉挛、压痛及痛觉敏感区,棘背部有无肿胀、畸形、叩痛,棘突间隙是否增宽;叩诊可先沿棘突,再对棘突旁及双侧骶髂关节处依序进行叩击,以判定较深部的损伤,主要用于胸腰椎的损伤;也可将左手掌置于患者头顶或足根处,右手握拳叩击手背而产生向下或向上的传导性疼痛,但怀疑有脊髓损伤的患者禁用。

3. 神经系统检查　① 感觉检查,应自上而下按顺序进行,并根据损伤的部位不同有所侧重,应注意在正常与异常感觉交界处的比较,左、右进行对比。检查主要包括浅感觉(痛、温冷、触觉),深感觉(位置觉、振动觉)和皮肤感觉(实体、两点辨别、定位觉)等;② 运动功能检查,注意患者肢体有无随意运动,观察姿势与步态,颈椎与腰椎活动范围检查,如怀疑有骨折伴脱位或脊髓损伤则应慎重。重点对肌张力进行检查,即当肌肉松弛时在被动运动中所遇到的阻力,常用的方法有肢体下坠试验和上肢伸举试验。肌力检查,即患者在主动动作时表现的肌肉收缩力,评定标准如下:0 级,肌肉毫无收缩;1 级,仅可触及轻微收缩但不产生动作;2 级,肌肉有收缩,关节可活动,但不能对抗地球引力;3 级,能对抗地球引力,但不能对抗阻力;4 级,能对抗一般阻力,但力量较弱;5 级,肌力正常；③ 反射检查，检查时注意两侧对比，两侧反射不对称较反射强弱变化更有诊断意义。反射检查包括浅反射（腹壁反射、提睾反射、肛门反射等），深反射（肱二头肌反射、肱三头肌反射、桡骨膜反射、膝腱反射、跟腱反射），病理反射（Babinski 、Hoffmann 、Oppenheim 、Chaddock 征等）；④ 自主神经功能检查，包括血管舒缩反射、发汗反射、竖毛反射等及括约肌功能和性功能情况。其他酌情行脑神经检查、视力测定、共济功能失调的判定。

二、实验室检查

1. 急性脊柱、脊髓损伤患者需行手术治疗时　麻醉医师在术前除应详细询问病史和仔细地进行体格检查外，还应对患者的术前准备情况以及一整套完善的实验室检查情况了然于胸，对实验室检查不完善和术前准备不充分的病例应督促其完善。术前检查包括：血、尿常规检查，血型及交叉配血，血细胞比容（Hct），血液生化检查（包括血糖、尿素氮、肌酐、血清电解质水平），动脉血气分析检查，心电图检查（ECG），胸部平片，尽可能使用床边肺测量仪进行肺功能评估。

2. 放射学检查　术前全面的神经功能测定及评估可以明确损伤的部位，还可以为前后对照提供参考依据，如果术前从病史和体格检查方面怀疑合并有颅脑损伤，则恰当的神经诊断性检查是有必要的。

钝性创伤的患者出现颈椎损伤的发生率为 $1\%\sim3\%$，然而，当格拉斯评分＜8 时，发生率近 10%。放射学检查能确诊存在脊柱不稳定的患者；此类患者如果误诊或者延迟诊断二次损伤的发生率会增加十倍。以下情况可以考虑暂不需要放射学检查：颈部正中无疼痛、无局部神经感觉缺失、精神状态正常、没有醉酒、无疼痛性多发伤。

高危患者颈椎的放射学检查一般需要三种角度的平片（侧位、前后位、张口位）。理想状态下所有的颈椎包括 T_1 都能看清楚，有经验的放射科医生能够评估骨折高达 90%。如果平片不清楚、放射学异常或者临床高度怀疑但平片缺乏足够的证据，这时需要考虑 CT 检查。常规平片结合 CT 检查。对无法实施体格检查的患者，需要全颈椎的 CT 检查来评估颈椎损伤的情况。一旦发现有上颈椎的损伤，可以应用高分辨率 CT 实施颈部平扫同时重建，因为此时通常合并相邻颈椎的损伤。

通常并不建议常规实施 MRI 检查，因为 MRI 有较高的韧带损伤的假阳性率，同时对骨骼受损并不敏感。MRI 检查只适用于急性脊髓损伤、已有神经功能缺失的患者。

X 线检查对胸段和腰段的椎体更为敏感，因此在最初评估时前后位和侧位片已经足够。显影不清、X 线检查可疑，或临床症状高度怀疑的患者进一步需 CT 检查。

三、危险因素的评估

1. 脊柱稳定性　当脊柱活动节段的刚度降低，以至在生理载荷下即可出现过度活动和（或）异常活动，并由此引起一系列相应临床表现和潜在脊柱进行性畸形及神经损害的危险者，称为脊柱不稳。

术前必须清楚脊柱损伤是否为稳定性，如果为不稳定性的损伤，在搬运患者、行气管内插管和摆体位应注意正确地操作，否则将会引起脊髓和神经功能损伤加重。

2. 伴发损伤　急性脊柱、脊髓损伤往往为多发伤，常合并其他损伤，如严重的颅脑外伤，加重了病情；颈胸段脊柱、脊髓损伤常合并严重的胸部外伤，如气胸、血胸、创伤性湿肺、肺不张，进一步影响呼吸功能；胸腰部损伤常可合并腹腔脏器损伤而致穿孔和内出血、骨盆骨折等，患者可发生严重的出血性休克。这些损伤的体征常常被脊柱、脊髓损伤引起的感觉缺失和运动麻痹所掩盖而致漏诊，从而引发严重的后果。

3. 脊髓损伤的平面和神经损伤的程度　C_2 以上平面脊髓损伤，病情多较危笃，病死率高，约半数患者死于现场或搬运途中；$C_{3\sim5}$ 平面脊髓损伤由于膈肌麻痹，自主呼吸多停止，需呼吸支持；C_5 以下平面脊髓损伤膈肌功能完好但由于肋间肌及其他辅助肌功能受损，通气功能减退；下胸段及腰段脊髓损伤对通气功能影响小。

四、脊髓损伤对全身各系统的作用

1. 呼吸系统　膈肌由 $C_3 \sim C_5$ 神经支配，在呼吸运动中发挥 65% 的作用。高于 C_4 水平的脊髓损伤可能会导致呼吸衰竭。另外，急性脊髓损伤时发生肺水肿的风险也很高。水肿可能是由于液体超负荷引起的，也可能是由于复苏引起的二次损伤。误吸的发生率也很高。同时可能并存胸部的损伤。由于患者通常不能有效的咳嗽排痰，急性损伤后很快会出现酸中毒和肺炎。

推荐应用利尿剂、抗生素，支气管镜检或者是呼吸末正压通气。

慢性脊柱脊髓损伤的患者，由于肌肉的萎缩，通常伴随有呼吸功能的降低。大多数患者需要机械通气，同时容易出现通气相关性肺炎，包括排痰不畅引起的阻塞性肺炎。慢性脊柱脊髓损伤的主要并发症是功能残气量降低引起的低氧血症，因此给氧治疗是非常重要的。同时此类患者由于气道受损误吸风险也增加。

2. 心血管系统　如果损伤平面过高，交感神经功能抑制，副交感神经功能相对亢进，导致血管容积增加，血液滞留在容量血管，同时缺乏 α 受体介导的血管收缩反应，容易引起心动过缓、低体温、心律失常。寒冷通常无法诱发患者的血管收缩，导致低体温加重。心肌细胞 β_1 受体功能抑制，M_2 毒蕈碱样受体功能相对亢进，导致心动过缓。这些改变会导致循环不稳定、低血压等并发症。使用阿托品纠正心动过缓。

低血压导致脊髓灌注不足，加重原有的损伤。维持动脉血压 > 85 mmHg 保证充足的心输出量，才能有效避免脊髓的二次损伤。液体和升压药物能够抵消损伤引起的血管舒张反应。但是，需要避免液体超负荷。首选正性肌力药多巴胺和多巴酚丁胺，而 α 受体激动剂去氧肾上腺素需要谨慎使用，因为增加心肌后负荷可能会降低心输出量，导致左心衰。通常需要进行有创监测，容量复苏时经食管超声心电图能够监测心房心室的大小，也可以应用肺动脉导管。液体复苏可能优于血管活性药物，但必须当心大量液体可能导致肺水肿和血管外肺积水。

3. 消化系统　脊髓休克常常同时伴有胃排空功能障碍、胃胀、反流、肠麻痹、肠梗阻、腹胀；脊髓圆锥损伤时，大便失禁和肛门括约肌松弛。

4. 泌尿生殖系统　在脊髓休克的初期，常有尿潴留及尿失禁，此后发展为神经源性膀胱或张力性膀胱，小便失禁，膀胱容量减少，慢性期可由于尿液反流，泌尿系统感染容易复发，肾功能损伤。

5. 骨骼肌肉系统　脊髓损伤引起外周胆碱能反应以及骨密度降低。乙酰胆碱受体上调，患者可能处于痉挛强直状态。琥珀胆碱禁用于高钾血症患者。此类患者骨密度降低，可能导致骨质疏松、高钙血症、异位骨化和肌肉钙化。褥疮和感染较为常见。

6. 体温　交感神经功能受损，体温调节障碍，患者的体温随周围环境改变。需要合适的室温、保温毯和输入加热的液体来维持患者的体温。

第四节 麻醉处理及注意事项

一、术前用药与准备

1. 术前准备　术前应对患者的疾病及全身情况有全面了解和综合评估,对脊柱、脊髓损伤的稳定性、神经损伤的程度、脊髓损伤的平面以及损伤的时间进行评估。检查心肺脑等重要脏器的功能,估计气管插管的困难程度,了解手术方式、手术体位、术中是否进行特定操作与监测、术后管理等,制定麻醉方案。

对各种不利于麻醉安全的因素,术前应尽可能予以纠正。围术期适当血液稀释,适量补充血容量,纠正低血压和低灌注状态,给予阿托品以提高交感神经张力,防止心动过缓。高位脊髓损伤患者可能存在低血压、心动过缓等循环功能紊乱,对术前用药、麻醉药和循环抑制药敏感。

颈椎手术患者尤其需关注呼吸功能以及肺部的感染情况:高位脊髓损伤的患者,通气功能明显受损;部分患者可能伴有慢性肺部疾病或肺部感染。因此术前需要指导患者排痰与锻炼肺功能,积极抗感染,改善肺功能。

急诊外伤患者,还要注意有无颅脑损伤、患者呼吸道的情况、是否饱胃。

2. 术前用药　术前用药既要解除患者的焦虑又不能影响患者的呼吸功能。对合并有脊髓严重损伤的,或重度脊柱不稳,或已有呼吸困难的,或一般情况差的、年老体弱者可不用或少用镇静药,不宜使用镇痛药物。由于急性脊柱、脊髓损伤患者多为饱胃,麻醉诱导和术中易发生反流、误吸,术前应留置胃管,可给予制酸剂以降低胃内容物的 pH 值,可以考虑给予阿托品减轻呼吸道分泌物。

二、麻醉方式选择

脊髓损伤平面以上的手术需要麻醉,损伤平面以下的手术也需要麻醉,因为外周刺激能够引起脊髓反射,引起自主神经反射亢进。

应选择对脊髓血流灌注影响小的麻醉方法,尽量减小对呼吸、循环血流动力学的影响。局部麻醉仅用于有严重心血管功能障碍或脊柱稳定性严重受损,脊髓功能严重受损的患者。单纯的椎板切除术可以在局部麻醉或神经阻滞麻醉下完成。一般不予采用蛛网膜下腔阻滞麻醉和硬膜外麻醉。最常用的是气管内插管全身麻醉。

脊柱骨折切开复位多采用俯卧位,故须行气管内插管全身麻醉,以保证呼吸道通畅,维持呼吸功能,防止误吸。目前还没有证据表明何种插管方式对急性脊柱、脊髓损伤的患者最为有利,麻醉医生应该权衡利弊做出合适的选择。

对于急性颅脑损伤、中毒、心肺功能衰竭或气道受损的患者通常需要紧急气管插管。此类患者通常强迫体位、不合作、饱胃、颅内压增高、血流动力学不稳定,并且脊柱、脊髓损伤的严重程度还不明确。此时,最佳的方式是固定患者的头部采用直接喉镜快诱导气管插管,同时压迫气管环状软骨。另外注意预防低氧和高碳酸血症;限制脊柱的运动,避免继发神经损伤、避免误吸和避免低血压。

对于合作的常规气管插管患者,尽管有多种气道管理的方式可以选择,但应用纤维支气管镜清醒气管插管,以便能在插管完成后和摆好体位后进行神经功能的测评,然后再开始麻醉诱导,这能够更大限度地减少神经损伤。

三、麻醉药物与麻醉管理

1. 麻醉药物　目前对急性脊柱、脊髓损伤患者的麻醉诱导和维持过程没有特别优越的麻醉药物。常用的诱导药物包括芬太尼、舒芬太尼、依托咪酯、咪达唑仑、异丙酚。麻醉维持可采用静脉药物维持也可使用吸入麻醉药，吸入麻醉维持对术后呼吸功能的抑制作用小，对低血压效应的逆转作用较静脉麻醉药为快且容易。而以麻醉性镇痛药为基础的静脉麻醉对术中唤醒试验及进行体感诱发电位(SSEP)监测更为有利。肌松药宜使用非除极化肌松药，不宜使用琥珀胆碱，以防引起严重高血钾、心搏骤停。氯胺酮有加重肌肉痉挛的可能，而咪达唑仑则能够减少围术期肌痉挛的发生。

2. 术中监测　除了基本监测如血压、心率、心电图、脉搏氧饱和度(SpO_2)、呼吸末二氧化碳($P_{ET}CO_2$)、体温、尿量等外，还需进一步进行有创血压监测。急性脊髓损伤四肢瘫痪的患者由于心肌抑制，交感神经反射抑制以及显著的血管床扩张，很容易因为输液过量而导致急性肺水肿，应监测中心静脉压(CVP)。当CVP还没有明显改变时，左心室充盈压及肺动脉压(PAP)已经产生很大的波动，故连续监测PAP和间断监测肺毛细血管楔压(PCWP)意义较CVP更大。

尽管麻醉药物、低体温、低血压、贫血可能会增高假阳性率，但术中监测SSEPs和MEPs能够及时发现外科操作引起的可逆性神经损伤。SSEPs只能反映后柱的电生理状态而不能反映前柱的功能；而MEPs反映脊髓前角运动通路的功能。

3. 血流动力学的管理　由于急性脊柱脊髓损伤后微循环功能紊乱以及自我调节功能丧失，缺血是造成脊柱、脊髓损伤患者二次损伤的主要原因。因此，注意维持MAP和血管内容量，诱导前先开放较大静脉，预先输入$500\sim1\,000$ ml晶体液，避免诱导后出现严重的低血压。脊髓损伤的早期，需要选择等渗的液体，糖或者低渗的液体能够加重脊髓水肿。

建议损伤后一周内维持SBP$\geq$90 mmHg，MAP$\geq$85 mmHg。一旦出现神经源性的休克，首选治疗措施包括有创血压监测，晶体、胶体、血制品容量复苏来恢复前负荷和机体携氧能力。同时根据损伤部位、低血压的严重程度以及临床情况实施CVP、Swan-Ganz导管、TEE监测。适时应用血管活性药物可能是有效的。T_6以下损伤，一般应用α激动剂去氧肾上腺素即可；而T_6以上损伤，一般需要应用α和β激动剂多巴胺或者去甲肾上腺素。

4. 术中唤醒试验　急性脊柱、脊髓损伤患者手术过程中，在脊柱手术重要操作步骤后，需对患者的神经功能进行测评，以判断感觉和运动功能的情况，需要采用唤醒试验。观察患者睁眼和(或)出现四肢尤其是下肢活动，要求患者术中在半清醒状态下，密切配合，若双足能活动说明脊髓无损伤。术中应用肌松检测仪指导肌松药物的应用，能够把握唤醒时机。必要时可使用肌松拮抗药。当唤醒试验完毕后，重新追加麻醉药物以维持手术需要的麻醉深度。

5. 电生理监测　外科操作对脊髓的直接压迫或对组织灌注的影响可能会引起神经损伤。SSEPs和MEPs有助于发现由于操作或体位引起的可逆性脊髓损伤。SSEPs监测后柱的上行感觉束，对新发的脊髓损伤敏感。MEPs监测脊髓前角，主要是前外侧和后外侧的皮质脊髓束。麻醉药物、低体温、低血压、贫血，可能会影响监测结果，增加假阳性率。麻醉医生必须了解相关影响因素，同时尽可能减轻这种影响。

6. 拔管时间　肺部并发症是脊柱脊髓损伤患者死亡的最重要的原因。通常需要根据患者术前及术中的情况决定术毕能否拔管。

术前脊髓损伤的时间、水平、术前的呼吸情况、能否自行排痰等有助于判断术后拔管的时机。手术的因素则包括手术类型、手术时间、患者的体位、术中液体的丢失、血流动力学是否稳定、是否有继发的损伤以及神经生理监测的结果。俯卧位手术可能发生面部水肿，特别是舌周组织的水肿，导致气道梗阻。而颈前路的手术则可能损伤喉返神经/舌下神经，引起喉周组织的水肿。

四、特殊情况处理

1. 产科合并脊髓损伤患者的麻醉处理　脊髓损伤的患者中可能一部分为孕妇和产妇，妊娠可加重脊髓损伤的并发症。自主性反射亢进（AH）是高位脊髓损伤分娩过程中威胁母婴的严重并发症，甚至可以致命。分娩本身亦可促进自主神经反射增强，导致血压骤升、颅内出血。一般认为，此类患者行硬膜外麻醉可作为预防 AH 的最佳方法。Pauzner 等研究发现硬膜外麻醉联合使用吗啡和布比卡因可以有效地控制 AH；Scott 等报道在英国多家医院 1982～1986 年 2 580 万产妇中，有 50.5 万产妇施行硬膜外麻醉，84% 为无痛分娩，16% 为剖宫产术，只有 108 例发生严重的但不危及生命的并发症，5 例发生截瘫。可见硬膜外麻醉是比较安全有效的。但硬膜外麻醉引起的低血压的危害不容忽视，须在合理有效的监测手段下仔细计算药量，控制好麻醉平面，以维持正常的心肌灌注压。

2. 自主神经反射亢进的处理　T_6 水平损伤的患者收缩压一般在 90～110 mmHg，当血压上升 20～40 mmHg 时，必须考虑自主神经反射亢进。硬膜外阻滞和蛛网膜下腔阻滞能够阻断神经反射达到预防自主神经反射亢进的目的。硫酸镁、神经节阻断药、α 受体阻断药、钙通道阻滞剂能够有效地防治自主神经反射亢进。

3. 体温调节　四肢瘫痪及 T_6 以上平面损伤的患者，其体温调节功能受损，体温随周围环境变化，从而加重循环指标的波动。因此，在围术期应保持体温的恒定，防止低体温和高体温。常用的体温调节方法：改变手术室的温度，调整呼吸回路的温度和湿度，根据患者的体温对输入液体的温度进行调整，同时应用保温毯。

4. 琥珀胆碱与严重高血钾　正常人注入琥珀胆碱后，可使血钾浓度升高 0.5～0.75 mmol/L。脊髓损伤后，由于肌纤维失去神经支配，致使神经肌接头处肌膜胆碱能受体增加，这些异常的受体遍及肌膜表面，产生对除极化肌松药的超敏感现象，注入琥珀胆碱后会产生肌肉同步除极化，大量的细胞内钾转移到细胞外，从而大量的血钾进入血液循环，产生严重高血钾，有报道 20 mg 琥珀胆碱可使脊髓损伤患者的血钾高达 13.6 mmol/L。如患者不慎注入琥珀胆碱，心电图可出现高血钾表现，如 P－R 间期延长，高而尖的 T－波；当血钾高于 12～14 mmol/L 时，可产生室颤或室扑，致心搏骤停。高血钾的处理：给予葡萄糖和胰岛素（5 g 葡萄糖＋1～2 U 胰岛素），给予 10% 葡萄糖酸钙 5～10 ml 以拮抗钾对细胞膜的影响。

（邹　蓉　钱燕宁）

参考文献

[1] Turkstra T P, Craen R A, Pelz D M, et al. Cervical spine motion: a fluoroscopic comparison during intubation with lighted stylet, GlideScope, and Macintosh laryngoscope[J]. Anesth Analg, 2005, 101 (3): 910 - 915.

[2] Goutcher C M，Lochhead V. Reduction in mouth opening with semi-rigid cervical collars[J]. Br J Anaesth，2005，95 (3)：344 - 348.

[3] Crosby E T. Airway management in adults after cervical spine trauma[J]. Anesthesiology，2006，104 (6)：1293 - 1318.

[4] Bono C M，Vaccaro A R，Fehlings M，et al. Measurement techniques for upper cervical spine injuries：consensus statement of the Spine Trauma Study Group[J]. Spine，2007，32 (5)：593 - 600.

[5] Whang P G，Vaccaro A R，Poelstra K A，et al. The influence of fracture mechanism and morphology on the reliability and validity of two novel thoracolumbar injury classification systems[J]. Spine，2007，32 (7)：791 - 795.

[6] Manoach S，Paladino L. Manual in-line stabilization for acute airway management of suspected cervical spine injury：historical review and current questions[J]. Ann Emerg Med，2007，50 (3)：236 - 245.

[7] 崔苏扬.脊柱外科麻醉学[M].上海：上海第二军医大学出版社，2005.

第十三章
椎间盘突出致神经根疾病手术的麻醉处理
Anesthesia Management of Patients with Nerve Root Diseases Caused by Intervertebral Disc Herniation

第一节　椎间盘突出的临床特点

椎间盘突出可发生于颈椎、胸椎和腰椎，而以颈椎和腰椎为多见，腰椎以 L_5/S_1 和 $L_{4/5}$ 节段最为多见。根据椎间盘突出的方向可将其分为神经根型和脊髓型(中央型)，前者以根性痛为主，后者以感觉障碍为主。临床症状轻者可先行非手术治疗；脊髓型、重症者或非手术治疗三个月以上不能缓解者可行手术治疗，手术方式有颈椎前路椎间盘切除减压术和胸椎或腰椎后路椎间盘切除或半椎板切除。根据术式的不同，麻醉方法可选择颈丛神经阻滞、硬膜外麻醉和全身麻醉。

第二节　椎间盘突出的病理生理

出生时髓核大而软，位于椎间盘中央。成人髓核为白色、有光泽、略透明的半胶状物，其中含有软骨细胞和纤维细胞的网状纤维，故富于弹性。青年时含水量为 70%～90%。髓核能缓冲人体跑、跳和受外力时的压力冲击，使压力平衡。椎间盘中无血管，由纤维环、髓核及软骨板组成，纤维环由环行、斜行或纵行三层坚韧纤维组织包裹着髓核，纤维环起止于上、下两个相邻的软骨板，软骨板有保护椎体防止髓核脱出的作用，软骨板的通透性良好，可进行液体交换，供应髓核营养。一般在20～30岁后，人的椎间盘开始发生退行性变，以纤维环后外侧最明显，可发生小裂隙成为椎间盘脱出的基础。由于椎间盘前方有坚韧的前纵韧带，而后面的后纵韧带较薄弱，其两侧更薄弱，是髓核容易脱出的部位。

在纤维环和(或)髓核刚刚开始变性时，可使椎体间关节的平衡失调，致原来稳定的椎体间关节、钩椎关节(Luschka)及小关节开始松动、轻度变位及咬合失稳。此时，主要通过纤维环外层边缘及后纵韧带上的神经末梢(窦-椎神经)引起症状，此时，避免各种诱因还可痊愈。在前者基础上，已开始变性的髓核，沿着破裂的纤维环向侧后方或侧方突出，以致后纵韧带受刺激，经窦椎神经产生症状，如突出的髓核压迫或刺激神经根，则出现根性痛症状。根据突出的方向不同，可产生不同的临床表现。若病变进一步发展，髓核可完全脱出进入椎管内，产生更严重的症状。若在某种诱因影响下发生急性髓核突出，则可出现急性的根性痛症状或相应的其他临床表现。

第三节 颈椎间盘突出手术的麻醉

颈椎间盘突出症多数经非手术治疗可使症状减轻或明显好转,甚至痊愈。但对经非手术治疗无效且症状严重的患者应选择手术治疗,以期治愈、减轻症状或防止症状的进一步发展。由于在颈髓周围进行手术,有危及患者生命安全或者造成患者严重残废的可能,故麻醉和手术应全面考虑,慎重对待。

一、术前用药与准备

(一)术前用药

根据患者情况,一般患者可采用常规用药,如成人可用阿托品 0.5 mg 或东莨菪碱 0.3 mg,术前 30 分钟肌内注射。由于手术操作和气管内插管对呼吸道的刺激较大,可致术中或术后呼吸道分泌物较多,故无禁忌者阿托品通常不能省缺。如患者术前已有呼吸肌麻痹者应避免使用对呼吸有抑制的阿片类药物,包括镇静剂亦应慎用。

(二)术前准备

颈椎间盘突出症患者多为中老年人,有并存疾病者,术前应相应行心电图、胸部 X 线、肝脾肾超声以及血常规和肝肾功能等检查。术前 1 天访视患者,检查重点是与麻醉操作有关的项目和重要脏器功能,及有无困难插管可能和牙齿松动等,以便做好相应的器材和药物准备。

二、麻醉选择

颈椎间盘突出手术的常用方法为颈前路减压植骨内固定,麻醉方法可采用颈神经深、浅丛阻滞,该方法较为简单,且患者术中处于清醒状态,有利于与术者合作。但颈前路手术中常需牵拉气管,患者有不舒服感觉,这是颈丛阻滞麻醉难以克服的。因此,近年来颈前路手术已逐渐被气管内插管全身麻醉所取代。

三、麻醉方法实施

(一)局部浸润麻醉

可选用 0.25%～0.5%的利多卡因,或 0.25%～0.5%的罗哌卡因,可加或不加肾上腺素。一般使用 24～25 G 皮内注射针沿手术切口分层注射。先行皮内浸润麻醉,于切口上下两端之间推注 5 ml,然后行皮下及颈阔肌浸润麻醉,可沿切口向皮下及颈阔肌推注局麻药 5～8 ml,切开颈阔肌后,可用 0.3%的丁卡因涂布至术野表面直至椎体前方,总量一般不超过 2 ml。到达横突后,可用 0.5%利多卡因 3～4 ml 或 0.25%罗哌卡因 3～4 ml 行横突局部封闭。行浸润麻醉注药时宜加压,以使局麻液与神经末梢广泛接触,增强麻醉效果。到达肌膜下或骨膜等神经末梢分布较多的地方时,应加大局麻药的剂量,在有较大神经通过的地方,可使用浓度较高的局麻药行局部浸润。需注意的是每次注药前都应回抽,以防止局麻药注入血管内,并且每次注药总量不宜超过极量。

(二)颈神经深、浅丛阻滞麻醉

可以采用 2%的利多卡因和 0.5%的布比卡因等量混合液 10～20 ml,或采用 2%利多卡因和 0.5%的罗哌卡因等量混合液 10～20 ml,一般不需加入肾上腺素。

因颈前路手术一般选择右侧切口,故颈丛神经阻滞麻醉也以右侧为主,必要时对侧可行颈神经浅丛阻滞麻醉。麻醉穿刺定位如下:患者自然仰卧,头偏向对侧,先找到胸锁乳突肌后缘中点,在其下方加压即可显示出颈外静脉,两者交叉处下方即颈神经浅丛经过处,相当于 C_4 或 C_5 横突处,选定此处为穿刺点, C_4 横突常为颈神经深丛阻滞点。穿刺时穿刺针先经皮丘垂直于皮肤刺入,当针头自颈外静脉内侧穿过颈浅筋膜时,此时可有落空感,即可推注局麻药 4～5 ml,然后在颈浅筋膜深处寻找横突,若穿刺针碰到有坚实的骨质感,而进针深度又在 2～3 cm 之间,此时退针 2 mm 使针尖退至横突骨膜表面,即可再注药 3～4 ml 以阻滞颈神经深丛。每次推药前均应回抽,确定无回血和脑脊液后方可注药。对侧一般行颈神经浅丛阻滞即可。

（三）气管内插管全身麻醉

颈椎手术时全身麻醉药物的选择没有什么特殊要求,麻醉诱导与维持用药及剂量如下:

1. 全身麻醉诱导　对年老体弱者,全身麻醉诱导时给药速度宜减慢,并密切观察患者的反应,如心血管反应、药物变态反应等。常用静脉麻醉药及其诱导剂量:① 异丙酚:成人 1.5～2.5 mg/kg 慢推,年老体弱者宜减量并减慢给药速度;② 可复合咪达唑仑:0.03～0.1 mg/kg,具有顺行遗忘功能;③ 依托咪酯:0.2～0.6 mg/kg,常用量 0.3 mg/kg,小儿、老弱及重危患者宜减量,注药时间在 30 秒以上;④ 常用肌肉松弛药及其插管剂量:琥珀胆碱 1～2 mg/kg,泮库溴铵 0.10～0.15 mg/kg,维库溴铵 0.08～0.10 mg/kg,阿曲库铵 0.3～0.6 mg/kg,哌库溴铵 0.1 mg/kg,罗库溴铵 0.6 mg/kg,顺式阿曲库铵 0.15 mg/kg。

2. 麻醉维持　一般用静吸复合全身麻醉,特别是以异氟烷、地氟烷、七氟烷为主的静吸复合全身麻醉,对患者心血管功能抑制小,苏醒快,是理想的麻醉维持方法。因此,应尽量减少静脉用药,而以吸入麻醉为主。在麻醉诱导尤其是插管时应注意切勿使颈部向后过伸,以防止引起脊髓过伸性损伤。最好在术前测试患者的颈部后伸活动的最大限度。颈前路手术时,为方便行气管、食管推移,应首选经鼻腔气管内插管麻醉。颈椎病患者常有颈髓受压而伴有心率减慢,诱导时常需先给予阿托品以提升心率。此外,术中牵拉气管时也易引起心率减慢,需加以处理。术中切口止血应彻底,并放置半管或皮片引流,以防切口渗血引起血肿而压迫气管,造成患者窒息;其次,反复或过度牵拉气管有可能引起气管黏膜和喉头水肿,若术毕过早拔除气管导管,有可能引起呼吸困难,而此时再行紧急气管内插管也比较困难。为此,可采用下列预防措施。

（1）术前向对侧推松气管和食管,术中牵拉气管、食管时动作应轻柔。

（2）术中给予静脉注射地塞米松 10 mg,一方面可以预防和减轻因气管插管和术中牵拉气管可能造成的气管黏膜和喉头水肿;另一方面可预防和减轻手术可能造成的脊髓水肿。

（3）气管插管后,经气管导管向气管内注入 1% 地卡因 2 ml 或 2% 利多卡因 2 ml 行气管内表面麻醉,以减轻术中气管牵拉或术后清醒拔管时的反应。气管插管前,给予静脉推注 2% 利多卡因 2～4 ml,也可有效减轻气管反应。

（4）暂时留置气管导管,术后待患者度过喉头水肿的高峰期时,再拔除气管导管。

四、特殊情况处理

（一）通气与气管插管困难的评估

对类风湿关节炎或强直性脊柱炎影响到颈椎寰枢关节、颞下颌关节致头不能后仰和（或）张口困难的患者,应仔细检查,估计气管内插管的难易程度,以决定麻醉诱导和插管方式。目前,预测气管内插管困难的方法很多，下面介绍几种常用方法。

1. 一般表现　有无颈粗短，下颌短小，牙齿松动和突出，颞颌关节强直及颈部病变，如颈部肿物、瘢痕或气管移位等。若有上述情况，可使气管内插管难度增加。

2. 张口度　张口度是指最大张口时上下门牙间的距离，参考值为 3.5～5.6 cm，小于 3 cm 时气管插管有困难，小于 1.5 cm 时无法用常规喉镜进行插管。也可用患者的手指来判断，正常应大于等于 3 指（患者的示指、中指和环指并拢）；2～3 指，有插管困难的可能；小于 2 指，插管困难。不能张口或张口受限的患者，置入喉镜困难，即使能够置入喉镜，也不能暴露声门，插管有困难。

3. 下颌间隙　下颌间隙是指患者颈部完全伸展时，下颏至甲状软骨切迹间的距离（甲颏间距），以此间距来预测插管的难度。甲颏间距大于等于 6.5 cm，插管无困难；6～6.5 cm，插管可能有困难；小于 6 cm，插管常难成功。也可用患者的手指来判断，大于等于 3 指（患者的食指、中指及环指），插管无困难；在 2～3 指间，插管可能有困难；小于 2 指，插管较困难。

4. 颈部活动度　颈部活动度是指仰卧位下做最大限度仰颈，上门牙前端至枕骨粗隆的连线与身体纵轴相交的角度，参考值大于 90°，小于 80° 为颈部活动受限，直接喉镜下插管可能遇到困难。

5. 寰枕关节伸展度　当颈部向前中度屈曲（25°～35°），而头部后仰，寰枕关节伸展最佳。口、咽和喉三条轴线最接近为一直线（亦称"嗅花位"或称 Magill 位），在此位置，舌遮住咽部较少，喉镜上提舌根所需用力也较小。寰枕关节正常时，可以伸展 35°。寰枕关节伸展度检查方法：患者端坐，两眼向前平视，上牙的咬颌面与地面平行，然后让患者尽力后仰头部，伸展寰枕关节，测量上牙咬颌面旋转的角度（图 13-1）。上牙旋转角度可用量角器准确地测量，也可用目测法进行估计分级：Ⅰ级为寰枕关节伸展度无降低；Ⅱ级为降低 1/3；Ⅲ级为降低 2/3；Ⅳ级为完全降低。

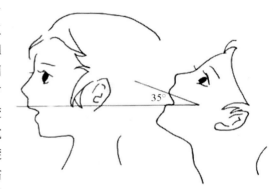

图 13-1　寰枕关节伸展度

（二）插管困难患者的麻醉处理

对术前判断可能存在气管内插管困难的患者，应做好麻醉器材和麻醉诱导药物准备，对于可能存在面罩通气困难的患者，诱导时避免使用中长效的肌肉松弛剂。若患者伴有颈椎不稳，则在作气管内插管时，应避免颈椎过伸而加重神经损伤，故头部不能过分后仰。

气管内插管方式可选择：① 直接喉镜下插管，一般插管无困难的患者，可快速诱导，直接喉镜下气管内插管；估计插管可能有困难者，不宜快速诱导，而应在咽喉表面麻醉和环甲膜穿刺气管内表面麻醉或强化麻醉下行清醒内气管内插管；② 光棒引导下插管，适合颈部可适当后伸的患者，尤其对于声门较高或张口度较小的患者，较直接喉镜更易插管成功；③ 盲探经鼻腔插管，用于插管困难，尤其适用于张口度极小，或颈部不能后仰的患者。多采用头部后仰、肩部垫高的体位，可根据管口外气流的强弱进行适当的头位调整，气流最大时，表明导管正对声门，待患者吸气时将导管送入气管内。宜使用经鼻异型气管导管以便于固定，插管前应润滑导管及鼻腔，并予缩血管药物滴鼻。插管前需给予镇静药，有条件时充分气道表面麻醉；④ 可视频喉镜或纤维支气管镜引导下经口或经鼻气管内插管，患者有明显困难插管指征时，可直接选择在纤维支气管镜引导下插管。

（三）急性颈椎间盘突出致脊髓受损患者的麻醉处理

该类患者在麻醉诱导时可能对除极化肌肉松弛剂发生特殊反应，引起高血钾，甚至引起心搏骤停。因此，应选用非除极化肌肉松弛剂。脊髓急性受损后可使血管调节功能受影响，故麻醉诱导和维持时均应准备血管活性药。

（四）高位颈椎手术的麻醉处理

对 C_4 平面以上的颈前路减压术或颈部特别短胖的患者，应选择经鼻气管内插管，可免置牙垫而减少因气管内插管对手术操作的影响。

第四节　胸椎间盘突出手术的麻醉

一、术前用药与准备

（一）术前用药

根据患者情况用药，如成人可用阿托品 0.5 mg 或东莨菪碱 0.3 mg 或安定 10 mg，术前 30 分钟肌内注射。由于手术操作和气管内插管对呼吸道的刺激较大，可致术中或术后呼吸道分泌物较多，故无禁忌者阿托品通常不能省缺。如患者术前已有呼吸肌麻痹者应避免使用对呼吸有抑制的阿片类药物，包括镇静剂亦应慎用。

（二）术前准备

胸椎间盘突出症患者多为中老年人，有并存疾病者，术前应相应行心电图、胸部 X 线、肝脾肾超声以及血常规和肝肾功能等检查。术前 1 天对患者进行相应访视。尤其应注意听诊两肺呼吸音，以便与术中或术后听诊（排除手术有无引起气胸）时对比。

二、麻醉选择

胸椎间盘突出较颈、腰段少见，常采用后路椎间盘切除减压术，手术难度较大，术中出血常较多。因采用椎管内麻醉对患者的循环和呼吸造成的影响较大，加上患者处于俯卧位，有问题时难以处理，故通常采用气管内麻醉。若为经胸前路椎间盘摘除术，可选择双腔管麻醉。

三、麻醉实施

首选全麻，诱导一般选择异丙酚、咪达唑仑、中长效阿片类药物和肌松剂。气管内插管可经口或鼻，口插管时可选用钢丝加强型气管导管，鼻插管时可选用经鼻异型气管导管，均应妥善固定，以免在体位翻动时脱出。麻醉维持可选择吸入麻醉剂（异氟烷、地氟烷、七氟烷）、阿片类药物和肌松剂。对截瘫患者应避免使用去极化肌松剂（如琥珀胆碱）。截瘫平面在 T_4 以上时，由于血管调节功能减退，如患者血压不稳时变动体位，容易造成循环剧烈波动，甚至引起心搏骤停，故麻醉者应当特别谨慎。

四、特殊情况处理

胸椎间盘突出行经胸前路椎间盘摘除术时应选择全身麻醉，术中可行单肺通气以便术者操作，但麻醉操作和管理难度加大。因右侧双腔管对位难度较左侧大，可选择左侧双腔管，或单腔气管导管加支气管封堵。成人双腔管号码选择:通常男性选 37～39 号,女性选 35～37 号。术中需要定期鼓肺,以避免单肺通气时间过长而造成非通气侧肺泡损害,导致肺不张及肺水肿。开胸患者需放置胸腔闭式引流管,麻醉苏醒拔管前应充分吸痰,然后进行鼓肺,使萎陷的肺泡重新张开,并尽可能排除胸膜腔内残余气体。此外,长时间手术时,应适当控制晶体液的输入量及应用利尿剂,以防肺水肿,尤其是原有肺部疾患者。该类患者术中出血常较多,循环波动较大,如有条件应行桡动脉直接测压及深静脉穿刺置管,尤其多节段手术及脊柱侧弯矫形的患者,更需注意及时给予液体及输血,维持循环稳定。

第五节　腰椎间盘突出手术的麻醉

腰椎间盘突出可发生在脊柱的各个节段,但以 L_5/S_1 或 L_4/L_5 节段椎间盘突出为多见。由于椎间盘的纤维环破裂和髓核组织突出,压迫和刺激神经根可引起一系列症状和体征。椎间盘突出症一般经过保守治疗大部分患者的症状可减轻或消失,只有极少数患者需手术治疗。

一、术前用药与准备

（一）术前用药

成人可用阿托品 0.5 mg 或东莨菪碱 0.3 mg 或安定 10 mg,术前 30 分钟肌内注射。由于手术刺激较大,可致术中或术后呼吸道分泌物较多,阿托品通常不能省缺。如患者术前已有呼吸肌功能障碍应避免使用对呼吸有抑制的阿片类药物,包括镇静剂亦应慎用。

（二）术前准备

需注意有无椎管内麻醉穿刺部位畸形或感染以及原有的运动和感觉障碍,其余同前两节。

二、麻醉选择

腰椎间盘突出的传统手术方法是经后路椎间盘摘除术,但近来出现了椎间盘镜下椎间盘摘除术和经皮椎间盘摘除术等方法。麻醉医师应根据不同的手术方式来选择适当的麻醉方法。行前路椎间盘手术时可选择气管内插管全身麻醉或连续硬膜外麻醉。其他手术方式可选择全身麻醉、连续硬膜外麻醉、蛛网膜下隙阻滞麻醉或局部麻醉。连续硬膜外麻醉和局部麻醉对患者的全身影响小,术后恢复也较快。但遇到麻醉阻滞不完全,在暴露和分离神经根时,患者可有明显疼痛,需行神经根封闭。还有俯卧位时若手术时间较长,患者常不能很好耐受,需加用适量的镇静安定药或静脉麻醉药。伴有腰椎管狭窄需行后路减压髓核摘除术时,可采用连续硬膜外阻滞麻醉或全身麻醉。伴有腰椎滑脱常需经后路髓核摘除加椎体复位内固定时,因手术较复杂,且时间也较长,故一般首选气管内插管全身麻醉。

三、麻醉实施

（一）椎管内阻滞麻醉

1. 概况　椎管内阻滞麻醉包括蛛网膜下隙脊神经阻滞（蛛网膜下隙阻滞）和硬膜外麻醉,可提供完善的镇痛和肌松。

2. 蛛网膜下隙阻滞麻醉　腰椎间盘突出经后路髓核摘除术可选择蛛网膜下隙脊神经阻滞麻

醉,穿刺间隙可选 $L_{2/3}$、$L_{3/4}$ 或 $L_{4/5}$。麻醉药可选用:

(1) 丁卡因:成人常用剂量为 10～15 mg,浓度为 0.33%。临床上常使用 1:1:1 溶液,即 1%丁卡因 1 ml,加 10%葡萄糖及 3%麻黄碱各 1 ml,为丁卡因重相对密度溶液的标准配方。优点是作用时间长,可达 2～3 小时;缺点是起效缓慢,需 5～10 分钟,20 分钟后麻醉平面才固定,故麻醉平面不易控制,尤其在患者俯卧位时应非常小心。

(2) 布比卡因:成人常用量为 10～15 mg,可选用 0.75%布比卡因 2 ml 加 10%葡萄糖 1 ml 成重相对密度溶液。也可直接使用 0.5%～0.75%布比卡因的轻相对密度溶液。起效时间为 5～10分钟,作用时间为 2～2.5 小时。

(3) 罗哌卡因:成人常用量为 15～25 mg,可选用 0.75%罗哌卡因 2 ml 加 10%葡萄糖 1 ml 成重相对密度溶液。起效时间为 1～5 分钟,作用时间为 1～2 小时。使用相同浓度的罗哌卡因和布比卡因,前者的运动神经阻滞程度低,作用时间短。罗哌卡因的中枢神经系统和心脏毒性均低于布比卡因。

蛛网膜下隙脊神经阻滞麻醉优点主要是:① 操作简单;② 麻醉效果确实;③ 肌松完善。

缺点是:① 术中低血压,尤其当患者有效循环血量减少时,血压下降常更明显。麻醉前应积极纠正低血容量状态,通过调节患者体位及掌握麻醉药用量来控制麻醉平面。早期发现有血压下降趋势时,及时应用少量麻黄碱等血管收缩药,可维持患者血流动力学稳定;② 蛛网膜下隙阻滞麻醉后头痛,可通过应用细针穿刺或使用改良的铅笔头式侧孔穿刺针,减轻或避免了硬膜被针尖切割损伤,使蛛网膜下隙阻滞麻醉术后头痛发生率明显减少;③ 作用时间受限,这是限制蛛网膜下隙阻滞麻醉应用的主要因素之一;④ 由于腰椎间盘突出常需俯卧位手术,故须待麻醉平面固定后才可摆放体位,否则易致麻醉平面过广,引起患者循环不稳和呼吸抑制。

3. 连续硬膜外麻醉　这是腰椎间盘摘除术中常用的麻醉方法,穿刺节段应选择在手术节段上方 1～2 个,不能太远,否则会影响麻醉效果,而硬膜外导管应向头端置放,否则术中有被切断可能。用药可选 2%利多卡因和 0.3%丁卡因的 1:1 混合液或 2%利多卡因与 0.5%～0.75%布比卡因的 1:1 混合液,一般成人用量为 15～20 ml,追加剂量为 5 ml。为使阻滞麻醉完全,可在置硬膜外导管前向尾端推注 2%盐酸利多卡因 5 ml,再向头端置管,混合液中也可选用 2%盐酸利多卡因。

连续硬膜外麻醉的优点是:① 不受手术时间限制;② 不受阻滞节段限制;③ 血流动力学及呼吸影响相对较小;④ 无麻醉后头痛;⑤ 保留导管还可用于术后镇痛;⑥ 体位影响较小。

缺点是:① 起效慢,失败率相对较高,术中分离神经根时患者常有疼痛感觉;② 使用不当时,仍有呼吸及循环抑制问题。因此,术中仍应密切观察患者呼吸情况,辅助吸氧以维持正常血氧含量。

4. 椎管内阻滞麻醉的注意事项　对术前存在凝血功能障碍、腰椎畸形或腰椎再次手术患者应慎用或不用椎管内麻醉。麻醉期间应严格掌握用药剂量,注意有无发生局麻药中毒的可能。

(二) 全身麻醉

对较复杂的腰椎间盘手术、精神过度紧张的患者、严重心肺并发症的患者和硬膜外或蛛网膜下隙阻滞穿刺困难者以及其他禁忌证的患者,宜采用气管内麻醉。但应注意以下几点:① 选用对心血管功能影响小的麻醉诱导和维持药物;② 尽量选用中短效肌肉松弛药,术中严密监测生命体征,术后严格掌握拔管指征;③ 强直性脊柱炎等气管内插管困难者,应在可视频喉镜或纤维支气管镜帮助下插管,以免造成不必要的插管损伤。

总之,在满足手术要求和保证患者安全的前提条件下,根据患者的病情、手术的范围、设备条件和麻醉医师自身的经验与技术条件来决定麻醉方法。

（三）特殊情况处理

腰椎间盘突出症常合并腰椎脱位或椎管狭窄，故在摘除椎间盘的同时需行椎弓根螺钉内固定或椎管减压。这类患者手术时间较长，清醒时长时间处于俯卧位状态下常不能忍受，因此，应选择全身麻醉。此外，该类患者术中出血可能较多，应行深静脉穿刺置管监测 CVP 和补充血容量。

（陈利海　崔苏扬）

参考文献

［1］赵定麟. 现代颈椎病学［M］. 北京：科学出版社，2001.

［2］贾连顺，李家顺. 现代腰椎外科学［M］. 上海：上海远东出版社，1995.

［3］饶书城. 脊柱外科手术学［M］. 3 版. 北京：人民卫生出版社，1998.

［4］Calder I，Pearce A. Core Topics in Airway Management［M］. 2nd ed. New York：Cambridge University Press，2010.

［5］崔苏扬. 脊柱外科麻醉学［M］. 上海：上海第二军医大学出版社，2005.

第十四章

强直性脊柱炎致脊柱后凸畸形矫形术的麻醉

Anesthesia for Ankylosing Spondylitic Orthomorphia

第一节　临　床　特　点

一、概述

强直性脊柱炎(ankylosing spondylitis,AS)是一种血清阴性的脊椎关节病,其与组织相容性抗原(HLA－B27)的相关性高,强直性脊椎炎的病人中,有90％以上带 HLA－B27 基因(即 HLA－B27 阳性),但 HLA－B27 检查为阴性并不能排除患有强直性脊柱炎的可能。临床多以中轴关节慢性炎症为主,也可累及内脏及其他组织的慢性进展性风湿性疾病。强直性脊柱炎的基本病变是脊柱韧带的风湿性炎症样改变,炎症病变由关节韧带逐渐蔓延至关节,血管丰富的纤维组织——血管翳,使其附近的软骨分裂,并通过其裂隙进入其骨质,进而破坏关节软骨,骨端出现纤维强直,最后形成骨性强直,数年后脊椎韧带发生骨化而强直。强直性脊柱炎曾一度被称为"中心型类风湿",因其病理变化与组织学表现,与类风湿极为相似。但病因不同,其与类风湿关节炎有如下不同:① 好发于男性,而类风湿好发于女性;② 本病主要侵犯脊柱,一般起病时髋关节不适,而后发展到骶髂关节,最后侵犯脊柱,而类风湿主要侵犯四肢小关节;③ 类风湿因子检查对本病无帮助,几乎都为阴性。

二、临床表现

起病大多缓慢而隐匿。男性多见,且一般较女性严重,发病率男女比例约为2∶1～3∶1。多见于青少年,发病年龄多在10～40岁,以20～30岁为高峰。早期以骶髂部不适伴背部晨僵为主要症状,活动后可改善。数月后病情常进展为持续性双侧下背部疼痛。夜间疼痛较明显,甚至迫使患者起床活动,严重者影响睡眠。部分患者主要变现为附着点炎所致的胸肋连接、脊椎骨突、髂峰、大转子、坐骨结节及足跟、足掌等部分的疼痛。25％～35％的患者髋关节和肩关节受累,表现为严重的单关节疼痛。30％左右的患者出现肩、髋关节以外的外周关节受累,表现为非对称性疼痛。当颈椎受累时,患者可表现为颈部疼痛及僵硬,常出现在疾病后期。少数高龄发病患者群可以全身症状为主要临床表现。典型表现为腰背痛、晨僵、腰椎各方向活动受限和胸廓活动度减少。腰椎和胸廓活动度降低早期多为附着点炎引起,对非类固醇抗炎药反应良好。后期为强直脊柱所致,对治疗反应不大。随着病情发展,整个脊柱可自下而上发生强直。先是腰椎前凸消失,进而呈驼背畸形、颈椎活动受限。胸肋连接融合,胸廓变硬,呼吸靠膈肌运动。关节以外表现包括:眼葡萄膜炎、结膜炎、肺上叶纤维化、升主动脉根和主动脉瓣病变,以及心传导系统受累等。神经、肌肉症状如:下肢麻木、感觉异常及肌肉萎缩等也不少见。晚期病例常伴有严重骨质疏松,容易发生骨折,脊椎骨折常可致死。常见体征为骶髂关节压痛,脊柱前驱、后伸、侧弯和转动受限,胸廓活动度减低,枕墙距大于零等。

三、影像学特点

典型病例 X 线片示骶髂和脊柱关节明显破坏,后期脊柱呈"竹节样"改变。X 线征象常晚于临床数年才出现,一般 3 年以上才能出现韧带钙化症。较早 X 线表现有:① 椎间隙略变窄(由于血管丰富的纤维组织侵入髓核,并逐渐取代它,并延伸到纤维环,穿至椎体终板软骨,直至软骨下骨质,致椎间隙变窄);② 椎体的前缘和前外缘骨皮质(只在椎体上或下角处)出现浅表侵蚀,致椎体前缘强度消失,前壁变直,呈"四方形"椎体现象;③ 骶髂关节的变化出现在脊柱改变之前,作骶髂关节左右斜位相,可见关节间隙增宽,边缘不清楚,软骨下轻度硬化。偶可见"串珠样"阴影,以后出现硬化融合。

晚期脊柱的典型变现有:骨质疏松,椎间隙正常或略窄,前后纵韧带、黄韧带、棘上棘间韧带钙化,小关节亦硬化融合,前后位 X 线可见呈"瀑布样"密度增高影,椎间盘纤维环发生骨化时,可见椎体间形成骨桥。呈竹节样改变,脊柱大多是强直屈曲畸形。

与传统影像学检查相比,MRI 检查具有更高的敏感性,尤其是动态抑脂序列(DYNFS)、STRI 以及 T_1 增强序列的应用,对早期骶髂关节炎患者的关节内炎症、软骨改变以及骨髓水肿能更直观的呈现。同样也可敏感地评估脊柱的急慢性改变。骨密度仪可探测相应病变部位骨质密度的改变,对临床诊断也有一定参考价值。

四、治疗

(一)非手术治疗

方法很多,由内科进行,在药物治疗期间,患者应避免睡高枕及软床,防止形成强直屈曲脊柱畸形,必要时可作塑料支具,使脊柱强直于功能位。

(二)手术治疗

严重脊柱后凸畸形的病例,当症状稳定,红细胞沉降率(血沉)在 50 mm/h 以下时,可作后路截骨矫正术,用 Hall-on 装置、Dick 装置或 PRSS 装置加压矫正与固定。

第二节 病 理 生 理

一、病因与发病机制

病因迄今未明,一般认为是遗传因素和环境因素相互作用所致。有关 HLA-B27 抗原和强直性脊柱炎关系的研究表明:基因标记或某种特定的病毒感染可能导致能与 HLA-B27 分子发生交叉反应的抗体形成。感染后,细胞毒 T 淋巴细胞和一种细胞肽发生反应,这种细胞肽来源于和 HLA-B27 相关联的关节组织。90%患者 HLA-B27 阳性,提示本病与 HLA-B27 强相关。环境因素,一般认为和感染相关,且以某些肠道革兰阴性杆菌可能性大,但迄今仍未有明确证据表明存在某种特定事件或外源性物质可触发该疾病。发病机制未明,考虑其为免疫介导的炎症反应性疾病,但没有直接证据证明其为自身免疫性疾病,可能与 HLA-B27 分子有关序列和细菌通过某些机制出现相互作用有关。分子模拟学说认为,本病由于病原体如某些革兰阴性菌和 HLA-B27 分子存在共同的抗原决定簇,免疫系统在抗击外来抗原时不能识别自我而导致自身免疫病。受体学说认为,HLA-B27 分子有结合外源性多肽的作用,从而增加机体患病的易感性而致病。现阶段附着点部位的微损伤激活固有免疫反应进而发展成 AS 的理论得到越来越多的研究重视。

二、病理改变

强直性脊柱炎的主要病变在骶髂关节和脊柱,X 线片上脊柱呈"竹节样"变。脊柱病变从腰椎开始向上逐渐发展到颈椎。患者早期出现下腰背部痛、脊柱僵硬、活动受限,病程渐进展至腰、胸、颈椎强直僵硬。颈部活动可从轻微受限逐渐发展至完全僵硬。完全僵硬的患者易发生颈椎骨折,这些骨折在诊断上可能比较困难或者 X 线片不易发现。因此,如果患者突然表现颈部活动度增加,不论是否伴有疼痛,都应怀疑是否有骨折。通常,这些骨折来源于不经意的外伤,常见于过伸时,调查显示低位(下)颈椎最常见。病变还可累及髋关节,发生髋屈曲畸形,和脊柱病变共同导致进一步的姿势改变。

复发性、非特异性炎症主要见于滑膜、关节囊、韧带或肌腱骨附着点。虹膜炎和主动脉根炎少见。淀粉样变性和骨折属继发性病变。肺纤维化、心肌及传导系统病变、前列腺炎等与本病关系尚不肯定。附着点病变是指肌腱、韧带、关节囊等骨附着部位炎症、纤维化以致骨化,为本病基本病变。多见于骶髂关节、椎间盘、椎体周围韧带、跟腱、跖筋膜、胸肋连接等部位。初期表现淋巴细胞、浆细胞及少数多核白细胞浸润。炎症过程引起附着点侵蚀、附近骨髓炎症、水肿,乃至造血细胞消失,进而肉芽组织形成,最后受累部位钙化、新骨形成。在此基础上又发生新的附着点炎症、修复,如此反复多次,而出现骶髂关节不同程度病变、椎体方形变、韧带钙化、脊柱"竹节样"变、胸廓活动受限等临床表现。

第三节　危险因素评估

强直性脊柱炎所致脊柱后凸畸形患者,如需行手术纠正处理,一般均为严重的脊柱畸形病例,已对呼吸、循环功能造成较为严重的损害,故评价此类患者能否耐受手术麻醉,对于麻醉医师来说是一重大挑战。一般认为,脊柱弯度越大,心肺功能影响越严重,麻醉风险越高。

脊柱畸形对循环功能的影响:① 严重脊柱畸形可导致胸廓塌陷变形,胸腔容积减小,心脏和胸腔血管受压,心脏负荷增加,心功能减退;② 呼吸功能的影响导致低氧血症、高碳酸血症,可导致肺血管的收缩,长期影响可导致肺动脉内膜的增厚、中层平滑肌的增生、无肌层动脉的肌化。另外,后期出现的肺气肿使肺泡间隔断裂、肺泡融合,造成肺毛细血管网的毁损,以及可能反复出现的肺部炎症导致肺小动脉炎等各种因素导致肺动脉高压;③ 胸廓畸形影响肺血管床的发育,每个肺容量单位的血管数量小于正常人,从而导致血管阻力增加,是脊柱畸形对循环影响的一重要原因,但对于强直性脊柱炎患者,大多起病较晚,肺血管床已基本发育完全;④ AS 本身可存在升主动脉根炎、主动脉瓣膜关闭不全、心脏扩大以及心脏传导系统的异常,偶有心包炎和心肌炎。另外,此类患者也可能存在心肌肥厚。

术前要对患者进行常规心电图检查；疑有心功能不正常的患者，术前可行超声心动图检查，及时采取干预措施，调整患者状态，从而增加患者手术的耐受性和安全性。

脊柱畸形对呼吸功能的影响：主要表现为限制性通气功能障碍，肺功能显示 VC、FVC、FEV_1/FVC 等均明显降低。主要原因有以下几点：① 脊柱畸形患者胸廓塌陷变形，胸腔有效容积变小，肺顺应性差；② 如受累脊肋和横突关节可引起扩胸受限；③ 部分患者可出现肺纤维化，大部分无症状，重症患者可表现咳嗽、咳痰、气促；④ 循环功能对呼吸功能的影响。

术前对脊柱侧弯患者要常规进行体格检查、呼吸功能检查、动脉血气检查、筛查实验如胸廓活动度实验，以了解其受损程度和类型，从而有针对性地采取有效措施，协助患者的治疗和恢复。但需注意的是，对于困难气道虽然不至于影响呼吸功能，但对于麻醉术前评估极为重要。

对脊柱畸形的患者，还应注意是否同时伴有神经肌肉疾患，如脊髓空洞症、肌营养不良、神经纤维瘤等，这些疾患将使治疗更加困难，预后更难预测。除了心、肺功能检查外，肝肾功能、电解质等常规检查亦应进行，全面了解患者的身体情况，以便做出实际可行的麻醉方案。

一、临床特点与麻醉前的评估

（一）呼吸系统

1. 评估气道、颈椎受累情况　① 应评估颈椎受累情况和活动度，颈椎可表现出各种各样的固定形式，从直立位刚性固定到完全下颌接触胸骨。但颈部固定于"中位"可能是极度僵硬的表现，这种情况也存在气管内插管困难可能，注意不要被假象所迷惑；② 颞颌关节强直致张口困难亦可导致气管插管困难；③ 另外有报道显示颈椎的骨质增生导致的巨大骨赘形成至气道变形及未预计的插管困难；④ 亦有报道严重的后凸畸形和颈部弯曲患者可导致气管内插管失败，甚至紧急的气管切开失败，故应仔细综合评估，决定合适的插管方式和麻醉方式，目前多项报道采用纤维支气管镜行气管内插管对于此类困难气道患者较为安全有效。

2. 呼吸系统病变　限制性通气功能障碍、代偿性的腹式呼吸增强以及呼吸频率的增快，血气分析显示轻度的过度通气。后期出现的肺气肿导致肺毛细血管的受损，通气血流比例失调影响呼吸功能。少数患者可出现肺上叶纤维化、术前存在肺炎表现。术前可行肺功能和动脉血气检查评估肺受损的程度和指导治疗。

（二）心血管系统病变

强直性脊柱炎患者可能合并存在主动脉瓣关闭不全、二尖瓣反流和心脏传导系统异常以及继发性的心功能受损。心电图、超声心动图、脑钠肽有助于确定病变的程度。传导障碍或完全性传导阻滞可能需要用临时或永久起搏器。

（三）神经、骨骼病变

1. 神经、骨骼系统评估　麻醉手术前应仔细评估神经功能，可因椎管狭窄出现马尾综合征，或因脊柱骨折、脱位等导致神经系统病变，晚期严重骨质疏松，出现自发性寰枢椎关节向前方半脱位、脊柱骨折等严重并发症。

2. 椎动脉评估　一些颈椎异常的患者可能还有椎动脉受压，因为这些血管在颈椎横突孔中上升。因椎-基底动脉供血不足，患者偶尔会主诉上视时晕厥。术中可发生椎动脉血栓形成。

（四）贫血

可出现继发于疾病本身导致的骨髓造血功能减退或抗炎药物引起胃肠道隐性出血后的小细胞

低色素性贫血。

（五）肾功能

肾功能影响较少见，主要表现淀粉样变及 IGA 肾病，另长期应用抗炎药可导致肾功能受损。

（六）其他

此类患者术前用药史：用水杨酸类药物治疗，可干扰血小板功能，导致术中出血不易控制。用激素治疗的患者，在术前、术中、术后应补充激素，保持机体足够的应激能力。用免疫抑制剂治疗的患者如硫唑嘌呤，可导致粒细胞减少，或血小板减少症、巨幼细胞性贫血、骨髓抑制及严重感染的发生。

二、麻醉术前评估和检查

鉴于上述疾病特点，术前评估和检查应包括下述内容：

1. 呼吸系统　X 线检查发现可能的肺纤维化、蜂窝样囊肿、胸膜渗出等。必要时进行肺功能检查以及血气分析。行上气道 CT 三维重建，可了解上气道解剖结构特点。

2. 心血管系统　心电图，如怀疑心包渗出或瓣膜受损可做超声心动图。

3. 泌尿系统　尿常规，肌酐清除率，血清肌酐、尿素氮。

4. 皮肤和皮下组织　较脆，建立静脉通路可能有困难，撕脱粘膏时可能损伤皮肤。

5. 关节状态　僵硬者要评估对体位的影响。

6. 血液系统　检查血细胞计数、出血时间以评估有无贫血及血小板功能是否正常。

7. 骨骼系统　检查骨质疏松情况，体位变换时避免骨折的发生。

8. 对长期使用激素者　在手术和麻醉期间需补充激素。

第四节　麻醉处理及注意事项

强直性脊柱炎患者的手术麻醉对于麻醉医师而言是一种挑战。强直性脊柱炎作为慢性进行性炎症疾病，病变涉及脊柱关节、外周关节及相邻软组织。强直性脊柱炎可导致患者出现困难气道以及心血管系统和呼吸系统并发症。同时治疗强直性脊柱炎的一些镇痛、抗炎药物对麻醉也存在影响。麻醉前对患者的气道情况做全面的评估非常重要。控制气道的技术有多种选择，应根据麻醉前对患者情况及气道的评估以及手术的需要来确定。其中清醒状态下经纤维支气管镜行气管插管是对潜在困难气道患者最为安全的控制气道方法，同时也有利于在插管过程中持续监测患者神经学功能。对于严重畸形强直性脊柱炎患者行矫形手术的麻醉管理，涉及术中的神经学功能监测、控制性降压以及自体血回输技术等多个方面。所有这些均对麻醉医师提出了较高的要求，只有熟悉强直性脊柱炎患者脊柱手术的麻醉特点并认真对待，才能保证患者的安全和手术的顺利进行。

一、术前准备与术前用药

1. 术前评估与准备　对强直性脊柱炎患者进行完善充分的术前评估与准备非常重要。术前应使患者的全身情况处于最佳，并为麻醉的实施和术中管理做好预案。

麻醉前访视应考虑到以下几个方面：① 病史的长短，日常活动耐量的评估；② 有长期 AS 病史的患者，除脊柱畸形可能非常严重外，常合并心血管系统、呼吸系统和其他全身系统性疾病。AS 直接导致的心血管并发症较少,包括主动脉瓣关闭不全,心脏传导功能障碍和心梗风险增加。呼吸系统并发症包括胸廓扩张受限导致的上肺纤维化,胸片上通常可见;限制性通气功能障碍,表现为患者潮气量、功能残气量减少。部分患者出现相关的神经系统损害,包括脊神经的受压、马尾综合征、颈椎骨折、椎动脉供血不足、周围神经损害等;③ 患者相关治疗药物的使用,包括是否长期服用激素等,其中 TNF-α 阻滞剂术前是否停用存在争议,有研究认为其可增加矫形术后感染风险;④ 气道插管困难程度的评估是重点之一,包括颈椎受累畸形和活动的情况,当合并颞下颌关节受累时插管困难程度增加。极度严重固定的颈椎屈曲畸形甚至可导致经纤维支气管镜插管失败和无法完成气管切开,曾有相关案例报道。术前应完成颈椎影像学检查评估。另外术前进行纤维支气管镜检查对评估插管困难程度也非常有意义。关于颈部影像学检查,有研究报道颈椎曲度及 $C_{2\sim7}$ 矢状垂直轴可作为 AS 患者脊柱后凸畸形患者困难气道的预测指标;另有研究采用 CT 三维重建进行上气道矢状位解剖结构分析表明选择弯曲度大的喉镜片可能有助于气管插管的成功。

术前应根据患者疾病严重程度完成不同的检查,包括超声心动图、肺功能检查、血气分析、颈椎影像学检查、ECG 等。

2. 术前用药　大部分患者术前用药可常规应用。对严重病例,麻醉前镇静药宜减量。另外,如术中需采用体感诱发电位(SSEP)监测,麻醉前最好避免使用苯二氮䓬类药物,同时术中应避免使用吸入性麻醉药,因其可导致剂量相关性的 SSEP 潜伏期延长、幅度减低。

二、麻醉方式的选择

麻醉方式的选择需要考虑手术的类别、体位和需控制气道的可能性。对于 AS 患者的会阴及下肢的手术,无其他禁忌情况可考虑使用椎管内麻醉,包括脊麻和硬膜外麻醉,但也有人认为不适合采用椎管内麻醉,因为其考虑麻醉穿刺成功率低且当出现麻醉并发症时无法紧急控制气道。有研究回顾分析了 10 年期间 82 例 AS 患者的会阴和下肢手术麻醉,其中选择椎管内麻醉 16 例,脊麻的成功率是 76.8%,穿刺方法包括正中入路和旁正中入路。结果认为椎管内麻醉是安全可用的,可作为全麻以外的另一选择。对于拟行椎管内阻滞的患者,还要考虑以下问题:评估椎管内阻滞操作的困难程度;因为困难操作、近期使用非甾体类药物、硬膜外腔狭窄等导致硬膜外血肿风险增加;因为硬膜外腔狭窄,给予局麻药应小剂量间断给予,避免麻醉平面过广。

对于脊柱的局部短小手术,可考虑在硬膜外麻醉甚至局麻下手术。如果为俯卧位手术且时间较长,因考虑患者不易耐受,静脉辅助用药可抑制呼吸导致缺氧,俯卧位难以紧急控制气道,因此应考虑全身麻醉控制呼吸。

上肢手术可考虑超声引导臂丛神经阻滞,需阻滞完善后进行手术,尽量避免术中更改麻醉方式。

脊柱大手术应采用全身麻醉,控制气道,以保证患者的安全和手术的顺利进行。

三、全身麻醉的实施

患者入手术室后,开放外周静脉,给予常规监测,包括心电图、无创血压、SpO_2。桡动脉穿刺测压多在麻醉诱导前完成,深静脉置管和导尿可在诱导后进行。对于选择清醒经纤维支气管镜插管的患者,麻醉诱导药在气管插管确认成功并妥善固定后给予。对于麻醉前评估无潜在困难气道且无面罩通气困难的患者可考虑常规麻醉诱导后行气管插管。

气管插管过程中应注意对颈椎的保护。插管时慢性颈椎畸形患者颈部过伸可造成严重的神经并发症、也可导致椎动脉供血不足。有报道紧急插管致 C_6 椎关节脱位导致四肢瘫痪。另外,术中使用肌松药后也需避免颈部的剧烈活动。

麻醉的维持可采用吸入麻醉、全凭静脉麻醉或静吸复合麻醉。不同的选择可因术中管理的需要有所区别。麻醉需维持适当深度,麻醉过浅可导致应激增加、血压偏高、心率快和出血增多、术中知晓等。对于脊柱畸形矫正手术,当前多采用不同电生理监测技术的联合应用来同时监测脊髓感觉和运动系统的完整性。对于术中需要采用 SSEP、运动诱发电位(MEPs)、肌电扫描(EMG)等监测脊髓功能的患者,有多种全麻药会对监测产生不同程度的抑制,以丙泊酚和瑞芬太尼为主的全凭静脉麻醉(TIVA)已成为此类手术最主要的麻醉方法。对于需控制性降压患者可能需要血管扩张药,在适当手术步骤时,控制血压在适当水平维持一定的时间。对于术中出血较多患者应注意判断好出血量,并做好液体管理,可通过测量中心静脉压、监测血红蛋白等指导输血输液,同时可使用自体血回输技术等血液保护方法。

四、呼吸管理

呼吸管理是 AS 患者麻醉管理的重点之一。如前所述,插管前需做好充分的气道评估以确定气道插管的困难程度。同时强调插管过程中对颈椎的保护。应根据麻醉前对患者情况及气道的评估以及手术的需要来确定合适的气道控制技术。

(一)麻醉诱导和气道控制技术

1. 清醒经纤维支气管镜气管插管　这是最为安全可靠的方法,特别是麻醉前评估有潜在困难气道和颈椎不稳定的患者。同时它能在插管过程中监测神经系统功能。纤维支气管镜插管前需要对患者进行完善的气道麻醉,以减轻插管过程中的不适以及应激反应。气道麻醉前可给予少量的咪达唑仑、阿片类药或右美托咪啶,以减轻患者的焦虑、操作不适感并保持患者处于"清醒状态"。清醒插管前要对患者进行解释,取得合作。插管前使用止涎药可减少唾液生成,增加局麻药效果,经鼻插管前鼻黏膜可使用血管收缩药。气道麻醉包括:经鼻插管时的鼻黏膜和鼻咽部麻醉,可通过长棉棒或宽棉纱浸湿局麻液(含血管收缩药)置入以麻醉。口、口咽部和舌根部的麻醉可通过局麻药凝胶、局麻药雾化吸入或喷雾以及喉上神经阻滞完成。喉和气管的麻醉可通过经气管注射局麻药完成。

2. 常规诱导气管插管　术前评估无明显气道困难风险且可面罩通气的患者可考虑常规诱导经口插管。插管过程中同样需要注意对颈椎的保护。如考虑有颈椎不稳定因素,更推荐使用视频喉镜插管,同时助手给予颈椎轴位固定手法保护颈椎。

3. 喉罩的使用　使用喉罩的优点是置入过程中不需要伸展患者头颈部,同样不需要直视喉镜。如患者进行非俯卧位择期手术,手术创伤、出血较小且手术时间不长,在患者不需要插管或插管失败时,喉罩可能是合适的选择。对张口度小于 2 cm 的患者喉罩亦可置入,但对张口度小于 1.2 cm 或存在严重畸形的患者可导致喉罩插入失败。另外通过插管型喉罩引导插管对于拒绝清醒纤维支气管镜插管的患者是个不错的选择,其与传统喉罩相比,在颈部固定的患者中更容易置入。

4. 其他气道控制与呼吸管理方法　视频喉镜可以提高声门的可见性。对部分气道困难患者可顺利完成插管,如插管失败可待患者呼吸恢复并清醒后行纤维支气管镜插管。对于上述适合常规诱导插管的患者如考虑有颈椎不稳定因素,更推荐使用视频喉镜插管,同时助手给予颈椎轴位固定手法保护颈椎。

通过光棒、可视频喉镜或纤维喉镜等工具辅助插管均可提高部分困难气道的插管成功率且减少颈椎的活动。逆行引导插管作为传统的困难气道插管方式之一也可考虑，特别是在缺少困难气道插管设备的情况下。

（二）麻醉中的通气管理

气管插管后需妥善固定，避免导管和管路的脱落，对于俯卧位手术患者可选择钢丝导管以避免打折和压瘘。如果患者胸部病变，胸廓活动度下降，肺通气顺应性下降，为避免较高通气压力导致气压伤，可选择小潮气量通气模式或压力通气模式，但需维持足够的分钟通气量和氧合。术中应维持麻醉深度合适，对需术中唤醒的患者，术前需充分解释该过程并练习，麻醉减轻时机要合适，肌松监测保证肌松恢复足够，镇痛要充分，唤醒时间要尽可能短。

（三）麻醉苏醒与拔管

手术结束后麻醉苏醒要平稳，避免躁动、呛咳、头颈部活动导致移植骨片断裂、手术复位失败。拔管前要求患者自主呼吸恢复，潮气量和呼吸频率正常，吞咽等反射恢复、意识要足够清醒保持气道通畅，预防延迟性呼吸抑制发生。对有手术或其他因素导致上呼吸道水肿或梗阻风险的患者应延迟拔管。拔管后应送 PACU，一旦出现问题应立即给予相应处理。

五、术中脊髓功能监测

在脊柱畸形矫正手术中，术中操作可能导致医源性脊髓和神经损伤，严重者可造成截瘫等灾难性后果。既往因条件所限采用术中唤醒实验。随电生理监测技术的不断进步，可做到术中连续的脊髓功能监测，及时提醒术者在高危操作时避免神经损伤。采用多种监测技术联合使用以达到优势互补，增加监测准确性，最大程度提高手术安全。包括 SSEP、MEP、EMG 的联合或 SSEP、MEP 和 DNEP 的联合使用。如多种诱发电位异常出现脊髓损伤可能性很大时，应及时检查原因，也可此时行唤醒试验。SSEP 主要监测脊髓后束感觉通路的完整性，但无法监测脊髓前束通路的损伤。MEP 或 DNEP 可监测脊髓前束的运动功能。MEP 通过单次刺激即可获得脊髓前束运动通路的监测，且对脊髓缺血具有极高的敏感性，但其易受到手术操作和麻醉药物的影响，假阳性较高。常用的吸入麻醉药，包括异氟烷、七氟烷、地氟烷和氧化亚氮都可明显抑制大脑皮层神经元的活动，从而影响 SSEP、MEP 的产生，导致剂量相关的潜伏期延长、幅度减低。丙泊酚也对 SSEP 和 MEP 监测有抑制作用，但随剂量增加只表现微弱增强；阿片类药对术中神经电生理监测影响很小，且在常用阿片药中瑞芬太尼抑制作用最轻微。DNEP 具有 3 个优点：① 受麻醉因素影响小；② 可实时监测脊髓神经功能变化；③ 对脊髓缺血较敏感，同时可进行脊髓损伤平面定位。但术中肌松条件对其影响较大。MEP 和 EMG 监测也受肌松药的影响，因此在手术相关重要步骤中应避免使用。为避免在未使用肌松药情况下患者出现体动，可在 BIS 监测下维持麻醉深度合适平稳（BIS 值 30～40）。总之，在行术中脊髓功能监测时，BIS 监测下的丙泊酚和瑞芬太尼为主的 TIVA 是合适的麻醉方法。

六、术中控制性降压的应用

脊柱畸形矫正手术创伤大、手术时间长、术中出血多，应用控制性降压技术可减少出血和改善术野。实施前应掌握好适应证和禁忌证，对有重要脏器病变，包括心肌缺血、心、肺、肝、肾功能不全；血管病变，包括脑血管疾病、严重高血压、动脉硬化、外周血管病变、器官灌注不足；低血容量和严重贫血等不要实施控制性降压，以免发生危险。

降压药物除麻醉药物外，常使用血管扩张药，包括硝普钠、硝酸甘油、钙通道阻滞剂、乌拉地尔、艾司洛尔等。在控制性降压过程中，应保证有效循环血容量、Hb 和氧供，在有创动脉压监测和中心静脉压监测下进行，同时要实时关注出血量、尿量及心电图的变化。降压幅度应根据患者具体情况并结合手术步骤要求。健康人群可维持 MAP 在 50～65 mmHg，高血压、老年人区别对待，降压幅度不超过基础值的 30%～40%。应在手术最主要步骤时施行降压，尽量缩短降压时间。每次降压时间一般不超过 30 分钟。

七、术中自体血回输技术的应用

术中自体血回输属回收式自体输血，是血液保护的一项重要措施。相比于输异体血，自体输血的好处很多，包括避免了输血传染病和异体输血反应；缓解了血源紧张和特殊血型（Rh−）的供血问题；自体血回输具有方便、及时、无量的限制等优点，可用于突发事件（大出血）中的使用；回收的自体血质量优于库存异体血。

术中自体血回输适合手术创伤大、术中出血多的各类手术，包括骨科手术、心脏大血管手术、器官移植手术、颅脑手术以及急诊大出血手术。对于肿瘤手术、血液可能污染和大量溶血红细胞破坏的患者属禁忌。因为回收的浓缩红细胞不含血小板和凝血因子，当大量出血时可发生凝血功能障碍，在检测血小板含量和凝血功能后根据情况适时适量补充血小板、FFP、冷沉淀、凝血因子复合物等。同时大量出血也会导致低蛋白血症、胶体渗透压降低，可适当补充胶体、白蛋白或血浆。

目前常用的 CATS 自体血回输系统，是基于连续处理和清洗腔技术的连续式自体血回输系统。具有连续、快速处理失血，不受失血量限制（15 ml 失血就可以开始处理），100% 清除失血中的脂肪，清洗出的红细胞压积恒定在 60% 以上等特点。对于不能预测病人的出血量的情况，可以先用储血罐收集血液，然后根据失血量的多少决定是否使用细胞分离系统，从而节约耗材使用的费用。

八、其他特殊情况的管理

术后视力丧失（POVL）是手术苏醒后视力部分或完全丧失的一种灾难性事件。心脏和脊柱手术中的发生率可达 0.1%～0.2%。2006 年 ASA 发表了脊椎手术患者 POVL 指导意见。POVL 可分为视网膜中央动脉闭塞（CRAO）和缺血性视神经病变（ION）两大类。

术中危险因素包括俯卧位手术、贫血、术中低血压、血液稀释、长时间手术和大量失血（手术 6 小时以上，失血量 1 L 以上）。术前可能风险因素包括高血压、糖尿病、动脉硬化、吸烟、青光眼等。可以采取一些明确的预防措施包括：经常检查俯卧位患者的眼睛，确保眼睛没有受到任何挤压，尤其是使用头托的患者；尽可能使视网膜和视神经灌注压达到最佳，维持 MAP 大于 65 mmHg、头部应该在中线位置，在心脏水平或者略高；限制晶体液输注；维持 Hb 90 g/L 以上。高危患者行有创血压监测，避免术中控制性降压。

患者的搬动和体位摆放过程中需注意团队合作，避免气管导管和动静脉留置针或管路的脱落；避免椎体、关节过度活动导致神经并发症、关节脱位、肌肉牵拉损伤；避免眼部、软组织、血管、神经受压损伤。

对于合并神经肌肉疾病、严重心肺等重要脏器功能不全的患者以及术毕生命体征不稳定的患者应在术后送 ICU 接受更长时间的机械通气和治疗。对于急性脊髓损伤截瘫患者或有大面积肌肉损伤患者,避免使用琥珀胆碱导致室颤或心脏骤停。另外,强直性肌营养不良的患者,使用琥珀胆碱可产生肌肉强直收缩、气管插管困难,难以维持呼吸道通畅。此类患者应使用非去极化肌松药进行诱导和维持。

(刘小彬　黄宇光)

参考文献

［1］ Adam D C. Problems of anesthesia in patients with neuromuscular disease[J]. Anesthesiol Clin North Am，1997,15(3):673－689.

［2］ Engle A G. Myasthenia gravis and myasthenic disorders[M]. New York:Oxford University Press,1999.

［3］ Longo D L，Fauci A S，Kasper D L，et al.. Harrison's Principles of Internal Medicine[M]. 18th ed. McGraw－Hill Education，2012.

［4］ J Braun,J Sieper.Ankylosing spondylitis[J]. Lancet,2007,369(9570):1379－1390.

［5］ 王幸双,汪小海,李文媛.强直性脊柱炎患者上气道矢状位解剖结构分析:CT 三维重建法[J].中华麻醉学杂志,2013,33(9):1096－1098.

［6］ 董媛媛,蒋忠,钱邦平.强直性脊柱炎胸腰椎后凸畸形患者困难气道的影像学预测因素分析[J].临床麻醉学杂志,2014,30(3):242－244.

［7］ Leung K H，Chiu K Y,Wong Y W,et al. Case Report:Spinal Anesthesia by Mini-laminotomy for a Patient with Ankylosing Spondylitis who was Difficult to Anesthetize[J]. Clin Orthop Relat Res,2010,468(12):3415－3418.

［8］ Prasai A Jani P，Jones G. Failed Intubation in a Patient With Long-Standing Ankylosing Spondylitis[J]. Journal of Clinical Rheumatology,2008,14(2):127－127.

［9］ Woodward L J,Kam P C A.Ankylosing spondylitis:recent developments and anaesthetic implications[J]. Anaesthesia,2009,64(5):540－548.

［10］ Schelew B L,Vaqhadia H.Ankylosing spondylitis and neuraxial anaesthesia——a 10 year review[J]. Can J Anaesth,1996,43(1):65－68.

［11］ 崔苏扬.脊柱外科麻醉学[M].上海第二军医大学出版社,2005.

第十五章
椎管狭窄的手术麻醉
Anesthesia for spinal canal stenosis surgery

在老年人影像学检查中经常可发现椎管狭窄,但一般患者明确诊断较晚,常因出现比较典型的间歇性跛行或颈椎病而确诊。病变常累及颈椎、腰椎,很少累及胸椎。流行病学调查发现颈椎椎管狭窄发病率约为 1/100 000,而腰椎椎管狭窄发病率约为颈椎椎管狭窄发病率的 5 倍。年龄超过 50 岁以上的人群颈椎病大多数均为颈椎椎管狭窄所致。症状性椎管狭窄可以是先天获得的,但更多的仍为后天发展而来的,其中系统性疾病,如内分泌疾病、钙代谢紊乱、炎症性疾病以及感染性疾病均可导致椎管狭窄。颈椎椎管狭窄患者体格检查常可发现异常,而腰椎椎管狭窄患者体格检查阳性率较低。因此,椎管狭窄诊断必须结合临床表现及影像学检查,尤其是 CT 和 MRI,其他辅助检查亦可用于鉴别诊断。大部分患者在发病第一阶段均采取非手术的保守治疗,手术措施常常被用于那些症状进展快且不能耐受或已出现神经系统功能受损的患者。手术措施主要包括减压及稳定脊柱关节,对于颈椎狭窄患者来说稳定脊柱关节抑制疾病进展为首要目标。

第一节　病理生理及临床表现

一、颈椎椎管狭窄

颈椎椎管狭窄同腰椎椎管狭窄一样,亦可分为发育性(先天性)和获得性两种。单纯先天性椎管狭窄很少出现神经受压症状,而当此类患者合并出现退行性变时,可较早出现脊髓受压症状。颈椎椎管狭窄常根据椎体与椎管矢状径比值定义,当其比值小于 1∶0.75 则称为椎管狭窄。而引起颈椎椎管获得性狭窄的主要原因包括关节炎骨质增生,后纵韧带骨化,椎间盘突出,肿瘤或血肿等。

颈椎椎管狭窄所致脊髓受压临床表现与脊髓皮质束解剖相关,存在以下特点:运动障碍:首先累及下肢,表现为肢体乏力、麻木、活动困难等,逐渐发展累及上肢。下肢症状较上肢重,伴有大、小便功能障碍,此后可发展为各种类型的瘫痪。感觉障碍:同运动障碍一致,均从下至上发展,由麻木、感觉异常逐渐可发展为感觉分离,感觉障碍平面不整齐,通常感觉平面低于病变平面。

二、胸椎椎管狭窄

胸椎椎管狭窄的病因与其他椎管狭窄病因类似,均可由黄韧带肥厚、骨化、骨质增生、椎间盘退化、椎间盘突出以及关节肥厚、增生硬化等原因所致。胸椎椎管受累时常表现为典型的下肢上运动神经元损害的症状。当同时存在颈椎椎管狭窄时,胸椎椎管狭窄症状可能会被掩盖而漏诊。而当

胸椎椎管狭窄累及 T_{11}、T_{12} 水平时，可因脊髓腰膨大或圆锥损害，导致下肢运动、感觉异常，排尿困难以及膝腱、跟腱反射减弱或消失而误诊为腰椎椎管狭窄。

三、腰椎椎管狭窄

腰椎椎管狭窄根据病因常分为原发（先天性畸形）和继发（获得性椎管狭窄），常由退行性改变、局部感染、创伤或手术所致。其中获得性腰椎椎管狭窄最容易受累的为下腰椎，主要原因为腰椎的退行性变。腰椎退行性改变可累及中央管、侧隐窝、椎间孔以及其他周围连接组织。中央管狭窄可能源于腰椎间盘厚度降低、椎间盘突出以及椎间关节、黄韧带肥厚。而背部长期机械受力为黄韧带肥厚的主要原因。同样椎间盘高度降低、黄韧带以及椎间关节肥厚可导致椎间孔及侧隐窝狭窄。椎间孔狭窄常累及 L_5 神经根，因为 $L_5 \sim S_1$ 椎间孔均有最小的孔-根比。

腰椎椎管狭窄患者早期症状隐匿进展，后期逐渐出现较为典型的临床症状，包括：间歇性跛行、下腰部单侧疼痛、腿痛（坐骨神经痛）、麻木、肌肉无力以及感觉异常。下腰部疼痛：此症状不是腰椎管狭窄的主要症状，但常因活动而加重，休息后可缓解；间歇性跛行：此症状因神经根慢性受压、缺血所致。常出现单侧肢体无力、感觉异常，可因活动而加剧、最终被迫停止行走。该症状可通过做前驱动作或休息而缓解，使得患者可重新步行。快速步行加重的足跟针刺感为此病的典型症状，肢体无力也常出现于足跟针刺感之后，但并不典型。单侧肢体疼痛、无力偶可出现，此症状较为复杂，通常因数个侧隐窝狭窄或椎间盘突出所致，考虑系机械及炎症所刺激腰、骶椎神经根。在部分严重病例中，针刺感可因站立或背屈所诱发，此类患者仰卧于床时可能会出现会阴部感觉异常、排尿困难以及难以忍受的肢体针刺感。

第二节　麻醉注意事项

椎管狭窄手术麻醉危险因素与其他手术麻醉一致，均表现在麻醉的诱导期、术中及术后苏醒期。但其又存在自身特点，尤其是俯卧位体位带来的相应不良影响。

一、诱导期

颈椎椎管狭窄手术选择全身麻醉时，人工气道建立是最为重要的问题。风湿性关节炎患者累及颅颈连接时，直视喉镜插管常常较为困难。如果患者基础疾病影响低于颅颈连接时，直视喉镜插管相对简单些，但与正常人比较仍困难很多。颅颈连接受累常伴有颞下颌关节病，此类患者95%不能开口到达正常人低限37 mm，故进一步加重插管困难。麻醉术后患者肌肉松弛，失去对颈椎的保护能力，故搬动体位过程中需保护好患者头颈部以免对脊髓造成损害。在选择性病例研究中发现清醒状态下插管可以确保患者体位最佳从而减少脊髓损伤的发生，但是清醒插管过程中仍有脊髓损伤的发生。

二、手术期

手术期间麻醉医师最需要关注的两个问题：

（一）存在术中脊髓损伤风险

原因常不确定，但是现在认为脊髓灌注是主要因素。不稳定的血供、异常静脉、淋巴回流及脑脊液压力的升高均可影响脊髓灌注差从而导致脊髓受损。轻微的长期体位异常可加剧脊髓受损。气管插管也可以是神经受损的原因之一,但气管插管过程中脊髓损伤可能与以下机制无关:

1. 气管插管或喉镜置入过程中颈椎活动。

2. 气管插管操作过程活动幅度轻微的脊髓变形若较长时间,也会导致脊髓损伤。

麻醉中的神经损害也可以表现在胸髓及马尾部。现无任何证据表明哪种气管插管方法对预后更好;清醒插管可以确保患者体位最佳,但是清醒插管过程中仍有脊髓损伤的发生;整个手术过程中确保脊髓灌注,避免低血压、贫血是明智的。适当的引流脑脊液可增加脊髓血流灌注;完善的术中检测,通过诱发电位监测脊髓功能。

(二)体位因素对患者的影响

椎管狭窄手术常使用俯卧位手术,此种体位对于患者存在以下不良影响(表 15-1):

表 15-1 俯卧位手术体位对患者的影响

影响部位或组织	影响的后果
气道	气管导管扭曲或移位,长时间俯卧位致上呼吸道黏膜水肿可造成术后气道梗阻
头颈部	眼部受压引起视力障碍,角膜损伤,头托压迫框上神经
血管	颈部过度旋转造成臂丛神经损伤及椎动脉扭曲致供血障碍;上肢动脉或静脉栓塞;髋关节过于屈曲致股静脉回流障碍易产生术后深静脉栓塞;腹压及硬膜外静脉压增高可致术中出血增加
神经	臂丛神经过度伸展或受压;鹰嘴部位尺神经受压;腓骨头上方压迫造成腓总神经损伤
腰部	髂嵴部位受压致股外侧皮神经损伤过度,脊髓前凸导致脊髓神经损伤

三、术后苏醒期

患者颈椎术后可能出现气道梗阻,其主要原因为:颈椎前血肿压迫气道。血肿本身并不直接导致压迫性损害,而梗阻常由声门周围及咽部软组织水肿所导致。有临床观察发现部分患者并无血肿,但气道梗阻明显。患者行前后路手术风险较大,因为此类患者术后组织肿胀明显,尤其是俯卧位行后入路手术时。部分患者术后一周仍存在持续性咽喉部及声门周围水肿,为避免术后窒息发生,此类患者建议保留气管插管至水肿消除。术中喉部神经受损常出现在患者颈前入路手术后,此类患者常出现声音嘶哑伴咳嗽无力,但是气道梗阻只有双侧喉神经均受损才会出现。一旦术后患者出现气管梗阻应立即给氧并清除和引流血肿。如患者出现呼吸窘迫,再次插管是必要的。但此时患者往往因组织水肿严重,插管较困难,可能需紧急气管切开。

术后失明为椎管狭窄手术患者术后较为罕见的并发症之一,流行病学调查,其发生率可达 1:11 000。俯卧位较仰卧位容易出现视神经功能受损原因尚不确定,但是可确定的是俯卧位眼内压力明显增高,从而导致眼内灌注压低。同样俯卧位体位手术时患者眼球存在外部压力,可进一步导致视网膜动脉栓塞。此类术后失明为无痛性丢失且不可治疗。针对外部受压,大部分研究报道使用马蹄形头枕(U 形头枕)可以减少损伤发生。

四、其他

椎管狭窄患者如果行椎管麻醉时，穿刺往往较为困难，操作过程中切不可反复穿刺，以免造成脊髓损伤。

第三节　麻醉实施与特殊情况处理

一、麻醉前用药与准备

椎管狭窄属于择期手术，麻醉前应使患者尽可能接近正常生理状态，以减少或避免围术期并发症的发生。术前需仔细询问患者病史，特别是呼吸、循环系统疾病，是否有支气管哮喘、肺气肿、慢性支气管炎、冠心病、心功能不全病史。抽烟患者术前应至少戒烟一周，并鼓励患者做深呼吸和咳嗽，可减少术后呼吸衰竭发生。对伴有肺部感染的患者，应推迟手术时间，待感染控制后再手术治疗。另外因俯卧位所致的体位变化，可相应增加肺血管阻力，对于心肺功能良好的患者平均动脉压、右房压、肺动脉压没有明显变化，但对于合并冠心病的患者，从仰卧位变为俯卧位可能导致血流动力学波动，这种波动亦可导致意识状态和自主呼吸的改变，故准确判定其心脏功能极为重要。目前临床上常采用体能状态评估量表（见表 15-2），＞7 METs：良好体能状态；4～7 METs：中等体能状态；＜4 METs：体能状态差。

表 15-2　体能状态评估量表

1 METs	4 METs	10 METs
生活能否自理	上楼或登山	参加剧烈体育活动：游泳、单打网球、足球、篮球、滑雪等
吃、穿、洗漱	平地行走 3.2～4.8 km/h	
户内活动行走	短距离跑	
一般日常家务劳动	较重家务劳动、擦地板、搬家具	
平地行走 1～2 街区	中等体育活动：跳舞、高尔夫球、保龄球	
轻体力活动、清洁工作		

颈椎椎管狭窄的患者，如选择气管内插管全麻，应进行全面的气道评估，目的是安全地控制气道，同时避免对脊髓的任何损伤。需注意插管时颈椎的活动主要发生在寰枕关节和 C_1～C_2 两个椎体之间，故在麻醉前应常规测试患者的颈部屈伸运动的最大限度。测定患者的寰枕关节活动度：患者取坐位，从侧面观察患者头颈向胸部弯曲或颈部向后伸展的活动度，通常头部可后仰超过 35°（以上牙咬合面与地面平行时及头后仰后上牙咬合面旋转所形成的角度）。若后仰受限，或后仰时出现脊髓或神经压迫症状，在插管时应严禁采用头颈后仰的体位。

麻醉前用药可减少患者术前的焦虑和不安情绪，减少麻醉药的不良反应，消除麻醉和手术中一些不良反应。手术前晚可给予适量的镇静药，如地西泮 5～10 mg 口服；麻醉前可给予阿托品

0.5 mg 肌内注射。

二、麻醉方法选择

麻醉方式的选择需综合考虑手术的部位、手术时间、手术医师的经验和患者的状况。颈椎椎管狭窄的手术根据不同的病因可选择前、后两种手术入路,前路手术可采用颈神经丛阻滞、气管内插管全麻,后路手术可采用局部浸润麻醉或气管插管全麻。胸、腰椎椎管狭窄的手术可选用局部麻醉、硬膜外阻滞、蛛网膜下隙阻滞或气管内插管全麻,但对于严重的椎管狭窄病人不适用椎管内麻醉。全麻手术对于麻醉医师及外科医师而言更加合适,椎管麻醉可能使麻醉医师不宜控制俯卧位下患者气道,病人则难以耐受长时间此种体位,故通常大于 2 小时或术中可能大出血的手术,首选考虑全麻,对于大多数肥胖的病人,俯卧位膈肌上抬增加自主呼吸做功,全麻应该更加有益。

三、麻醉实施

(一) 局部浸润麻醉

将局部麻醉药直接注射并使其均匀分布到施行手术的组织内,以完善地阻滞疼痛的传导。一般应选用浓度低的局部麻醉药,以其达到比较广泛的组织浸润而不至于引起局麻药过度。常用的局麻药有:利多卡因,浓度为0.25%～0.5%,成人一次用量不超过 500 mg。加用少量肾上腺素可延长麻醉作用时间和减少术野的渗血。局部浸润时先用 23 G～25 G 细针作皮内注射形成皮丘,然后再用 22 G 穿刺针经皮丘沿切口边注药边进针。注药时应加压形成张力匍形浸润,经皮下、肌膜等各层组织,局麻药可借水压作用而浸润神经,增强麻醉效果,并对周围组织起到水压分离及止血作用,也有助于肌肉松弛。由于脊柱位置较深,手术和局麻浸润可交替进行,以确保患者无痛。在骨膜等神经末梢分布较多的地方,应加大局麻药的剂量或使用浓度较高的局麻药。

使用局部浸润麻醉应掌握:

1. 一针技术　即所有新的穿刺点都从已注入麻醉药的部位开始,边注射边进针。

2. 麻药浓度　尽量选用较低的麻药浓度,掌握单位时间内麻药注入量,每次注药总量不要超过极量。

3. 回抽无血　注药前应反复回抽注射器,检查穿刺针是否刺入血管内,以减少或预防局麻药的毒性反应。

局部麻醉对生理功能干扰小,比较安全,费用低廉,但镇痛不全是其缺点,遇有呼吸抑制不利于抢救处理,局部麻醉会给患者带来较大的精神创伤,术前应做好患者思想工作,解释有关问题,使患者能够理解和配合;术中适当应用镇静、镇痛药,以减少患者心理、生理负担和精神创伤。

(二) 颈神经丛阻滞

颈椎椎管狭窄的前入路手术可选用颈神经丛阻滞,通常右侧前入路手术切口行右侧阻滞深、浅丛,而左侧切口只需阻滞浅丛。麻醉药可选用2%利多卡因和0.5%～0.75%布比卡因等量混合液或者0.25%～0.5%罗哌卡因。

颈神经丛阻滞可采用一点阻滞法:患者仰卧头转向对侧,令患者抬头,显露胸锁乳突肌与颈外静脉的交叉点,大致为胸锁乳突肌后缘的中点相当于C_4横突部位。避开颈外静脉垂直进针,针尖触及横突后回抽无回血及脑脊液,可推注局麻药 4～5 ml,退针至胸锁乳突肌后缘中点,延胸锁乳突肌后缘向上、下各 2～3 cm 的颈阔肌表面注入局麻药 3～4 ml。

颈部血管较为丰富,注射前需反复回抽以确定针头未入血管中。若穿刺过程中定位不准,穿刺过深,可能会误入蛛网膜下隙或硬膜外隙,造成全脊髓麻醉或呼吸抑制。膈神经阻滞一般不会造成呼吸困难,但对于高位截瘫患者,可能导致严重呼吸困难。因此对于椎管狭窄患者选用颈神经丛麻醉时,需严格确定患者状况。

(三)椎管内麻醉

1. 蛛网膜下隙阻滞麻醉　腰椎椎管狭窄行椎板切除或椎板减压术可选用。常用的局麻药可选用 0.125% 布比卡因 8～10 ml,或 0.5% 布比卡因 3～4 ml,根据选用的局麻药的相对密度与脑脊液的相对密度(1.003～1.009,平均为 1.007)不同,又分为重相对密度腰麻(局麻药相对密度大于1.009)、等相对密度腰麻(局麻药相对密度与脑脊液相对密度相等)和轻相对密度腰麻。重相对密度腰麻较等相对密度腰麻感觉、运动平面更易控制,并且维持时间更长,术后疼痛发生率也降低,亦有报道显示等相对密度腰麻较重相对密度腰麻血流动力学更加稳定。

操作可在侧卧位或坐卧位下施行。侧卧位穿刺成功注入局麻药后,应立即将患者置于俯卧位,调节合适的麻醉平面。坐位麻醉更保护脊柱的解剖,同时对于肥胖患者脊柱中线更加清晰可辨,穿刺成功后迅速平卧,调节合适的麻醉平面。

2. 硬膜外隙阻滞麻醉　腰椎管狭窄手术可选用。根据给药的方式不同,可分为单次法和连续法两类。单次法是将局麻药一次注入,维持一定时间内的麻醉;连续法是将硬膜外导管留置硬膜外隙,根据需要注入麻醉药,可满足任何时间的手术麻醉。局麻药可选用 1.5% 利多卡因和 0.2% 地卡因合剂、0.5%～0.75% 布比卡因、0.5%～0.75% 罗哌卡因等。硬膜外阻滞麻醉的机制可能与局麻药沿蛛网膜绒毛渗入硬膜下隙甚至蛛网膜下隙有关。因此,单次法一次性注入较大量的局麻药,有可能造成较广泛的脊神经阻滞或全脊髓麻醉。对于椎管狭窄的患者,椎管容量减少,更易出现上述情况,应谨慎选用。为避免硬膜外导管对手术的影响,可通过硬膜外导管分次推注局麻药,出现麻醉平面后,拔除硬膜外导管,这样既满足了术者的要求,又不至于因单次法引起广泛的硬膜外阻滞。另外,可选用作用时间较长的局麻药,如布比卡因和利多卡因混合液、罗哌卡因等。

3. 椎管麻醉的优点

(1)减轻术后疼痛:在脊柱手术中使用椎管麻醉可以减轻早期术后疼痛,即使术后未使用硬膜外镇痛泵亦是如此,可能机制是"超前镇痛"作用。椎管内阻滞麻醉与全身麻醉术后疼痛的随机对照研究显示,椎管内麻醉较全身麻醉可以降低疼痛评分,减少镇痛药物使用量,减少恶心、呕吐的发生率。

(2)减少恶心、呕吐发生率:全身麻醉被认为有很高的术后恶心、呕吐发生率,而椎管内麻醉恶心、呕吐发生率明显减少。

(3)减少术中出血量:相比较全身麻醉,椎管内麻醉可降低脊柱手术术中出血量,其原因可能是因为硬膜外麻醉阻断交感神经节导致下肢静脉、静脉池的扩张,反应性的硬脊膜外静脉丛收缩,使静脉压力降低,术中出血量减少。另一机制可能是因为椎管内麻醉保留了自主呼吸,相比较气管插管全身麻醉降低了胸腔内压,有潜在降低硬脊膜外静脉丛的压力作用。另外脊柱手术中止血是一技术难题,由于出血的减少,术野清晰有利于操作,从而减少手术时间、术中出血量。不管机制如何,大量研究证实腰麻或硬膜外麻醉的脊柱手术中出血量明显减少,而且并非是我们通常所说的区域麻醉导致低血压所带来的作用。

(4)减少压伤:脊柱手术中最常见的体位为俯卧位,此体位相关的并发症如眼外伤、皮肤、外生殖器压伤发病率明显增加,尤其是角膜擦伤,更为严重的是可出现视神经的损害。而体位相关性的颈丛、臂丛神经损伤或供血不足导致短暂的颈肩部疼痛时有发生,而这些并发症多发生在全麻患者,使用椎管麻醉的清醒患者则因自我保护作用很少发生。

4. 椎管麻醉的并发症

(1) 全脊髓麻醉:是硬膜外阻滞麻醉最凶险的并发症,一旦发生且未及时发现和抢救,患者可出现严重循环、呼吸衰竭。局麻药注入血管可引起局麻药中毒。为预防上述情况出现可采用:① 在推注局麻药前,应反复回抽注射器,明确无脑脊液和血液后再给药;② 应先给试验剂量观察5分钟,若无全脊髓和局麻药中毒征象,阻滞区的温度觉迟钝,再给予首剂量。由于椎管狭窄的患者椎管容积减少,硬膜外所需的局麻药剂量也应相应减少。

(2) 对呼吸、循环功能影响:一般只要阻滞平面在 T_6 以下,影响较小。麻醉前必须检查复苏用药和器械。为防止血压下降,局麻药中可加入适量的血管收缩药。在麻醉最初的半小时内,必须严密观察患者血压和呼吸的变化,并予以适当的处理。

(3) 麻醉失败:对于切皮之前发现麻醉失败,可以重新阻滞或更改麻醉方式。如在手术,麻醉不充分可加用浸润麻醉继续完成手术。如手术时间超过麻醉时间,可由手术医师直接给予鞘内注射,此方法已被证明简单有效。如患者难以耐受俯卧位手术,给予静脉注射镇静、镇痛药物,但必须平衡利弊。如以上方法均无法解决,可改为全身麻醉,但此发生率是极低的,近几年来几乎无报导。

(4) 出现新的神经功能障碍:出现新的神经功能障碍是椎管阻滞麻醉后一个潜在的并发症,据统计短暂的神经功能损伤发生率为 $0.08\%\sim0.2\%$,持久性损伤发生率约 $0.007\%\sim0.02\%$,往往认为可能和椎管麻醉和脊柱手术有关。

(5) 头痛:术后低颅压头痛是一较为常见的并发症,有些研究者发现采用笔尖式腰麻穿刺针代替传统的 22 G 穿刺针,术后头痛这种并发症几乎消失,这也可能是由于术中出血结痂覆盖在硬脊膜穿孔部位起到了补丁作用有关。

(6) 其他:脊椎管阻滞麻醉术后较全麻术后尿潴留的发生率增加。

(四) 全身麻醉

对于存在椎管内麻醉禁忌者、严重心肺功能不全者、术后时间长、不能耐受俯卧位体位者,可选用气管插管全麻,但还需考虑麻醉医师及手术医师的经验,总之在满足手术要求保证患者安全的条件下决定麻醉方式。可选用快诱导气管插管或慢诱导气管插管,但对于颈椎狭窄患者使用快诱导气管插管,在意识消失、肌肉松弛插管时,应避免头颈部过度后仰引起脊髓损伤。由于麻醉医师对此并发症已有充分认识,对于可能存在的困难气道患者可采用插管辅助工具,如可视频喉镜或纤维支气管镜插管,纤维光导喉镜处理困难气道内插管的成功率可高达 98%,故目前此并发症已很少发生。

1. 麻醉诱导　常用静脉麻醉药及其诱导剂量:① 丙泊酚,$1.5\sim2.0$ mg/kg,在 30 秒内给完,心肺功能较差或年老体弱者宜减量或减慢给药速度;② 咪达唑仑,$0.1\sim0.3$ mg/kg,已给予术前用药的患者,适当减量;③ 依托咪酯,$0.2\sim0.6$ mg/kg,常用量为 0.3 mg/kg,小儿、老弱及危重症者宜减量,注射时间在 30 秒以上;④ 常用肌松剂及其插管剂量:罗库溴铵,$0.9\sim1.2$ mg/kg;琥珀胆碱,$1\sim2$ mg/kg。

2. 麻醉维持　一般用静吸复合全身麻醉,特别是以七氟烷、地氟烷为主的静吸复合全身麻醉,对患者心血管功能抑制小,苏醒快,是理想的麻醉维持方法。因此,应尽量减少静脉用药,而以吸入麻醉为主。

3. 特殊情况处理

(1)气栓：术中发现原因不明的血压下降、心率增快,清醒患者突发心慌、胸闷不适随后出现意识障碍,心前区听到特殊的"滚轮样"杂音,呼吸末二氧化碳分压突然下降,应当考虑并发气体栓塞。一般快速进入血液超过 100 ml 空气,即可导致心力衰竭、猝死。所以一旦明确诊断,应立即处理。① 首先应将手术野切断的静脉压住,以防空气再度进入血管;② 改取头低足高左侧卧位,使空气进入右心室避开肺动脉开口,减少空气进入肺循环;③ 吸纯氧或气管插管纯氧机械通气,降低血液中氮气分压,增加气栓中氮气的弥散;④ 可经颈静脉插管至右心房作抽吸;⑤ 对于循环不稳定者可给予适当补液、加用升压药物;⑥重症患者经治疗后应转至重症监护病房进一步治疗。

(2)椎动脉损伤：椎动脉损伤是少见而严重的并发症,瞬间大出血可危及患者的生命。椎动脉损伤后,应立即止血。局部压迫填塞是一种简单可靠的方法,使用止血海绵加游离肌片局部压迫。椎动脉管壁薄,压力不高,对大多数小的椎动脉撕裂伤,采用该法就能达到止血的目的。同时,应及时输液、输血,以维持患者生命体征的稳定。

(刘小彬　黄宇光)

参考文献

[1] Calder I.Cervical spine disease and anaesthesia[J].Anaesthesia&Intensive Care Medicine,2008,9(6):227 – 230.

[2] Jellish W Scott,John F Shea.Spinal anaesthesia for spine surgery[J].Best practice & Research Clinical Anaesthesiolgoy,2003,17(3):323 – 334.

[3] Genevay S,Atlas S J.Lumbar Spinal Stenosis[J].Best practice&Research Clinical Rheumatology,2010,24(2):253 – 265.

[4] 徐澄,王大柱,邓迺封.骨科麻醉学[M].天津:天津科学技术出版社,2001.

[5] Kakiuchi M. Reduction of blood loss during spinal surgery by epidural blockade under normotensive general anesthesia[J]. Spine, 1997, 22(8): 889 – 894.

[6] Jellish W S, Thalji Z, Stevenson K, et al.A prospective randomized study comparing short-and intermediate-term perioperative outcome variables after spinal or general anesthesia for lumbar disk and laminectomy surgery[J]. Anesthesia & Analgesia, 1996, 83(3): 559 – 564.

[7] 崔苏扬.脊柱外科麻醉学[M].上海:上海第二军医大学出版社,2005.

第十六章
脊柱和脊髓肿瘤的手术麻醉
Anesthesia for the Spine and Spinal Cord Tumor Surgery

第一节　概　　述

一、脊柱肿瘤分类

脊柱肿瘤按肿瘤来源可分为原发性脊柱肿瘤和转移性脊柱肿瘤。

(一) 原发性脊柱肿瘤

相对较为少见，仅占所有肿瘤发病率的 0.4％。脊柱原发性肿瘤中累及胸腰椎较为常见，颈椎则较为少见。脊柱原发性肿瘤的类型与四肢肿瘤并不一致。在四肢中多见的骨软骨瘤、内生骨瘤、骨肉瘤及尤文氏肉瘤等，在脊柱发病率低。据 1990 年我国骨肿瘤及瘤样病变统计资料显示，我国脊柱肿瘤中原发良性肿瘤主要为：骨软骨瘤、骨血管瘤、骨母细胞瘤、软骨瘤、神经纤维瘤、骨样骨瘤、软骨母细胞瘤、神经鞘瘤等。主要的瘤样病变为：嗜酸性肉芽肿、动脉瘤样骨囊肿、纤维异样增殖症、孤立性骨囊肿。原发恶性肿瘤主要为：骨巨细胞瘤、脊索瘤、骨髓瘤、恶性淋巴瘤、软骨肉瘤，以及恶性纤维组织细胞瘤和骨肉瘤等。

(二) 转移性脊柱肿瘤

转移性脊柱肿瘤远较原发性脊柱肿瘤常见，其发病率是原发性肿瘤的 35～40 倍，其中以胸腰椎为多见，其次为颈椎。据统计转移至脊椎的恶性肿瘤仅次于肺和肝脏，居第 3 位。研究表明约有 40％ 以上死于恶性肿瘤患者发生脊椎转移。脊柱转移性肿瘤是指原发于骨外的恶性肿瘤，通过血行、淋巴等途径转移至脊柱，并继续生长。由脊柱邻近的软组织肿瘤直接侵犯脊柱而发生继发性骨损害者，不属脊柱转移性肿瘤。最容易产生脊椎转移的恶性肿瘤依次为：乳腺癌、肺癌、前列腺癌、肾癌、甲状腺癌、胃肠道肿瘤、妇科肿瘤和黑色素瘤，其中乳腺癌、肺癌、前列腺癌最为多见。

二、脊髓肿瘤

脊髓肿瘤好发于髓外，可见于脊髓的任何节段和马尾神经，但以胸段最多，占 42％～67％，颈段占 20％～26％。在原发性的髓内肿瘤中，星形细胞瘤最为多见，其次为室管膜瘤和血管母细胞瘤，较少见的是非胶质源性肿瘤、胚胎源性肿瘤和髓内转移。脊髓肿瘤目前多采用以下分类：室管膜瘤、星形细胞瘤、神经节细胞胶质瘤、血管畸形及血管源性肿瘤、淋巴瘤、脂肪瘤、畸胎瘤、转移瘤。

第二节 病理改变

脊柱和脊髓肿瘤,不论良性或恶性,发展到一定时期均可形成对脊髓的压迫或侵犯,直接损害脊髓的神经中枢及神经传导功能.导致感觉神经、运动神经和自主神经功能障碍,其影响可能是多方面的。

一、对呼吸系统的影响

当脊髓高位受压,可影响膈神经及肋间神经功能,直接造成患者腹肌或(和)肋间肌不同程度的瘫痪,使呼吸受限,肺通气量减少,肺通气和换气功能受损,致体内缺氧和二氧化碳蓄积。另外,患者可发生咳嗽、排痰困难,继发肺部感染、肺不张等问题,可进一步加重患者的缺氧和二氧化碳蓄积。

二、对循环系统的影响

脊髓受压或受损后,视其程度的不同可对交感神经的传导发生影响,可出现心率减慢,心肌收缩力下降,心输出量减少,外周血管及内脏血管扩张。同时,此类患者常活动减少,多伴有贫血、低蛋白血症、低血容量等,可发生低血压和心动过缓,容易发生循环功能不全。临床上也观察到部分高位颈髓特别是髓内肿瘤患者,由于肿瘤对脊髓压迫的时间较长,心电图上可出现 ST 段降低或 T 波低平。

三、对脊髓血液循环和脑脊液循环的影响

脊髓肿瘤压迫相邻的根动脉及软脊膜上的小动脉,造成小动脉的狭窄或闭塞,从而使相应区域的脊髓缺血、缺氧,发生营养障碍,随之脊髓发生变性、软化和坏死,这种变化的范围多超出了肿瘤的压迫节段。随着肿瘤的生长与扩展,使静脉也受压导致血液回流受阻,进一步加重了对脊髓的损害。对缺氧的耐受力,白质好于灰质,细纤维好于粗纤维。由于脊髓肿瘤的不断增大,导致脊髓蛛网膜下隙逐渐被阻塞,术中可见脑脊液搏动消失,阻塞平面以下的脑脊液压力降低,肿瘤周围血脑屏障遭到破坏,蛋白质和胆红素逸入脑脊液之中。

第三节 临床表现及手术方式

一、脊髓肿瘤

(一)临床表现

一般临床表现包括神经根疼痛、感觉障碍、运动障碍和自主神经功能障碍共四大症状。脊髓的四大症状在不同肿瘤及肿瘤发展的不同时期表现也不同。

1. 刺激期 发病早期由于肿瘤刺激神经后根,常出现局限于一定部位的疼痛,称为根痛。如肿瘤位于颈段,可出现颈部疼痛,开始常为一侧,呈间歇性,常因咳嗽、大便、用力变换体位或椎管内脑脊液压力的突然变化而诱发或加重。随着肿瘤的生长,可逐渐扩展为两侧,呈持续性、放射性剧

痛,或是对称束带状钝痛。疼痛多见于颈部或马尾部的脊髓外椎管内神经纤维瘤。脊髓内肿瘤早期多不发生疼痛。

2. 脊髓部分受压期　肿瘤在椎管内生长压迫邻近脊髓,使脊髓部分受累,造成上行及下行脊髓传导束功能受到损害,引起肿瘤平面以下部分运动和感觉障碍,可出现脊髓半切综合征。其表现为病变同侧肢体的运动和深感觉障碍,对侧肢体的痛觉和温度觉障碍。脊髓半切综合征出现时和脊髓的解剖及肿瘤部位有关。脊髓外硬脊膜下的肿瘤,如脊髓神经纤维瘤和脊膜瘤,在病程中可出现脊髓半切综合征。而脊髓内肿瘤,很少在病程中出现脊髓半切综合征。

3. 脊髓麻痹期　由于肿瘤生长继续不断的压迫加重,最终造成脊髓横贯性损害,病变以下的脊髓功能丧失出现截瘫。腰膨大以上的肿瘤引起的截瘫,在早期多表现为上运动神经元瘫痪,肢体肌张力增高,腰反射活跃,有病理反射等。病变以下浅感觉及深感觉丧失,自主神经功能障碍等。腰膨大以下的肿瘤引起下运动神经元瘫痪,表现为肌张力低、腰反射低、肌肉萎缩、病理反射阴性等。自主神经功能障碍主要表现为:排便障碍、皮肤菲薄、少汗或多汗、腹胀、皮肤水肿、溃疡等。脊髓肿瘤引起的肢体瘫痪大多缓慢出现,如果有瘤体内出血,血管受累急性囊变或脊髓转移瘤,可造成急性脊髓横贯性损害,主要表现为脊髓休克。不论肿瘤位置高低,均出现弛缓性瘫痪,自主神经功能障碍多很明显。

（二）手术方式

脊髓肿瘤大多是可以手术切除的良性肿瘤,早期诊断手术治疗多数效果良好。治疗效果与脊髓受压的时间、程度,肿瘤的部位、性质和脊髓受累及的范围大小有关,脊髓内肿瘤或脊髓外转移瘤手术效果较差。

1. 脊髓外硬脊膜下肿瘤　此部位肿瘤大多是良性肿瘤,主要为神经纤维瘤和脊膜瘤。此类肿瘤包膜完整,大多数可手术切除,达到根治。

2. 脊髓内肿瘤　主要是胶质细胞瘤和室管膜瘤,少部分肿瘤较局限,与脊髓界限清楚,可行手术切除。多数髓内肿瘤呈浸润性生长和脊髓无明显界限,累及范围较广,无论良性还是恶性,手术切除非常困难,只能部分切除减压。近年来由于显微外科发展,手术技巧改进,脊髓内肿瘤全切除率也得以提高。

3. 硬脊膜外肿瘤　该部位以转移瘤或其他恶性肿瘤多见,少数为良性肿瘤和先天性囊肿。前者手术治疗效果不佳,后者可手术切除。

4. 马尾部肿瘤　此部位肿瘤多为良性肿瘤。若瘤体较小,切除一般无困难。若马尾部肿瘤瘤体较大,且和马尾神经有广泛粘连,广泛剥离常常损伤马尾神经,而引起症状加重,疗效不好。

5. 上颈段肿瘤　瘤体可经枕骨大孔向上伸沿进入颅腔,术前应做好开颅的准备,上颈段肿瘤易导致呼吸肌麻痹。

6. 哑铃形肿瘤　哑铃形肿瘤多见于神经纤维瘤,多位于颈部,其次是胸部。手术切除根据瘤体大小而定,瘤体较大者,一次手术切除有困难,应分期进行手术。

二、脊柱肿瘤

（一）临床表现

由于脊柱肿瘤早期缺乏特征性的临床表现,难以在早期发现,易出现误诊、漏诊,大部分患者就诊时往往已处于中晚期,给治疗带来一定的困难并影响治疗效果。脊柱肿瘤的早期及时诊断及治疗,对于患者的疗效、预后具有非常重要的影响。

无论是原发性或转移性脊柱肿瘤,其典型的临床表现为局部疼痛、神经功能障碍、局部包块或脊柱畸形。而无症状脊柱肿瘤通常是在常规体检中被发现,这种情况并不少见。

1. 疼痛　疼痛是脊柱肿瘤患者最常见、最主要的症状。80%~95%的原发性脊柱肿瘤在确诊时疼痛是首发症状,有时是唯一症状。脊柱肿瘤所致疼痛的机制可能包括:骨的浸润和破坏(尤其是骨膜的膨胀)、骨病变组织的压迫、病理性骨折、脊柱椎节不稳,脊髓、神经根或神经丛的压迫和侵蚀等。根据肿瘤性质的不同,疼痛发生的时间、性质等亦有所区别。从疼痛发生的时间上看,疼痛可出现在脊柱肿瘤得到确诊前的数月或数年,其中脊柱良性肿瘤疼痛病程一般较长,可为数月甚至数年,而恶性脊柱肿瘤,如成骨肉瘤、尤文氏肉瘤或骨转移瘤等,其疼痛病史的时间相对较短。夜间疼痛几乎是所有骨肿瘤的特征性表现,同样也是脊柱肿瘤患者的常见表现。其原因主要在于:

(1) 夜间患者通常采取卧位,静脉压力相对较高,而对肿瘤周围的末梢神经形成刺激。

(2) 夜晚患者的精神注意力相对较为集中,对疼痛变得较为敏感。

(3) 肿瘤释放的一些炎性介质对神经形成刺激等。患者出现咳嗽、打喷嚏、用力或其他增加腹内压的动作可诱发疼痛加重。

2. 肿块　以肿块为首发表现的患者并不常见,主要见于颈椎或脊柱后部附件结构的肿瘤,由于脊柱骨肿瘤多发生在椎体,因椎体的位置深在,难以在体表发现。恶性脊柱肿瘤其肿瘤的包块增长较快,对周围组织常形成压迫等,故常有局部疼痛、不适等表现。转移性脊柱肿瘤由于有原发病灶的存在,以及转移肿瘤一般恶性程度较高,生长比较迅速,易于诱发脊柱疼痛和神经症状等,故在形成较大包块前即可被发现。

3. 畸形　脊柱肿瘤导致的脊柱畸形并不少见,其主要机制包括肿瘤对椎体和(或)附件的破坏、脊柱周围组织的痉挛性反应,以及肿瘤体积较大对周围结构形成挤压等。如骨样骨瘤常可出现凹向病灶侧的侧凸畸形,其侧弯顶点常为病灶所在部位。

4. 神经功能障碍　脊髓压迫症状可由肿瘤本身直接侵袭引起,也可由肿瘤破坏骨性结构导致的畸形继发引起。由于脊柱肿瘤主要位于椎体,往往从前方压迫锥体束或前角细胞,故常以运动功能损害先出现。脊髓压迫症状视压迫程度的不同而出现不同表现,如脊髓前角综合征、脊髓后角综合征及脊髓半切综合征等,并视肿瘤的部位不同而表现各异。

5. 全身症状　转移性肿瘤患者晚期出现原发恶性肿瘤的恶液质表现,如贫血、消瘦、低热、乏力等。但在早期阶段可不具备上述症状。

(二) 手术方式

随着脊柱外科技术的发展及化疗的进步,恶性脊柱肿瘤,特别是转移瘤的手术处理已可为患者带来一系列好处。手术切除脊柱肿瘤后,给予坚固的内固定,辅以术后的放疗和化疗,可以治愈一部分患者,或者可使一大部分患者无痛生存几个月至几年,提高患者有生之年的生活质量。内固定及减压术后,患者不完全性截瘫的恢复,可减少家属或护士的工作量。对原发肿瘤尚未发现病例,手术治疗还可完成病理活检检查。手术方法包括姑息性手术和肿瘤切除及椎体重建术。

1. 姑息性手术处理　适宜原发肿瘤未切除或除脊柱外还有其他部位广泛转移者,可作脊柱肿瘤的姑息性处理。无神经系统症状者,仅做内固定术;有神经系统症状者,先做病椎处局限性椎板切除,并去除突入椎管内肿瘤组织。

2. 脊柱肿瘤的切除及椎体重建术　根据病变部位可采用不同的方法,颈椎部肿瘤,可采用颈前部入路,切除肿瘤和病变椎体,可植入人工椎体或填入自体髂骨;胸腰椎肿瘤,可采用后正中入路,或采用一侧经胸切口,或经胸腹联合切口,切除病椎,植入人工椎体或自体髂骨,最后还需有内固定器固定。

第四节　麻醉实施注意事项

一、术前准备与评估

脊柱外科手术同胸腹和颅脑手术相比,虽然对重要脏器的直接影响较小,但仍有其特点,尤其是脊柱巨大肿瘤及多节段复杂脊柱手术对患者生命体征可造成严重影响,麻醉和手术医生对此应有足够的认识,才能保证患者围术期的安全。

（一）病情差异较大

接受脊柱手术的患者是千变万化和参差不齐的,患者可以是健壮的,也可以是伴有多系统疾病的,年龄范围从婴儿到老年;疾病种类繁多,既有先天性疾病,如先天性脊柱侧凸,又有后天性疾病,如脊柱的退行性变,既可以是颈椎病,也可以是骶尾部肿瘤等。手术方法多种多样,既可以经前方、侧前方减压,也可以经后路减压,有的需要内固定,有的则不需要,即使是同一种疾病,由于严重程度不等,其治疗方法也可完全两样。因此,麻醉医生术前应该准确了解病情及手术方式,以便采取合适的麻醉方法,从而保证手术得以顺利地进行。

（二）手术体位对麻醉的影响大

脊柱外科手术患者的合适体位既可以减少术中出血,亦易于手术野的显露和预防与体位相关的并发症。根据脊柱手术进路的不同,常采取不同的体位,其中仰卧位和侧卧位对循环和呼吸功能影响不大,麻醉管理也相对较为简单,但俯卧位可使胸腹部受压,以致胸腹部运动受限,从而引起限制性通气障碍和潮气量减少,加之麻醉平面过广可引起呼吸抑制,致使患者存在缺氧的危险;腹部受压还可导致静脉回流障碍,使静脉血逆流至椎静脉丛,以致加重术中出血。此外,若头部位置过低或颈部过分扭曲等亦可造成颈内静脉回流障碍,导致球结膜水肿甚至脑水肿。因此,俯卧位时应取锁骨和髂骨为支撑点,尽量使胸腹部与手术台之间保持一定空隙,同样应将头部放在合适的位置上,以减少体位对呼吸或循环带来的影响。因此,对时间较长的俯卧位手术患者,宜采用气管内全身麻醉。气管内全麻时最好使用带加强钢丝的气管导管,这样可以避免因气管导管打折而致通气不畅和因放置牙垫可能造成的硌伤。若采用区域阻滞麻醉,则应加强呼吸和循环功能的监测,尤其是 SpO_2 监测,以便及时发现患者的氧合情况。值得注意的是患者良好体位的获得要靠手术医生、麻醉医生和手术护士的共同努力。

（三）出血量大

脊柱手术,由于部位特殊,止血常较困难,尤其是骶尾部的恶性肿瘤手术,出血量常可达数千毫升,因此术前必须备好血源,术中必须正确估计出血量以及保证静脉通路通畅,以便及时补充血容量。估计术中可能遇到大量出血时,为了减少因大量输血所致的并发症,可采用自身输血,亦可采用术中控制性降压,但这些措施可使麻醉管理更加复杂,麻醉医生对此应有充分的认识,并做好必要的准备,以减少其相关的并发症。

（四）脊柱稳定性与脊髓损伤可能性

良性和恶性肿瘤均可能通过对脊柱的破坏而影响脊柱的稳定性,在麻醉前必须通过了解病史、体格检查、辅助检查等途径估计脊柱的稳定性,防止因改变体位而损伤脊髓。部分颈椎和颈髓肿瘤患者颈椎的稳定性差,术前必须加以明确,以采取相应的麻醉方法和气管内插管方法,避免对颈髓的损伤。脊柱和脊髓肿瘤均可因手术而引起或加重脊髓损伤。因此,在麻醉前须与外科医师商讨术中脊髓损伤的可能性,以确定手术中对脊髓功能的监测方式。

（五）出、凝血功能

脊柱和脊髓肿瘤手术,均需要切除部分脊柱骨,骨质部止血比较困难,脊髓周围血管丰富,部位较深,止血也较困难,术前首先对术中出血情况作出评估,尽量纠正患者的出、凝血功能障碍。如术前估计出血量大的手术可在术前作肿瘤部位血管栓塞和术中控制性降压。

二、麻醉方式选择

脊柱肿瘤手术一般选择气管内插管全身麻醉,较小的肿瘤可以选择连续硬膜外麻醉。估计术中出血可能较多时,应行深静脉穿刺和有创动脉测压及术中施行控制性降压术,患者情况允许时,可于术前备自体血或术日行急性等容量血液稀释,骶尾部巨大肿瘤患者术中可先行一侧髂内动脉结扎或术前行主要供瘤血管栓塞术。

全身麻醉一般采用静吸复合方式,药物的选择根据患者的情况而定。若患者的一般情况好,ASA 分级在Ⅰ～Ⅱ级,麻醉药物的选择没有什么特殊要求,但若患者的全身情况较差,则应选择对心血管功能抑制作用较小的药物,如静脉麻醉药可选择依托咪酯或咪唑安定,吸入麻醉药可选择七氟烷,而且麻醉诱导时药物剂量要适当,注药速度不宜过快。对行骶骨全切除术或次全切除术的患者,术中可实施轻度低温和控制性降压术,一方面可降低患者的代谢和氧需求量,另一方面可减少失血量,从而减少大量输入异体血所带来的并发症。

三、麻醉实施

（一）椎管内阻滞

实施椎管内阻滞时必须注意既能满足手术的需要,又能避开手术切口及肿瘤所在部位,可用于较低位置的脊柱和脊髓肿瘤手术。相较于全身麻醉,椎管内阻滞有自身优点:首先,可以减少某些手术患者围术期并发症,如深静脉血栓形成、肺栓塞、呼吸系统并发症和死亡。其次,脊柱肿瘤术后疼痛处理是一个重要问题,采用椎管内阻滞技术进行术后疼痛处理的镇痛效果更佳。椎管内阻滞还能减少术中失血量。

（二）全身麻醉

全麻药物的选用必须兼顾镇静、催眠、镇痛、肌松和机体生理功能稳定等诸方面的平衡,麻醉药物必须可控性好、镇痛强度大、对循环和呼吸功能影响小的药物。同时,还必须考虑麻醉药物对体感诱发电位监测的影响。

1. 丙泊酚　是起效迅速的超短效静脉麻醉药,其起效时间是 30 秒,作用维持时间 7 分钟左右。丙泊酚抑制 GABA 的摄取和加强 GABA 的作用,影响 $GABA_A$ 受体,产生中枢神经系统的抑制作用。丙泊酚麻醉诱导剂量为 2.0～2.5 mg/kg,必须缓慢的注射,麻醉维持剂量为 6～12 mg/(kg·h),长时间持续给药停药后,患者很快就可以苏醒,并且清醒质量很高。

2. 咪达唑仑　咪达唑仑脂溶性较强,随着剂量的不同,可产生抗焦虑、镇静、催眠、顺行性遗忘、抗惊厥和中枢性肌肉松弛等不同的临床作用。诱导时,静脉咪达唑仑用量为 0.2 mg/kg,静脉注射

30 秒起效,17 分钟后患者意识恢复。咪达唑仑和丙泊酚是镇静催眠的黄金搭档,起效快,均属中、短效药物,药物可控性好,两药合用具有明显的协同作用,而两药对循环系统的抑制相对较小,对体感诱发电位监测的影响也较小,是脊柱和脊髓肿瘤手术中可以选用的两个麻醉药物。

3. 芬太尼　它是一种强效的镇痛药物,主要通过激活 μ 受体起效。芬太尼脂溶性高,可迅速通过生物膜,因为起效迅速,此后再分布到骨骼肌、脂肪等组织,因而维持时间长。瑞芬太尼是一种新型的阿片类药物,起效快、作用时间短,消除快,消除半衰期为 3~10 分钟。药物可经血液和组织中非特异性酯类水解而不依赖肝肾代谢,重复使用少有蓄积,因此,对于肝肾功能较差的脊柱肿瘤患者,可以考虑使用。

4. 肌肉松弛药　目前广泛使用的肌肉松弛药是维库溴铵和阿曲库铵,由于其作用时间中等,效果确切、对循环影响小,可作为脊柱和脊髓肿瘤手术麻醉用药。罗库溴铵、美维松也是较好的选择,其中罗库溴铵起效快,可替代琥珀胆碱作为气管内插管用药;美维松在体内通过胆碱酯酶水解代谢,因此作用时间短,在体内无蓄积作用,肌松作用的可控性好,手术后患者恢复快,非常适合在脊柱和脊髓肿瘤手术中使用。

在对脊柱和脊髓肿瘤患者,尤其是脊髓压迫症的患者,在麻醉诱导中,可使用起效快的药物,以缩短推注麻醉药至完成气管内插管的时间,对截瘫患者应避免使用琥珀胆碱。麻醉的维持以经静脉持续给药或持续给予吸入性麻醉药(如氧化亚氮、七氟烷等)为好,持续给药使血药浓度更趋平稳,麻醉可控性好,一旦需要,术中唤醒患者所需等待的时间也较短。

(三) 监测

术中监测是保证患者安全及手术顺利进行的必不可少的措施。血压、心电图、SpO_2 以及呼吸功能(呼吸频率、潮气量、$P_{ET}CO_2$ 等)的监测应列为常规。脊柱畸形矫正术及脊柱肿瘤切除术等,由于创面大、失血多,加上俯卧位时不便于无创血压的监测,因此,有条件时应行桡动脉穿刺直接测压,如有必要还应监测 CVP,以便指导输血和输液,对术前有心脏疾病者或老年人可放置漂浮导管,以监测心功能及血管阻力等情况。在行控制性降压时 ABP 和 CVP 的监测更是十分必要。

在行唤醒试验前,应了解肌松的程度。若用周围神经刺激器进行监测,则 4 个成串刺激均应出现,否则在唤醒试验前应先拮抗非去极化肌松药的作用。目前有的医院已采用体感诱发电位等方法来监测脊髓功能。

四、特殊情况的处理

(一) 减少自体失血和异体输血

脊柱和脊髓肿瘤手术中常可见较多出血,控制性降压可明显减少手术创面的出血,但应掌握好适应证,对于心功能不全、严重低氧血症或高碳酸血症的患者,不宜使用控制性降压,以免发生危险。控制性降压的措施有加深麻醉(加大吸入麻醉药浓度)和给血管扩张药(如血管平滑肌扩张药或钙通道阻滞剂)等,但因高浓度的吸入麻醉药影响唤醒试验,且部分患者的血压也不易得到良好控制,所以临床上最常用的方法为给血管扩张药,如血管平滑肌扩张药(硝普钠和硝酸甘油)及钙通道阻滞剂(佩尔地平)等。控制性降压时健康状况良好的患者可较长时间耐受 8~9.33 kPa(60~70 mmHg)的平均动脉压(MAP)水平,但对血管硬化、高血压和老年患者则应注意降压程度不要超过原来血压水平的 30%~40%,并要及时补充血容量(详见第二十三章)。

合理使用控制性降压,除上述把握降压幅度和加强诱发电位监测外,也必须充分考虑患者的个体差异，如年老体弱、有心血管病变、已有脊髓缺血表现者，必须慎用此法。控制性降压除采用药物降压外还可考虑其他降压办法，如体位性降压。

（二）自体输血

自体输血常用的方法包括术前自体血储备技术、急性血液稀释技术、术中及术后术区血液回收技术，是减少术中异体输血的一个良策。血液稀释可减少血液黏稠度，有利于重要脏器的血液灌注。血细胞比容维持在 0.30 左右时，血液运氧能力最强。术中及术后术区血液回收技术是近年来采用的新技术，是一种较好的节约用血的方法，但不宜回收混入恶性肿瘤细胞的血液（详见第二十三章）。

（吴树斌　黄宇光）

参考文献

[1] 邓小明，姚尚龙，于布为，等.现代麻醉学[M].4 版.北京：人民卫生出版社，2014.

[2] 黄宇光.北京协和医院麻醉科诊疗常规[M].北京：人民卫生出版社，2012.

[3] 赵定麟.现代脊柱外科学[M].北京：世界图书出版公司，2006.

[4] 崔苏扬.脊柱外科麻醉学[M].上海：上海第二军医大学出版社，2005.

第十七章
脊柱结核手术的麻醉
Anesthesia for Spinal Tuberculosis of Surgery

第一节　临床特点

一、全身症状

早期症状不典型,一般为结核病的共性症状,如:持续低热、盗汗、食欲缺乏及消瘦等;有时被呼吸系统或神经系统的疾患所掩盖。少数病例可发现同时存在肺、胸膜以及其他部位结核病变。儿童病例可出现夜啼及烦躁症等。

二、局部症状

1. 疼痛　早期可出现程度不等的疼痛,多呈持续性钝痛,此是脊柱结核的特征之一;疲劳时加重,休息后减轻,但不会完全消失。病程长者,夜间也会疼痛。但在颈椎结核时疼痛大多较轻,且局限于颈肩部或双上肢。颈部后伸可引起双上肢麻木、疼痛,咳嗽、打喷嚏会加重疼痛。如神经根受压时,疼痛则剧烈。寰枢椎结核可有顽固性颈部疼痛,致颈前屈、头低垂的强迫体位,患者不能平卧,需半坐位;坐或行走时双手托扶下颌;同时出现咽痛、吞咽疼痛及张口受限。胸椎和腰椎结核可有局限背部或腰骶部的疼痛,也可因刺激神经根而引发远达部位之神经反射痛。应当注意的是,胸腰段病变的疼痛有时表现在腰骶部或鼠蹊部。

2. 活动受限　视病变部位不同,可引发相应节段脊柱活动障碍。颈椎结核表现为颈部僵硬、斜颈、头颈转动受限或明显障碍,头不能抬起,眼睛不能平视,头颈部失去正常的运动功能。在腰椎结核,由于结核渗出物的炎性刺激而引起腰椎附着肌群(主要为或戊巴比妥 100 mg 腰大肌及髂腰肌)痉挛,以致伸屈活动受限。胸腰段或腰椎结核的患者在站立或行走时,头与躯干向后倾斜,以减轻体重对患椎的压力。患者拾物时需挺腰、屈膝、屈髋,此即拾物试验阳性。胸椎的活动度很小,不易观察患椎活动受限的部位及范围。

3. 畸形　由于相邻的椎体边缘破坏或椎体楔形压缩,脊柱的生理弧度发生改变,以向后成角畸形多见;侧凸畸形少见。如胸椎原已有后凸,病变时则后凸畸形尤为明显;由于腰椎原有生理性前凸,因此,发生结核病变时,其后凸多不显著。在成角后凸的上下脊柱段常有代偿性前凸。

4. 叩击痛　直接叩击患椎棘突可引起疼痛,为避免增加患者痛苦,一般用轻轻叩击足跟或头顶诱发传导叩痛。

5. 寒性脓肿与窦道　视脊柱结核的部位不同而在躯干不同处显现,应注意全身查体,以防遗漏。

三、脊髓受压症状

以胸椎结核发生脊髓压迫症状者最常见。当脊髓受压时，患者的病变平面以下部位之感觉、运动、腱反射及括约肌功能可有异常并逐渐加重。胸椎及颈椎结核最易引起完全性瘫痪，如不及早解除截瘫，一旦形成完全瘫痪，则恢复无望。

第二节　病 理 生 理

一、概述

椎体结核病灶的发生大多为一处，少数患者的椎体病灶可有两处或多处。每处病灶之间有较正常的椎体或椎间盘组织分隔，对这类多处发生者可称之为"跳跃性病灶"。由于脊柱的椎体为松质骨，其病理改变主要为组织坏死，增生反应不明显。在病变早期，坏死骨质与周围正常的骨质不容易区分。病变如未得到控制而继续发展，结核性脓肿可穿破椎体，侵犯椎间盘或椎体周围组织。结核性脓肿亦可对脊髓产生压迫，椎体和间盘组织遭到破坏后，则引发脊柱畸形，后期称之为Pott's病。

二、病理分类

临床上多依据其病理解剖而分为以下四类，其中以前三类为多见，现阐述如下。

1. 椎体边缘型结核　临床上常见。边缘型结核病变可发生在椎体上下缘的两侧和前、后方。结核菌栓子先在椎体边缘产生病灶（早期），随着病灶的扩大可由此蔓延到椎间隙，并侵犯间盘组织（中期）。如果病变十分严重，相邻的两个椎体可形成塌陷、缺损，并逐渐形成患椎向后的成角畸形，且多伴发椎旁流注脓疡；因椎体后缘靠近椎管，因此后方病变容易造成脊髓或神经根的受压征（多在后期）。当然局部的结核性肉芽肿或干酪样物质也可侵入椎管直接压迫脊髓或硬膜囊。

2. 椎体中心型结核　此种类型结核多见于儿童和青少年，而在成人少见。细菌栓子来自血循环，在椎体中部的松质骨内产生病变，发展缓慢，局部症状出现较晚。椎体可破坏，椎体受压后则呈楔状。当病变穿破软骨板到达椎间关节，即构成全关节型结核。病变也可进入两侧椎旁肌群，形成椎旁脓肿，如向后穿过椎管前方骨皮质，则就直接构成对脊髓的压迫而引起瘫痪。

3. 椎体前型（即骨膜下型）　此型少见，多发生在椎体前缘，其病理改变也以骨质破坏为主，容易向四周软组织扩散。其病灶亦可原发于椎体边缘，也可因椎体外的结核病变所致。此型常无明显死骨形成。

4. 附件型　极少见，发生在棘突、椎弓、横突处等，多为个案报道。

三、结核性脓肿

结核性脓肿为炎性渗出物和坏死组织所组成，因脓肿形成时间较长，无红、热、疼痛等急性炎症的特征，故称为"寒性脓肿"。其脓液一般较稀，含有大量结核性肉芽组织、干酪样物质、坏死的椎间盘及死骨。脓肿大都位于椎旁和软组织中，脓液一旦突破椎体骨膜及韧带后，则沿组织间隙可向远处形成脓肿。脓肿破溃则形成瘘管和窦道。颈、胸、腰、骶段椎体所产生的脓肿有不同的特点,现阐述如下。

1. 颈椎椎体结核　脓液穿破椎体前方骨膜和前纵韧带,聚集在颈前肌的后方。C_4 以上病变的脓肿多位于咽喉后方,称为"咽后脓肿"。C_5 以下病变的脓肿多位于食管后方,也称为"食管后脓肿"。巨大脓肿可使咽后壁和舌根靠拢,以致睡眠时鼾声如雷,严重者可引起呼吸与吞咽困难。咽后脓肿和食管后脓肿明显增大时,可致颈部两侧隆起,或沿椎前筋膜向上流窜。脓肿有可能穿破咽腔或食道而流出体外。颈椎椎体侧方病变的脓液可在颈部两侧形成脓肿。

2. 胸椎结核　胸椎椎体的脓液可将病椎及其相邻椎体的骨膜及韧带掀起,从而造成广泛的椎旁脓肿。脓肿可向胸膜腔或肺内穿破,有时也沿肋间神经和血管向背部或胸壁部扩散。

3. 腰椎结核　当脓液积聚在椎体和椎节内达到足够大的压力后,则穿过被结核肉芽侵蚀的前纵韧带或椎旁韧带,流注至椎旁腰大肌内,形成一侧或两侧性腰大肌脓肿;后者较多见。上腰段可形成椎旁脓肿,脓肿能沿着腰大肌向下流注至股三角及小粗隆部;再沿股骨上端的后面、向大腿外侧及膝部扩散。腰大肌深层的脓肿可刺激局部神经继而引起患侧髋关节屈曲挛缩,并向下流注到腰三角,形成腰三角脓肿,此时易与腰部疾患相混淆。

4. 胸腰段椎体结核　具有胸椎和腰椎结核的特点,上段多形成局部之椎旁脓肿,下段可形成腰大肌脓肿,并向下延伸,视脓汁流向何处而症状各异。

5. 骶椎结核　脓液聚集在骶骨前方,形成骶前脓肿;或经坐骨大孔向股骨大粗隆部流注。

四、脊髓受压

脊柱结核症状波及椎管、合并截瘫者占 10% 左右,主要为胸腰段以上病变,其次为颈椎结核产生脊髓压迫症的机会较多。产生脊髓压迫症的原因:

1. 脓肿直接压迫　脓肿内容物侵入椎管内直接压迫脊髓。

2. 坏死物所致　包括死骨块或破坏的椎间盘组织等均可对脊髓形成直接压迫。

3. 畸形　患椎的病理性骨折脱位或成角畸形,亦为压迫脊髓常见原因。

4. 硬膜外的肉芽肿　肉芽肿本身、继发的纤维束带及蛛网膜下腔广泛粘连等均可对脊髓造成压迫。

5. 椎管因素　胸椎及颈椎下段的椎管较狭窄,从而加重了致压程度。

五、脊柱畸形

椎体结核后期可造成脊柱后凸畸形,并对硬膜囊构成压迫,此称之为 Pott's 病;脊柱侧凸则相对少见。后凸畸形的原因为:

1. 椎节压缩及楔形变　患椎椎体受损后塌陷,使相邻椎体的前缘靠拢,形成楔形变;患椎的椎间隙大多狭窄或消失。

2. 发育因素　在青少年前发病之患者,可因椎体的二次骨化中心遭到破坏而使椎体纵向生长障碍而加重畸形。

第三节　危险因素评估

尽管大多数患者术前均经过充分的抗结核及营养支持治疗,但结核病灶的存在使患者的体质大幅度下降,并存在着许多并发症及异常情况,如病变致呼吸及通气/血流交换不足、循环抑制(颈、胸椎结核多见)、发热等。因此,术前对患者的全身状况给予充分评估是非常重要的。

一、心功能评估

术前患者要常规进行心电图检查。疑有心功能不正常的患者,术前做超声心电图检查可测出心室壁的厚度和心腔之大小,有助于对心功能进一步评价,从而估计对手术的耐受性。

二、呼吸功能评估

首先要判断是否有呼吸困难及活动性肺结核,纵隔及肺有无受累,有无结核性气管狭窄。最常见的问题是通气功能障碍,减少最多的是肺活量、肺总量和功能残气量。呼吸系统容量和顺应性的变化与后突或侧弯的角度成反比关系,这是由于脊柱和胸廓畸形对呼吸系统弹性的影响及畸形对呼吸肌发育的影响而造成的。大部分患者动脉二氧化碳分压可保持正常。有脊柱侧弯患者,肺的机械性能及通气/血流比进一步受损,故通气的需求增加。这些病例可能出现高碳酸血症,而此症的出现将预示着会出现呼吸衰竭。术前对伴有脊柱侧弯患者要常规进行呼吸功能检查和动脉血气检查,以了解其受损程度和类型,从而有针对性地采取有效措施,以有利于患者的治疗和恢复。呼吸窘迫症主要源于伴发的肺部结核病灶、胸椎椎旁脓肿突破进入肺脏或 Millar 哮喘。

三、其他方面

还需了解原发病灶是活动的还是静止的;有无溃疡、窦道形成,有无局部疼痛;有无寒性脓肿、咽后壁脓肿;脊髓或神经根有无受压,有无瘫痪或不全瘫,肢体反射是否亢进;膀胱、肠等内脏神经功能支配有无受到影响;气管、食管有无受压;颈部有无僵硬、畸形;有无脊柱后凸、侧凸畸形。对于椎体有严重破坏的患儿,多出现严重脊柱后凸成角畸形,由于脊柱后方正常结构生长速度快,这种畸形进展迅速,导致严重畸形和重要脏器功能改变,严重可导致限制性肺部疾病和继发性阻塞性心力衰竭。

肝肾功能、电解质等常规检查亦应进行。由于人类免疫缺陷病毒(HIV)是导致脊柱结核患者发病率增加的一个原因,糖尿病患者也易患脊柱结核,因此,脊柱结核患者还要做血糖及 HIV 病毒检验。

第四节　脊柱结核手术的并发症

一、手术操作发生并发症

1. 胸腹膜损伤引起的气胸、血气胸、气腹、胸腹腔积液　是脊柱结核手术较为常见的并发症。胸腹膜损伤原因有:① 术前胸腹膜有病损,部分患者脊柱结核继发于肺结核或肠结核;② 胸腹膜因炎症反应脆性增加,炎症还可导致组织解剖不清;③ 操作技巧欠缺:如取肋骨时的剥离方向、肋骨的断端及清除腰大肌脓肿时均可引起胸腹膜破损。

2. 血管损伤　临床常见的血管损伤有髂外静脉、腰横静脉、大根动脉等。发生血管损伤常见原因主要有:① 血管脆性增加,局部解剖结构熟悉程度不高;② 操作时视野不清晰,暴力操作及不细致。

3. 神经功能障碍　常见神经损伤有股神经、生殖股神经、喉上喉返神经、肋间神经、腰神经根、交感链甚至脊髓损伤等。神经功能障碍其可能的原因有：① 病灶侵犯病情自身发展演变；② 解剖不熟悉、操作视野不清晰、操作粗暴及助手配合不当。

二、术后早期并发症

脊柱结核术后早期易出现的并发症主要如下。

1. 应激性并发症　常见有应激性溃疡及应激性精神障碍等。主要原因为手术应激、麻醉效应、患者自身心理状态及身体状况差等。

2. 呼吸困难　是颈椎前路手术最严重的并发症状之一，多数发生在术后 1~3 天。常见原因有：① 喉头水肿；② 切口内出血；③ 颈髓损伤；④ 植骨块松动、脱落压迫气管。

3. 脊柱手术后脑脊液漏　其发生率为 2.31%~9.37%。发生原因有：① 硬脊膜与周围组织粘连；② 自发性脑脊液漏；③ 手术因素。

4. 截瘫　大部分的脊髓损伤与手术操作失误有关。如果患者椎体附件已破坏，尤其是椎弓根的腐蚀和破坏，当用骨膜剥离器推剥、顶撬肋骨小头时，极易失手陷入椎管内。如若术前 X 线片未能察觉出隐匿性附件结核，则误伤的机会更大。

5. 感染　常见感染有肺部感染、尿路感染、伤口细菌感染，甚至伤口深部真菌感染等。其原因有：① 术前合并基础病，如慢性支气管炎、肾结石等；② 术后护理滞后；③ 广谱抗生素用时长；④ 术中污染及术后换药不及时；⑤ 患者免疫力低下。

6. 植骨排异反应　此并发症并不多见，主要表现为术后伤口愈合差，引流液持续存在，渗出物培养为无菌性感染。

三、术后晚期并发症

1. 下肢深静脉栓塞　主要表现为下肢皮肤温度降低，下肢肿胀、疼痛。其产生原因有：① 下肢肌力降低，下肢静脉失去肌肉泵作用和血管舒缩反射，导致血流缓慢、外周静脉扩张；② 术后长期卧床；③ 麻醉方式，全麻患者的下肢深静脉血栓发生率要高于硬膜外麻醉；④ 某些手术方式采取侧卧位对下腔静脉挤压牵拉，可导致其血管内膜损伤。

2. 内固定松动、断裂　内固定松动、断裂不常见，主要表现为手术部位不适或疼痛。其发生原因有：① 抗结核治疗时间不足、佩戴支具时间过短、术后卧床时间不充分、术后负重早；② 外力直接或间接作用于手术部位；③ 内固定物取出时间过迟；④ 内固定器材选用不合理；⑤ 椎弓根螺钉本身设计缺陷；⑥术中破坏脊椎骨血供，使植骨延迟融合或不融合。

3. 脊柱结核术后并发症还有术后低钾、植骨块移位、植骨排异反应、食管损伤、麻痹性肠梗阻及取骨区疼痛等。规范、长疗程敏感药物化疗，正确地选择手术入路及彻底清除病灶是预防脊柱结核术后并发症的关键，而注意辨认术中复杂的解剖结构及有效的围手术期处理是防止其他并发症发生的关键。

第五节　麻醉实施注意事项

脊柱结核是一种较常见的骨科疾病，病人经一段时间的抗结核治疗后，多数需行手术治疗。手术包括椎旁脓肿清除，颈、胸、腰椎病灶清除，后路内固定及病灶内植骨等。这类病人一般体质较弱，特别是 70 岁以上的高龄病人。病人常伴营养不良、有长期卧床史、心肺功能较差、肺活量降低、窦性心动过速、低血色素、低蛋白血症、低血钾、低血钙等，尤以胸椎结核合并截瘫者更为明显，给麻醉带来了一定的困难。对已合并有肺结核的病人应先行抗结核治疗，待肺部病变稳定后再行手术治疗。手术前应尽可能改善全身营养状况。

一、术前访视

手术前一天，麻醉医生应认真仔细地阅读病历并询问病人，了解病人的现病史、既往史、用药史、手术史及过敏史。查看心肺功能报告、X 线片、CT 片及各项术前血、尿常规和生化检查化验单。为病人做全面的体检，向病人解释麻醉的有关知识，详细解答病人提出的问题，取得病人的信任。消除病人对麻醉和手术的恐惧感。以使病人更好地与麻醉医生进行配合。访视完毕后，麻醉医生应对此病人麻醉前、麻醉中、手术中及麻醉后可能发生的并发症有一充分的估计并制定有效的治疗对策，力争做到万无一失。

二、麻醉选择与实施

胸椎结核病灶清除术以选择全麻双腔支气管插管为宜。男性 F37～39 号，女性 F35～F37 号，以便开胸后行单肺通气，保证手术野的暴露和手术的顺利进行。对估计气管插管顺利的病人可采用快速静脉诱导插管（1% 丙泊酚 2～2.5 mg/kg，咪唑安定 0.1～0.2 mg/kg，维库溴铵 0.1～0.15 mg/kg）。如遇颈部后仰受限者，应采用清醒插管。插管前进行充分的咽喉部表面麻醉（1% 丁卡因喉头喷雾加环甲膜注射，或 1%～2% 利多卡因）。插管后应认真进行听诊，保证双肺良好的隔离。有条件的用纤维支气管镜进行定位则更为准确。妥善固定双腔管。摆手术体位时，麻醉医生应随着体位变动而转动病人的头颈部，避免过屈和过伸。手术体位摆好后，应立即再次进行肺部听诊，或纤维支气管镜检查，以保证呼吸道通畅和双肺隔离。术中麻醉维持采用静脉吸入复合。吸入药为氧化亚氮，与氧气之比为 1:1，新鲜气流量 3 L/min。术中单肺通气时如果脉搏血氧饱和度（SpO_2）降至 93% 以下时，将氧化亚氮与氧气之比调整为 1:2 直至纯氧。为了迅速增加麻醉深度，还可间断吸入异氟烷或七氟烷。适时追加芬太尼 0.1～0.2 mg，或者舒芬太尼 12.5～25 μg 静脉滴入，维持肌松用维库溴铵 0.05 mg/kg 静脉滴入。为了保持呼吸道通畅，开胸后应主动吸痰。特别是单肺通气结束后，双肺通气前必须对开胸侧气管内进行彻底地吸痰。待手术结束前 20 分钟，停止氧化亚氮吸入，改为纯氧吸入，患者自主呼吸恢复后，手控辅助呼吸。术毕，患者自主呼吸达到术前通气量的 80% 以上即为拔管指征，吸入空气时脉搏血氧饱和度应维持在 95% 以上，可呼之睁眼，仔细吸除呼吸道及气管内分泌物，拔除气管内导管送回监护病房。如不能达到以上指标，应更换单腔气管导管，回 ICU 进行机械通气治疗。

三、术中监测

胸椎结核病灶清除术中除了要常规监测血压（BP）、心电图（ECG）、脉搏血氧饱和度（SpO_2）、呼气末二氧化碳分压（$PECO_2$）以外，近年来胸椎结核行后路内固定手术正在逐步开展起来，其优点在于增强了脊柱的稳定性，患者可早期下床活动。但是对于行后路内固定加胸椎病灶清除及植骨手术的病人来说，手术创伤较大，术中出血量较多，一般在 1 200 ml 左右。这类病人麻醉前应行动脉穿刺置管连续监测动脉压,手术中血压可实时监测。麻醉医生可及时了解病人的血流动力学情况,给予输血补液。

另外,后路内固定手术中需要变换体位,首先是俯卧位,俯卧位对正常人在清醒状态下的呼吸和循环影响程度较轻微,通过机体的自身调节,能纠正或适应。但是对已麻醉的患者特别是全麻患者,由于病人全部知觉已丧失,肌肉松弛,丧失了保护性反射和自卫调节能力,循环血容量几乎完全受体位改变而变化。体位改变后导致血液出现重新分布的情况,由此影响静脉回心血量。俯卧位还大大降低了胸廓顺应性,增加呼吸道阻力。俯卧位双肺通气的气道压比侧卧位双肺通气的气道压平均增高 $5\sim8$ cmH$_2$O。并且随着手术时间的延长,气道压还有小幅升高的趋势。可见俯卧位对胸廓顺应性的影响是比较大的。因此麻醉医生在术中要密切注意气道压的变化。

后路内固定手术完成后,患者体位要由俯卧位改为侧卧位,体位摆好后麻醉医生还应进行肺部听诊或纤维支气管镜检查,以确保双腔支气管插管的位置准确无误。

四、术中液体治疗

胸椎手术特别是需要后路内固定术的手术出血量一般较多。维持术中循环的稳定是非常重要的,术中输血也是必不可少的。一般来讲,手术开始前应补入 500 ml 的胶体液及 250 ml 左右的乳酸钠林格氏液。因为做术前准备时要给患者进行结肠灌洗,术前一天傍晚进食水较少,手术当天清晨禁食水。此时患者正处于有效循环血量不足的情况下。特别是长期卧床的患者,其肾上腺皮质功能均有不同程度的抑制。同时也降低了患者对麻醉和手术的耐受力,容易出现血压波动。麻醉和手术开始前为患者输入一定量的液体可以保证有效的循环血量,稳定血压,为术中失血提供一定量的储备。如果术中失血 500 ml 左右时血压及心率依然比较稳定,可不必急于输血,仅补充大于出血量的胶体液即可,待术野渗血减少时再补血更为适宜。

此外,手术开始前将抑肽酶(278 U×5 支)溶入 250 ml 0.9％生理盐水中静脉输入,速度控制在1 小时内输完。此药可有效地减少术中出血。抑肽酶的作用机理为抑制纤维蛋白溶酶和激肽原酶的性能,保护血小板,从而达到止血作用,术中出血量可减少 30％左右。但此药有发生过敏反应的可能,术前需做过敏试验。术中如出现不明原因的血压下降,在排除麻醉过深和术中出血的因素后应立即停止抑肽酶输注,血压下降极有可能是由抑肽酶过敏所引起。此时应改用立止血等止血药物。

五、控制性降压的应用

脊柱手术切口长,创伤大,手术时间长,故术中出血较多,应用控制性降压可以减少出血。实施前应掌握好适应证。对心功能不全、明显低氧血症或高碳酸血症的患者,不要施以控制性降压,以免发生危险。降压药物除麻醉剂外,还有神经节阻滞药和血管平滑肌扩张药。因高浓度的麻醉剂的吸入将影响唤醒试验,而且部分患者血压也不易降到所需的水平,故临床上常用血管扩张药,以减少吸入麻醉剂的吸入量。最常用的药物是硝普钠和硝酸甘油。硝普钠直接作用于动、静脉血管平滑肌,可引起动脉血压迅速下降,肺动脉压、右房压及周围血管阻力均下降,在血压下降的同时,心搏出量也下降,心率增快。通常用 0.01％溶液,从小剂量开始,$1\sim2$ μg/(kg·min),然后调节剂量,达到所需血压水平。硝普钠降压效果确切,可控性好,停药后 2 分钟左右,血压可恢复到原来水平。

六、术后镇痛

胸椎结核病灶清除术,特别是后路内固定加髂骨取骨植骨手术,创伤大,切口多。术后病人常诉伤口疼痛难忍,烦躁不安,对病人的术后恢复非常不利。开胸术后的切口疼痛,使患者不能有效地咳嗽排痰,有可能造成术后肺不张及加重肺部感染。对于这些病人术后镇痛是非常必要和有效的。常用的是静脉自控镇痛泵。根据病人的体质、年龄及体重,泵内可以加入芬太尼 0.5~1 mg,或舒芬太尼 50~100 μg 溶入 100 ml 0.9%生理盐水中,每小时泵入 2 ml。病人自控镇痛剂量为 0.5 ml/15 分钟。此剂量即可减轻或缓解切口疼痛,又不致抑制呼吸,可使 80%以上的患者基本无痛。镇痛时间可维持 48 小时,两天后切口疼痛即明显减轻。越来越多的手术病人已经逐渐接受这一方法。

（吴树斌　黄宇光）

参考文献

[1] 邓小明,姚尚龙,于布为,等.现代麻醉学[M].4 版.北京:人民卫生出版社,2014.

[2] 黄宇光.北京协和医院麻醉科诊疗常规[M].北京:人民卫生出版社,2012.

[3] 赵定麟.现代脊柱外科学[M].北京:世界图书出版公司,2006.

[4] 崔苏扬.脊柱外科麻醉学[M].上海:上海第二军医大学出版社,2005.

[5] 耿万明,苏跃,刘伟,等.脊柱结核手术的麻醉管理[J].结核病与胸部肿瘤,2006,(3):209-212.

第十八章

先天性脊柱及脊髓发育异常的病理生理及麻醉问题

Pathophysiology and Anesthesia of Congenital Spine and Spinal Card Dysplasia

先天性脊柱及脊髓发育异常是胚胎期至出生前因各种致病因素所造成的脊柱及脊髓发育缺陷和功能障碍,可见于各类人群,尤其多见于儿科须行神经外科或整形外科治疗的患者。对这些疾病发生发展及病理生理机制的深入了解,为这类患者早期治疗,避免或减少永久性功能丧失提供了保障。基于上述原因,为了提供更加安全可靠的麻醉,麻醉医师必须了解相关的解剖、临床表现、手术体位、手术风险以及预期治疗效果。

第一节 先天性椎管内畸形:脊柱裂

脊柱裂包括脊柱和脊髓的先天性缺陷,涉及胚胎形成期神经管(孔)的发育不全,而随之发生的邻近骨及间质组织结构的发育异常。这是神经外科最常见到的先天性缺陷,其后遗症对儿童的影响要超过外伤性截瘫和肌肉功能不良。

尽管原发病损部位在中枢神经系统的脊髓部分,但出现的临床表现和后遗症涉及面常较为广泛,影响到大脑,脊髓,肢体,大、小肠和膀胱。比较严重的类型常被描述为终身的最复杂的发育性缺陷。这样,对这些患者的治疗就需考虑到症状和原发病,不仅是已出现的临床问题,而且也应该考虑治疗后期可能出现的问题。

脊柱裂的命名是复杂的,分类也因不同学者而异。依据神经组织是否暴露于外,可分类为开放性脊柱裂和闭合性脊柱裂。开放性脊柱裂缺乏皮肤组织覆盖,如典型的脊髓脊膜膨出和脑脊膜膨出,可有不同程度的脊髓裂、脊柱后裂、全部或部分的神经组织膨出和暴露于外。闭合性脊柱裂皮肤完全覆盖病损,这些畸形包括脂肪脑脊膜膨出、脊髓脂肪瘤、先天性脊髓纵裂症、皮肤瘘管、骶前脊膜膨出和终丝栓系,这些畸形尽管具有不同程度脊髓裂和脊柱裂,但无神经组织暴露于外。目前临床常采用上述的分类方法,以便能直观和确切地诊断和治疗患者。

一、开放性脊柱裂

下面以典型的脊髓脊膜膨出介绍开放性脊柱裂。

1. 发病机制 脊髓脊膜膨出是先天性脊柱裂常见的临床表现,主要由于胚胎发育过程神经管缺陷造成,主要在孕 18~21 周神经管闭合折叠时发生。国外大多数学者认为是多因素参与发病,包括从环境到遗传等各种病原学假说,但主要集中在基因 - 环境相互作用方面。

2. 临床表现和早期评估 临床表现最突出的是婴儿出生时背部中线的局部囊性肿物,多伴有囊基底部周围皮肤多毛。腰骶部膨出的脊膜和脊髓构成脊髓栓系,可随年龄与身高的增长因脊髓脊神经牵拉缺血缺氧而导致严重的神经损害症状，远远多于颈胸部病变。这些症状包括大小便障碍、双下肢及会阴部感觉及运动障碍、肌肉萎缩、下肢不等长、脊柱侧弯及足内翻、足外翻畸形等。随着产前预测，如胎儿蛋白测定、羊膜穿刺术和超声检查技术的更多应用，脊髓脊膜膨出的产前诊断水平已得以显著提高。出生前未诊断出的脊髓脊膜膨出，在出生时则是很明显的。检查和治疗的目的是评价婴儿的一般状况，确定并发症的问题，特别是那些潜在的妨碍早期手术修复缺陷的因素，保护和维持神经功能及防治感染。虽然所涉及的范围广，但常规的新生儿监护应立即开始，缺损部位应避免受到外伤并穿戴无菌、湿润、无附加物的衣服，不使用有神经毒性的溶液。还应进行心、胃肠和泌尿生殖系统的评估。进行神经功能检查以确定病损的功能平面、异常反射的变化程度或偶然出现的脊髓休克表现，应明确仍存在和已缺失的功能。

3. 外科治疗原则　在手术方式上，国内外学者都主张在显微镜下同时行椎管扩大探查，脊髓脊神经松解和脊膜修补术，但是手术时机的选择争议较大，大部分学者认为宜早手术，手术年龄越小术后效果越好，延迟闭合增加了感染和脑室炎的发生率，从而增加身心功能障碍的危险性。假如囊肿未破裂，闭合手术应在 24～48 小时内完成。出生 72 小时内感染的危险性很小。这段时间可用来检查和对婴儿进行术前准备，并开始与患儿父母协商，提出忠告。假如囊肿已破裂，应尽快闭合，通常在 24 小时内实施。手术在全身麻醉监测下进行，同时开通足够的静脉通道以及膀胱内留置导尿管。围术期给予抗生素，但无证据支持术后使用抗生素可预防脑脊膜炎或脑室炎。婴儿置于仰卧位时应使用环行垫以保护脊髓脑脊膜膨出缺损处或应用 3/4 侧俯卧位。闭合脊髓缺损时，患儿应俯卧于适当大小的胸部布卷垫上。对于伴有胸腰段后凸畸形（约为 15%）的患儿，一般在闭合脊髓脊膜膨出的同时，通过椎体切除术行后凸矫正，从而使椎管的闭合容易得多，但应注意分离硬脊膜及椎体切除时可能出现明显的失血，应给予充分的估计。术后，常规行新生儿监护，患儿不需要特殊体位，但是应避免直接压迫伤口。随着细致的分离和双极电凝的应用，失血极少，脊髓脊膜膨出修复的手术病死率已几乎降为零。术后最常见并发症是脑脊液漏和继发脊髓栓系综合征。一旦发生脑脊液漏，一般患者通过采取俯卧位、局部加压包扎，可以得到控制；对脑脊液压力高、迟发性、开放性脑脊液漏，则应再次将伤口缝合，并在 2 周后拆线，可治愈。脊髓脊膜膨出术后远期并发症最常见的是继发脊髓栓系综合征，主要由于首次手术位置局部瘢痕粘连低位脊髓或神经根造成的，占所有脊髓脊膜膨出患者的 2.8%～32.0%，通常发生在 5～9 岁儿童脊柱快速生长阶段，临床上多出现疼痛、无力、足畸形、脊柱侧凸、膀胱或肠道功能障碍等症状。

二、闭合性脊柱裂

隐性脊柱裂时，皮肤完全覆盖神经组织，包括脊髓脂肪瘤、脊髓纵裂、皮肤瘘管、脊髓囊状突出、终丝栓系和未严格明确的"脊髓栓系"。

（一）脂肪脊髓脊膜膨出

1. 临床表现　因胚胎期的神经管闭合发生障碍导致椎板融合不全，脊髓和（或）神经根自骨裂处膨出的先天发育畸形，常伴有局部脂肪异常增生，在早期患儿常被认为是由皮下脂肪瘤所致的外观畸形。典型的位于臀沟部以上，但是也可能延伸到一侧臀部。50% 病例有相关的皮肤征象如中线处凹陷、皮肤窦、一块毛斑或血管瘤等。继而出现症状不断加重的同时可涉及下肢和膀胱的神经功能障碍。至成人时可出现急剧的功能丧失。因为脂肪瘤对脊髓或马尾造成压迫加重相应的症状,故了解脂肪瘤与脊髓圆锥的位置关系非常重要,根据影像特点将其分为 3 型:① 圆锥下型,脂肪瘤侵袭马尾神经和圆锥下方及终丝;② 圆锥旁型,脂肪侵袭圆锥的一侧,包绕一侧的马尾神经;③ 圆锥上型,脂肪侵袭脊髓圆锥上部位,可牵拉脊髓向背侧成角。

2. 外科治疗原则 以手术切除脂肪瘤解除压迫、松解马尾神经粘连、修补瘘口防止再复发是治疗该病的根本途径。目前认为宜尽早手术,手术年龄越小,术后效果越好,早期手术还可避免因囊膜破裂而导致的感染。术中儿童取腹部悬空的俯卧位。麻醉与体位手术多在局麻加强化麻醉下进行,也可根据情况采取基础麻醉或全麻。

(二) 脊髓纵裂畸形

脊髓纵裂是脊髓先天性发育畸形,通常畸形局部增宽并分裂成两半,中间为小骨刺或纤维组织、软膏组成的纵隔。此隔自椎体后贯穿椎管中央向后固定于脊髓背侧硬膜部。畸形发生的原因不明,可能为神经管闭合时中胚层组织误位其中,致使该部脊髓发育障碍所致。

1. 临床表现 男女比例接近 1:3。绝大多数患者(50%~90%)出现皮肤征象,大多数为多毛斑或痣,此常常标志着脊髓的节段。超过 25% 的患者同时有脊髓脊膜膨出。40% 的病例最初无症状和体征,几乎所有病例均有某些神经功能改变。成人和儿童一样虽然超过有很多临床表现,但最常见的是疼痛和排尿功能异常。疼痛常位于会阴部或肛门周围,疼痛为触痛性质,体力活动长可引起或加重其症状。脊柱侧弯可能是某些患者的唯一表现,并随年龄增加而呈进行性加重。脊髓纵裂畸形的绝大多数患者具有脊髓栓系综合征的表现,其典型表现为患者下腰部僵硬、疼痛、脊柱侧弯以及一侧足或小腿先天性短或小,足部可表现为内翻、外翻,或弓形足畸形。神经症状表现为单侧小腿肌肉萎缩伴踝反射减弱或消失,也可能有混合的上运动神经元和下运动神经元体征,伴同侧的膝反射亢进和对侧踝反射亢进。

2. 诊断:学龄前小儿,下肢乏力步态不稳,直肠膀胱功能障碍。下段脊柱区皮肤也有异常时,要考虑到脊髓纵裂的可能性。脊柱 X 线平片可见病变部椎弓根距离增加,椎弓根多无改变,椎体变窄。正位平片可见椎管正中有密度增高的骨性纵隔阴影。此外常见合并有半脊椎、脊柱融合、脊椎裂和脑膜膨出等随形。脊柱 X 线平片有上述改变时则可确诊。

3. 外科治疗原则 治疗本病一经确诊即应手术治疗,手术主要解除脊髓局部索条的牵拉和压迫。手术彻底切除脊髓纵裂间的小骨蜡、软骨及其他软组织。切开破膜使脊髓裂复位于同一硬膜下腔内,缝合背部硬膜。手术体位:俯卧位后路进入。

三、Chiari 畸形和脊髓空洞症

(一) Chiari 畸形

Arnold-Chiari 畸形(ACM)是一种先天性小脑扁桃体延髓联合畸形,由奥地利病理学家 Hans Chiari 于 1891 年首次报道,又称 Chiari 畸形。畸形可分为 4 型,其中 Chiari I 型畸形(ACM I)多见(表 18-1)。4 种类型均大都伴有脑积水。

表 18-1 Chiari 畸形的分型及解剖特点

分　型	解　剖　特　点
Chiari I 型	小脑扁桃体延伸至枕骨大孔以下

续　表

分　型	解 剖 特 点
Chiari Ⅱ 型	胼胝体异常 丘脑中间块增大 喙状顶盖 颅后窝容积减小 窦汇下移 菱脑伸入颈椎管 颈延髓连接部扭曲
Chiari Ⅲ 型	枕颈部脑膨出
Chiari Ⅳ 型	小脑缺如

1. 临床表现　第 1 种畸形，即 Arnold-Chiari Ⅰ 型，为部分小脑下叶及小脑扁桃体移位进入椎管。第 2 种畸形，即 Arnold-Chiari Ⅱ 型，为小脑扁桃体与部分小脑移位进入椎管。另外，第四脑室变长并向下移位。颈神经根常向头端走行。约一半 Arnold-Chiari Ⅱ 型的病例存在有延髓内扭结，其中大多数病例存在脑积水。Arnold-Chiari Ⅰ 型畸形常与其他颈椎异常并存，包括寰枕融合、颅底凹陷、隐性脊柱裂及 Klipper-Feil 综合征。最常伴随的脊柱异常为脊髓积水或脊髓空洞。小脑疝入椎管常引起压迫性脊髓病并阻碍正常的脊髓脑脊液动力学，而颈椎的先天性不稳定可使上述病情加重。Arnold-Chiari Ⅱ 型畸形通常伴有脊髓空洞症。脑干向下移位同时存在的小脑发育异常导致这类患者出现脑积水（90%）。症状可出现于任何年龄，症状出现后伴随的并发症是 20 岁内死亡的最为明显原因。在婴儿中，逐渐表现出来脑干功能障碍的症状，包括吞咽困难，表现为进食差、进食慢或反复的食物误吸，呼吸暂停和声带麻痹出现的喘鸣。较大的儿童很可能出现脑干功能障碍，但以肢体无力和反复的食物误吸为主。青少年和成人均有痉挛状态、感觉改变和脊柱侧弯，但实际上这可能反映了脊髓空洞症的发展及其相关症状。这些患者也可能有共存的颅颈连接部异常，如颅底凹陷、寰枢椎不稳或分节畸形。有症状的 Chiari Ⅱ 型畸形的治疗涉及对移入颈椎管的小脑的减压。

2. 外科治疗原则　因发病机制尚不清楚，故目前无统一的手术方式。但普遍认为手术适应证为：① 有明显的神经症状和体征；② 病情呈进行性发展。手术方式分为：① 后颅窝减压术；② 后颅窝减压及脊髓空洞切开引流术；③ 后颅窝减压及小脑扁桃体切除术；④ 后颅窝减压、脊髓空洞切开引流术及小脑扁桃体切除术；⑤ 后颅窝扩大重建术；⑥ 枕大池重建术等。手术方法的选择依具体病情而定。有症状的或造成痛苦的 Arnold-Chiari Ⅰ 型畸形是后正中减压同时做或不做分流以减轻伴随脊髓空洞或脑积水的绝对指征。减压常包括部分颅骨和寰椎后弓的切除，并暴露小脑扁桃体以确保致压物的游离和硬膜的修补或成形。这种手术一般在处理伴随病变之前施行。枕颈融合很少作为此种手术后的指征，除非有伴随的不稳定，尤其当脊髓周围空间较所希望者为小时。

（二）脊髓空洞症

脊髓空洞症（syringomyelia）是由于各种先天或后天因素导致产生进行性脊髓病的脊髓空穴样膨胀，临床表现为节段性、分离性感觉障碍，节段性肌肉萎缩和传导束性运动、感觉及局部营养障碍。病变累及延髓者称为延髓空洞症。发病率为（25～34）/10 万，高发年龄 31～50 岁，儿童和老年人少见。自 MRI 广泛应用于临床后，国内外报道病例数均明显增加。有脊髓栓系、脊髓神经管闭锁不全和 Chiari Ⅰ 型畸形的患者特别容易发生脊髓空洞。

1. 临床表现　很多小的脊髓空洞患者,病情稳定及没有症状。脊髓空洞的症状表现为脊髓功能受到影响。经典的"悬挂式"感觉丧失是当脊髓丘脑束感觉纤维靠近其进入脊髓节段时受到影响。也可能出现运动功能受损;颈髓的空洞可能导致手内在肌的萎缩。脊柱侧弯是脊髓空洞的常见表现。Chiari Ⅰ型畸形的患者可有枕颈部疼痛,增加颅内压的动作,如用力、咳嗽和大笑可加重疼痛。

2. 治疗指征　有症状的脊髓空洞患者是治疗的指征,并且由于无法预测其进展,对于较大且范围广泛的脊髓空洞症,不论有无症状,也是治疗的指征。一般需外科手术,手术包括颅后窝减压、硬脊膜成形术、栓系松解等。与小脑扁桃体疝有关的脊髓空洞症有后颅窝减压治疗,通常包括枕骨下露骨切除术、上颈椎板切开术及硬脑膜移植替换术等;如第四脑室流出受阻,可扩大重建流出口;对Chiari 畸形应首先消除脑积水再行空洞手术,结果通常很好,多数病例的神经病变可以得到稳定和恢复;外伤后的脊髓空洞症如果所致神经系统症状进行性加重或发生难以忍受的疼痛,需进行外科处理,如髓内囊腔的各种引流术、脊髓切开术、外科脊膜突出形成术等;由髓内脊髓肿瘤引起的脊髓空洞症处理主要是切除肿瘤,囊腔减压仅可短暂缓解症状。

第二节　发育不良性脊柱侧弯:神经纤维瘤病性脊柱病变

神经纤维瘤病是一种常染色体显性遗传的人体多方面紊乱的疾病,涉及范围广,其临床表现有皮肤、神经组织、骨骼和软组织异常的症状。主要的病理变化是起源于神经嵴细胞的错构瘤样的疾病。临床最常用的分型为周围型(NF-1)和中枢型(NF-2),其中 NF-1 型中以脊柱畸形最常见,而 NF-2 型不涉及任何骨骼或出现骨科症状。并发的骨科问题,通常早期出现脊柱畸形,如脊柱侧弯和脊柱后凸,先天性胫骨假关节症和前臂弓形外观,肢体过度生长和软组织肿瘤。

诊断标准:1987 年在美国的国立卫生研究所召开的神经纤维瘤病学术会议认为,神经纤维瘤病周围型患者的诊断应具有下列 2 项或 2 项以上:① 有 6 个或更多的牛奶咖啡斑,成人每个斑至少有 15 mm 大小,儿童 5 mm 大小;② 有 2 个或更多的任何类型神经纤维瘤,或至少一个呈丛状;③ 腋窝或腹股沟区有色素斑;④ 视神经胶质瘤;⑤ 有 2 个或更多的 Lisch 结节;⑥ 独特的骨骼病变。具有以上所有标准,则为严重的 NF-1 型。

脊柱侧凸是神经纤维瘤病并发的最常见的骨性畸形。发育不良性脊柱侧凸没有支具治疗的指征,必须手术治疗阻止侧弯畸形进一步加重。手术方式一般采用后路矫形植骨融合内固定术,融合范围较特发性侧弯要长,一般超过稳定椎。植骨量也较大。侧弯角度大且僵硬型者多采用截骨矫形。

一、脊柱畸形

常见的神经纤维瘤病是周围型,而中枢型不常见。周围型神经纤维瘤病可分为功能性脊柱侧弯和结构性脊柱侧弯。功能性脊柱侧弯常见的后果是肢体不等长,继发于长骨增生、肥大改变或发育不良。另外,亦有报道脊柱侧弯与先天性畸形和后凸畸形同时发生。结构性脊柱侧弯的发生有 2个基本类型:Ⅰ型极似特发性脊柱侧弯;Ⅱ型可称之为营养不良性后发育不良性脊柱侧弯。较为普遍的是,一些病例早期表现特发性脊柱侧弯,但在成年期才出现发育不良性脊柱侧弯。

（一）颈椎畸形

神经纤维瘤病合并颈椎畸形较身体其他部位畸形为少,但在对神经纤维瘤患者了解全段脊柱畸形时,需行颈段的前后位、侧位 X 线检查。因为严重的病变和畸形可以没有症状。所有的神经纤维瘤病患者全麻前或头环牵引前,X 线检查是必需的。若已存在营养不良改变,或椎体序列不良,必须摄斜位片注意神经孔和摄侧位前屈、后伸片以确定颈椎是否稳定。手术目的:切除椎管内肿瘤,或行椎板减压术同时行后路融合术。

(二)胸椎和腰椎畸形

无营养不良性脊柱侧弯极似特发性侧弯,是神经纤维瘤病最常见的脊柱畸形。侧弯 20°～30°以内的可观察;对进行性发展的侧弯超过 35°或 40°可用支架;侧弯超过 40°～45°极力推荐行后路脊柱融合术。营养不良性脊柱侧弯,若侧弯低于 20°,应在 6 个月内观察其进展;侧弯超过 20°但后凸不及 40°,应作后路脊柱融合术。脊柱侧后凸,脊柱侧弯合并超过 50°的后凸,后凸畸形可导致神经受压,是脊髓压迫的第 3 种常见原因,应积极治疗。术前可行头环或头环-股骨牵引以改善肺功能。脊柱侧前凸,该类患者易发生肺功能降低和二尖瓣脱出。

二、骶椎和脊柱滑脱

神经纤维瘤病伴随的硬脊膜扩张、肿瘤和畸形,也可能出现在骶椎。重要的是对每一个患者都应注意其全段脊柱,包括骶椎。神经纤维痛病所致脊柱滑脱较少,椎弓根崩裂通常是由于椎弓根病理性细长的结果,椎管直径的增加是继发于硬脊膜扩张、脊膜膨出后腰骶神经根的神经纤维瘤病间质性过度生长所致,继而椎体也发生改变。

三、脊髓压迫

脊髓受累可因肿瘤、脊柱结构性不稳定、硬脊膜扩张、椎体破坏、神经纤维瘤、纤维脂肪组织的反应、严重后凸、椎体半脱位、脊柱椎体脱位、突出的肋骨进入椎管,或脊柱骨质的进行性营养不良等所致。但是所有的瘫痪患者和神经纤维瘤病患者,必须检查有无椎管内肿瘤。

第三节 小儿颈椎的先天性异常

一、枕、颈连接处的异常

枕颈连接处异常的重要性为多种病变常同时并存,可能会有伴随的不稳,导致脊髓病。据报道,相关病变包括颅底凹陷、C_1 枕化、枕颈节段不稳或相邻的寰枢节段不稳。最后寰枕不稳可以作为全身性松弛状况,如 Down 综合征的伴随情况。

二、先天性颅底凹陷

胚胎发育期,枕节发育不良使枕骨发育异常,表现为后颅窝狭小,容积减小,常合并上颈节发育或分节异常,表现为寰椎枕化、枕大孔及后颅窝在三维空间上狭小,也就是常说的先天性颅底凹陷。先天性颅底凹陷是以枕骨大孔为中心的颅底骨组织、寰椎及枢椎骨质发育畸形,寰椎向颅腔内陷入,枢椎齿状突高出正常水平进入枕骨大孔,使枕骨大孔狭窄,后颅窝变小,从而压迫延髓、小脑及牵拉神经根产生一系列症状,同时可有椎动脉受压出现供血不足表现。先天性颅底凹陷是上颈椎最常见的先天性异常。C_1 枕化、Arnold-Chiari Ⅰ型畸形、脊髓积水及寰枢椎不稳常合并颅底凹陷。

颅底凹陷也可见于 Down 综合征、骨生成不良及软骨生成不良。

先天性颅底凹陷的临床意义在于脑干前方或后方伴有或不伴寰枢椎不稳。虽然最严重的症状可出现于儿童，但更常见者为 30～50 岁时才出现临床问题。据报道，最常见的临床问题为项部痛和眩晕；脑干压迫的体征，如 Ondines 曲线、力弱伴长束体征；摔倒和小脑共济失调，以及下部脑神经受累，如构音障碍和吞咽困难。诊断则可通过侧位 X 线片而做出。进一步的影像检查包括 CT 及磁共振（MRI）扫描。CT 提供合并骨异常如 C_1 枕化等更多信息，MRI 扫描可更清晰地显示脑干侵害的情况，如 Arnold-Chiari 畸形的小脑疝及更易于估计合并的脊髓积水。

颅底凹陷的治疗为减压，附以或不附以寰枢或寰枕融合。减压术式的选择包括后路枕骨下颅骨切除（枕大孔扩大）通常切除 C_1 后弓，或前路经口腔入路齿突切除；如伴有不稳则建议行融合术。

三、先天性寰枕不稳

正常者，寰枕关节由于寰关节表面的形状及适合性为相对稳定的关节，允许很大范围的屈、伸，但因为其椭圆形关节，故允许较少侧屈，实际上无旋转。这些关节基本上为屈伸关节。稳定性有赖于周围韧带的完整。这些韧带包括前及后寰枕韧带，其分别走行于枕骨大孔后缘与 C_1 后弓前或后部分。第 2 组韧带从枢椎至枕骨可能为颈椎与颅骨间最重要的稳定结构，包括后纵韧带的延续韧带，顶盖覆膜和成对的翼状韧带，其走行于齿突顶端与枕骨髁之间。

与 Down 综合征伴随全身韧带松弛的情况不同，孤立的先天性寰枕不稳相对少见。Georgopoulos 及其同事描述了 5 例由于外伤或先天因素或外伤加先天因素造成的寰枕不稳。这些病例的显著特点包括心跳呼吸停止、无力、截瘫、斜颈、颈痛、眩晕和反射性呕吐。所有患者均需行后路融合术以提供寰枕稳定性。

Down 综合征中先天性寰枕关节不稳几乎像寰枢椎不稳一样常见，两者发生概率大体相同，虽然 $C_{1\sim2}$ 的不稳更易于识别。在 Down 综合征患者中症状发生较隐匿，这种情况常由于患者难于交流而变得复杂。临床上可观察到疼痛、眩晕、延髓及长束体征。因此，在 Down 综合征，如果寰枕不稳，行寰枢融合时，应包括寰枕水平。

治疗寰枕不稳的非手术方法，像保护性颈椎围领，石膏或制动支具以及颅骨牵引已受到拥护，因为外科手术带有可想而知的危险，因为出现在儿童期的症状具有长久的不良预后，所以当患者的情况已经稳定，可行融合术。当伴有急性脊髓病时，最好用这些非手术治疗的方法来保护延髓和脊髓，并使创伤部位得到改善，由此也可降低手术的危险性，同时可做好手术准备。因常伴有延髓前侧的压迫，所以评估肺功能及辅助通气是明智的。因为脊髓和延髓的压迫症状一般在发生不稳之后才出现，似乎通过融合术来控制寰枕不稳应当为首选方法。

四、先天性寰枢椎不稳定

寰枢椎的先天性不稳与外伤原因造成的不稳相比更为复杂，因为常有伴随的其他异常。这些异常可能会增加神经系统并发症的危险性，应在治疗不稳之前事先估计到。伴随情况包括相邻水平的骨性连接，齿状突异常及先天性韧带松弛。见于新生儿和年幼儿童导致寰枢不稳的最常见的齿状突问题为发育不全或进行性韧带松弛。发育不全和发育不良最常见于侏儒症或畸形状态，如 Morquio 综合征（一种罕见的黏多糖病）或脊椎骨发育不良，齿状突基底不连。Down 综合征可提供最多的先天性韧带松弛和寰枢椎过度活动的经验。此情况将另作处理。寰枢椎不稳在不伴有其他病变时的症状包括疼痛、斜颈及长束体征。在儿童，这些症状常表现为摔倒和不能起床，从椅子上站起来困难或是容易疲劳和无力。延髓体征是由合并存在的前方齿状突侵害所造成的。运动失调等其他小脑体征则由于伴随的 Arnold-Chiari Ⅰ 型畸形所引起，而头晕或晕厥可由于合并存在的椎动脉压迫所致。

对寰枢椎不稳定的治疗主要目标是通过手术的方法使寰枢椎在正常位置上达到永久的稳定，使脊髓不再受到刺激或损伤。对脱位的治疗方案则要根据具体情况而选择。如果能使寰椎恢复到正常位置，那么在复位后再做寰枢椎之间稳定的手术。如果不能使寰椎复位则只能先做稳定的手术然后再做减压术。手术前，应通过小心的体位来完成或在不容易复位的情况下，做术前牵引。手术复位存在太高的死亡危险性，不应施行。建议使用一种神经系统检查表，于每 12 小时填一次以保持警惕性。像所有上颈椎融合术一样，颈部的小心体位摆放是需要的，以避免在半脱位位置上融合，这样有助于避免出现脊髓病的可能性。在放射线监测下，将颈部摆放于寰枢椎尽可能复位的位置。体位的摆放均在使用脊髓监测的预防措施下完成。

五、Klipper-Feil 综合征

Klipper-Feil 综合征以短颈、低发际和颈部活动受限三联征为特征。与 Klipper-Feil 综合征并存的许多问题具有比颈椎异常本身更重要的临床意义，诸多包括脊柱侧弯、脊髓纵裂、双脊髓畸形和脊椎裂。Klipper-Feil 综合征合并先天性心脏病已有许多报道，Klipper-Feil 综合征伴随心脏异常的发生率为 4.2%，室间隔缺损是其最常见的并发症。同时可能有肺发育不良伴肋骨融合，且多为肺发育不良侧出现胸椎侧弯和肋骨融合。此外，侧弯的凸侧顶点均指向功能正常的肺，这样在开胸作前路融合的过程中，功能正常侧的肺会萎陷，另一侧功能不正常的肺则难以维持患者的生理需要。在这种情况下，一般可采用后路融合，而当患者肺功能改善后，再进行前路手术。无症状性的 Klipper-Feil 综合征患者一般不需要治疗，但一旦出现神经症状，则需对症治疗，治疗包括改变日常活动的习惯与方式、支具及牵引。若治疗不能好转，须进行择期手术治疗以避免神经症状进一步加重。手术指征为患者有进行性节段不稳或进展性神经症状加重的表现，手术目的为固定异常的颈椎。大多数患者需通过后路行枕颈关节成形术。内固定包括钢丝、预制 Luque 环或植入钢板、螺钉。无论应用何种技术，枕颈关节成形术后通常都要用 Halo 环与背架外固定。

第四节 脊柱成骨不全

脊柱成骨不全是一种结缔组织的遗传病，主要是骨胶原基质的异常。其主要特征是全身骨骼的脆性增加，其他组织也可发生相应改变，患者表现矮身材，独特的三角脸，巩膜常呈蓝色，牙齿异常和易发生骨折，常有耳聋，韧带松弛。由于骨质脆弱，长骨发生弯曲呈弓形且易发生骨折，畸形也可发生在其他骨骼，包括颅骨畸形及骨盆歪曲，由于骨质脆弱及韧带松弛使脊柱出现畸形。5 岁以下儿童脊柱侧弯的发生率是 26%，12 岁以上则是 80%。大多数脊柱侧弯合并有后凸畸形。手术治疗通常至少要行后路脊柱融合术，这是对脊柱成骨不全的脊柱侧弯加以控制的公认方法。

脊柱成骨不全患者的麻醉选择，特别是要行较大脊柱手术者的麻醉选择对麻醉医师来说是一种挑战。第一，由于患者骨质脆弱，当从担架移到手术床或置于手术支架时都可能发生骨折。全身麻醉过程中口腔操作可使不正常的牙齿折断，甚至静脉注射时绑扎止血带时也可能发生骨折。第

二,由于相对较大的头及舌而颈又短,从而使插管发生问题。第三,由于胸廓畸形,影响了正常的呼吸机制,常导致肺功能低下。由于脊柱和四肢畸形,使预测的肺功能的正常参数不准确,因此,肺功能试验结果不可信。最后,这类患者有发热和出汗倾向,虽然不是真性高热,但有时病情严重而需要治疗。有些患者体温增高认为与甲状腺功能亢进有关。高热可以是某些药物引起,如因用阿托品所致。这些患儿有神经过敏体质,使用阿托品可以引发神经过敏和出汗,除了避免应用这种症状的药物外,应用一般的体温控制措施,丹曲林也常用于预防发热,但不应常规使用。

标准的麻醉方法,包括控制性降压麻醉对脊柱成骨不全的患者也可应用。但使用琥珀胆碱肌松剂时,对严重脊柱成骨不全患者、由于药物引起的肌束收缩可发生骨折,因此不宜用该药。若要使用,需先用非除极化药物,对年龄较大患者可用局部阻滞麻醉,但由于患者的畸形及骨的脆弱,实施上也有很多困难。

第五节　手术麻醉的相关问题

一、上呼吸道感染

小儿上呼吸道感染为小儿常见疾病,其发病期间,呼吸道由于炎症反应激惹,围术期憋气、氧饱和度降低、喉痉挛、支气管痉挛等呼吸道并发症的发生率明显增加。根据 2 万例大样本前瞻性研究,发现这些并发症发生的可能性较正常高出 2～7 倍,全麻和气管插管者则高出 11 倍。1 岁以内的婴儿更加危险。一般认为,小儿单纯上呼吸道感染 2～4 周之内,呼吸道的应激性均较高。对于小儿择期手术是否需要推迟到 2～4 周以后应考虑患儿"上感"的严重程度和"上感"发生的频繁程度以及外科病情。如果"上感"累及支气管且分泌物较多(咳嗽且痰多)或者小儿体温在 38℃ 以上最好推后手术。对经常感冒的小儿,只能避开其发烧和肺炎时期而选择相对安全的时机实施手术。也得权衡患儿的外科疾病是否会因手术的推延而加重和影响预后。有时只能将危险向家属交代清楚,看家属的态度决定。一旦决定为"上感"的小儿实施麻醉,其麻醉原则是对呼吸道干扰越少越好。

术前小儿呼吸道疾病除"上感"外,以哮喘和肺炎较常见。肺炎和哮喘有急性发作者一般不实施择期手术。但值得注意的是,小儿由于正常情况下肺部检查时哭闹等,有时容易忽略肺部的阳性体征。有时因为急症手术等原因不能推迟手术。如果不得不麻醉其处理原则同合并"上感"的患儿。由于"气管插管"可能诱发支气管痉挛,应有充分准备。

对这类患者进行气管内插管比面罩通气更易发生呼吸道并发症,因而对短小手术应尽量避免气管内插管。但脊柱手术多时间长且复杂,必须行气管内插管。对这些患者的手术前评估则应包括详细的病史,尤其是过敏史,全面的体格检查及血细胞计数。如果白细胞计数超过$(1.2～1.5)×10^{10}/L$ 并有核左移,则表明有活动性感染。对有流鼻涕的患者,麻醉医师应做好准备,处理诱导及紧急发生的哮喘、支气管痉挛、喉痉挛,以及术后可能发生的喉炎、肺不张。15％病毒性喉炎的患者可发生严重的并发症:喉梗阻和肺炎。

如果患儿年龄不到 1 岁且有下呼吸道感染症状(喘鸣、咳嗽有痰和啰音)或有病毒血症,应在症状消失后的 6～8 周再重新安排手术。而对那些只有上呼吸道感染并鼻咽炎的患者,可于 1～2 周后安排手术。

二、橡胶过敏

橡胶是日常生活中很多产品的成分,同时也存在于手术室中很多医疗产品。外科及麻醉科医师必须意识到橡胶过敏可导致手术中出乎意料的严重的变态反应,可能出现严重后果。这对于因慢性神经疾病而需要反复置管接触橡胶的患者尤其重要。有关对橡胶不同程度过敏现象的文献有很多,临床的反应有荨麻疹、鼻炎、结膜炎、哮喘、血管神经性水肿、过敏症及手术过程中心血管虚脱,需要即刻实行复苏措施。

变态反应可以是非免疫机制(第一次接触后)和免疫机制(再接触后)。由 IgE 抗体介导的反应称为过敏性反应,如果无 IgE 抗体介导则称为过敏样反应。Ⅰ型免疫反应和Ⅳ型免疫反应被认为与橡胶过敏有广泛联系。Ⅰ型免疫反应又称为超敏反应,临床可表现在皮肤、呼吸系统及心血管系统,主要症状为荨麻疹、支气管痉挛、喉水肿、低氧血症、低血压、甚至心血管虚脱。Ⅳ型免疫反应又称为细胞介导免疫反应或迟发性反应。临床表现为接触性皮炎和结核菌素反应。

目前认为橡胶可作为变应原引起 IgE 介导的免疫反应,有时可危及生命。因此术前识别这类患者以减少或避免术中并发症显得尤为重要。这类高危人群包括:① 脊柱裂患者(18%~40%)和先天性泌尿系异常患者,由于反复使用橡胶导尿管,当他们再次使用时可发生即刻反应。另外,由于多次手术接触橡胶手套而致敏;② 特异体质患者可有 35%~83%对橡胶过敏。对于高危人群必需详细了解药物史、药物及食物过敏史、手术史及家庭史。对脊柱裂患者和先天性泌尿系异常患者每次术前作过敏试验。如果皮肤试验阳性则应选用非橡胶产品。

大部分橡胶高敏反应发生于麻醉和手术后 10~290 分钟。一旦发生,应作如下处理:① 停止麻醉药物;② 100%氧气正压通气;③ 静脉注射液体(生理盐水)维持血压;④ 停止一切抗生素、停止输血;⑤ 肾上腺素 3~5 μg/kg 静脉注射,1~4 μg/(kg·min)维持;⑥ 抗组胺药,苯海拉明 0.5~1 mg/kg静脉注射;⑦ 支气管扩张剂;氨茶碱 5~6 mg/kg 静脉注射,20 分钟内用完,如果痉挛仍然存在,以 0.5~0.9 mg/(kg·h)静脉注射;⑧ 激素:氢化可的松 1 g,甲泼尼龙 1~2 g 或地塞米松 4~20 mg 静脉注射。

三、术前评估与访视

术前评估与访视患者的主要目的为了减轻患者的焦虑,估计麻醉诱导时可能发生的问题,系统地评估患者的全身状况、评估与脊柱疾病本身相关的或其他的异常(如 Marfan 综合征和心脏病变,脊柱后凸与肺功能障碍)。

通常儿童均对与父母分离感到焦虑,他们对注射感到恐惧,尤其害怕疼痛,不能理解为何手术。在术前访视时,麻醉医师需理解患者的父母,同时详细介绍麻醉技术及可能采用的措施,如血液稀释,除全身麻醉外其他的治疗措施均需取得适当的同意书。

详细了解患者的病史。对于年幼患者,了解其出生状况、胎龄、幼儿时体重以及新生期有否进行复苏治疗等都是非常重要的。复习现在疾病状况、过去史、详细的家庭史,以前的手术情况及结果。了解脊柱疾病患者的发病原因可提供与疾病相关的其他系统功能异常的情况,如有肌营养不良行脊柱手术者可能有肺功能不全、心脏畸形。另外,脊柱神经管闭合不全行关闭手术者可能有神经功能缺陷,颅内高压(Chiari 畸形)和心脏畸形。

详细阅读病历,麻醉前神经缺陷的评估,其他系统如肺功能、心血管功能、肌肉神经系统功能及肾功能。详细记录最后一次进食时间,最近患病情况,上呼吸道感染,皮疹(包括手术区域菱形皮疹),用药及过敏情况(橡胶)。

全面地评估还包括既往脊柱及相关的手术措施,如脊柱裂患者曾行膀胱手术,这就提醒麻醉医师要注意橡胶过敏的问题。家族特异体质的患者,对香蕉、鸭梨、芹菜及其他喜爱的水果与橡胶有交叉变态反应。初次及再次手术时必须考虑大量出血的可能,并准备适量的血液,或进行急性等容性血液稀释,或采用术中自体血回输技术。另外,可根据患者情况采用控制性降压技术以减少术中出血。

术前详细向患者解释麻醉实施方法,对患者很重要,尤其对于术中要求唤醒者。理想的做法是要求患者多进行几次试验,如摇动脚趾,这样有利于患者加深印象,术中按指令重复试验。患者及其父母需要了解术中及术后可能出现的与麻醉或手术相关的并发症,如术后的通气支持。

有 Down 综合征和(或)有精神发育迟滞的患者的围术期管理可能有一定的困难。神经纤维瘤病可能影响气道、肺实质、纵隔、胸廓及胸壁,有可能发生迅速进展性的气道及支气管压迫,影响气道通畅和气管插管。由于对环境的不了解及由于与父母分离造成的焦虑可造成麻醉诱导的严重问题。这类患者对术前用药可能会有异常,有可能存在困难气道,并且可能存在寰枢椎不稳,因而在气管内插管时必须保持神经功能位,此时可考虑使用纤维支气管镜协助插管。因这类患者可能并存的心脏异常,故当使用氟烷时,必须密切注意心率及心律的变化。当有肌营养不良时,避免使用琥珀胆碱。

对拟行脊柱侧弯矫正手术的患者,其心肺功能的评估尤为重要。麻醉医师必须对引起脊柱侧弯的原因及其相关的心脏和(或)神经肌肉状况、弯曲程度、运动耐量、呼吸并发症等了然于胸。肺功能测试有助于判断患者术后是否需要呼吸支持。另外,如果患者可能因术中大量失血而需要大量输液输血可能造成心力衰竭时,需放置肺动脉导管监护。麻醉医师要向这些患者的父母解释术后机械通气与患者的肺功能不良以及心脏问题有关,也可能是由于有些患者对术后镇痛所需的麻醉性镇痛药敏感所致。

四、术前用药

术前用药的基本目的是去除患者情绪上焦虑,使其产生镇静。

术前用药包括镇静、抗焦虑、镇痛、遗忘、抗胆碱药、抗酸药以及 H_2 受体阻滞药的单一或联合用药。剂量需要根据患者年龄、疾病的发病原因、并发的疾病及预期手术的类型和时间。这些患者中的大部分均为脊髓神经功能监测下的再次手术或广泛的结构重建手术,必须考虑到他们的精神状态及心肺异常。另外,这些患者可能存在呼吸中枢异常导致的呼吸抑制,从而产生通气不足、高二氧化碳血症、低氧血症以及对颅内高压的恶性影响。

大部分患儿可通过局麻,在术前等候区并与其父母在一起时建立静脉通路,这样可在患儿进入手术室之前,在麻醉医师的直接监护下给予小量的镇静或抗焦虑剂(咪达唑仑)。进入手术室后,麻醉诱导前安置全面的监护措施。是否给予抗胆碱药取决于手术中是否运用控制性降压技术。

五、围术期监护

脊柱手术时可采用美国麻醉师协会(ASA)推荐的监护指标。由于手术的复杂,可能需要增加其他的监护措施,对各个系统分别监测,可提示麻醉医师某个器官功能不全,从而迅速作出正确的诊断和治疗措施,这样有助于防止严重并发症的发生。

(一)呼吸监护

心前区或食管听诊器可监测心音及呼吸音,心前区听诊器可用于麻醉诱导时,放置于胸骨可同时监听心音及呼吸音。因脊柱手术大部分均采用俯卧位,故可运用食管听诊器连同体温监测,监测线路与气管导管一起固定。这项监测很重要且可提供连续的信息,即使在放置体位时,可能短时间内不能运用其他的监测。

(二)氧饱和度监测

氧饱和度已成为标准的麻醉监测,尤其当患者可能发生低氧血症时。氧饱和度监测可用于任何年龄,并且为无创且连续的监测。尽管新生儿具有胎儿血红蛋白,但不影响其监测结果。影响氧饱和度监测结果的因素有:低灌注、患者移动、红外线加温灯、静脉内运用染料(美蓝、吲哚靛青、靛胭脂)等。

(三)呼吸末二氧化碳($ET\text{-}CO_2$)监测

围术期维持无意识患者适量的通气是麻醉医师的重要责任之一。必须从通气支持的一开始就进行 $ET\text{-}CO_2$ 浓度监测,ASA 推荐术中 $ET\text{-}CO_2$ 浓度及波形监测为基本监测之一。而且,在心肺复苏时 $ET\text{-}CO_2$ 浓度监测是判断患者能否存活的预期指标。

二氧化碳曲线是呼出气中二氧化碳浓度的波形,其形状可反映通气模式:自主呼吸、辅助呼吸、控制呼吸以及运用的呼吸系统模式。二氧化碳波形可诊断各种病理状态(如支气管痉挛、静脉空气栓塞等),同时还可以判断麻醉机的工作状况。通过它可判断任何可引起通气失败的原因:① 二氧化碳波形可表明气管内导管位置正确;② 二氧化碳波形可提示适度的机械通气或麻醉医师设定的过度通气;③ 呼气相上升支斜向向上的 $ET\text{-}CO_2$ 波形气道压升高(支气管痉挛);④ $ET\text{-}CO_2$ 波形的突然消失提示呼吸回路中某处脱落;⑤ $ET\text{-}CO_2$ 的突然迅速增高,且不能用过度通气纠正时,提示可能存在高代谢状态,如恶性高热;⑥ 由血栓、脂肪、脊柱手术时空气导致的急性栓塞,可发现没有改变通气的情况下,$ET\text{-}CO_2$ 异常降低。

全麻患者之 $ET\text{-}CO_2$ 与动脉中的 $PaCO_2$ 比较相差 $0.53\sim0.67$ kPa($4\sim5$ mmHg)。在儿科患者中,有些患者采用的是无套囊的气管导管,部分吸入气体可从气管导管周围逸出,这样到达上呼吸道的气体可能不包括混合肺泡气中的二氧化碳,从而增加动脉及 $ET\text{-}CO_2$ 的差别。如果 $ET\text{-}CO_2$ 波形中显示的低 CO_2 与呼吸设定不匹配,而又找不到明确的原因,则需要动脉血气以排除可引起动脉及 $ET\text{-}CO_2$ 的差别增加的病理原因。

(四)体温监测

维持机体体温恒定需要平衡机体的产热与散热。在手术与麻醉中有许多因素可影响体温,导致低体温,尤其是儿科患者。麻醉中由于缺乏寒战反应、暴露的体表、麻醉药物引起的血管舒张,以及通常的手术室低温和快速的空气交换,均可导致热量的丢失。热量可通过传导、对流、辐射而丢失。

低温可导致严重的结果。低温不但可以抑制脑及心血管系统,同时可导致儿茶酚胺的大量释放,从而导致耗氧量增加、低氧、酸中毒。低温与高温均可导致围术期病死率与发病率增加。因此,麻醉医师必须积极地维持患者体温,尤其是儿童及时间长的矫形手术,以及出血多的手术。

正常体温的维持可通过减少热量丢失、维持环境温度、减少暴露的体表面积等方法。可以通过以下部位测得:① 外周皮肤(腋下);② 食管;③ 鼻咽;④ 鼓膜;⑤ 直肠。

（五）泌尿系统监测

围术期内置导尿管可用于监测尿量，可以以此判断肾功能，心排量，肾血流量，肾小球滤过率，从而判断肾脏的灌注及容量情况。尿液还可以用来监测其他相关的参数，如渗透压、电解质（糖尿）和血红蛋白尿。

长时间的手术过程中放置导尿管，不仅可以防止膀胱过度膨胀，而且可以维持在大量失血补液后液体的平衡。当采用血液保护技术时必须放置导尿管，如急性等容性稀释、控制性降压，如果不仔细监测尿量，可能发生肾功能不全。

在急性脊髓损伤中的低血压、脱水、败血症以及相关的肾脏损伤均可导致肾功能不全。在脊髓裂的患者中，可能由于尿潴留、膀胱输尿管反流、肾盂肾炎、肾结石等原因造成围术期肾功能损害。许多患者可能已经放置导尿管，对有橡胶过敏史的患者必须仔细观察，必要时，可将导尿管换成无橡胶的硅塑导管。

（六）心血管系统监测

麻醉诱导前进行心血管系统监测很有必要。心前区听诊可连续监测心音及节律（连同呼吸音）。进入手术室后立即安装心电图导联电极，提供一个连续的心电监测。术中对下疝小脑扁桃体及延髓等生命中枢区域操作时，应密切观察心电的变化，出现心率急剧下降或心律失常时立即停止操作，并及时处理。如果预计出血不多，可以采用自动血压计袖带监测。如果预计手术时间长且出血多，则推荐使用桡动脉置管直接测压，这有如下优点：可以连续监测血压；可以测血气、血红蛋白浓度、血细胞比容、电解质、凝血功能，尤其当失血量大、需要行血液替代治疗时；同时在转运患者时也可以监测血压。

当患者存在心功能不全时，或者当运用血液稀释以实现血液保护需要估计前负荷时，可用中心静脉压监测。当有左心功能不全或高位颈髓损伤时，需要行肺动脉压力监测，可估计心排出量以及肺动脉及外周血管的阻力，而且中心静脉导管也可提供一个快速输液的通道。

（七）神经功能监测

当进行脊柱整形手术时，实行神经功能的监测是必要的。造成神经损伤的因素有：脊柱后凸、严重的先天性脊柱侧弯、神经纤维瘤、术前骨牵引、预先存在的神经缺陷及控制性降压技术的运用。神经损伤可由于 Adamkiewicz 神经膜动脉阻断或痉挛造成，也能由于放置植入物时引起脊髓过度牵张或脊髓的直接压迫。用于评估脊髓功能的方法有：① 唤醒试验；② 躯体感觉诱发电位（somatosensory evoked potentials，SSEP）；③ 运动诱发电位（motor evoked potential，MEP）。尽管唤醒试验对运动神经功能的监测有特异性，但仍然存在一定的限制：它只能提供瞬间的而不是连续的监测；另外，智能障碍者不能合作；同时还存在损害脊髓、植入物的脱落、气管导管的脱落、低氧以及深吸气造成的空气栓塞的危险（详见第九章）。

SSEP 是躯体感觉神经受到刺激后，在其传导通路和大脑感觉中枢产生的电位变化，主要反映本体感觉通路的结构和功能状态，可反映脊髓电生理的完整性，被认为是反映脊髓将发生损伤的敏感指标。它可以连续的监测脊髓功能，波幅及潜伏期的变化可反映早期的脊髓损伤，只要及时采取适当措施（升压、松解内固定、提高氧合等）仍可恢复脊髓功能。但是 SSEP 监护叠加时间较长，不能即刻反映脊髓功能状态，仅反映脊髓后索功能，对脊髓机械性损害敏感，对血管性因素引起的脊髓运动功能改变不敏感，从而可导致假阴性的发生。

MEP 是应用电刺激或磁刺激皮层运动区产生的兴奋通过下行传导径路，使脊髓前角细胞或周围神经运动纤维去极化,在相应肌肉或神经表面记录的电位,能实时地灵敏地反映运动通路功能状态。MEP 记录的方式有 3 种:脊髓 MEP、肌源性 MEP 和神经源性 MEP(NMEP)。肌源性 MEP 警戒标准争议较大,现在大部分学者倾向于接受全或无的警戒标准。而 NMEP 在波幅、潜伏期及波形上变异性较小,监测警戒标准的制定相对容易,一般认为潜伏期延长 10% 和波幅下降 80% 为警戒标准。MEP 对脊髓损害高度敏感,主要表现在对运动功能的高度特异性及其波幅变化与脊髓病理变化的高度相关各方面。MEP 单独监测有一定的假阳性和假阴性。

由于 SSEP 和 MEP 分别只能直接监测脊髓后索和脊髓腹侧柱的神经传导能,SSEP、MEP 单独监测时受麻醉药及术中环境影响较大,有一定的假阴性及假阳性。假阴性率是衡量术中监护成功与否的重要指标(详见第九章)。术中未及时发现神经损伤,未及时处理,往往导致术后永久性脊髓损伤。采用 SSEP+MEP 联合监测可降低监护假阴性率,提高手术安全性,减少手术时间。

SSEP、MEP 容易受麻醉药影响。吸入麻醉剂七氟烷对 SSEP 波幅、潜伏期有明显影响,吸入浓度小于 1.0 MAC 时 SSEP 稳定,麻醉效果较为理想;异丙酚为静脉麻醉,对 SSEP 影响较小。成功的术中监护需要麻醉医师的配合,如何保证手术正常进行,而尽可能减少对术中监测的影响,合适的麻醉方案很重要。SSEP+MEP 监护的最佳麻醉方案是全静脉麻醉。理想的方案有异丙酚和瑞芬太尼、依托咪酯和瑞芬太尼及氯胺酮和咪唑安定等。瑞芬太尼复合七氟烷,麻醉可控性好,降压及恢复平稳,苏醒快质量优,较适用于脊柱侧弯矫形术。此外,神经肌肉阻滞程度对 MEP 波幅的影响比镇静深度要大,表明肌松药对神经肌肉接头的影响和 MEP 波幅的干扰很大,SSEP+MEP 术中应用肌松剂可致波形消失。新型肌肉松弛药顺式阿曲库铵,既能维持 SSEP+MEP 监测要求,又能满足手术需要的肌松程度的 T_1 值在 0%～15%。因此,为配合术中监测的顺利进行,术中尽量不用肌松剂,或尽量选择短效肌松剂(详见第九章)。

六、麻醉诱导技术

在保证安全的前提下,麻醉医师应积极施行诱导,同时手术室环境必须温暖舒适,准备好如下设备及器材:麻醉机及吸引器、气管导管、各种喉镜片、可视喉镜、纤维支气管镜(如果怀疑有困难气道)、贴好标签的药物抽好在注射器里、温暖的液体、注药泵等。所有的尖锐物品如针、注射器均需远离患者,以免引起患者的恐慌。

诱导的方法有赖于患者的年龄、医疗条件、气道评估、麻醉医师的技术经验,以及外科医师即将进行的手术。当患者进入手术室后,尽早地实施麻醉诱导。

七、气道评估与管理

在麻醉诱导前,评估气道是非常重要的。手术前的检查可以预测气管内插管的难易程度,以便麻醉医师作好清醒插管的准备,同时准备好各种器械,以及插管后的处理,最大限度地减少恶性事件的发生。

当患者麻醉后,必须保证患者易于通气管理,在静脉注射肌肉松弛剂之前,必须能够保证面罩-呼吸囊通气。因大部分脊柱手术均在俯卧位下完成,所以通常需要气管内插管。行气管插管时,肌松足够,动作轻柔,尽量不要后仰头部,以防加重延髓、小脑和上位颈髓的压迫,对预计困难插管者,在清醒状态下行特殊器械经鼻插管。以下情况均可能造成困难气道:

(1)巨大的脊髓脊膜膨出伴有或不伴有脑膨出。

（2）寰枢椎半脱位及颈套。

（3）创伤性脊髓损伤、颈椎保护套及巨大的面部创伤。

（4）严重的脊椎后凸畸形。

（5）严重的脊柱畸形、精神障碍及痉挛性挛缩。

（6）运用身体保护措施的患者。

（7）运用"Halo"或其他颈椎制动装置。

有严重脊柱畸形的患者或者挛缩变形者可能需采用侧卧位，或仰卧位头下垫头圈和软枕以保持身体呈直线位置以利于气管内插管。

当将患者置于合适体位时，通常插管将不再困难。对于新生儿或小婴儿，应保持气管导管之间微量漏气，以防止拔管后由气道水肿或分泌物增多管腔变细而引起喉痉挛。通常微量漏气的气流声音并不能被听见，而当气流量大时才能被听见。颈椎不稳的患者在插管时必须保持神经功能位，可以用颈椎保护套或者请助手帮助固定头位。严重脊椎后凸畸形伴或不伴挛缩变形者，尽管通常易于面罩控制通气，但大部分存在插管困难，这样的病例可采用经口或经鼻纤维支气管镜插管。虽然经口插管容易操作，但经鼻插管者术后更易被患者所耐受。

气管导管位置正确可表现在：① 双侧呼吸音存在；② 显示 ET - CO_2 的浓度；③ 显示合适的氧饱和度；④ 双侧胸廓上抬。然后用黏性胶带固定气管导管，两侧胶带的末端可再用手术膜贴再次固定，以确保在改变体位后导管不滑脱。在置患者于俯卧位前，放置经鼻胃管，以防胃膨胀影响通气。同时放置食管听诊器连同温度探头，可在改变体位时监听呼吸音及心音。

插管可在深吸入麻醉下或者运用肌肉松弛剂下完成。吸入麻醉诱导插管的缺点为，可能会由于心肌抑制或敏感性增高而引起心律失常，尤其当患者存在相关的心脏疾病时。只有当运用面罩能够控制通气时才可以使用肌肉松弛剂。使用肌肉松弛剂的优点是不需要很深的吸入麻醉即可插管，因此可避免由于深麻醉引起的心脏问题；缺点是患者丧失自主呼吸，当插管失败时，可导致严重的问题。所以，采用何种方式诱导取决于术前对患者的气道评估。肌肉松弛剂的选择则要根据气道情况及患者本身疾病特点决定。琥珀胆碱禁忌用于肌营养不良、半侧、双侧肢体瘫痪、截瘫患者和昏睡的患者，因其可导致高钾及心搏骤停。脊髓脊膜膨出患者对琥珀胆碱无高钾反应。另外，琥珀胆碱还可诱发恶性高热、肌痛、眼内压和颅内压的增高。琥珀胆碱临床上主要在急诊插管时运用，利用其起效快、时效短的特点。非除极化肌肉松弛剂如哌库溴铵、维库溴铵和罗库溴胺等均可用于该类患者。

八、液体平衡的维持

对儿科患者的液体及电解质平衡的维持，必须仔细估计、正确纠正，尤其是对择期手术患者。婴儿及年幼儿童不能耐受长时间的禁食，且与成人相比，婴儿的体表面积相对较大，因此在相同情况下丢失的液体更多。维持液体量可根据不显性失水、尿液、粪便、出汗、第三间隙丢失、未湿化的麻醉气体、外界温度的变化、发热后的高代谢等。通常液体需要量为第 1 个 10 kg 体重 4 ml/(kg·h)，第 2 个 10 kg 体重为 2 ml/(kg·h)，然后为 1 ml/(kg·h)。推荐使用林格液作为维持及替代液体。加葡萄糖于林格液中组成 1% 葡萄糖林格液（50% 葡萄糖溶液 1 ml 加入 49 ml 林格液）以避免葡萄糖尿或渗透性利尿。

目前对于围术期是否常规应用葡萄糖液尚有争议，因为最近的研究发现健康的儿科患者如非禁食过度，一般不需要补充葡萄糖液，也不会发生围术期低血糖。所以，当患者体重低于 10 kg 时，可行血糖监测，必要时补充葡萄糖液。术中大量的液体需求来自于手术引起的组织创伤以及第三间隙丢失，与手术的创伤程度有关。

九、小儿麻醉问题

小儿年龄范围为自出生至 14 岁。1 个月以内称新生儿，1 个月以上 1 岁以内称婴儿，2～3 岁称幼儿，4～14 岁称儿童。年龄越小，其解剖、生理与成人的差别越大。在新生儿、婴儿及幼儿时期生长发育迅速，各项指标与成人相差较大，至学龄儿童与成人差别缩小，这些变化与小儿麻醉密切相关。

近年来，随着新生儿生命保障系统技术的不断进步，使得部分新生儿可以获得手术的机会，因而麻醉医师将面临更大的挑战。据 Cohen 报道，与其他年龄的儿科患者相比，新生儿的围术期患病率及病死率高 10 倍。妊娠年龄是决定存活与否的最重要因素之一。妊娠年龄与体重具有完全的相关性，只有当存在发育畸形、宫内营养不良及先天性的病毒感染时，这一相关性才会有所改变。孕 37 周前出生的新生儿比孕 37～42 周出生者更易发生手术后并发症。脊髓脊膜膨出和脑膨出是由于神经管形成过程中的缺陷造成脊柱和颅骨闭合不全，通常伴有神经缺陷和脑水肿。脊髓脊膜膨出可发生于脊髓的腰段、胸段、颈段，伴随有结肠、膀胱及下肢的功能缺失。脊髓脊膜膨出的最大的危险在于感染，所以大部分外科医师在婴儿出生后的第 1 周实行修补手术。

围术期麻醉管理显著影响儿童神经外科手术患者的预后。通常脊髓手术要求在出生后越早进行，其效果越好。新生儿的生长、成熟、呼吸及循环系统的适应性、体液间隙的转移以及肌肉的生长都在出生后的几个月内不断发展。另外，必须回顾胎儿期的诊断，以便早期发现威胁生命的心血管系统（先天性心脏病）、呼吸系统（先天性膈疝）或胃肠道系统（十二指肠闭锁）的缺陷。

麻醉的安全是基于迅速有效的气道建立与管理。由于小儿气道有如下解剖特点，在麻醉实施过程中极易受累：① 相对于口咽腔，小儿的舌头相对较大，这使小儿在诱导麻醉下很容易发生气道梗阻；② 婴儿喉的位置较高，相当于 $C_{3\sim4}$，这样就造成舌体位置较前，容易发生气道梗阻；③ 婴儿喉的位置较儿童更靠前，当舌体与喉的入口造成成角时不易看见声门，故而常选用直喉镜片；④ 与成人的宽大且与气管轴平行的会厌不同，婴儿的会厌狭窄且与气管轴成角；⑤ 婴儿气道的狭窄部位位于环状软骨，紧密的气管导管易造成小气道水肿，即使仅轻微减小气道直径，就可显著增加呼吸功；⑥ 婴儿的气道弹性及顺应性极佳，吸气时受胸外气道的动力学狭窄支配，当上呼吸道梗阻引起用力吸气时，可加重该问题，这样造成呼吸功和耗氧量的增加，很快便发生呼吸肌疲劳，同时伴有低氧、高二氧化碳血症、酸中毒以及呼吸衰竭；⑦ 肋骨水平位使吸气时辅助呼吸肌无效，而且，婴儿膈肌中抗疲劳的 I 型纤维含量较低。

（田伟千　崔苏扬）

参考文献

[1] Morioka T, Hashiguchi K, Mukae N, et al. Neurosurgical management of patients with lumbosacral myeloschisis[J]. Neurol Med Chir (Tokyo), 2010, 50(9): 870 - 876.

[2] Heiss J D, Snyder K, Peterson M M, et al. Pathophysiology of primary spinal syringomyelia[J].

Neurosurg Spine，2012,17(5):367－380.

[3] Agarwal R，Liebe S，Turski M L，et al.Targeted therapy for hereditary cancer syndromes：neurofibromatosis type 1，neurofibromatosistype 2，and Gorlin syndrome[J].Discov Med，2014,18(101):323－330.

[4] Smith J S，Shaffrey C I，Abel M F，et al.Basilar invagination[J]. Neurosurgery，2010,66(3):39－47.

[5] Browd S R，McIntyre J S，Brockmeyer D J. Failed age-dependent maturation of the occipital condyle in patients with congenital occipitoatlantal instability and Down syndrome：a preliminary analysis[J]. Neurosurg Pediatr，2008,2(5):359－364.

[6] Teoh D C，Williams D L.Adult Klippel-Feil syndrome：haemodynamic instability in the prone position and postoperative respiratory failure[J]. Anaesth Intensive Care，2007,35(1):124－127.

[7] Wekre L L，Kjensli A，Aasand K，et al.Spinal deformities and lung function in adults with osteogenesis imperfecta[J]. Clin Respir J，2014,8(4):437－443.

[8] Neal J M，Kopp S L，Pasternak J J，et al.Anatomy and Pathophysiology of Spinal Cord Injury Associated With Regional Anesthesia and Pain Medicine:2015 Update[J]. Anesth Pain Med，2015,40(5):506－525.

[9] 崔苏扬.脊柱外科麻醉学[M].上海:上海第二军医大学出版社,2005.

第十九章
特发性脊柱侧弯的手术麻醉
Anesthesia for Idiopathic Scoliosis Surgery

特发性脊柱侧弯可以分为婴幼儿型、少年型和青少年型。婴幼儿型脊柱侧弯是指 3 岁以前表现出脊柱侧弯。少年型脊柱侧弯是指脊柱弯曲在 4～9 岁之间出现。青少年型脊柱侧弯是指脊柱侧弯在 10 岁以后,或直到发育停止才出现。此三种特发性脊柱侧弯,与儿童和青少年生长期具有明显相关性。婴幼儿和青少年时期,脊柱具有生长速度增快的特点,而在少年时期生长速度减慢,侧弯的发生率降低。

第一节 特发性脊柱侧弯的临床特点

一、不同类型脊柱侧弯的临床特点

(一) 婴幼儿型脊柱侧弯

婴幼儿型脊柱侧弯在所有特发性脊柱侧弯的病例中所占比例小于 1%,男女比例 3：2,其中左侧主弯更多见(75%～90%的患者);可能同时伴有其他畸形,如斜头畸形,髋臼发育不良,先天性心脏病,智力低下神经发育迟缓;常位于胸段和胸腰段;一般在出生后 6 个月内进展;自限性婴幼儿特发性脊柱侧弯占所有婴幼儿脊柱侧弯的 85%。随着婴幼儿期的生长发育,脊柱侧弯可能影响肋骨、胸腔、肺的发育,导致严重的心肺功能不全,幸运的是 80%的患者可以自愈。

(二) 少年型脊柱侧弯

少年型脊柱侧弯占特发性脊柱侧弯病例的 12%～21%,女性比男性更为常见,比例大约为 2～4：1,右侧胸弯和双主弯是少年特发性脊柱侧弯的主要类型,左侧胸弯在少年型中并不常见。少年型脊柱侧弯进展速度较慢或中等。研究指出,大约 70%的少年型脊柱侧弯通常更具进展性,且支具无效,和青少年相比,更倾向于手术治疗,此年龄段的儿童脊柱侧弯如果没有治疗,死亡风险明显增加。

(三) 青少年型脊柱侧弯

青少年型脊柱侧弯是特发性脊柱侧弯的最常见的类型,10～16 岁年龄组青少年发病率有 2%～4%,多数侧弯的度数较小。在 20°左右的脊柱侧弯患者中,男女比例基本相等;而在大于 20°的脊柱侧弯人群中,女：男超过 5：1;女性脊柱侧弯可能更易进展,更需治疗。

青少年型脊柱侧弯的进展常伴有肺功能下降和后背痛。胸弯如果大于 100°,用力肺活量通常下降到预期值的 70%～80%,严重侧弯患者早期有可能死于肺心病。中度脊柱侧弯(40°～50°)的患者间歇性后背痛的发病率与一般人群大致相同。

二、不同节段脊柱侧弯的临床特点

(一)脊柱侧弯畸形对外观的影响

主要发生在高节段的胸侧弯,表现为两肩高低不一以及头颅不正,临床上很容易早期发现。中下段的侧弯早期多不易发现,因此检查时应充分暴露躯体,注意身材矮小、躯干歪斜以及因代偿而引起的腰肌劳损与疼痛主诉。

(二)心肺功能的损害

轻度与早期的脊柱侧弯很少对心肺功能产生影响。高位脊柱侧弯的主要临床表现是头痛,以及臂丛神经受压以后出现的感觉、运动功能减退;低位脊柱侧弯是躯干的歪斜,以上两者均很少有心肺功能障碍。而中胸段脊柱侧弯常造成肋骨走向的改变、使胸廓变形、肋间肌与膈肌等呼吸肌功能紊乱以及心肺受压和肺血液气体交换功能受损。这种心肺功能的受损在早期多无临床表现,既不影响学习和工作,也不影响发育,只有通过仪器检查才有可能发现。随着侧弯的加重与代偿消失,心肺受压移位致肺血管与小气道扭曲变形,发展为气道阻力增高、肺血管压力上升。这一系列改变使肺功能受损,如肺通气量下降、血氧分压下降及血二氧化碳分压升高,最终产生肺源性心脏病。到了这一时期,手术矫形的病死率非常高,已失去了最佳的手术时机。

第二节 特发性脊柱侧弯的发病机制与病理生理

一、特发性脊柱侧弯的发病机制

特发性脊柱侧弯的发病机制存在诸多争议,许多学者分别从遗传因素、基因学、脊柱结构因素、姿势平衡学、内分泌代谢因素和神经-肌肉学等方面进行了大量研究。

1. 遗传因素 从特发性脊柱侧弯的流行病学研究发现其有着明显的遗传倾向。在第一代旁系亲属中,有研究发现其发生率高达10%左右,临床上也有2~3代人同患有特发性脊柱侧弯的报道。但对该病具体的遗传模式与机制目前尚不清楚,可能为常染色体、性连锁基因或多因素等,在临床中,脊柱侧弯的不同表现形式可能为多基因交互作用的结果。

2. 生长发育不对称

(1)脊柱前、后柱生长不对称,在临床上,特发性脊柱侧弯多为前凸型和脊柱向凸侧旋转,有研究认为这是由于青春发育期脊柱的前柱生长快于后柱所造成。

(2)肋骨生长和血供的不对称,在动物试验中发现切除脊柱横突与小关节突可产生脊柱侧弯与前凸,故推测侧弯的发生可能与肋骨发育和血供不对称有关。

3. 结缔组织发育异常 特发性脊柱侧弯患者结缔组织存在胶原和蛋白多糖质量的异常。临床上结缔组织疾病,如Marfan综合征脊柱侧弯的高发特征,非常支持这一观点。

4. 神经平衡系统功能障碍 平衡系统的功能是维持人体在不同状态下的平衡,当平衡系统反射弧中某个反射点发生障碍,脊柱就会通过侧弯进行调节,以建立新的平衡。有研究发现约80%特发性脊柱侧弯患者存在躯体本体感觉与前庭神经功能障碍,而正常人只有5%的异常。另外,这类患者的姿势摆动控制能力也明显降低。

5.神经内分泌系统影响

（1）生长激素：有人在临床发病的流行病学调查中发现，特发性脊柱侧弯女孩的身高比同年龄对照组要高，因而设想生长激素可能是发病的原因之一。内分泌检验发现在特发性脊柱侧弯患者中生长激素与促生长因子的释放有明显的增高，提示生长激素可能与脊柱畸形有关。

（2）褪黑素：切除雏鸡位于第三脑室后顶部的松果体可诱发脊柱侧弯，这种侧弯与人类特发性脊柱侧弯的解剖特征非常相似，表现为胸椎前凸型侧弯，并伴有椎体的旋转。松果体的主要作用是分泌褪黑素（melatonin）。褪黑素缺乏通过干扰本体感受系统（椎旁肌和脊柱）的正常对称生长，形成脊柱侧弯。

（3）5-羟色胺：5-羟色胺在维持正常姿势性张力和姿势平衡有重要作用，其缺乏可能破坏平衡肌张力和姿势平衡，产生脊柱侧弯，同时它在预防脊柱侧弯的发展上有重要的治疗作用。

（4）钙调蛋白：钙调蛋白是真核细胞钙功能和多种酶系统的调节因子，能通过调节肌动蛋白和肌球蛋白的相互作用以及调节肌质网的钙流动，进一步调节骨骼肌和血小板的收缩作用。目前认为褪黑素能通过与钙调蛋白结合，调节一种特异性细胞功能。

6.代谢异常的影响 不少学者对椎间盘的代谢进行了研究，发现继发于椎间盘应力异常，髓核中氨基葡糖多聚糖水平降低、氨基乳糖含量减少胶原水平升高，有人在特发性脊柱侧弯患者的血清中发现 2-Ⅰ型球蛋白和己糖蛋白含量的增加及铜代谢的异常。同时发现这一类患者椎间盘髓核内氨基葡萄糖及氨基乳糖含量减少。

二、特发性脊柱侧弯的病理生理

（一）特发性脊柱侧弯的病理力学改变

大量有关脊柱侧弯的病理力学研究认为，由于脊柱节段的前方和后方生长的相对不平衡，使脊柱前凸，并向凸侧旋转致侧弯椎体左、右两侧的受力发生改变，首先是侧弯节段凹侧椎体的受力随着弯曲的进展越来越大；而凸侧不仅受到的压力越来越小，甚至在后期还因为侧弯的加大产生一定的牵引张力，由此椎体产生了楔形改变。同样，椎间盘也产生相似的内薄外厚变形，进一步加重侧弯畸形。如果侧弯发生在胸段，可致肋骨发生变形，使附着于凹侧肋骨上的躯干肌肉的作用力线远离中轴线，而凸侧肌肉的作用力线则靠近中轴线，使肌力进一步失衡，产生脊柱侧弯病理力学上的恶性循环，造成脊柱侧弯的进行性加重。

（二）脊柱侧弯的病理变化

1.椎体、棘突、椎板及小关节的改变 侧凸凹侧椎体楔形变，并出现旋转，主侧弯的椎体和棘突向凹侧旋转。凹侧椎弓根变短、变窄，椎板略小于凸侧。棘突向凹侧倾斜，使凹侧椎管变窄。在凹侧，小关节增厚硬化而形成骨赘。

2.椎间盘 椎间盘在特发性脊柱侧弯中的病理改变如前所述，呈凹侧薄、凸侧厚的改变，凹侧的小肌肉可见轻度挛缩。这主要是由于椎体侧弯造成椎间隙凹侧变窄、凸侧变宽所致。在成年期，椎间盘逐渐出现退行性改变，尤其是侧凸的下交界区或双弯型侧凸的两个弯曲交界区，退变更加明显。由于上、下两段脊柱发生方向相反的旋转与早期椎间盘退变，临床表现为渐进性脊柱半脱位。而顶椎区由于关节突的退变甚至融合，其椎间盘受力减少，椎间盘的退变反而相对较轻。

3.胸廓 胸廓发生畸变是脊柱侧弯造成的常见畸形，是由于脊柱侧弯旋转导致肋骨变形的缘故。在脊柱凸侧，肋骨向后凸出，并相互分开；在凹侧肋骨呈水平走向，向前凸出，并相互聚合在一起。由此,使胸廓发生旋转并侧移,移向背侧的凸侧肋骨在外形上呈剃刀状。这就是临床上常见的"剃刀背"畸形。

4. 呼吸与循环功能改变　如前所述,呼吸与循环功能的损害是脊柱侧弯的继发性改变。轻度的脊柱侧弯虽有不同程度胸廓畸形和肺容量、通气量的下降,但不致影响心肺功能。严重脊柱侧弯时,因发生胸廓的畸形,可导致呼吸时肺的膨胀不全,甚至发生凸侧的局部肺不张。由于肺实质的发育是在 10 岁左右才完成,所以脊柱侧弯发生的年龄越早,对肺功能的影响就越大。随着脊柱侧弯的发展,胸廓畸形与肺功能的影响更加严重,最终势必造成心脏负担增加和循环功能的障碍。脊柱侧弯所致的呼吸功能障碍主要是肺活量(Vc)、肺活量占预计值的百分比(Vc%)、深吸气量(IC)、用力肺活量(FVC)、第 1 秒最大呼气量(FEV_1)、最大分钟通气量(MVV)和最大分钟通气量占预计值的百分比(MVV%)明显下降;而潮气量(VT)、第 1 秒最大呼气量百分比(FEV_1%)、最大呼气中期流速(MMF)及其占预计值百分比(MMF%)大多可保持在正常范围。因此,这是一种典型的限制性通气功能不全。

三、脊柱侧弯畸形角度的判断和测定

(一)常规 X 线摄片检查

怀疑脊柱侧弯的患者,需要进行全脊柱前、后位和侧位(包括颈、胸、腰和骨盆)X 线片检查。X 线片主要用来检查侧凸类型、程度、部位、躯干的平衡以及骨成熟度。对于太小而不能够站立的患者可以进行平卧位检查。颈椎的畸形需要进一步评价,同样腰骶关节、骨盆和髋关节均需仔细检查,以排除先天性异常或髋臼发育不良。

临床检查发现下肢长度差大于等于 2 cm 时,应当使用垫片来平衡骨盆,以去除潜在的姿势性侧凸因素。

(二)脊柱侧弯的测量方法

目前临床上常用的侧弯角度测量方法是 Cobb 角测量法,即在侧弯曲线上最近椎体的上终板和最远椎体的下终板延长线的交叉角;也可在两延长线上分别作一垂直线,两垂直线交叉角的角度亦为脊柱侧弯角度。

(三)脊柱旋转度的测量

Nash-Moe 方法即椎弓根测量法,是通过在脊柱正位 X 线像上观察椎弓根和椎体侧壁的关系来评价椎体旋转程度的方法。作者将椎体中线每侧均分为 3 等份,即 3 个象限,由外向内分别为第 1、第 2、第 3 象限,根据椎弓根在旋转过程中所处的象限位置和椎弓根形态,将其分为五度。Ⅰ度:双侧椎弓根对称,均位于第 1 象限;Ⅱ度:凸侧椎弓根移向中线,但仍在第 1 象限内,凹侧椎弓根移向椎体边缘,变小;Ⅲ度:凸侧椎弓根移到第 2 象限内,凹侧椎弓根已消失;Ⅳ度:凸侧椎弓根移到第 3 象限内,凹侧椎弓根消失;Ⅴ度:凸侧椎弓根超过中线,进入凹侧。若要准确而客观地评估脊柱旋转角度,可应用 CT 扫描技术进行轴向扫描来进行精确评估。

第三节　麻醉手术适应证及风险评估

一、手术适应证

(一)婴幼儿型和少年型脊柱侧弯

Cobb 角小于 25°,且肋-椎角差小于 20°,建议密切随访和评估,当侧凸进展大于 10°时,才考虑

积极治疗；传统的非手术治疗方法包括石膏和支具。

手术治疗的目的是阻止畸形进展，同时让脊柱、肺和胸廓获得最大限度的生长。婴幼儿患者侧凸大于 45°时，推荐手术治疗。少年脊柱侧弯，对非手术治疗反应欠佳，较青少年患者更需要手术治疗。

（二）青少年型脊柱侧弯

锻炼、手法和电刺激等非手术治疗形式，和侧弯的自然病史相比，都没有效果；支具是仅有的非手术治疗方法。使用支具的目的是阻止侧弯的进展，直至骨发育成熟。支具治疗的指征包括初次检出的侧弯角为 25°～45°、进展超过 20°、患者生长潜力大（Risser 征为 0～2 分），以及患者具有显著脊柱失代偿。

骨未成熟患者，侧弯角大于 40°是手术治疗的指征。骨骼发育成熟的儿童，手术的指征包括胸椎侧弯大于 50°，伴有顶椎旋转和平移增加的胸腰段或腰椎侧弯大于 40°，双主弯大于 50°，以及侧弯造成严重失代偿。

二、麻醉手术风险评估

术前评估主要是详细的病史和体格检查，主要关注心肺功能以及血液系统的评估。

（一）呼吸功能

发病早的脊柱侧弯会导致进行性的骨骼畸形，干扰肺的生长发育。相反，青少年患者远期心肺并发症的风险反而较低。

所有的患者都存在胸廓变窄，导致胸壁顺应性降低，肺功能检测结果显示 VC、FVC、FEV_1 降低，呈现限制性肺通气功能障碍。Cobb 角大于 35°的患者，动脉血气 PaO_2 轻度降低，$PaCO_2$ 能维持正常范围。Cobb 角大于 100°的患者，呼吸做功增加，肺泡通气不足，通气血流比例失调，导致高碳酸血症。此类功能性的呼吸异常，最终将导致呼吸衰竭。肺动脉高压和肺心病等远期的心肺并发症多见于发病早的脊柱侧弯，以及 Cobb 角大于 100°的青少年脊柱侧弯。同时也有研究报道了 Cobb 角小于 50°的青少年患者出现严重的肺功能障碍。

术前评估时还需关注患者呼吸的症状以及对于运动的耐受情况。劳力性呼吸困难最为常见。呼吸短促常见于 Cobb 角大于 80°以及胸廓顶的畸形。还有患者尽管没有临床表现，肺功能检查仍可提示有损害。若手术体位搁置不当、手术操作影响（尤其是前路经胸手术）以及控制呼吸参数的改变等均有可能使原本处于代偿状态的呼吸功能受到严重影响，这些在麻醉与手术前就应有足够的认识与准备。

术后肺容量的降低可能高达 60%，术后第三天时 FEV 以及 FEV_1 降低至最低值，直至术后 1～2 月才能恢复到基础值。患者术前 FVC 小于 50%提示存在严重的肺功能障碍，而小于 30%提示术后可能需要长期的呼吸支持。

（二）循环功能

未经治疗的特发性脊柱侧弯的患者可能存在慢性低氧血症、高碳酸血症、最终导致肺血管阻力增加、肺动脉高压以及心功能障碍，多见于发病早以及严重的脊柱侧弯患者。

运动耐量正常提示心肺功能正常。任何呼吸功能达到临界状态或运动耐量降低的患者应该进行心电图和超声心动图的检查，评估心脏的功能。约 25%的青少年脊柱侧弯的患者合并二尖瓣脱垂，53%的患者存在骨骼异常的家族史。

术前可根据右心损害的程度，评估患者对麻醉和手术的耐受能力。右心功能不全的患者，麻醉风险极大，有发生心衰的可能。患有肺动脉高压的患者，应在术前锻炼肺功能，改善氧供，减轻右心负荷。EF 值小于 50% 应慎重选择麻醉药物，小于 40% 麻醉风险增大，需综合评估能否耐受麻醉手术。

（三）血液系统

儿童和青少年脊柱侧弯矫形手术术中和术后可能需要输血。一般而言，失血量与手术时间和融合的节段数有关，有研究认为前路手术失血量少于后路手术。术前需要常规备血，进行凝血功能检查。大量失血多见于翻修或脊柱重建手术，术前应有充分准备与应对措施。

青少年脊柱侧弯的患者为了减少输血量，可以在术前收集自体血，或者术中采用急性等容血液稀释。对于术前红细胞压积低的患者，建议血液科会诊，补充铁制剂或者应用促红细胞生成素，纠正红细胞压积。

（四）神经功能

术前的神经功能评估也很重要，尤其对于需要术中唤醒的手术。术前还应明确有无潜在的神经并发症存在，如 Chiari 畸形、脊髓空洞症等，以免术中、术后干扰临床判断。

第四节　麻醉实施及注意事项

一、术前准备

（1）脊柱侧弯的患儿可能伴有其他畸形的存在，如心脏、神经系统与五官等的畸形。通常对有先天性心脏病者，建议先行心脏畸形的纠正，再于 12 个月后矫正脊柱畸形。

（2）完善术前检查，纠正营养不良或电解质紊乱，改善全身状态。

（3）对于 Cobb 角大于 60° 且有限制性通气功能障碍的患者，术前可以考虑改善肺功能，增加麻醉与手术的安全性，减少术后肺部并发症的发生。方法有：① 每天吸氧 1～2 小时；② 锻炼平卧后深慢呼吸，或咳嗽动作；③ 登楼梯步行锻炼或吹气球锻炼肺活量；④ 无创正压呼吸机辅助呼吸，2 小时/次，2 次/天，持续两周或一个月；⑤ 患者做自我悬吊练习，结合颌枕带-骨盆牵引；⑥ 必要时行颅环牵引，软化呼吸肌，较小患儿，可采取 Halo 头环牵引和下肢皮牵引。

（4）需要术中唤醒的患者，术前需向患者及其家属介绍术中唤醒的必要性和操作方法，训练患者配合术中唤醒试验。

（5）需要储存自体血的患者，术前 3 周开始准备。

（6）术前访视，消除患者对麻醉手术的恐惧心理，交代围术期的可能并发症，以及对术后远期疗效的正确认识等。向患者及其家属清晰无误地说明手术的必要性与利弊关系。

二、麻醉选择与实施

1. 麻醉方法的选择　脊柱侧弯手术患者多伴有心肺功能的减退，而且手术常采用俯卧位或侧卧位（开胸），所以气管内插管控制呼吸的全身麻醉有利于围术期的呼吸管理和麻醉实施。术中控制呼吸时，应注意气道压力不宜过高，以免增加胸腔内压力，影响静脉回心血量而引起血压下降。一般气道压力控制在 2.94 kPa（30 cmH$_2$O）以下为宜。

重度颈及胸椎侧弯患者常合并有困难气道,需对颈部活动度、张口度、患者的牙齿以及咬合情况充分评估,做好困难气道的准备。

2. 术前用药 适当的术前用药可减少患者的紧张和焦虑,有助于麻醉的实施。常于术前30分钟阿托品 0.01～0.02 mg/kg 肌内注射。对于欠合作的患儿,可给予小剂量的氯胺酮肌内注射,剂量为 2 mg/kg,待开放静脉后,再追加东莨菪碱或阿托品。

3. 麻醉诱导 同一般全身麻醉,静脉诱导用药可使用咪达唑仑、依托咪酯、丙泊酚,芬太尼、舒芬太尼、瑞芬太尼,阿曲库铵、维库溴铵、罗库溴铵等。吸入诱导适用于建立静脉通道困难的幼儿,常选择刺激性小、起效迅速、苏醒快、对循环影响较小的七氟烷。

固定颈部于伸展位常规气管插管;如颈部活动差,在不改变颈部位置的情况下暴露口咽无困难,方可施行全麻诱导。困难气道的患者,采用纤维支气管镜引导插管是安全合理的选择。气管内插管应选用有一定柔韧度的弹簧加强气管导管,以避免因手术体位变动而发生成角梗阻。

4. 麻醉维持 由于脊柱侧弯矫形手术的特殊性,其术中与术毕常需作唤醒试验,多数患者需行躯体感觉诱发电位(SSEP)或运动诱发电位(MEP)监测,以判断脊髓功能的正常与否。因此,麻醉维持的深度要求是既无术中知晓,也能迅速苏醒配合指令。临床上可根据药物代谢的半衰期选用苏醒迅速、完全以及定向力恢复快的全身麻醉药和可进行拮抗的镇痛剂、肌肉松弛剂。在围麻醉期进行合理的配伍应用,必要时还可拮抗催醒。有条件的医院可行麻醉深度监测,如脑电功率谱双频指数、心率变异性指数及听觉诱发电位监测等。通过这些监测,指导麻醉医师根据手术的进程,适时调整用药,更精确地控制"唤醒"。

尽管可以采用静吸复合的麻醉方式,但考虑到吸入麻醉药对 SSEP 等监测的影响,丙泊酚静脉麻醉仍是脊柱手术的首选麻醉方法。

三、术中监测

(一)常规性监测

与其他重大手术一样,一些常规的监测是保证患者安全和麻醉实施所必需,如血压、心电图、血氧饱和度、呼气末二氧化碳分压、体温等。由于脊柱侧弯矫形手术创伤大、失血多、时间长,加上手术体位的特殊,可采用桡动脉穿刺监测血压,既有利于血压的精确测量与动态观察,也便于必要时血气分析标本的采集。

(二)其他监测

1. 血流动力学监测 对于幼儿及全身状况较差的患者,为掌握液体的进出平衡与血流动力学的平稳,保证补液、输血的及时、快速,诱导后可行深静脉置管,置入漂浮导管,监测 PA、CVP、CO、SvO$_2$ 等,指导术中输血输液。

2. 血气分析与出、凝血监测 脊柱侧弯患者术前均有不同程度的肺功能异常,若长时间在俯卧位下进行手术,很容易造成呼吸功能的进一步受损。进行血气分析能帮助麻醉医师了解可能的改变,及时调整呼吸机的工作参数。也有助于了解大量补液输血后的全身电解质酸碱平衡。大量出血时可利用血栓弹力图监测凝血功能。

3. 体温监测 脊柱矫形手术,患者可能面临大量失血,需要大量输血输液;同时手术创面大,长时间的暴露导致体温丢失。尤其对于儿童患者,无论体温降低还是升高都会导致一系列并发症,更需要密切监测体温,建议中心体温应维持在 36℃。术中应用探头监测食道、直肠、膀胱、鼓室温度,能很好地反映机体中心温度。

预防围术期低体温首先是要避免环境温度过低,室温维持在24～25℃,相对湿度40％～60％。其次可以考虑使用保温毯和输液加温装置。

4. 脊髓功能监测　脊柱侧弯矫形手术中进行脊髓功能监测,能够及时、客观地发现脊髓受损与否,评估脊髓矫正的程度是否恰当。

(1) 唤醒试验　观察患者睁眼和(或)出现四肢尤其是下肢活动,要求患者术中在半清醒状态下,密切配合,若双足能活动说明脊髓无损伤。术中应用肌松检测仪指导肌松药物的应用,能够把握唤醒时机。必要时可使用肌松拮抗药。

(2) 体感诱发电位(SSEP)是通过特定的神经电生理仪器,采用脉冲电刺激周围混合神经的感觉支,在近端周围神经、脊髓表面或头皮皮层感觉区记录生物电活动波形的方法。其正常与否仅反映脊髓后索功能状况,对运动通道的完整性只是间接反映。此外,术中麻醉深度、肌松程度、平均动脉压、体温等均可能会影响SSEP。

(3) 运动诱发电位(MEP)是指应用电或磁刺激皮层运动区或脊髓产生兴奋,通过下行传导径路,使脊髓前角细胞或周围神经运动纤维去极化,在相应肌肉或神经表面记录到的生物电活动。术中经颅电刺激(TES)为常规刺激方法。

四、术中注意事项

1. 体位　脊柱后路手术多需要俯卧位,俯卧位时,胸廓受压、潮气量减小、心脏受压、心排血量受影响。脊柱侧弯矫形手术的患者,存在胸廓畸形,不对称,安放体位宜采用枕垫法。枕垫衬垫要适当,支撑面宽窄要合适,避免压迫腹部,使腹内压增高影响呼吸。腹内压增高会影响下腔静脉回流,术中渗血增多。瘦小患者枕垫不可过宽,颈短患者肩垫不可超过胸锁关节,以免气管受压。

2. 术中出血　初次特发性脊柱侧弯矫形术患者很少发生大量出血。但在翻修重建脊柱手术和操作不当时,常常失血较多。若损伤椎旁大血管时更加凶险。除了手术者积极止血外,麻醉医生可采取下列措施减少出血:

(1) 控制性降压:可以使用β受体阻断剂、神经节阻滞剂、挥发性麻醉药、钙通道阻滞剂、硝普钠、硝酸甘油等进行控制性降压。一般将原血压降低30％即可达到减少组织渗血,方便手术又不会引起严重并发症的目的。应尽量估计手术中失血量,防止控制性降压期间发生低血容量,适当的补液和血液稀释可以防止血流缓慢引起的血栓栓塞。

(2) 血液保护:除了控制性降压外,还包括术前自体血回收、术中等容血液稀释以及术中自体血回收的应用。

3. 静脉血栓形成　脊柱侧弯矫形手术时间长,体位特殊,下肢易受压造成静脉回流不畅及血栓形成。为防止栓塞,可使用弹力长袜或下肢间歇性充气加压带。

第五节　并发症及特殊情况处理

一、术后管理

根据患者情况,术后建议至PACU/ICU进行麻醉复苏。监测心电图、动静脉压力、呼吸功能、血气、体温、尿量、伤口引流量,维持液体平衡和内环境稳定。根据患者术前肺功能、麻醉恢复情况以及是否存在困难气道,掌握拔管指征。

术前存在肺功能障碍的患者,术后建议进行呼吸支持,人工辅助呼吸一段时间,促进肺功能的改善后,再拔管。

同时积极处理麻醉恢复期的一系列并发症,包括术后躁动、疼痛、恶心呕吐、呼吸道梗阻、低血压、低体温、术后出血、少尿等。

二、术后疼痛的处理

通常采用静脉给药镇痛。此外,也可应用以下方法进行术后镇痛。

1. 硬膜外镇痛

① 如采用硬膜外镇痛,建议 $T_{4\sim6}$,$T_{10\sim11}$ 两点镇痛,置管深度 3～5 cm;② 外科手术结束之前放置硬膜外导管,术中影像学检查确认导管位置;③ 术后可静脉给予麻醉镇痛药,或者硬膜外鞘内给予局部麻醉药,术后第一天早晨神经功能检查后才开始硬膜外镇痛,负荷量为 0.062 5% 布比卡因(>50 kg/8 ml,≤50 kg/5 ml),然后持续泵注;④ 一旦出现术后神经功能异常,立刻停止硬膜外镇痛,进行神经功能评估。

2. 鞘内应用吗啡　手术结束前,鞘内应用 9～19 μg/kg 的吗啡能够缓解疼痛长达 24 小时。

三、术中术后并发症

1. 脊髓神经损伤　随着手术方法和技术的提高,特发性脊柱侧弯手术发生永久性脊髓损伤的可能性已极少。但短暂的神经并发症并不少,有报道高达 17%。为避免严重后果的发生,首先还是应加强 SSEP、MEP 等脊髓电生理功能的监测。一旦发生异常波形的变化,应暂停手术,排除一些可能的影响因素,如植入物的位置、体温影响、麻醉因素及波形伪迹等。如果排除上述因素后仍无改变,则应行唤醒试验观察。必要时,应取出植入物,结束手术,进行复苏后的观察。

2. 硬脊膜破裂　主要发生在翻修手术中,可造成脑脊液的持续外漏。如果术中发现,应及时修补。对于无法修补或术后才发现者,麻醉医师可协助进行蛛网膜下腔的置管引流,以降低硬脊膜内的压力,待其自然闭合。

3. 肠系膜上动脉综合征　是一种少见的脊柱侧弯矫形术后并发症。主要表现为持续的术后呕吐,这是由于侧弯的脊柱受到牵拉后,导致位于腹主动脉和肠系膜上动脉之间的十二指肠受到机械性的压迫而发生梗阻。通过禁食、胃肠减压、静脉输液及左侧卧位等措施后,所有患者均于 5～7 天内痊愈。

4. 胸膜破裂气胸　由于手术造成的胸膜破裂与气胸在临床上更为罕见。脊柱侧弯畸形者的胸廓变形严重,在后路手术时,若操作不当就有发生胸膜破裂与气胸的可能。在手术中,如果及时发现,并行肺复张修复胸膜,则无任何不良影响。对于未能及时发现者,在术毕停止正压通气后,自主呼吸恢复的过程中,气胸愈加严重,肺不断受压。临床上表现有血氧饱和度的下降、呼吸急促以及血压的下降。胸部叩诊及进行胸部 X 线摄片可作出明确诊断。处理方法为胸腔闭式引流,1 周内多可痊愈。

5. 急性呼吸窘迫综合征(ARDS)　ARDS 主要表现为进行性吸气性呼吸困难,顽固性低氧血症,多见于术前肺功能差,术中出血多,手术时间长,创伤大等。除常规的处理措施外,建议:① 可能大出血的患者,术中实施中心静脉压监测,避免输血输液过多加重心肺循环障碍;② 存在易感因素的患者,术后不宜急于拔除气管导管;③ 排除全麻药的残余作用,以及心源性肺水肿的可能。

6. 血栓形成　术后长期卧床、静脉回流慢;手术创伤后大量凝血物质进入血液;严重的脱水血液浓缩。血栓好发于下肢深静脉,血栓脱落可引起肺栓塞。

防治措施包括:术后定期翻身,早期下床锻炼,高危患者可早期给予抗凝药。如有血栓形成,应卧床休息,抬高患肢,局部理疗,早期溶栓等。

7. 术后失明　一种罕见并发症,发病率逐年上升。危险因素包括:术中低血压、贫血、出血过多、大量液体复苏、俯卧位、长时间手术、体位放置不当眼睛受压。建议:仔细摆放体位,避免眼睛受压,尽可能减少头低的程度;重视长时间的手术;术后早期做视力全面检查。

（邹　蓉　崔苏扬）

参考文献

[1] Brenn B R, Theroux M C, Dabney K W, et al. Clotting parameters and thromboelastography in children with neuromuscular and idiopathic scoliosis undergoing posterior spinal fusion[J]. Spine, 2004,29(15): 310 -314.

[2] Gibson P R J. Anaesthesia for correction of scoliosis in children[J]. Anaesth Intensive Care 2004,32(4): 548 -548.

[3] Yuan N, Skaggs D, Dorey F, et al. Preoperative predictors of prolonged postoperative mechanical ventilation in children following scoliosis repair[J]. Pediatr Pulmonol 2005,40(5): 414 - 419.

[4] Barrios C, Perez-Encinas C, Maruenda J I, et al. Signiicant ventilatory functional restriction in adolescents with mild or moderate scoliosis during maximal exercise tolerance test [J]. Spine, 2005, 30 (14): 1610 -1615.

[5] Weinstein S L, Dolan L A, Cheng J C, et al. Adolescent idiopathic scoliosis[J]. Lancet, 2008, 371(9623): 1527 - 1537.

[6] Mendiratta A, Emerson R G. Neurophysiologic intraoperative monitoring of scoliosis surgery[J]. Clin Neurophysiol, 2009,26(2):62 - 69.

[7] Martin D P, Bhalla T, Thung A, et al. A preliminary study of volatile agents or total intravenous anesthesia for neurophysiological monitoring during posterior spinal fusion in adolescents with idiopathic scoliosis [J]. Spine,2014,39(22):1318 - 1324.

[8] 崔苏扬.脊柱外科麻醉学[M].上海:上海第二军医大学出版社,2005.

第二十章
神经肌肉性脊柱侧弯的手术麻醉
Anesthesia for Neurogenic Scoliosis Surgery

同特发性脊柱侧弯相同,神经肌肉性脊柱侧弯多发生在儿童和青春期少年,并有家族遗传性。疾病虽发展缓慢,但进行性加重,可迅速发展。因此,把握适当时机进行手术矫正显得十分重要。

第一节　神经肌肉性脊柱侧弯的临床特点

引起脊柱侧弯的神经肌肉性疾患有多种,其共同的临床特点是在婴幼儿时期就发生进行性的肌肉软弱无力,丧失维持躯干平衡的能力,使脊柱产生侧凸,而凹侧的肌肉等组织则逐渐挛缩变形。随着患者的发育高潮期到来,侧弯迅速加重,并失去行走能力,需乘坐轮椅或卧床。这一期间椎体的生长并未停止,结果只能使更多生长节段的椎体发生弯曲,从而弯度不断加大。

因此,在治疗上对这一类型疾病的处理也就不同于特发性脊柱侧弯患者。应尽可能在生长发育高潮到来之前,控制与利用脊柱生长发育的潜在能力,改善躯干的平衡功能。也就是终止畸形节段椎体的生长,保持其他非畸形节段的生长,促进脊柱与躯干的平衡发育,最终达到保持脊柱的直立姿势,同治疗前一样能够行走或乘坐轮椅,不致发生整体上的坍塌,最终丧失行走或坐立的能力。

第二节　神经肌肉性脊柱侧弯的发病机制与病理生理

虽然多种神经肌肉性疾病都可造成脊柱侧弯或前凸畸形,其治疗的目的和适应证也相同,但在发病机制和病理生理改变方面却完全不同。正确的认识与判别其不同病理改变,对于麻醉前准备、手术方式选择及术中、术后处理至关重要。

一、假性肥大型肌营养不良症

假性肥大型肌营养不良症包括假性肌肥大和进行性肌营养不良两类疾病,均具有与染色体相关的遗传特征及相类似的病理生理过程。如果临床表现明显,又有典型的家族病史,则无须做进一步的临床与病理检查就可确定诊断。

假性肌肥大遗传男性婴儿,表现为学步迟、步态笨拙与行走无力,行走时腰椎明显前凸。实验室检查这些患者的血清肌酸酐磷酸激酶高于正常值的数百倍;肌电图显示肌纤颤丢失。进一步的肌肉组织活检,通常取股四头肌,则表现为肌束内肌纤维的不规则病变。近年来,基因学研究发现该病变是由于 X 染色体上 XP[21] 位点的缺如。基因病变导致产生大量的营养障碍素(dystrophin),这种营养障碍素是位于细胞内的大蛋白物质。至于这一物质的具体功能,以及如何导致假性肌肥大病的发生则尚有待进一步的研究。从疾病的整个发展中可见，在青春发育早期就失去行走能力，只能乘坐轮椅或坐卧床的患儿由于脊柱重力的影响而加重，脊柱侧弯常表现得尤为突出。而能保持行走的患儿虽有明显的腰椎前凸，但脊柱的侧弯并不多见，似乎腰椎的前凸有阻止脊柱侧弯的作用。脊柱稳定在一个过伸的位置或前凸位置就可能防止这一类患者脊柱侧弯的发展。在临床治疗上，有学者根据这一病理生理特征提出，努力维持患儿的站立与行走状态是减缓疾病发展、延长寿命的关键。具体方法包括：① 积极的物理疗法与肢体康复锻炼，如游泳、按摩等，以促进肌肉增加一定强度；② 通过跟腱延长、胫后肌移位和髂胫束松解等手术，治疗距小腿、膝、髋关节的严重挛缩，使患儿尽可能恢复站立与行走，减缓脊柱畸形的发生。

二、脊肌萎缩症

脊肌萎缩症是一种主要损害脊髓前角细胞，偶有延髓细胞核受损的遗传性疾病。该病是隐性遗传，可在儿童的不同年龄期，由神经破坏性病变发作引起。其基因遗传的位点尚未证实。当患儿的生长发育超过了残存的正常肌肉功能耐受力时，就可导致疾病的发生。临床上表现为对称性肌肉软弱无力，尤其是近侧肌群，如肩带肌、骨盆带肌的软弱无力。随着这种肌无力的发展，在脊柱生长发育的过程中就导致了脊柱畸形的发生与进展。与假性肌肥大患者相同，尚能保持行走的患儿，其脊柱侧弯程度往往较轻，甚至生命可延续到成年，也未发生躯干的坍塌。发病早者，其病情多严重，不能行走，甚而不能坐立，脊柱侧弯的发生也迅速。可见患儿运动功能如何，是导致脊柱侧弯进行性加重的重要因素。由于脊肌萎缩症患儿的临床表现与假性肌肥大有一定的相似之处，如肌肉软弱无力、脊柱早期的前凸畸形等，所以临床上常需通过实验室与病理检查加以鉴别。这类患儿的血清肌酸酐磷酸激酶通常仅轻度升高；肌电图显示肌纤颤减弱、神经肌肉电位降低，但神经传导速度正常。确诊常需肌肉组织活检，取材部位也是股四头肌。与假性肌肥大一样，只要尽力维持患儿的直立与行走状态就能减缓疾病的发展，例如：物理治疗维持肌肉的强度和运动技能；适当的支具治疗，保持患儿的端正姿势等。

三、遗传性共济失调

遗传性共济失调是一种脊髓与小脑的退行性疾病，其特征是共济失调及肌肉软弱无力。发病机制目前尚不十分清楚，并且是一种隐性遗传疾病，所以临床上易与其他一些神经性疾病混淆。

主要临床表现为进行性加重的共济失调、下肢软弱无力与本体觉丧失、上肢反射缺失，以及巴宾斯基征阳性。由于肌肉的软弱无力，导致脊柱的侧弯畸形。但侧弯的病理生理过程则与其他类型的神经肌肉性脊柱侧弯不同，更像特发性脊柱侧弯，大多数表现为胸腰段的双侧弯。临床上发病早者，由于骨骼发育尚不成熟，弯曲的进展较快，而迟发病者，其骨骼发育较成熟，所以弯曲的进展也慢。目前，一般认为，共济失调导致患者丧失行走能力，加上肌肉的软弱无力，共同导致了脊柱侧弯的发生与加重。其基因学检查尚无特异性的发现。肌电图检查显示有明显异常，如感觉性神经动作电位减弱或消失、胫神经与正中神经的传导速度减慢等。临床检查还可发现有肥大性心肌病存在，并有逐渐加重的趋势，对此应引起足够的重视，一旦明确诊断，应尽早手术。

第三节　手术与麻醉适应证及风险评估

一、手术与麻醉适应证

为了防止脊柱坍塌及胸廓畸形的进一步发展,大多数学者主张早期手术,以稳定脊柱。但对于不同类型的神经肌肉性脊柱侧弯患者,如何把握手术适应证则需要具体分析,处理不同基础病变所致的特殊功能障碍与平衡能力减退。

（一）手术适应证

（1）假性肌肥大患者:正如前文所述,其治疗首先应尽可能地维持患者直立与行走状态,促进并维持肌肉的强度,延缓脊柱侧弯的发生。因此,大多数学者认为,Cobb 角小于 25°的患者应以康复锻炼、支具与观察为主;对于 Cobb 角大于 25°,并有进一步丧失行走能力趋势者,应积极考虑手术治疗,以避免脊柱侧弯造成的胸廓畸形加重肺实质的损害。

（2）脊肌萎缩症患者:有进行性脊髓性肌肉萎缩者,无论是急性还是慢性的后果都很严重。发病早,寿命也短。因此,实施手术的可能性也小。对于超过婴幼儿期的患儿多为轻症,生命可延续到成年。这一类的患者应考虑较长的生存期,进行积极的手术处理。但单纯的后路脊柱融合手术可导致轴曲现象的发生,加重脊柱的弯曲。因此,该类型患者首先可进行前路的松解融合手术,尤其是在胸腔镜下进行则风险更小(图 20-1)。

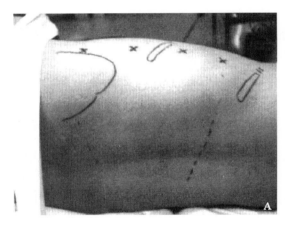 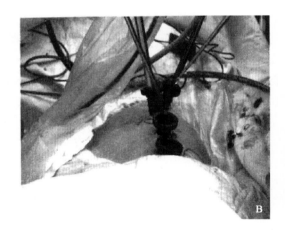

A. 侧卧下手术"锁孔"定位　　　　　　　　　　　　B. 手术"锁孔"放置与手术操作

图 20-1　电视胸腔镜下脊柱侧弯矫形

（3）遗传性共济失调患者:如前述共济失调是行走能力丧失,并引起脊柱侧弯加重的主要原因。所以,早期利用轮椅矫形装置改善患者就座的平衡能力,可在一定程度上预防脊柱侧弯的进展。但对于骨骼成熟期前,呈进行性脊柱侧弯加重趋势者,应考虑手术治疗。

（二）麻醉适应证

麻醉是否可以耐受,对于神经肌肉性脊柱侧弯患者,主要是根据其心肺功能而定。因此,术前心肺功能的全面检查甚为重要。心电图和超声心动图检查均可发现假性肌肥大患者有心肌病变存在,但这种心肌损害是由全身性肌肉疾患所伴发,并不影响麻醉与手术的实施。遗传性共济失调患者心电图与超声心动图显示有肥大性心肌病存在,某些患者还有逐渐加重的趋势。有报道这一类患者麻醉中可发生心律失常。对麻醉药物,尤其是去极化肌肉松弛药特别敏感。因此,麻醉前应根据超声心动图仔细分析,当心脏射血分数(EF)值小于 50% 时,更应慎重选择麻醉用药。

肺功能的改变是脊柱侧弯患者的共同特点。假性肌肥大患者肺功能的改变主要是由于脊柱侧弯致胸廓畸形,加上肌肉本身疾病所造成的限制性通气功能障碍。其表现与特发性脊柱侧弯一样,为肺活量(VC)、用力肺活量(FVC)、最大通气量(MVV)等指标的下降。这些指标的下降程度与发病的时间、脊柱侧弯的程度呈正相关,发病早及侧弯 Cobb 角大于 50°者尤为明显。当然,与呼吸肌的肌力改变也有一定的关系。总之,神经肌肉性脊柱侧弯患者肺功能损害的原因与程度比其他类型脊柱侧弯患者复杂、严重。根据对该类患者的麻醉手术体会,术前 FVC 占预计值 50% 以上者多能耐受全身麻醉与手术。低于 50% 者则需结合动脉血气分析、屏气试验及全身状况判断是否适合麻醉。FVC 低于预计值 30%、屏气试验 30 秒以下、动脉氧分压(PaO$_2$)低于 9.31 kPa(70 mmHg)、血氧饱和度(SpO$_2$)低于 90%(吸空气)者,麻醉风险极大,术后肺部并发症也多,可能会引发严重后果,故不适合麻醉与手术,而应首先进行术前训练包括呼吸肌训练、牵引及吸氧等,待呼吸功能有所改善后再进行麻醉与手术。

二、麻醉风险评估

神经肌肉性脊柱侧弯不同于其他类型的脊柱侧弯,它涉及一些基础病变的问题。因此,在评估麻醉风险时除首先评估其心肺功能外,还需考虑病程长短、肌电图检查结果及神经传导等多方面的情况。

肺动脉高压及右心功能损害是脊柱严重畸形,致肺泡受压、肺容量变小以及肺小血管扭曲变形所产生的继发病变。当出现肺动脉高压,并伴有右心功能不全临床症状时,麻醉风险极大,麻醉手术中有发生心衰的可能,不宜进行麻醉与手术。如果仅仅是肺动脉高压与右心室肥大,并无右心功能不全的临床表现时,这类患者对麻醉的耐受性降低,应在围麻醉期适当调控呼吸机、改善氧供、避免右心负荷的进一步增加。对于存在肥大性心肌病的患者,只要超声心动图检查显示尚无心功能异常,均可耐受麻醉手术。如有心功能异常改变,应根据其心脏储备功能的程度与临床实际情况(行走、运动等)及手术范围综合评估麻醉风险后再实施麻醉。

神经肌肉性脊柱侧弯患者的呼吸肌软弱无力,可使呼吸功能进一步损害。麻醉过程中肌肉松弛药的应用需考虑到药物的敏感性增加,作用时间延长的特性。根据肌松监测的结果合理使用非去极化类肌肉松弛药,如阿曲库铵等。也有报道认为这一类肌肉营养障碍的患者脊柱肌肉的挛缩,在麻醉期间肌肉并不能满意松弛,以致在手术剥离时,比其他类型的脊柱侧弯更加困难、手术时间更长、失血量也明显增多。因此,除注意肌肉松弛药的合理使用外,还需考虑血液丢失所造成的麻醉风险。

对神经肌肉性脊柱侧弯患者还应高度警惕恶性高热发生的危险,有报道其发生率高达 3%。因此,在整个围麻醉期要严密监控体温的变化,及时给予相应处理。

第四节　麻醉实施及注意事项

一、麻醉手术的准备

通过严格的麻醉与手术适应证分析及风险评估后,进行针对性的麻醉与术前准备,对于提高围术期的安全十分重要。神经肌肉性脊柱侧弯患者的术前准备基本上与特发性脊柱侧弯相似。首先要改善患者因长期运动少、营养吸收不足而造成的营养不良状况,增强对麻醉与手术的耐受性。必要时,可给予静脉高能营养、白蛋白等。术前肺功能的改善不仅可增加患者对麻醉与手术的耐受性,还有助于减少术后呼吸支持时间、降低肺部并发症。常用的方法包括:① 颅环牵引法(图 20-2)。对于大多数患者有助于呼吸肌功能的改善。对于已有颈项肌肉无力的神经肌肉性脊柱侧弯患者虽可使 FVC 有所增加,但加重颈项肌肉无力的倾向值得重视;② 吹气球训练。这是一种既有趣又简单有效的方法,易于为患儿所接受。术前进行 1~3 个月的训练,均可不同程度地改善肺

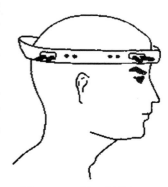

图 20-2　颅环牵引法

功能、增加肺活量;③ 有氧运动,即在吸氧的条件下进行器械锻炼。训练的程度以患者能耐受为度,即使是慢速步行,也有助于 FVC 的改善。

麻醉手术前的心理准备亦十分必要。术前患者的恐惧与焦躁心态常不可避免,尤其是在术前较长的训练等待期内可请心理医师与相关的护理人员配合,说明术前训练与手术麻醉的关系和术后可减少并发症的重要性。同时也要让患者了解术后短时间内一些功能性的技能可能会丧失,但随着时间的推移,将会提高其自理能力与生活质量。这些心理上的准备,对于术后的恢复十分重要。麻醉医师还应于手术前向患者说明麻醉方法、手术步骤的一般情况,并对患者进行术中唤醒试验的训练,使患者消除紧张,更好地配合麻醉与手术。

二、麻醉方法选择与实施

(一)麻醉方法选择

脊柱手术的体位多为俯卧位,前路的脊柱融合手术则为经胸腔的仰卧或侧卧位。不论是上述哪种体位均可造成胸、膈、肺活动的受限,不便于呼吸道的管理。尤其是前路手术开胸后的单肺通气,更有潮气量减少、肺内分流增加与缺氧的风险。神经肌肉性脊柱侧弯患者的呼吸肌群不仅力量较低,也十分容易疲劳;综合分析呼吸肌的病理性改变等诸多特殊因素,麻醉方法应以气管内插管全身麻醉为宜。有研究发现,FVC 低于 30% 的患者即使施行气管内插管全身麻醉,术后 72 小时内仍需进行呼吸支持。因此,建议术前可对这一类患者行选择性的气管切开术。气管切开既有利于术中呼吸道的管理,也可于术后行进一步的呼吸支持,以减少肺部并发症。但根据近万例脊柱侧弯矫形术后观察,术后呼吸支持超过 72 小时的病例不足 1%。由此可见,术前预防性气管切开的方法似乎有偏激之嫌,气管切开应根据需要实施。

(二)麻醉实施

1. 术前用药　术前夜晚,可给予小剂量的地西泮 0.1~0.2 mg/kg,以保证患者的睡眠。术前半

小时给予地西泮 0.1 mg/kg，如果合并疼痛可加用一些镇痛剂，使患者术前有足够的镇静与镇痛。对于术前肌肉软弱无力较重的患者，应根据具体情况调整用药剂量。

2. 麻醉诱导与维持　神经肌肉性脊柱侧弯患者的病理生理特点不同于其他类型的脊柱侧弯，在麻醉诱导与维持时有其特别之处。除全身状况、心肺功能较差外，神经肌肉本身的病变，使得用药种类与剂量亦有别于其他类型脊柱侧弯。有报道这类患者肌肉松弛药的清除半衰期明显长于其他患者，而且对去极化肌松药特别敏感，有引起心律失常的可能。因此，诱导插管时可用咪达唑仑 0.1～0.2 mg/kg、依托咪酯 0.1～0.3 mg/kg、瑞米芬太尼 0.5～1 μg/kg 或舒芬太尼 0.2～0.3 μg/kg 及罗库溴铵 0.6 mg/kg。为避免术中唤醒试验的延时与术毕恢复的延迟，麻醉维持可采用以下两种方法：① 地氟烷/七氟烷＋氧化亚氮＋氧气吸入，同时静脉输注阿曲库铵 5～10 μg/(kg·min)；② 丙泊酚 4～12 mg/(kg·h)＋瑞米芬太尼 0.25～2 μg/(kg·min) 或舒芬太尼 0.1～0.4 μg/(kg·h)，同时静脉输注阿曲库铵 5～10 μg/(kg·min)。总之，应尽可能选用速效与短效的麻醉药与肌肉松弛药，使麻醉与清醒皆控制自如，而少用催醒和拮抗药物。这正是神经肌肉性脊柱侧弯患者麻醉的关键之处。各种药物应用剂量则根据麻醉的深浅和手术进展情况适时加以调控。

三、术中监测与注意事项

（一）术中监测

手术体位特殊、时间长、出血多是脊柱侧弯手术的共同特征，这些特征可造成剧烈的循环波动与呼吸干扰，尤其是前、后路同时手术者更甚之。术中持续的血压、心电图、血氧饱和度、呼气末二氧化碳分压、气道压力变化、凝血酶原时间、出入液体量及体温监测十分必要，可及时发现瞬间意外情况，以利于及时处理。

为确保监测的及时与可靠，应常规做桡动脉和中心静脉的置管测压，也有利于生化与血气等血标本的重复收集和快速输血补液。

术中的唤醒试验是脊柱侧弯矫形术的重要监测手段，以判断手术过程中是否影响到脊髓的正常功能，但任何操作上的不当均有可能造成脊髓的突然损伤，待到唤醒时再发现，常常为时已晚，故术中持续监测体感诱发电位(SSEP)，通过观察脊髓的电生理功能，及时发现脊髓功能可能的损伤，便于早期处理。有关 SSEP 及运动诱发电位(MEP)监测的方法及对脊髓损伤诊断的价值等见本书有关章节。根据有关文献报道，诱发电位在实际监测中也有假阳性(伪迹)的情况发生。因此，实际工作中 SSEP 和术中唤醒可结合使用，综合分析。为了术中的及时唤醒，除适当选择与合理配伍使用麻醉用药外，有条件的医院还可以应用听觉诱发电位、脑电功率谱双频指数和心率变异性指数等监测调控术中麻醉深度，做到既保证手术需求，也能在必要时迅速唤醒，同时又无术中知晓现象的发生。为保证唤醒后患者活动双脚的合作，术中应监测肌肉松弛程度，这对于神经肌肉性脊柱侧弯患者尤为重要。通常加速度仪显示 T_4/T_1 达 3/4 以上或 TOF 监测出现 4 个成串刺激时，即可达到活动双脚的标准。

（二）术中注意事项

如上所述，脊柱侧弯矫形手术具有手术体位特殊、时间长、失血多等特征。因此，术中有许多问题应引起麻醉医师的重视。

1. 体位　前路手术多为侧卧位，对循环与呼吸系统影响不大，但不能忽视手术操作时术者对胸腔脏器的按压所造成的影响。可通过加强监测及时发现，并提醒术者轻缓操作。后路手术俯卧位时,可采用特定手术支架搁置患者,调节好各支撑点的位置(详见本书中有关章节)。尤其要注意腹部不能受压,腹部受压不仅加重原有神经肌肉疾患与体位对通气功能的影响,而且腹压的升高可致静脉回流受阻,迫使血流逆流到椎静脉丛,从而加重术野的出血妨碍手术的进行。

2. 气管导管的选择与固定　俯卧位时头部位置的固定过屈与过伸均可以使导管在气管内的位置产生移动或扭曲,所以应选用有柔韧性的弹簧气管导管,并在体位固定后检查与核准气管导管的位置。口腔分泌物的流出可造成气管导管固定的松动,甚至滑脱而发生危险。因此,除常规的胶布加无菌贴膜固定外,还可加用绳带固定于颈部,以免出现意外。

3. 静脉输液管理　脊柱手术术中出血多,不易止血。在肌营养障碍的神经肌肉性疾病患者,因为肌肉松弛不佳导致出血增多,影响手术视野造成手术困难,进而手术时间延长又造成出血增多,从而形成了一个恶性循环。因此,保证脊柱手术患者有效的输液通道十分重要,至少应开放 2 根以上的静脉如上肢静脉或颈内静脉。有报道显示,这类患者的失血量可达 4 000～8 000 ml 以上。为进一步减少失血量与库血输注,还可应用控制性降压与红细胞洗涤回收输注技术。控制性降压以硝酸甘油 4 μg/(kg・min)静脉输注或硝普钠 3 μg/(kg・min)静脉输注,由低速开始逐渐加大,控制平均动脉压在 8.0～9.3 kPa(60～70 mmHg)较为安全,可减少失血量 1/4～1/3。红细胞洗涤回收仪输注洗涤红细胞有利于血液保护,减少库血的输注。但当回输血液超过 800 ml 以上时,应注意血浆蛋白、凝血因子与钙离子的监测及补充。

4. 体温维护　保持正常的体温是术中常常容易忽略的一个问题。若术中不注意体温监测与保护,则因手术野大、暴露时间长及大量液体的输入,可造成体温的迅速丧失尤其是幼小儿童,体温的迅速丢失必将产生心律失常、体温不升等严重后果。因此,术前应搁保温毯与保温垫(图 20-3),术中常规监测全身温度。调节室温在 24～25℃,并使用恒温箱或输液加温器(图 20-4)对所输液体进行加温,以维持体温不低于 35℃为宜。

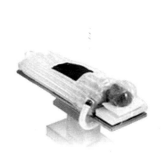

图 20-3　保温毯

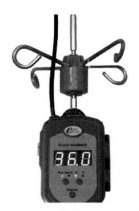

图 20-4　输液加温加压器

如果采取合适的麻醉方法和体位再考虑病人的年龄等因素,脊柱侧弯术后可出现不同的预后。当病人相对年轻,术中采取瑞米芬太尼持续输注,且手术采用的是后路径路,病人可恢复良好甚至可以术后直接回普通病房。而神经肌肉型脊柱侧弯病人接受前路或者前后路二次手术,且术中采用长效阿片类药,则此类病人必须送入重症监护病房进行呼吸支持及其他生命体征观察。

第五节　并发症及特殊情况处理

尽管手术治疗可以改善心肺功能,恢复坐姿平衡,缓解疼痛,进而改善生活质量,但是此类手术也常出现许多并发症,有研究认为此类手术总发病率可达 17.9%。

一、呼吸系统并发症

神经肌肉性脊柱侧弯患者与其他类型的脊柱侧弯相比较,更易发生严重的呼吸系统并发症,可表现为肺炎、气胸、胸腔积液及肺不张等,总体发病率可达 22.41%,故而术后需呼吸支持的概率也高。术前应严格掌握手术适应证,特别是对于 FVC 低于 30% 者,更应慎重选择。为防止并发症,促进呼吸功能的改善,术后可进一步行机械通气和气道护理。由压力控制通气逐步过渡到间歇辅助指令通气后,再试行脱机拔管。对于 72 小时内仍无法满足脱机拔管条件者,可考虑气管切开维持气道通畅并继续辅助通气。

二、神经功能障碍

神经肌肉性脊柱侧弯患者术后偶可发生一过性的神经功能障碍,总体发病率可达 3.06%,可由于置入内植物时直接损伤神经导致,也可由矫形操作时牵拉神经所致,有时不一定是脊髓受损所致,可能是其原发病变造成,应仔细判别与处理。笔者曾遇到一例患者,术中监测 SSEP 正常,唤醒试验中可见两脚趾活动。但术毕患者清醒并拔除气管导管后,两下肢软弱无力不能活动,而感觉无明显异常,立即再做 SSEP 检查,仍然正常。结合病史分析发现,患者脊柱侧弯的原发病因中伴有脊髓前角细胞的病变存在,加上手术的刺激使运动功能更受影响,而痛觉等感觉功能并无妨碍。未经处理,观察数天后,患者的下肢活动逐步恢复到术前水平。

三、恶性高热

恶性高热的发生,尽管罕见,但已有在肌肉损害较重,如假性肌肥大患者等中发生恶性高热的文献报道。所以,对于术前肌肉损害较重的患者不仅术中需严密监测体温的变化,术后也应继续观察。尽早发现恶性高热并及时处理。南京鼓楼医院曾于手术中发生 1 例患儿恶性高热,因术中发现与处理及时,患儿经处理后康复。丹曲林是恶性高热的特异性有效药物。

四、其他

其他并发症可包括感染、内固定相关并发症及植骨未融合等。感染主要包括浅表感染、深部感染、褥疮及尿路感染;内固定并发症有内固定物位置不良、压迫皮肤、断裂及松动等;而植骨未融合指假关节形成,指术后一年仍无可靠的骨性愈合,表现为相关区域疼痛,常于活动时诱发。

（杨　光　崔苏扬）

参考文献

[1] 叶启彬,李世英,邱贵兴. 脊柱外科新手术[M]. 北京:北京医科大学中国协和医科大学联合出版社,

1993:354.

[2] Keith H B，Ronald L D.脊柱外科学[M].胡有谷，党耕町，唐天驷，译. 北京：人民卫生出版社，2000:830.

[3] Urban M R，Fairbank J C，Etherington P J，et al. Electrochemical measurement of transport into scoliotic intervertebral discs in vivo using nitrous oxide as a tracer[J]. Spine，2001,15:984 - 984.

[4] Paulo A B，Guilherme P O，Jose Antonio M F. The sagital balance in idiopathic and neuromuscular scoliosis.[J]. Acta Ortop Bras,2014,22(4):179 - 182.

[5] Polly Du，Klemme W R，Fontana J L，et al. A modified wake-up tests in very young children undergoing spinal surgery[J]. Pediatr Orthop，2000,20(1):64 - 64.

[6] Abu-Kishk I，Kozer E，Hod-Feins R，et al. Pediatric scoliosis surgery—is postoperative intensive care unit admission really necessary? [J]. Paediatr Anaesth，2013,23(3):271 - 277.

[7] 卢海霖，王宇，邑晓东，等. 关于神经肌肉型脊柱侧弯术后并发症的 Meta 分析[J].中华临床医师杂志，2013,7(11):111 - 113.

[8] 崔苏扬.脊柱外科麻醉学[M].上海：上海第二军医大学出版社,2005.

第二十一章
青少年特发性脊柱侧弯与先天性心脏病
Idiopathic Scoliosis in An Adolescent With Congenital Heart Disease

第一节　青少年特发性脊柱侧弯的病因

青少年特发性脊柱侧弯(Adolescent Idiopathic Scoliosis，AIS)是小儿骨骼肌肉系统中最常见的畸形之一，也是脊柱畸形中最常见的类型。该病在青少年中的发病率为 $2\%\sim4\%$，占整个脊柱侧弯的 80%，严重脊柱侧弯以女童多见。AIS 的病因学目前存在许多假说，包括遗传、骨骼发育异常、内分泌及代谢系统异常、中枢神经系统异常以及结缔组织异常等。

一、遗传因素

研究表明 AIS 的发病具有家族聚集现象，研究发现也显示单卵双生子的共同发病率明显高于双卵双生子。早期有研究认为 AIS 可能是常染色体显性遗传或性连锁遗传，但现在则更倾向于认为是多基因遗传。有研究对 202 个家系进行大规模全基因组扫描分型和连锁分析，结果并不支持性连锁显性遗传，而是发现 X 染色体上存在着 AIS 的易感基因，提示 AIS 可能是一个多基因疾病，并且在 X 染色体上有某个易感位点。目前对 AIS 发病的相关基因定位主要采用连锁分析和关联分析：近年来有学者采用定位克隆策略分别发现 AIS 可能和 6p、10q、18q 染色体，17p11 位点，19p13.3 位点有连锁；Merola 等采用关联分析发现编码聚蛋白多糖的硫酸软骨素系附区的 12 号外显子的可变数目串联重复比一般人短，并与其侧弯严重程度相关。

二、骨骼系统发育异常

1. 生长、成熟及软骨内成骨异常　AIS 发生于青春期，且其畸形加重与脊柱生长明确相关，提示生长发育在 AIS 的发生发展中有重要价值。郑振耀等在人体测量学研究中，发现青春发育前期 AIS 女童的校正身高和臂长均小于年龄，但进入青春期后则明显大于正常对照组，这种趋势一直持续到骨骼发育成熟时。采用 MRI 比较正常人和 AIS 患者椎体的高度，在矢状面上发现 AIS 患者的椎体明显高于正常对照，并且这种差异并不限于顶椎区，因此认为 AIS 患者的软骨内成骨较快。最近 Kouwenhoven 等发现正常人的胸椎椎体在横断面上并非完全左右对称，在第 6 至第 10 胸椎约 80% 椎体向右侧旋转，只有近 20% 椎体向左旋转。在这种本身存在的椎体旋转基础上的前柱过快生长可加重椎体旋转并向侧方偏移，导致脊柱侧弯发生，这可能是 AIS 患者中胸椎右侧弯最常见的原因之一。左右侧椎体生长板生长不对称亦被认为可能是引发 AIS 的原因之一。

2. 低骨密度　AIS 患者部分存在骨密度降低已于 1982 年由 Burner 等首次报道。郑振耀等采用双能 X 线骨密度吸收、外周骨定量 CT(pQCT)、二维组织形态学和形态计量学以及三维高分辨率焦点 CT 等方法对 AIS 女童的骨密度进行了系统研究。结果发现有 68% 的 AIS 患者存在骨量减少,并且是在腰椎、股骨颈、桡骨和胫骨远端等多个部位存在。二维和三维研究均显示 AIS 患者的骨小梁变细和骨小梁间距离增大。这些结果表明,AIS 患者存在全身性骨密度降低。但导致 AIS 患者骨量减低的原因目前仍不明确,相关的研究发现导致 AIS 患者低骨量的原因可能包括几个方面:① 成骨异常;② 饮食习惯和负重运动量。

三、内分泌及代谢调节系统异常

1. 褪黑素(Melatonin)　Machida 等最早报道切除雏鸡松果体可以在动物身上建立脊柱侧弯,其后许多学者成功重复该实验,并发现该方法还可以在大西洋鲑鱼及切除双前肢的小鼠上建立脊柱侧弯。而其他方式导致的褪黑素降低亦可建立脊柱侧弯动物模型,且在三维结构上与 AIS 的结构有很大的相似之处,提示松果体分泌的主要激素——褪黑素降低是建立动物脊柱侧弯模型的关键。但多数对 AIS 血清褪黑素水平、24 小时尿中褪黑素代谢产物含量的研究却未发现与正常对照存在异常,提示褪黑素水平降低可能不是 AIS 的发病原因。Moreau 等人对 AIS 患者的成骨细胞中的褪黑素信号通路进行研究后发现其信号通路存在异常,信号通路中的 Gi3 蛋白存在过磷酸化,Gs 蛋白也存在功能异常。信号通路异常导致其功能无法发挥,亦可能产生与褪黑素降低同样的效果。尽管如此,褪黑素信号通路异常与 AIS 发生的关系尚不明确,但可能与 AIS 患者的低骨量有关。许多细胞水平的研究均表明褪黑素可以抑制破骨细胞的作用,并且可能可以促进成骨细胞的作用。最近 Satomura 等再次证实褪黑素可以促进小鼠成骨细胞的增殖和分化,并且通过腹腔注射褪黑素还可以促进小鼠股骨的皮质骨的生成。因此推测在 AIS 患者成骨细胞中由于信号通路异常,褪黑素在成骨中的正常功能缺失,导致其骨形成不足而表现为低骨量,但这种推测还需要进一步研究证实。

2. 瘦素(Leptin)　研究发现 AIS 女童外周血瘦素水平明显低于年龄和月经年龄匹配正常的女孩,作者采用偏相关分析发现,AIS 女童的血清 leptin 水平与其体重、BMI、腰椎和非优势侧股骨颈的骨量和骨密度均有明显的相关性,由于 leptin 可通过直接和间接的作用影响骨形成,并参与调节软骨内成骨,因此认为 leptin 可能在 AIS 患者的低 BMI 及低骨量中起作用。但 leptin 在 AIS 发病中具体的作用机制尚需进一步研究。

四、中枢神经系统功能异常

对 AIS 的神经传导功能进行检查,发现有 11.6%～27.6% 的患者存在异常,提示这些 AIS 患者的中枢神经系统功能存在异常。在正中矢状面 MRI 上发现正常青少年女性的小脑扁桃体尖部均高于颅底后缘和枕骨下缘连线,而有 17.9% 的 AIS 患者低于该线,且其神经传导功能异常的百分比明显升高,提示神经传导功能异常可能与小脑扁桃体异位有关。Porter 等人测量正常脊柱、后弯脊柱和可疑 AIS 尸体标本的椎体前方高度和相应的椎管长度,发现脊柱侧弯患者椎管较椎体短。因此认为脊柱前柱较长,脊髓相对较短,受到牵拉可能是 AIS 的发病原因。

五、结缔组织异常

对 AIS 结缔组织的研究多集中于椎间盘,早期研究通常将其作为一个整体,近年来国内多位学者对顶椎或端椎凹、弯侧的椎间盘进行了比较。林琦等发现 AIS 患者顶椎和下端椎凸、凹两侧的椎间盘纤维环中的 I、II 型胶原 mRNA 的表达与先天性脊柱侧弯(CS)患者相应部位类似,符合生物力学改变,可能是继发于脊柱侧弯的适应性变化。但邱勇等人认为 AIS 患者椎间盘凹侧 I、II 型胶原 mRNA 的表达均低于弯侧,且较 CS 患者相应部位低,不能用生物力学改变解释。因此他们推测 AIS 患者椎间盘存在着基质合成代谢的异常,不能产生足够的正常 I、II 型胶原来维持椎间盘的生物力学功能,使得脊柱在正常的应力或轻微的非正常负荷下出现畸形。

第二节　青少年特发性脊柱侧弯的分型和手术治疗

一、青少年特发性脊柱侧弯的分型

对于青少年特发性脊柱侧弯,其侧弯是非常复杂的三维脊柱畸形,它具有各种各样的表现类型。不同类型的脊柱侧弯手术治疗的方法和融合范围也不相同。因此脊柱侧弯的分型直接关系到手术治疗的效果,多年来一直是国内外脊柱外科研究的重点。目前关于特发性脊柱侧弯的分型主要有以下三种:King 分型、Lenke 分型和 PUMC(协和)分型系统。三种分型各有优缺点。

(一) King 分型

主要包括 5 种类型:① I 型:腰侧弯和胸侧弯,一般腰侧弯更大,腰侧弯柔韧性差;② II 型:胸侧弯和腰侧弯,胸侧弯大、柔韧性差;③ III 型:单胸侧弯,腰侧弯不超过骶中线;④ IV 型:长胸侧弯,L_4 常有倾斜并位于主侧弯内;⑤ V 型:结构性胸椎双侧弯,T_1 向侧弯上端的凹侧倾斜,反向弯曲 X 线片上胸侧弯为结构性弯曲。Beason 等用 CD 法治疗 King II 型侧弯 26 例,提出应将其再分为两个亚型。其中 II A 型应符合下述四条标准的三条以上:腰侧弯<35°,反向弯曲时腰侧弯代偿>70%,腰侧弯的顶椎居于骶中线,腰骶角(骶中线与 双侧髂嵴的交点和腰侧弯顶椎中心的连线同骶中线的夹角)≤12°。II B 型仅符合上述标准中的一条。该分型更有利于临床上对侧弯融合范围的选择及预测侧弯的发展。在临床上对 King II 型侧弯的治疗中发现,腰骶角>15°,腰弯顶椎偏距>2 cm 的 II 型侧弯术后易发生失代偿。因此,King II 型侧弯的再分类,对指导临床治疗 King II 型侧弯,预防失代偿的发生具有积极的意义。但由于 King 的分型主要以胸侧弯分型,并未将腰侧弯、胸腰段侧弯及三主弯包括在内,而且以冠状面为标准,观察者间及观察者内的可靠性和可重复性较差,临床应用中存在着一定的缺陷。

(二) Lenke 分型

主要包括 6 种类型:① I 型:单个主胸侧弯;② II 型:双胸弯,下胸弯为主弯;③ III 型:双侧弯畸形(胸弯和胸腰段/腰弯),胸弯为主弯;④ IV 型:三弯,双胸侧弯和胸腰段/腰弯,下胸弯和胸腰段/腰弯均为主弯;⑤ V 型:胸腰段/腰弯;⑥ VI 型:双弯(胸弯和胸腰段/腰弯),胸腰段/腰弯为主弯。再根据腰椎侧弯在冠状面上的特点将腰弯分为 A、B、C 三型:腰弯 A 型:骶中线通过腰椎的椎弓根之间直至胸弯的稳定椎,腰椎侧弯和旋转不明显;腰弯 B 型:腰椎轻、中度侧弯,骶中线与腰弯凹侧椎弓根内缘或椎体的外侧缘(顶椎为椎间隙时)接触;腰弯 C 型:腰椎有明显的侧弯畸形,骶中线位于腰椎顶椎或椎体(顶椎为椎间隙时)的外侧;同时根据胸后弯($T_{5\sim12}$)在矢状面的特点分为胸后弯等。但 Lenke 的分型仍未考虑侧弯在横断面上的畸形,而且分型较为复杂(共 42 种分型),尽管其研究显示在临床应用中有着较高的一致性,但在临床的实际操作中具有一定的难度。

Richards 等的研究表明 Lenke 分型观察者间和观察者内的一致性并不明显优于 King 分型,但该分型系统较过去的分型更为全面。

（三）PUMC（北京协和）分型系统

主要根据侧弯顶点的多少将侧弯分为 3 个主型,1 个顶点为 Ⅰ 型,2 个顶点为 Ⅱ 型,3 个顶点为 Ⅲ 型,每型中再根据特发性脊柱侧弯冠状面、矢状面和轴状面三维畸形特点分为不同的亚型,共计 13 个亚型。PUMC 分型将侧弯的三维畸形特点充分融合于分类中,符合临床上特发性脊柱侧弯的特点,而且便于记忆,是一种较全面的分型方法。

二、青少年特发性脊柱侧弯的手术治疗

手术治疗 AIS 的目的是矫正脊柱畸形、稳定侧弯、重建或保持脊柱的平衡。临床上通常根据侧弯冠状面 Cobb 角、骨骼发育情况、矢状面变化、椎体旋转程度以及侧弯的自然史来判断是否需手术治疗。一般认为对处于生长期、Cobb 角＞50°、非手术治疗无效、疼痛、胸椎前弯及伴有明显外观畸形的患儿应选择手术治疗。但如果患者平衡良好,即使侧弯的 Cobb 角较大,也应慎重选择手术治疗,否则可能导致脊柱的平衡丧失,反而会出现明显的外观畸形。

（一）后路融合水平的选择

1914 年 Hibbs 首次采用脊椎融合术治疗侧弯以来,AIS 手术是否成功有赖于对融合节段的正确选择,选择不当易引起脊柱侧弯的加重和矫正后角度的丧失。近年来随着三维矫形系统的广泛应用,手术后失代偿现象仍时有发生,因而术前正确分析侧弯的类型、区分主侧弯与代偿性侧弯,并了解代偿性侧弯是否为结构性弯曲是提高 AIS 手术疗效,预防术后失代偿的关键。

（1）目前多采用 King 分型来指导 AIS 的治疗。对 King Ⅰ 型侧弯,融合应包括胸弯和腰弯,尾端固定至稳定椎。Ⅱ 型侧弯的融合水平应达到中立椎,且不能超过稳定椎,否则术后易发生失代偿。Ⅲ 型侧弯由于腰弯不越过中线,融合至稳定椎的上一椎体常可达到满意的脊柱平衡。对于 King Ⅱ、Ⅲ 型侧弯,胸腰椎接合部有后弯时,应融合至远侧的稳定椎,而且凹侧的远侧钩应反向放置,使 T_{12}、L_1 间产生椎板与椎板的环抱,弯侧边的下钩反向向下放置,这样可使接合部的胸椎后弯平稳过渡为腰椎前弯。Ⅳ 型侧弯远端融合和固定至稳定椎时能取得最佳的效果。矫正 Ⅴ 型侧弯时,应避免对近端的胸弯估计不足,手术时对下胸弯矫枉过正可引起术后双肩不对称。对术前左肩高或双肩平行,但上胸侧弯＞35°,顺应性差(反向弯曲线片显示侧弯＞20°)者,应融合上下胸侧弯。但在手术治疗中应注意以下几点:① King Ⅱ 型侧弯,若存在腰椎旋转≥Ⅱ度,且在反向弯曲 X 线片上旋转不能矫正时,应同时融合胸弯和腰弯;② 对于腰弯＞40°的 King ⅡA 型侧弯,手术中对胸弯的矫正不能过多,否则术后会出现腰弯的角度加大、旋转加重而导致躯干偏移;③ 伴有腰骶弯曲的 King Ⅰ～King Ⅴ 型侧弯,若 L_4 倾斜＞20°、反向弯曲像示 L_3 不能与髂嵴连线平行时,需融合至 L_4;若无上述表现但胸腰部后弯＞10°者,远端亦应融合至腰弯;④ 融合节段的远端不能超过稳定椎,否则术后将出现侧弯远侧延长(adding-on)现象。

（2）Lenke 分型针对每一型也提出了手术方案的选择,其依据为结构性侧弯均应融合,但未提及具体的融合范围。而且,目前对于结构性侧弯的定义尚不明确,是一个容易令人混淆的概念,因此在临床应用中有时难以依此分型来指导手术。PUMC 分型针对每一型侧弯均提出了具体的手术入路选择、手术融合范围选择,临床应用简单、方便,实用性好。经临床验证,手术指导意义大。

（二）前路手术

AIS 传统的手术治疗多通过后路融合和固定，后路手术一直是 AIS 治疗的金标准。前路手术治疗侧弯，首先在侧弯的中心内对侧方移位和旋转椎体以最大距离施加矫正力提供了力学的优势。第二，前路矫正侧弯通过短缩而不是延长脊柱，从而减少了手术中牵引性脊髓损伤。第三，椎体间的融合避免了后期曲轴现象的发生，亦减少了术后内植物的突出。此外，前路手术可保留更多的运动节段，减少了融合远端退变的危险。骨盆上更多自由的运动节段存在，使远期下腰痛的发生明显减少。胸腰段及腰段 AIS 是前路手术最好的适应证，前路椎间盘切除、融合及内固定，既可达到优良的矫形，又可最大限度保留腰椎的活动度。Lee 等认为要维持脊柱矢状面的平衡，侧弯近端后弯角度超过 5°的所有节段均应包括在融合范围内；同时应注意胸弯必须较柔韧并足以代偿腰弯的矫形，以免引起术后矢状面的失代偿。

一般认为腰椎及胸腰段 AIS 前路融合固定的范围为上端椎至下端椎，有学者认为若结合应用椎间融合器，可更好地维持和恢复胸腰段及腰椎的生理前弯。为保留更多的运动节段，有学者对腰椎及胸腰段 AIS 采用过矫结构性侧弯、短节段固定的方法。为达到术后理想的躯干平衡并保留更多的运动节段，术前应根据站立位及反向弯曲位 X 线片来确定融合的范围。其标准为站立位 X 线片若顶椎为椎体，则融合顶椎及其上下各一椎体；若为椎间盘间隙则融合椎间盘上下各两椎体；弯侧反向弯曲 X 线片顶椎上下椎间隙开始张开的椎体不应融合；凹侧反向弯曲 X 线片融合远端的椎体同骨盆平行为选择性融合的次要标准，短节段固定时应注意对结构性侧弯达到过矫方能达到满意的疗效。但术后固定节段常有轻度的后弯，并且一些患者术后出现固定远端的椎间隙张开及退行性变化，虽未发现有害的影响，其远期的疗效如何尚需更长期的随访。Gielh 等认为短节段固定不易获得腰椎前弯的矫正，建议行前路固定应包括上下端椎范围内的椎体，同时远端固定椎和骨盆之间的倾斜度，反向弯曲 X 线片上不能大于 15°，旋转不能超过 20%。

近年来不少学者主张对胸椎 AIS 采用前路手术治疗，认为其较后路融合术对腰椎的自发性矫正效果好。前路融合一般仅需至胸弯的下端椎，而后路融合至少要达到下端椎远侧最近端的稳定椎，而且前路融合还可弥补对胸椎后弯的矫正不足，因而前路手术具有一定的优越性。

（三）前-后路手术

对于 60°以上的僵硬性侧弯（反向弯曲 X 线片侧弯矫正<50%或<30°）一般均主张先前路松解然后再根据患者的全身情况选择一期或两期后路矫正侧弯。前路松解包括：椎间盘切除、前纵韧带松解、椎体骨骺软骨切除。近年来有学者在胸腔镜下行前路松解，可使脊柱侧弯中较僵硬的节段获得一定的活动度，增加后路矫形的矫正效果，避免了开胸，具有创伤小的特点，临床应用效果满意。

对重度僵硬性侧弯有学者设计了分期治疗方案，对畸形矫正分期渐进，各期解决不同的问题。松解期，切断挛缩的软组织及部分解除限制矫正的结构因素，使僵硬性侧弯转为非僵硬性侧弯。牵引期，通过缓慢延长，增加脊柱、神经对牵拉的耐受性，特别是脊髓对缺血的适应能力，使脊髓能在最大可耐受情况下达到畸形的最佳矫正。内固定植骨融合期，后路矫形内固定、植骨融合。但重度僵硬性 AIS 的手术治疗单纯的前路松解联合后路手术治疗，并不能达到预期的矫形目的，在前路松解的同时联合应用脊柱截骨或胸廓成形术来改善脊柱的活动度可增加脊柱侧弯的矫形，提高重度僵硬性 AIS 的治疗效果。

第三节 合并先天性心脏病的特发性脊柱侧弯患者的麻醉管理

临床研究发现 AIS 患者可同时合并有先天性心脏病或其他的心脏结构异常。国外有研究还发现 AIS 患者心脏异常发生率为 6.68%，其中先天性心脏病发生率为 4.59%，包括房间隔缺损 2.50%、室间隔缺损 0.56%、动脉导管未闭 0.28%、法洛四联症0.14%、单心房单心室 0.14% 及马凡综合征；其他心脏异常的发生率为 2.09%，其中二尖瓣脱垂 1.11%、肺动脉高压 0.97%。Shen 等回顾性研究了 226 例先天脊柱侧弯的中国患者，发现其中 18% 伴有心脏缺陷，是除脊柱裂外最常见的伴发症。因此对于特发性脊柱侧弯的手术患者特别注意排除是否合并有以上可能的心脏异常。

一、先天性心脏病的种类

先天性心脏病可分为分流性病变（如室间隔缺损）、梗阻性病变（如主动脉缩窄症）及复杂性分流病变（指兼有分流及梗阻性病变加法洛四联症），见表 21-1。

表 21-1 先天性心脏病分类

左向右分流（肺血流增加）	右向左分流（肺血流减少）	肺血流增加
室间隔缺损	法洛四联症	大动脉错位
房间隔缺损	肺动脉狭窄	右心室双出口
动脉导管未闭	肺动脉闭锁伴室间隔缺损	完全性肺静脉异位引流
左冠状动脉畸形	三尖瓣闭锁	永存动脉干
心内膜垫缺损		左心发育不全综合征
心室流出道梗阻		
主动脉瓣狭窄		
主动脉缩窄症		

二、先天性心脏病病情评估

对于合并有先天性心脏病的患者手术前应对心脏的分流、发绀程度、心功能及左室流出道的梗阻情况进行详细评估。根据评估的结果来评价围术期的风险。

（一）分流

对有分流的患者施行麻醉。要特别注意分流对机体的影响。左向右分流可引起肺血流增加，初期尚可代偿，但后期引起肺动脉高压增高时，右心室舒张末容积及舒张末压均增高，左心亦因接受大量肺静脉血回流而扩大，最终可导致充血性心力衰竭。肺动脉高压时，肺顺应性下降，通气/血流比例降低。肺动脉扩张和（或）左房扩大，可压迫支气管和肺血管。而肺外周血管增厚，可压迫小气道并妨碍其扩张。因此，肺高压病人可并发气道梗阻，引起低氧血症。肺高压时呼吸道分泌物多，术后呼吸功能不全发生率高。易引起心衰及肺部感染，故手术中及术后应加强呼吸管理。采取不引起肺高压的措施（充分供氧、避免酸中毒、过度通气等）。右向左分流引起低氧血症，即使增高吸入氧浓度也难以改善。右向左分流时吸入全麻药摄取延迟。由于臂脑循环时间快，静脉麻醉药作用发生快,但易引起麻醉过深。如静脉有气栓,有引起全身气栓的危险。

（二）发绀

对于伴有发绀的心脏病患者,应了解发绀是间歇性还是持续性,有无蹲踞及晕厥史,应注意发绀型心脏病并非全属于肺血流减少。有些发绀型心脏病肺血流是增多的,见表21-1。发绀型心脏病患者易有缺氧发作、心力衰竭、感染、心律失常等并发症。发绀患者血细胞压积高,红细胞增多,因此血黏度高,易形成血栓,术前要进行血液稀释。病儿长期低氧血症,易引起代谢性酸中毒,对麻醉耐受性较差。

（三）心功能不全

先天性心脏病患儿发生心力衰竭并不少见,巨大室间隔缺损、肺静脉异位引流、大动脉错位等患儿心衰发生率高。小儿发生心衰时内源性儿茶酚胺增多,心率增快。体表温度下降,血液重新分布以供应重要器官的需要。心衰时可应用洋地黄及利尿药治疗,但长期使用利尿药可致血容量减少,血钾降低,术前应注意。

（四）左心室流出道梗阻

发生左心室流出道梗阻的情况主要包括主动脉缩窄、主动脉瓣狭窄、左心发育不良综合征等。左心流出道梗阻可以引起:

（1）心排血量固定,不能代偿因代谢需要或外周血管阻力增高引起的改变。

（2）心肌肥大,导致部分心肌灌注不足。尤以心内膜下区更易发生灌注不足。

（3）易突发严重心律失常。

三、麻醉处理原则

（一）尽可能减少对心血管系统的影响

（1）应用适当剂量的术前用药,减少患儿的焦虑,从而避免耗氧量增加。

（2）麻醉诱导要求平稳。麻醉诱导可用阿片类药物为主,同时选用依托咪酯等。

（3）术中应用适量的麻醉药及镇痛药,预防心动过速和(或)高血压,大剂量芬太尼麻醉可减轻手术引起的神经内分泌及代谢反应。

（4）应用适当剂量的肌松药预防术中寒战及躁动,并有利于控制呼吸。

（二）手术时维持最佳心功能及心排血量

（1）不用过度抑制心肌的药物。

（2）调节液体平衡,以提供最佳充盈压。

（3）避免引起 $PaCO_2$ 过低,因 $PaCO_2$ 过低,心排血量减少,并引起血管收缩,增加外周血管阻力,同时使氧离曲线左移,组织易于缺氧。$PaCO_2$ 过低时血钾降低,易发生心律失常,不利于维持血流动力学的稳定。

（三）预防心脏分流的不利影响,维持 PVR/SVR 平衡

（1）对左向右分流的患儿,避免应用使外周血管阻力增高的药物(如氯胺酮),而对右向左分流的患儿,麻醉时应维持外周血管阻力,避免血压下降。否则导致右向左分流增多,加重缺氧。因为缺氧是导致 PVR 增加的重要因素。当 PaO_2 从 13.3 kPa 降至 6.7 kPa 时,PVR 即开始增加;当 $PaO_2 < 6.7$ kPa 时,PVR 急剧升高,因肺动脉血氧含量下降,可引起广泛的缺氧性肺血管收缩(HPV)。代谢性或呼吸性酸中毒时 PVR 均增高,故麻醉期间应避免低氧血症和酸中毒,以免 PVR

升高。

（2）某些先天性心脏病如永存动脉干、左心室发育不全，由于 PVR 降低，体循环血流向肺循环，麻醉时要应用控制性缺氧来提高 PVR，有利于病情。此外还要注意间歇正压呼吸对心脏分流的可能影响。避免胸膜腔内压过高，需要时可应用呼气末正压（PEEP）来维持肺容量。当肺容量接近功能残气量（FRC）时，PVR 最低；而高于或低于此肺容量时，PVR 增加。

（四）手术期间要维持良好的心肌灌注

维持良好的心肌灌注能避免心肌缺血性损害和手术后心功能继发性损害。舒张期及舒张压是维持心肌灌注的重要因素。心肌肥大时，易出现心肌灌注不足。心动过速时，舒张期缩短，可能损害心肌灌注，应尽量避免。此外，应适当输血及输液来维持舒张压。

（五）减少心脏作功及负荷

（1）麻醉期要预防发生高血压及心动过速，保证完善镇痛。用适量血管扩张药和（或）β 受体阻滞药。

（2）控制肺动脉高压。除加强呼吸管理，保持适当的 PaO_2 及 $PaCO_2$ 外，还可应用血管扩张药治疗。但多数血管扩张药除作用于肺循环外，同时也引起体循环血流动力学改变，可给予硝普钠静脉点滴。钙通道阻滞药硝苯定对肺血管无直接作用，主要通过改善心功能和增加心排血量而改善肺循环。前列环素及前列腺素 E 静注是治疗肺动脉高压有效的血管扩张药。但随着剂量增加，可出现全身血管扩张，肺内短路增加和低氧血症。氧化亚氮吸入可降低肺动脉高压，属于选择性肺血管扩张药，对血流动力的影响仅限于肺循环。氧化亚氮仅作用于有通气的肺泡血管，对不通气的肺泡血管无影响。因此吸入氧化亚氮对通气/灌注比例无明显影响，其临床应用受到重视，吸入 20 ppm 氧化亚氮后肺动脉压下降，全身动脉压无明显变化，而 SaO_2、SvO_2 增加与尿量增加。

综上所述，对于青少年特发性脊柱侧弯患者的术前评估应特别注意两点：一是在脊柱侧弯的持续进展过程中可以造成胸腔容积减少，进而使心脏功能受到影响；二是相比较于正常青少年，特发性脊柱侧弯患儿伴有先天性心脏病的概率明显增加，因此要确保在脊柱侧弯手术前排除患儿是否存在先天性心脏病或其他的心脏异常。如果伴有先天性心脏病，应充分评估是否能耐受手术。

（吴周全　崔苏扬）

参考文献

[1] Justice C M，Miller N H，Marosy B，et al. Familial idiopathic scoliosis：evidence of an X-linked susceptibility locus[J]. Spine，2003，28(6)：589 - 594.

[2] Cheung C S K，Lee W T K，Tse Y K，et al. Abnormal peri-pubertal anthropometric measurements and growth pattern in adolescent idiopathic scoliosis：a study of 598 patients[J]. Spine，2003，28(18)：2152 - 2157.

[3] Zhu F，Qiu Y，Yeung H Y，et al. Histomorphometric study of the spinal growth plates in idiopathic scoliosis and congenital scoliosis[J]. Pediatr Int，2006，48(6)：591 - 598.

[4] Kouwenhoven J W M，Vincken K L，Bartels L W，et al. Analysis of preexistent vertebral rotation in the normal quadruped spine[J]. Spine，2006，31(20)：754 - 758.

[5] Satomura K，Tobiume S，Tokuyama R，et al. Melatonin at pharmacological doses enhances human osteoblastic differentiation in vitro and promotes mouse cortical bone formation in vivo[J]. Pineal Res，2007，

42(3):231-239.

[6] Qiu Y, Sun X, Qiu X, et al. Decreased circulating leptin level and its association with body and bone mass in girls with adolescent idiopathic scoliosis[J]. Spine, 2007, 32(24): 2703-2710.

[7] Porter R W. Idiopathic scoliosis: the relation between the vertebral canal and the vertebral bodies [J]. Spine, 2000, 25(11): 1360-1366.

[8] Liu Y T, Guo L L, Tian Z, et al. A retrospective study of congenital scoliosis and associated cardiac and intraspinal abnormities in a Chinese population [J]. Eur Spine, 2011, 20(12): 2111-2114.

[9] Shen J, Wang Z, Liu J, et al. Abnormalities associated with congenital scoliosis: a retrospective study of 226 Chinese surgical cases[J]. Spine, 2013, 38(10): 814-818.

[10] Ipp L, Flynn P, Blanco J et al. The findings of preoperative cardiac screening studies in adolescent idiopathic scoliosis[J]. Pediatr Orthop, 2011, 31(7): 764-766.

[11] 崔苏扬.脊柱外科麻醉学[M].上海:上海第二军医大学出版社,2005.

第二十二章

经胸脊柱手术的肺隔离

Lung Isolation Procedure During Spinal Surgery

围术期安全的肺隔离技术,使胸腔内执行复杂的外科手术成为可能。双腔气管导管麻醉技术的发展,使胸廓内脊柱手术得到重大发展。

肺隔离的目的是促进手术野充分暴露和(或)提供肺部的解剖或生理学隔离。解剖学隔离能够保护健侧肺免受分泌物、血液甚至是肿瘤组织的威胁。生理学隔离可以避免不同环境下肺的通气血流比的失调,以保证肺泡的气体交换。当患者有肺挫伤或胸腔创伤时,使用双腔支气管导管实现单肺通气是非常必要的。对于大多数胸椎手术,应用肺隔离技术可以提供经胸腔的手术入路。本章将回顾目前在临床实践中实现肺隔离的设备和技术,并将强调在脊柱手术中的并发症。

第一节 肺隔离器材和操作技术

三种可实现肺隔离的器材(图 22-1)是:A. 双腔支气管导管;B. 某种形式的支气管封堵器;C. 选择性支气管导管插管。

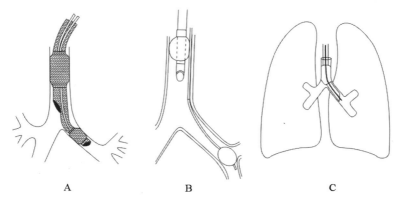

A   B   C

图 22-1 三种可实行肺隔离的器材
A. 双腔支气管导管;B. 支气管封堵器;C. 支气管内导管

一、支气管导管

目前,支气管导管已经很少用于选择性肺隔离。在紧急情况下,一根传统的支气管导管可引导到主支气管中(盲插或支气管镜下送入)用以提供选择性通气道或引流病灶/肺不张处痰液和血液。传统的支气管导管不是为了支气管内置管,它前部有一段很长的延伸端。在完全定位支气管后,该延伸端会阻碍肺上叶支气管的通气。在这种情况下,病变侧肺和气管插管上部的肺叶都无法通气,会导致严重的肺内分流和低氧血症。右支气管插管时尤其明显,因为右主支气管较短。现代的支气管导管因支气管置管而特别设计,该延伸段很短,虽然可以使用,但临床使用得不多。

二、支气管封堵器

支气管封堵器的原理和设计在概念上来说都很简单。现今的支气管封堵器基本上都是薄塑料管远端配一个可充气的球囊。当定位正确后充气,膨胀的球囊可以堵塞主支气管或大叶支气管,促进肺隔离和肺萎陷。通常是在单腔气管导管的指引下,通过支气管镜辅助到位。其球囊具有大容量、低压力的特点,既可以安全封堵气道,同时将气道黏膜损伤减到最低。许多新一代的封堵器有一导管内通道,用以加速肺萎陷,如果有需要还可实现持续气道正压。封堵器通常放置在标准的气管套管的内腔或侧面。使用特殊的连接器(图 22 - 2),能够在支气管镜视野不受干扰的情况下,将气管封堵器放置到特定的位置并充气。当然,将封堵器放置到适当的位置通常都需要支气管镜辅助。

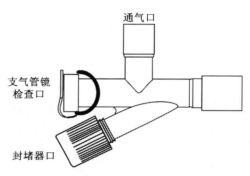

图 22 - 2 支气管封堵器连接器

可通过标准气管导管内腔,也可以从旁边的管腔进入,独特的三端口设计,能够在支气管镜视野不受干扰的情况,将气管导管放置到特定的位置并充气。

另外一种方法是使用 Univent 管(Vitaid Ltd.,Lewinston,NY,USA),该管在气管导管中有一专用的封堵器的通道,封堵器通过这一窄道进入支气管。再通过旋转气管导管来提高置管到位的成功率。

所有的封堵器(图 22 - 3)都有特殊的功能被辅助引导到特定的位置,到位后,将尖端的球囊充气,封堵气道,阻碍肺通气。

一个较简单的实现支气管封堵的方法是使用 Papworth BiVent 气管导管(P3 Medical Ltd.,Bristol,UK)。这是一种独特的双腔导管,它有长度相同的两个腔,在尾端有一个分叉的"舌",可以"骑"在气管隆突上。任何封堵器不管从哪个通道都可以进去,这样可以快速地实现肺隔离而不需要支气管内镜的辅助。

Cohen Flexitip 支气管封堵器在尾部安置了一个可旋转的小轮,可以调节头部的角度。Arndt 支气管封堵器在封堵器的中央管道放置了一个可移动的牵引线,可引导支气管镜同轴进入。支气管镜先进入目标支气管中,然后

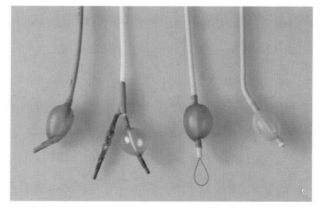

图 22 - 3 各种支气管封堵器

拉动牵引线,移动支气管镜,将封堵器移动到特定位置。然后撤出支气管镜,牵引线自动撤回封堵器的内腔。

最新的文献记录是 EZ 支气管封堵器(图 22 - 4A、B)。它的头端是一个 Y 形,有两个长 4 cm

的远端延伸，两端各有一个聚氨酯的球囊。两端完全对称，分别有不同的颜色（蓝和黄）。对称的设计有利于远端气囊进入左右两端的主支气管。和其他的支气管封堵器一样，它也是需要在支气管镜的辅助下置管，但在紧急情况下，也可以盲插置管。进入双侧主支气管后，给远端的球囊打气，从而实现肺隔离。Y 形远端的设计使封堵器保持原来的位置不变。

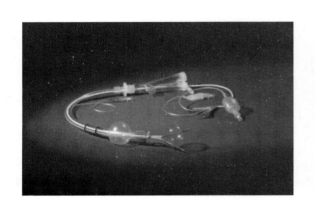
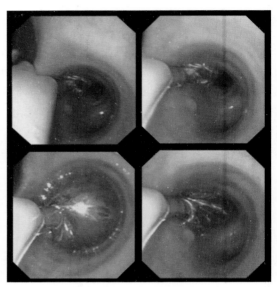

图 22‑4　EZ 支气管封堵器及其使用

尽管支气管封堵器与双腔支气管导管相比，肺萎陷的速度略慢，但在成人患者的手术中已绰绰有余。且双腔支气管导管对于许多孩子来说，尺寸太大无法使用，所以支气管封堵术仍然是儿科患者肺隔离的首选。

使用封堵器最常见的问题是未能将其插进目标支气管和其球囊在气管底部挤压变形（尤其是在改变患者体位时）。当放置封堵器遇到困难时，应当考虑以下策略：在没有禁忌证的情况下（如不稳定的颈椎损伤）转动患者头颈使患者耳部指向需封堵的肺部对侧的肩膀。这个动作有助于气管和支气管在一条直线上，这样封堵器可以在支气管镜导引下通过一段更加笔直的通道。如果这项操作失败，可以将支气管镜远侧插入支气管，使其作为导芯，引导支气管内放置支气管导管。一旦单腔导管进入支气管，封堵器可以远端穿过它，然后单腔导管顺着封堵器退出，重新定位封堵器后充气固定。

三、双腔支气管导管

双腔支气管导管技术被视为实现肺隔离的金标准。所有的双腔支气管导管的基本设计与 Carlens 管类似。一个典型的双腔支气管导管由两个长度不同的单腔组成。短管的内腔末端在气管内，长管的内腔末端在主支气管内。靠近气管腔导管部分有一球囊，支气管腔末端也有一球囊。导管部分的球囊可实现两肺正压通气。当支气管和气管上的球囊充气后，两侧肺可同时或单独通气。

1. 双腔气管导管的选择　成人左主支气管长为 4~5 cm，而右主支气管长仅为 2~3 cm，因此右上肺叶较左上肺叶易阻塞。在右侧单肺通气时，若右上肺叶阻塞，极易造成严重的低氧血症。此时可另选左侧双腔管(如 Robert-Shaw),除非特殊的禁忌证,如左主支气管有疾患,或者左主支气管可能为手术区域。也可以选择与手术相同侧的双腔管。其理由为即使阻塞了上肺叶,在单肺通气时该侧肺塌陷,亦不大可能引起低氧血症。同样,在关胸前,如果手术侧的上肺叶不能复张,则可以抽空支气管的套囊,气管主管中的气体可以流向手术侧上肺,或者可以将双腔管退出稍许,直至支气管导管正对上肺叶支气管口。

选择能通过声门的大小适宜的 Robert-Shaw 双腔导管,号码越大,支气管套囊需要充的气体越少,可以做吸引的空间也越大,远端支气管位置越位的可能性也越小。一次性聚氯乙烯 Robert-Shaw 双腔管目前主要有 41F、39F、37F、35F 及 28F 号。成人常用为 35F 和 37F 号。

在选择最优尺寸的双腔支气管导管时,应该先观察病人术前的胸片和 CT 检查,这有助于术前识别可能扭曲的气道位置,选择合适尺寸的双腔管。直接测量支气管宽度,或测量气管直径预测支气管宽度(即左主支气管宽度＝气管宽度×0.68),可以更准确地预测实际气道大小和选择最佳双腔支气管导管的尺寸。用性别和身高会经常低估导管实际直径。选择的双腔支气管导管太细或太粗,都可能导致气道受伤或其他并发症。双腔支气管的直径越大,它的支气管腔和实际目标支气管越合适,气道阻力就越小、肺机械损伤的概率也越小,并且更容易操作支气管镜以及吸痰和分泌物。

2. 双腔气管导管的插管方法　插管前首先检查双腔支气管的气囊是否漏气,并润滑管芯。插管时导管远端凹面应朝前,导管末端一旦过声门,即拔除管芯,并将导管向左旋转 90°。旋转和推进导管前应先移去管芯,这一点至关重要,否则可能划伤支气管。若支气管导管已达左侧主支气管时,可遇到一定的阻力致导管不能再进,阻力提示支气管导管已经牢固嵌入主支气管处。导管固定后,双侧气囊均应充气,并听诊双肺,确保两肺等量通气。

3. 双腔气管导管的正确定位　首先主气管导管套囊充气进行双肺通气。双侧呼吸音、胸廓起伏应一致,两个管腔均应有雾化气体状改变。听诊两肺呼吸音清并且一致,这些均可证实主气管导管口位于隆突上面的主气道内。仅有单侧的呼吸音和胸廓运动说明导管插得过深,主管口位于有呼吸音一侧肺的支气管内。此时,应放掉主气管气囊的气体,向外拔出稍许,直至双侧呼吸音一致。然后,将支气管套囊充气,夹闭双腔管主管,此时仅为支气管导管侧肺通气,该侧肺有呼吸音和呼吸运动。若此时双肺均有呼吸音,表示双腔管插得过浅,支气管导管口离隆突较近。同侧有呼吸音和胸廓运动表示支气管导管位置刚好与拟插的位置相反。这种情况下,应放掉两侧套囊气体,将支气管导管退至主气管中,向拟插的肺侧方向旋转导管并继续前进至阻力不能再进。一般来说,右侧双腔管总是易于插入右侧肺,而左侧双腔管总是误插至右侧肺。左侧双腔管是不允许插入右侧支气管的,因为左侧双腔管没有供右上肺叶通气的支气管开口。夹闭双腔管支气管,若位置正确,此时呼吸音应仅在拟插支气管侧肺的对侧听到。如不能通气,则说明气管导管要么太深,要么太浅了。将支气管气囊放气,同时钳夹双腔管支气管。如果导管过深则仅有一侧肺通气,导管过浅则两侧肺均有通气。

对于经验丰富的麻醉医师来说,可以通过临床检查和听诊将左侧双腔支气管准确定位,但也有很多临床医生使用支气管镜辅助直视下定位。双腔支气管导管的优势是可以快速地实现肺萎陷和可靠的肺隔离。只有用双腔支气管导管,才可能在术中实现单肺通气与双肺通气的转换。这个特性在评估肺切除手术术后是否肺泡漏气很有用,而在脊椎手术中很少需要。

第二节　困难气道的肺隔离

脊柱手术患者的困难气道与脊柱畸形导致的气管-支气管的扭曲和颈椎活动受限（例如类风湿性关节炎、强直性脊柱炎）有关。与单腔支气管导管相比，用双腔支气管导管进行气管插管更困难。因为双腔管外径粗、质地软，且导管头端呈圆形，在遇到困难气道的患者时，因看不见声门，其头端易顶在声带上，难以进入气管，不仅易损伤咽喉部结构，还常导致导管定位困难。因此，当预期或遇到困难气道插管时，可以有以下方法进行气管插管实行肺隔离：

1. 通过单腔管实现支气管封堵。如果喉镜检查和面罩通气预测患者是困难气道，维持自然通气是关键，避免出现"管子插不进""又不能通气"的危急情况。麻醉医生应该用自己最擅长的技术结合病人的解剖以及病人的配合来完成气管插管。也可以用支气管镜、视频喉镜或光棒以及辅助插管，一旦气道插管成功，可以凭借封堵器实现肺隔离。

2. 通过先用单腔管插管，再用气管交换导管进行双腔气管导管的置换实施肺隔离。当使用气管交换导管辅助置入双腔支气管导管时，要确保交换导管的长度大于 70 cm，并且要容易通过双腔支气管导管的支气管腔。避免放置导管过深超过 25 cm，以防止远端气道穿孔与损伤。交换导管的直径与支气管管腔内径应尽量相近，这有助于双腔管通过声门。用喉镜辅助气管交换管换管时应提起会厌并逆时针旋转双腔管，使其更容易进入声门。如果仍有困难，可以使用两个气管交换导管分别放入双腔管两个腔来导引双腔管进入声门。

3. 用双腔帝视内窥镜做气管双腔管的导芯，便于插入双腔管。帝视内窥镜具有无线可视功能和任意塑形的管芯，总长 53.5 cm，有效长度 46 cm，直径 4.3 mm，前端镜头处为高亮度 LED 灯，尾端与 TX24 型无线发射器相连，其前置可视镜头可同步查看患者口腔内部情况并准确定位声门。插管时，将左双腔气管导管的主管套在镜体外，镜体往后退 0.5 cm，以固定器固定导管的尾端，并连接内窥镜光源。操作者站于患者头端，将患者头部正位，以下颌骨颏角至舌骨的距离作为前端折弯长度，将气管导管和镜体一起弯成 90°～120°的"J"形折角。左手向上拎起下颌，右手持管，从舌中线进入口腔，观察显示屏幕，沿舌体曲线向下，使"J"形折角滑过舌根，看到会厌、沿会厌下方往上显示声门，使镜体和导管头部向前进入声门。确认进入气管后，右手持内窥镜上端，左手顺着镜体推送双腔管入气管。并将患者头部偏向左侧，并左旋双腔管，将导管向下置入左主支气管。

第三节　脊柱手术围术期单肺通气管理

一、保护性肺通气适用于单肺通气

传统的单肺通气策略是：单肺通气时，使用较大的潮气量（10～12 ml/kg），可以防止下侧肺萎陷，减少肺毛细血管内液体的渗出，防止低氧血症的发生。但是大量调查发现：使用较大的潮气量行单肺通气后，会引起通气侧肺的急性肺损伤，且很快诱发急性呼吸窘迫综合征。目前，保护性肺通气策略已经应用于单肺通气：

（1）维持低潮气量（4～6 ml/kg）。

（2）减少吸气平台压（小于 30 cmH$_2$O）。

（3）采用呼气末正压通气（PEEP 5～10 cmH$_2$O）来提高氧合状态。

（4）允许呼吸性高碳酸血症。

小潮气量单肺通气患者，可以有容许范围内的高碳酸血症存在。但是合并多发伤、低血容量性休克的创伤患者，若呼吸性酸中毒合并已存在的代谢性酸中毒，就会使病情加重。此外，对于严重的 COPD 患者，为维持血液酸碱平衡，需要提高呼吸频率，避免二氧化碳潴留。

二、体位对肺隔离器材的影响

仰卧病人放置肺隔离器材比较容易固定。但是，改变体位会导致双腔支气管导管或支气管封堵器的末端发生移动。尤其容易发生在俯卧位的脊柱手术患者。因此，在改变患者体位前，可以将导管与封堵器放置得比正常位置更深一些，必要时，在改变体位后，使用纤维支气管镜辅助定位。

第四节　脊柱手术围术期肺隔离的并发症

脊柱手术围术期实行肺隔离的并发症发生率很低，其原因一般是由于粗暴置管、导管或封堵器位置置入不当或单肺通气管理不善造成的。

1. 单肺通气后小气道创伤　特别是使用双腔支气管导管病人，并没有特别的临床意义。

2. 咽喉痛和声音嘶哑　最常见，但通常是自限性的。

3. 创伤性声门水肿　在正常病人中很少见，但最终可能导致易感患者出现呼吸梗阻。长时间俯卧位或仰卧位手术的大量液体复苏病人，会导致气道水肿，在更换双腔支气管导管为单腔导管时较危险。

4. 严重的创伤性气道损伤　较罕见，主要是气管裂伤和支气管断裂，是肺隔离潜在的致死性并发症。气管破裂的主要危险因素是选择了型号过小的导管。较小的双腔支气管导管可能先进入过深，损伤了薄弱的小气道，同时球囊需要膨胀更大的体积才能密封气道，从而造成气道损伤。在支气管镜引导下置管，限制球囊扩张体积，同时避免使用氧化亚氮有助于减少这种损伤。

5. 肺隔离器材的定位困难和移位　根据手术部位和肺隔离器材的使用，双腔气管导管和支气管封堵器的错位可能导致各种临床问题，主要以通气困难为主。可以立即发生在插管后，也可能发生在术中重新摆放患者体位后，或者手术过程中的任何时间。当气道阻力增高，通气受阻时，往往是由于导管的球囊或封堵器球囊从支气管中移出到了气管。应立刻排空球囊气体，恢复双肺通气。如果手术操作侧未能成功实现肺萎陷，应该首先用纤维支气管镜检查双腔管或支气管封堵器的位置。常见的一种情况是，因为双腔管支气管导管滑出支气管，导致原来肺隔离效果良好的肺变为双肺通气。此时应该触诊连接双腔支气管导管的支气管球囊，若气囊的张力变小，则说明支气管球囊已经移动到了直径更宽的气管中。

6. 单肺通气时的低氧血症　单肺通气时吸入氧浓度大于 50%，SpO$_2$ 小于 90% 的这种情况称为低氧血症。单肺通气时低氧血症的发生率大约为 5%，原因如下：

（1）因置管过深，导致通气侧肺的上叶堵塞，不能正常通气，是引起低氧血症的常见原因。这会引起气道压的增高，尤其是在使用小潮气量通气时，应与张力性气胸相鉴别。当单肺通气患者侧卧位时，因重力作用和肺缺氧性血管收缩的原因，肺血流优先给通气肺供血。所以，如果置管过深，使左肺或右肺上叶无法正常通气，极易引起低氧血症。

（2）单肺通气时，由于纵隔的偏移及横膈的上移压迫，通气侧肺易出现压迫性肺不张。使用呼气末正压通气和选择性使用手法肺复张通气策略可以改善氧合，特别是当使用低潮气量机械通气时。此外，吸入100%浓度的氧或支气管分泌物阻塞气道也会造成肺的损伤与不张，可降低吸入氧浓度和用纤维支气管镜进行诊断与治疗。

（3）心律失常和低血压也是单肺通气时出现低氧血症的原因，减少通气侧肺灌注会导致该肺出现死腔增加现象。如果建立有效的单肺通气后，且双腔支气管导管或封堵器正常，低氧血症仍然存在，且未发现明显的继发病因（如气胸），应当立即告知手术医生并暂时恢复萎陷肺的通气功能。当患者有严重的威胁生命的低氧血症时，不允许继续实行单肺通气。待手术继续进行时，对萎陷肺采用慢速、间歇的呼吸方式，或者使用 CPAP 来提高动脉氧合。

在越来越受欢迎的胸椎手术方式电视胸腔镜手术（VATS）中，VATS 的手术视野会被一部分扩张的肺遮挡。对于有经验的麻醉医生来说，可选择性肺叶通气或采用高频喷射通气模式。

第五节　经胸脊柱手术的肺隔离

1. 颈胸椎手术后再插管发生率很高　因为脊柱的畸形和不稳定，脊柱手术患者的气道管理可能是最有挑战性的。术后气道的水肿、神经肌肉无力或肺气体交换的限制，气管拔管可能会延后。颈胸椎手术后再插管率为38%。这种情况下，再插管非常困难。所以气管拔管一定要谨慎。

2. 支气管封堵器是脊柱外科手术提供肺萎陷的可选器材，当手术需要单肺通气时，支气管封堵器和双腔支气管导管提供的手术条件差不多。支气管封堵器更容易置入到困难气道中。单腔气管导管可以较容易地经口腔、鼻腔、气管切开处进入气管，然后支气管封堵器通过气管导管再进入目的支气管。在困难气道插管的情况下，使用单腔气管导管可以减少对声门的损伤。对于儿科患者，使用单腔气管导管，然后使用支气管封堵器实行肺萎陷是一安全的实行单肺通气的方法。如果高危患者需要术后通气，使用单腔气管导管还可以避免术后置换双腔导管的操作。

3. 胸腔内脊柱手术的患者术后有时会出现急性肺损伤和呼吸衰竭。有报道实行经胸腔内脊柱手术的患者约15%出现急性肺损伤和呼吸衰竭，尤其在前-后路脊柱融合同时手术后，病人常出现急性炎症性肺损伤。主要病因包括：输入大量的血液和液体、直接的肺损伤、全身炎症反应以及脂肪和骨髓栓塞。尽管临床指导预防肺损伤的方法很少，但是在预计会出现术后肺损伤患者单肺通气时，采用低潮气量、限压通气与中等水平呼气末正压通气结合的策略，非常可行。

综上所述，麻醉医生必须掌握不同的肺隔离器材与技术，为经胸脊柱手术创造肺隔离与选择性肺萎缩条件。肺隔离器材位置不正确、胸部手术的创伤或单肺通气管理不善均可导致或轻或重的并发症。因此，经胸脊柱手术围术期应用单侧肺通气时，综合性的肺保护策略至关重要。

（骆　璇）

参考文献

［1］Lammers C R，Hammer G B，Brodsky J B，et al..Failure to separate and isolate the lungs with an endotracheal tube positioned in the bronchus［J］. Anesth Analg，1997，85(4)：946 - 947.

［2］Conacher I D，Velasquez H，Morrice D J.Endobronchial tubes-a case for re-evaluation ［J］. Anaesthesia，

2006,61(6):587 - 590.

[3] Ghosh S,Falter F,Goldsmith K,et al.The Papworth BiVent tube:a new device for lung isolation[J]. Anaesthesia, 2008,63(3):996 - 1000.

[4] Mungroop H E,Wai P T,Morei M N,et al. Lung isolation with a new Y-shaped endobronchial blocking device,the EZ-Blocker[J]. Br J Anaesth, 2010,104(1):119 - 120.

[5] Brodsky J B,Macario A, Mark J B. Tracheal diameter predicts double-lumen tube size:a method for selecting left double-lumen tubes[J]. Anesth Analg,1996,82(4):861 - 864.

[6] 骆璇,王喆妍,吴瑶.帝视观察用内窥镜在困难气道双腔气管导管插管的应用[J]. 江苏医药,2012,38(19):2328 - 2329.

[7] Brodsky J B. Lung separation and the difficult airway[J]. Br.J Anaesth, 2009,103 (suppl 1):i66 - i75.

[8] 朱炜,骆璇.帝视内窥镜与 Glide Scope 视频喉镜在困难气道双腔气管插管的应用[J]. 临床麻醉学杂志,2015,31(12):1165 - 1167.

[9] Slinger P. Low tidal volume is indicated during one-lung ventilation[J]. Anesth Analg,2006,103(2):268 - 270.

[10] 崔苏扬.脊柱外科麻醉学[M]. 上海第二军医大学出版社,2005.

第二十三章
脊柱手术麻醉期间血液保护和液体管理
Blood Conservation and Blood Management During Spinal Surgery

第一节 脊柱手术麻醉与血液保护

围术期输血治疗旨在：① 提高血液携氧能力；② 维护机体的凝血机制；③ 增加有效血容量。术中血液保护(blood conservation)与输血是一个问题的两个方面，做好血液保护，即可达到减少出血、减少输血、不输血或自体输血的目的，从而防止输血传播性疾病及其他并发症。围术期合理的输血、输液对于调节血容量、纠正内环境紊乱以及维持重要器官的功能意义重大，值得关注。

一、血液保护的重要性和必要性

1. 输血的危险 ① 感染；② 输血反应；③ 免疫抑制；④ 氧运输能力降低；⑤ 出血倾向；⑥ 变态反应；⑦ 输血相关急性肺损伤；⑧ 枸橼酸中毒、高钾和低钾血症；⑨ 低体温；⑩ 酸碱失衡。

2. 血液保护面临的现状
(1) 我国乙肝病毒(HBV)感染人数达 1.2 亿，占总人口的 9%。
(2) 90% 的丙肝通过输血传播，输血后丙肝发病率高达 10%~20%。特殊人群中丙肝病毒(HCV)携带者达 70%。
(3) 我国人类免疫缺陷病毒(HIV)感染者估计已超过 70 万。
(4) 我国年临床用血量超过 3 900 吨，并以 10% 的速度递增，临床不必要的输血占 50%。
(5) 1998 年 10 月 1 日起，国家输血法正式施行，临床用血的开源节流问题已成为当务之急。
(6) 麻醉医师实施完成了临床上 2/3 的输血治疗。因此，合理用血、节约用血是麻醉医师责无旁贷的义务。

二、血液保护的策略

1. 麻醉医师和外科医师对血液保护的思考 主要集中在 3 个方面：① 如何减少术中血液丢失；② 如何合理使用血液；③ 如何避免不必要的输血。
2. 美国麻醉医师协会(ASA)成分输血指南 ASA 所制定的成分输血指南(表 23 - 1)可供麻醉医师在临床实践中参照执行。

表 23 - 1　ASA 成分输血指南血液成分

血液成分	适　用　指　征
红细胞	一般用于血红蛋白低于 60 g/L,很少超过 100 g/L
新鲜冰冻血浆	一般用于 PT/PTT 大于正常 1.5 倍对照值
血小板	一般用于血小板计数低于 50×10^9/L,很少超过 100×10^9/L
冷沉淀物	一般用于出血和纤维蛋白原低于 800 mg/L 及血管性血友病对去氨加压素无效者

3. 手术麻醉患者的输血指征　① 全血:估计失血量超过自身血容量的 25%;② 浓缩红细胞(RBCs):血红蛋白低于 60 g/L 时,应考虑输入 RBCs;血红蛋白为 60~100 g/L 时,酌情处理;③ 血小板:用于血小板数量和功能异常伴出血倾向时,血小板计数低于 50×10^9/L,应考虑输入;血小板计数为 $(50~100) \times 10^9$/L 时,临床酌情处理;④ 新鲜冷冻血浆(FFP):用于围术期因失血造成凝血因子缺乏的患者,临床 PT/PTT 超过正常 1.5 倍或伴有因凝血因子缺乏引起的出血倾向者。

4. 成分输血的优点　① 提高疗效,各种成分均在各自适宜的条件下保存,因此可以得到输注新鲜血液的效果,而且针对性强,疗效好;② 减轻因输注全血而造成的心脏负荷过重;③ 副作用小,减少被去除的成分所致的输血并发症,避免输全血后产生的白细胞、血小板抗体及多次输血后的免疫球蛋白抗体的增加;④ 节约用血,一血多用,合理利用有限的血液资源;⑤ 成分血的稳定条件好,便于储存和运输。

5. 麻醉期间减少术中出血的方法

(1) 合理的麻醉技术:包括控制性降压和止血带技术。

(2) 合理使用止凝血药物:如抗纤溶药物、重组活化 Ⅶ 因子、去氨加压素、抑肽酶和纤维蛋白胶。

(3) 合理使用血浆代用品:明胶、右旋糖酐、羟乙基淀粉等。

6. 麻醉期间　在严格执行输血适应证的同时,有效血液保护、最大限度地避免和减少输血的方法主要有:

(1) 减少术中出血;

(2) 自体输血,包括术前自体血储备技术、急性血液稀释技术和术中、术后术野血液回收技术。

第二节　控制性降压与术中节约用血

控制性降压是指通过药物或其他技术将收缩压降低至 80~90 mmHg,平均动脉压(MAP)降低至 50~65 mmHg,或将基础平均动脉压降低 30%,同时不致有重要器官的缺血缺氧性损害,终止降压后血压可迅速恢复至正常水平的方法。控制性降压的主要目的是减少失血、减少术中输血和提供良好术野以增加手术的安全性。

一、控制性降压的适应证和禁忌证

1. 控制性降压的适应证

(1) 血管丰富区域的手术,如头颈部、盆腔手术。

（2）血管手术，如主动脉瘤、动脉导管未闭、颅内血管瘤手术等。

（3）创面较大，出血难以控制的手术，如癌症根治术、脊柱侧弯矫形术等。

（4）区域狭小的精细手术，如中耳手术、腭咽成形术等。

2. 控制性降压的禁忌证

（1）重要脏器实质性病变者，如脑血管病、心功能不全、肾功能不全及肝功能不全者。

（2）血管病变者，如周围血管病变、冠脉疾病、肾血管疾病及其他器官灌注不良。

（3）低血容量或严重贫血。

二、用于控制性降压的药物及技术

1. 控制性降压的药物和机制

（1）椎管内阻滞：交感节前纤维阻滞，导致血管扩张。

（2）吸入麻醉药：① 中枢性血管张力降低；② 直接扩张血管；③ 直接抑制心肌收缩性，常用药物有：氟烷、异氟烷、恩氟烷、七氟烷和地氟烷等。

（3）樟磺咪芬：短效神经节阻滞剂。

（4）硝酸甘油：直接松弛血管平滑肌，减轻心脏前负荷。

（5）硝普钠：是目前最强效的血管扩张剂，常用于控制性降压。

（6）腺苷及三磷酸腺苷（ATP）：内源性血管扩张剂。

（7）前列腺素 E1：体液性血管扩张剂。

（8）肾上腺素受体阻滞剂：包括 β 受体阻滞剂，α 和 β 受体阻滞剂。

（9）钙通道阻滞剂：特异性抑制细胞外钙内流，从而抑制血管平滑肌收缩。

（10）内皮细胞舒张因子：氧化亚氮。

2. 用于控制性降压的技术　临床上用于控制性降压技术包括：

（1）生理性技术：利用体位改变、机械通气的血流动力学效应、心率和体循环血容量变化等方法。

（2）药理学技术：① 挥发性麻醉药（氟烷、恩氟烷、异氟烷、七氟烷、地氟烷）；② 直接作用的血管扩张剂（硝普钠、硝酸甘油和嘌呤类衍生物）；③ 交感神经节阻滞剂（樟磺咪芬）；④ α_1 肾上腺素能受体阻滞药（酚妥拉明、乌拉地尔）；⑤ β 肾上腺素能受体阻滞药（美托洛尔、艾司洛尔）；⑥ α 和 β 肾上腺素能受体联合阻滞药（拉贝洛尔）；⑦ 钙离子通道阻滞药（尼卡地平）；⑧ 前列腺素 E1。

（3）蛛网膜下腔阻滞和硬膜外麻醉。

3. 控制性降压的注意事项

（1）正常体质患者，控制性降压的 MAP "安全界限" 为 50～55 mmHg。

（2）老年患者、高血压患者、血管硬化患者血压降低不应超过原水平的 30%。

（3）控制性降压的同时适当补充液体，使肺毛细血管楔压（PCWP）维持于 7～10 mmHg 之间，Hct 在 0.25～0.28 之间。

（4）加强监测：有创血压、心电图、呼气末二氧化碳分压、脉搏血氧饱和度、中心静脉压、血气分析及尿量等。

第三节　控制性降压与血液稀释技术的联合应用

控制性降压和血液稀释均是减少手术出血的有效方法。从理论上讲,两种技术的联合应用可相互取长补短。

一、联合技术的理论依据

（1）控制性降压可使局部微循环"淤滞",而血液稀释可改善血液流变学和微循环。

（2）血液稀释存在血管内渗透压下降使组织间液因渗出而增多的倾向,而控制性降压可使血管内压降低,保持组织间液生成滤过的动态平衡。

（3）单纯控制性降压时,血液丢失降低 50％,而与血液稀释联合应用时,血液丢失减少 80％。

二、联合技术的应用

（1）全身麻醉引起血液稀释（血红蛋白≥80 g/L）,既而实施控制性降压。

（2）极度血液稀释（Hct<0.20）＋控制性降压＋降温（以降低组织需氧量和代谢率）。

第四节　自　体　输　血

一、自体输血

自体输血（autotransfusion）常用的方法包括:① 术前自体血储备技术（preoperative autologous blood donation）;② 急性血液稀释技术（acute hemodilution）;③ 术中、术后术野血液回收技术（intraoperative and postoperative blood salvage）。

二、术前自体血储备技术

美国血库协会规定自体供血可不受年龄、体重限制,但每次采血前患者 Hb 含量不低于 11 g/L 或 Hct 不低于 33％。每周可按计划采血一次以上,每次可采血液 10.5 ml/kg（不包括血液检验样品）,但最后一次必须早于术前 72 小时,以保证血容量的恢复及所采血液运送和检验的时间。只有病情稳定、术中有可能输血的患者才能行术前自体血储备,而对某些不需要输血的外科手术则认为这类患者不必进行术前交叉配血,不推荐行术前自体血储备。

三、血液稀释

1. 血液稀释的定义　血液稀释（hemodilution）指在麻醉后手术前,使用晶体液或胶体液将血液稀释到一定程度,从而达到在同样出血量情况下,红细胞损失量较少的目的。

2. 血液稀释的分类　按循环血容量的变化,可将血液稀释分为:

（1）等容量血液稀释（normovolaemic　hemodilution）:① 在放血的同时等量等速地补充液体;② 不增加心脏负荷的条件下达到血液稀释的目的;③ 适用于心、肺功能较差的患者。

（2）高容量血液稀释（hypervolaemic hemodilution）:① 术中增加循环血容量（输液）以减少红

细胞丢失；② 适用于术中存在不同程度的脱水以及术中有明显出血的患者。

3. 急性等容量血液稀释　急性等容量血液稀释是指在麻醉诱导前或诱导后进行采血，同时补充等效容量的晶体或胶体液，使血液稀释，同时又得到相当数量的自体血。在手术必要的时候再将采得的自体血回输，以达到不输异体血或少输异体血的目的。

4. 术中急性等容量血液稀释的实施要点

(1) 采血：一般经桡动脉或中心静脉采血，不推荐外周静脉采血。动脉留置针直径要求 20 G 或 18 G，深静脉留置针要求 16 G 以上。采血量(ml)＝体重(kg)×每千克血容量(ml/kg)×2×(Hct$_{实际}$－Hct$_{目的}$)/(Hct$_{实际}$＋Hct$_{目的}$)。

(2) 血液稀释过程中应给予纯氧吸入以保证充分氧合。

(3) 自体血回输的时机则根据出血量及预测 Hct 值决定。

(4) 如果手术出血不多则可在手术止血后将自体血回输，回输血顺序与采血顺序相反，即先采的后输，后采的先输。

5. 急性等容量血液稀释的优点　等容血液稀释具有如下优点：① 方法简单，耗费低；② 在术中麻醉监控下实施血液稀释，较为安全；③ 不会造成细菌污染血源；④ 不存在肿瘤及感染性血液传播的问题；⑤ 术前自体储血，术中急性等容血液稀释以及血液回收可以联合应用。

6. 血液稀释技术的适应证　① 预计术中出血＞800 ml；② 稀有血型需行重大手术；③ 因宗教信仰而拒绝异体输血者；④ 红细胞增多症包括真性红细胞增多症和慢性缺氧造成的红细胞增多。

7. 血液稀释技术的禁忌证　① 贫血，Hct＜30%；② 低蛋白血症：血浆白蛋白低于 25 g/L，即可出现全身性水肿；③ 凝血功能障碍；④ 老年或小儿；⑤ 高颅内压；⑥ 存在重要脏器功能不全。

四、术中、术后术野血液回收技术

1. 传统的术野血液回收技术　最早应用于临床的自体血回收技术，是将术野的出血通过吸引器收集至无菌瓶中，并按比例加入适当的抗凝剂后回输入患者体内。但传统术中血液回收包括许多缺点：① 红细胞破坏；② 凝血功能障碍；③ 微血栓；④ 污染。

2. 术中术野血液回收洗涤技术　此法是在传统术野血液回收技术上发展起来的。具体操作为使用血液回收机(cell saver)，用双腔吸引管道将混有抗凝剂的术野血经初步过滤，回收至储血罐，当回收血液达到一定量时，送至离心罐离心，分离出红细胞后使用生理盐水进行洗涤。洗涤完的红细胞输入集血袋中保存，并根据手术需要将红细胞回输。

(1) 适应证：① 预计出血量较大的手术(出血量大于血容量的 20%)；② 由于特殊血型、存在红细胞抗体、宗教信仰等原因，不能异体输血；③ 回收术后无污染的引流；④ 有以下情况者，需根据风险/效益因素确定是否使用红细胞回收：恶性肿瘤；污染手术；开放性创伤超过 6 小时或非开放性创伤在体腔内集聚超过 6 小时的血液；血液中含有羊水不是使用自体血回收的绝对禁忌证，但需用白细胞过滤器进行过滤。

(2) 优点：① 此法收集的红细胞寿命与异体血相当，2,3-DPG 含量显著高于异体血；② 洗涤红细胞悬液为弱碱性，钠、钾含量正常；③ 90% 的游离血红蛋白、肿瘤坏死因子-α 和脂肪颗粒可以洗脱；④ 对于污染手术的回收血，洗涤过程可除去大部分细菌。

(3) 手术中红细胞回收、储存和回输原则：① 如果从无菌手术野回收血液，通过收集装置用生理盐水洗涤后不能马上回输，输注前应该保存在下列条件下：室温下不超过 4 小时；假如收集后 4

小时内将其移至 1～6℃ 环境下,可以保存 20 小时;② 术中,其他自体输血方式采集的血液应该在 6 小时内输注;③ 血液必须适当标记,标签至少包括患者全名、住院号、采集和过期的时间及用途;④ 如果在血库存储,必须像其他自体血液一样处理;⑤ 如果输注的血液是术后或创伤后收集的,应于 6 小时内回输。

3. 术后引流血液的回收　术后引流血液回输主要收集心脏术后纵隔的引流及部分骨科手术的术区引流液直接或洗涤后回输。但由于技术问题,国内的接受度并不高。纵隔引流血液中红细胞含量不高但游离血红蛋白浓度较高,易造成肾功能损害;不含纤维蛋白原但纤维蛋白降解产物含量较高,易引发 DIC;引流液中所含的谷草转氨酶及肌酸激酶-MB 回输可干扰对病情的观察。此外,随着引流时间的延长,细菌污染的概率增加,这也限制其临床应用。许多医疗中心规定,回收血液在 6 小时内不能回输者必须废弃,以减少感染机会。

综上所述,围术期节约用血、合理用血是麻醉医师所面临的时代任务。改变传统的输血观念至关重要。随着现代麻醉学以及对患者病理生理调控技术的飞速发展,围术期合理规范用血的可行性正在变成现实。虽然由于我国人口众多,安全、合理输血观念的宣传、专业知识的普及尚需时日,但在大家的共同努力下,安全、合理用血正逐渐成为人们的共识,安全用血的目标也正逐步地得以实现。

（吴树斌　黄宇光）

参考文献

［1］邓小明,姚尚龙,于布为,等.现代麻醉学[M].4 版.北京:人民卫生出版社,2014.

［2］黄宇光.北京协和医院麻醉科诊疗常规[M].北京:人民卫生出版社,2012.

［3］Miller R D. Miller's anesthesia[M]. 8 th ed, Elsevier Health Sciences,2014.

［4］Shander A,Fink J,Javidroozi M. Appropriateness of allogeneic red blood cell transfusion: the international consensus conference on transfusion outcomes[J]. Transfus Med,2011,25(3):232 - 246.

［5］Vincent J L,Lelubre C. Preoperative transfusions to limit the deleterious effects of blood transfusions[J]. Anesthesiology, 2012, 116(3):513 - 514.

［6］Spahn D R,Theusinger D M, Hofmann A.Patient blood management is a win-win: a wake-up call[J]. Brit J Anaesthesia, 2012,108(6):889 - 892.

［7］Goodnough L T, Shander A. Current Status of Pharmacologic Therapies in Patient Blood Management[J]. Anesth Analg, 2013,116(1):15 - 34.

［8］Mannucci P M, Levi M. Prevention and treatment of major blood loss[J]. N Engl J Med, 2007，356(22): 2301 - 2311.

［9］崔苏扬.脊柱外科麻醉学[M].上海:上海第二军医大学出版社,2005.

第二十四章
脊柱侧弯患者围术期的呼吸管理

Respiratory Management During Spinal Surgery for Patients with Scoliosis

在脊柱侧弯患者的围术期,其呼吸功能受其本身病情、手术操作、麻醉药物、体位及多种并发症的影响。多数脊柱侧弯患者都有明显的呼吸功能下降,并且已经影响到循环及其他系统的功能。本章就其病理特点对其术前、术中及术后的呼吸功能监测管理进行探讨。

第一节　术前呼吸功能的观察

主要包括各种物理检查方法,通过望、触、叩、听等可观察到呼吸功能的变化。

一、基本监测方法

(一)呼吸运动的观察

麻醉前检查患者胸廓的形态,有无扁平胸、桶状胸、佝偻病胸及由脊柱病变引起的胸廓畸形等。观察胸廓与上腹部的活动情况,男性及儿童呼吸方式以膈肌运动为主,胸廓上部及上腹部活动比较明显,形成腹式呼吸。女性呼吸以肋间肌运动较为重要,形成胸式呼吸。实际上这两种呼吸单独存在的机会很少。同时还应观察呼吸的频率和节律,呼吸周期中呼气相与吸气相的比率。必要时可配合触诊、叩诊进行检查。开胸手术时可直接观察肺的膨胀情况。

呼吸困难时患者主观感觉为空气不足,表现为呼吸费力,严重时鼻翼扇动,张口呼吸,甚至辅助呼吸肌参与呼吸运动。如上呼吸道部分梗阻时,吸气相出现胸骨上窝、锁骨上窝、肋间隙向内凹陷的三凹征。吸气时间延长,为吸气性呼吸困难。下呼吸道梗阻时,呼出气流不畅,呼气用力,呼气时间延长,出现呼气性呼吸困难。不论何种呼吸困难均可引起呼吸频率、深度、节律的异常。心源性呼吸困难出现端坐呼吸并有呼吸音的变化。

(二)呼吸音的监测

利用听诊器或食管听诊器,监听呼吸音的强度、音调、时相、性质的改变,可鉴别正常与病理呼吸音及其部位,如呼吸音消失、减弱、增强;呼气时间延长、断续呼吸音、鼾音、哮鸣音、水泡音、捻发音、胸膜摩擦音等。如患者与麻醉机接通时,可经过气管内导管、回路中的螺纹管、呼吸囊等进行监听。

(三)临床表现

1. 发绀　是指血液中还原血红蛋白增多,使皮肤与黏膜等部位呈紫蓝色的体征。也包括少数由于异常血红蛋白衍生物,如高铁血红蛋白或硫化血红蛋白引起的皮肤黏膜发绀现象。在皮肤菲薄、色素较少和毛细血管丰富的部位,如口唇、鼻尖、颊部、耳郭、甲床等处,较易观察,变化也明显。

手术麻醉时可观察手术区血液的颜色变化,但应注意由于出血过多、严重贫血(Hb< 50 g /L)时可不表现发绀。

2. 咳嗽、咳痰　是一种保护性反射,将呼吸道内的分泌物或异物,借咳嗽反射咳出体外。手术麻醉中由于呼吸道原有病变或其他因素对呼吸道的刺激,使分泌物增多,引起咳嗽和咳痰。麻醉前应了解患者呼吸道状况,如改变仰卧位为侧卧位或坐位时,可诱发咳嗽并有痰咳出,说明气管内有分泌物或有支气管炎存在。如做深呼吸或吸入冷空气时有刺激性咳嗽发生,说明气道的反应性增强。这些患者围术期呼吸系统的并发症增多。麻醉过程如发生咳嗽、咳痰,应分析发生的原因,除患者呼吸系统病变外,还与麻醉过浅、吸入药物刺激、误吸、呼吸道出血、脱落的瘤块等异物刺激有关。如发生急性肺水肿,则有粉红色泡沫样痰咳出。

二、其他临床检查

（一）痰液检查

包括每日的咳痰量、颜色、性状,以及必要的实验室检查和细菌培养,可作为诊断某些疾病的依据,以便在手术前采取相应的治疗措施,改善呼吸功能。对有大量咳痰、咯血的患者,手术又不能推迟,则应采取安全措施,如选用双腔气管导管,运转正常的吸引器,气管切开准备等,以防意外发生。

（二）呼吸系统的 X 线检查

可以了解胸内病变部位、性质及严重程度,以及对肺、纵隔、气管的情况了解,如有无占位病变、是否压迫了重要器官、气道有否梗阻移位等。为麻醉方法选择(如气管或支气管插管),呼吸管理及防止呼吸系统并发症发生等提供参考。

三、呼吸功能的简易测定

（一）屏气试验

即俗称的"憋气",先令患者深呼吸数次后,深吸一口气屏住呼吸,正常人可持续 30 秒以上,呼吸循环功能代偿差者,屏气时间少于 30 秒。

（二）吹气试验

患者深吸气后,医生将手掌心对准患者的口,让患者尽快将气呼出,如感觉吹出气体有力、流速快,且能在大约 3 秒内呼尽则肺功能正常。常用以下方法:

1. 火柴试验　将点燃的火柴置于患者口前一定距离,让患者用力将火柴吹灭。如不能在15 cm距离将火吹灭,则可估计时间肺活量第 1 秒率<60%,第 1 秒量<1.6 L,最大通气量<50 L/min。如距离为 7.5 cm 时仍不能吹灭,估计最大通气量<40 L/min。

2. 蜡烛试验　与火柴试验相似,患者如能将 90 cm 以外点燃的蜡烛吹灭,估计呼吸功能基本正常,反之,则说明可能不正常。

3. 呼吸时间测定　置听诊器于患者的胸骨上窝,令患者尽力呼气,然后测定呼气时间,如果超过 7 秒,估计最大通气量小于 50 L/min,时间肺活量第 1 秒率低于 60%。

上述呼吸功能的监测方法不需要特殊的仪器设备,是临床上对呼吸系统疾病及其功能检查常用的基本方法,虽然对患者的肺功能仅是粗略了解,但方法简单、易行,在临床上仍有重要参考价值。某些危急情况中,它们可能是最迅速、直接的判断指标,不容轻视。

第二节　围术期呼吸功能监测

脊柱侧凸手术常采用俯卧位或侧卧位及侧卧＋头低位，与直立位置相比较，清醒状态下俯卧位肺活量减少 10％，右侧卧位肺活量减少 12％，潮气量在俯卧位减少 14％。俯卧位使潮气量减少的原因主要是膈肌受限、肺瘀血所致。俯卧位者必须将胸腹部空出，一旦胸腹腔壁贴平手术台面，可使肺顺应性降低 22％，应用肌松剂后上肺通气和灌流减少。侧卧位、俯卧位头颈过度前屈，容易导致上呼吸道梗阻，导管扭曲气道改变。总之，若不进行呼吸管理，则患者将面临严重的缺氧和二氧化碳蓄积，故在围术期随时监测通气量、氧交换及二氧化碳交换量是必不可少的。

一、麻醉期间维持通气的管理

（一）辅助呼吸

保留自主呼吸，在吸气时顺势挤压贮气囊，压力 7～15 cmH$_2$O，吸气量成人为 500～600 ml。当患者完成吸气动作时，迅速将手放松，务必让吸气充分呼出，待下次吸气初再顺势辅助。当出现肺水肿时应连续加压辅助呼吸使呼气时保持 2～4 mmHg 正压。在手术结束前，辅助呼吸压力不能过大，需逐步降低压力，培养充分的自主通气。

（二）控制呼吸

1. 消除患者自主呼吸，最常使用肌松药。

2. 通常采用间歇正压通气。

3. 如长时间进行控制呼吸，每小时给一次较大通气量，相当于清醒状态正常平静呼吸时，间有深吸气或叹气动作，有防止部分肺萎陷及交换肺泡通气的作用。

4. 呼吸末正压通气法（PEEP），使呼气末保持 5～8 cmH$_2$O 正压，从而阻止肺泡塌陷，增加功能残气量，减少肺内分流，减轻肺充血和间质水肿，特别适宜术中肺水肿患者应用。但此方法也不宜长久应用，更不宜用于肺气肿、支气管喘息及心源性或低血容量休克患者。

5. 通常呼吸频率 10～16 次/分，婴儿 30～40 次/分。潮气量为 8～10 ml/kg。

6. 气道压应在 15 cmH$_2$O 左右，不宜超过 30 cmH$_2$O，否则应查找气道梗阻的原因，是支气管痉挛还是机械梗阻，应及时解除。

7. 必须保持呼吸道清净，随时清除分泌物，以免挤压入细支气管导致感染播散。

二、肺通气功能监测

肺通气是指依靠呼吸运动将氧气吸入肺中，同时排出二氧化碳的过程，反映了肺呼吸生理的动态变化。肺容量即肺内气体的容量，是肺在不同的膨胀情况下肺内容积变化的一些参数。从根本上说，其变化遵循一定的规律，众多的肺容量参数变化可归为两大类：基本肺容量与复合肺容量。基本肺容量包括解剖无效腔量、潮气量、补吸气量、补呼气量和残气量。复合肺容量包括深吸气量、肺活量、功能残气量和肺总量。

肺容量与年龄、性别、体表面积和测定时的体位有关。肺容量的测定是静息通气功能测定的基本项目，其中潮气量和肺活量最常用。由于它只代表呼吸在某一阶段内的气量或容积，不能反映通气的动态变化，有一定的局限性。

三、通气压力的监测

通气压力是指机械通气时，推动一定容量气体进入肺所需的压力。在潮气量稳定的情况下，通气压力大小反映了通气所受阻力大小。气道压力曲线能直观显示气道压力高低，根据曲线的形态特征还能初步判断气道压升高的原因是气道阻力升高还是胸肺顺应性下降。

四、旁气流通气的监测

旁气流通气监测是一种连续、无创性的通气监测方法，能在最接近患者的气管口或面罩外口连续监测通气压力、容量、流率顺应性和阻力等 14 项通气指标，且不受持续新鲜气流和环路内气体压缩的影响。

旁气流通气最大的特点是能实时显示每次呼吸周期的 PV 环和 FV 环、胸肺顺应性、气道阻力。在通气过程中持续监测 PV 环和 FV 环，能帮助麻醉医师直观地监测呼吸系统气流特征，及时发现通气异常并找出通气异常的原因。

（一）PV 环和 FV 环

1. 正常的 PV 环　正常的 PV 环外形略呈椭圆形，曲线方向为逆时针向。下方的升支代表向肺内送入一定量的气体所需吸气压，上方的降支反映了呼气时随气体呼出的压力下降。该曲线的斜率即是动态顺应性，曲线的面积主要反映气道阻力的大小（图 24－1A）。

2. 正常的 FV 环　此环形因由两部分组成：下面较平滑的一支代表呼气时流率和容量之关系，上面的三角形曲线代表吸气期二者变化的关系，曲线吸气部分的形状主要受呼吸各种通气参数的影响，而气道系统异常影响不大，由于呼气是被动的，FV 环的呼气部分主要由患者呼吸系统的力学特征决定（图 24－1B）。

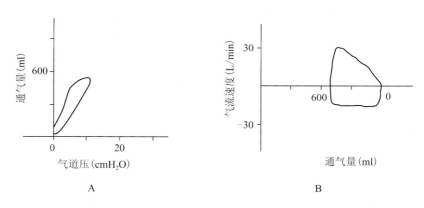

图 24－1　正常 PV 环（A）和 FV 环（B）

1 cmH$_2$O＝0.98 kPa

（二）脊柱外科麻醉中常见通气异常与 PV 环和 FV 环的变化

1. 导管误入一侧支气管时 PV 环、FV 环的变化　导管误入右侧支气管时 PV 环向右下移动，显示气道峰压明显升高，顺应性降低；FV 环则显示呼气流率降低（图 24－2）。

2. 气管导管扭曲　当气管导管扭曲，导致部分气道梗阻时，PV 环右移，面积扩大，吸气压力明显升高；FV 环显示吸入和呼出气道率均为降低，吸气支和呼气支变得平坦（图 24－3）。

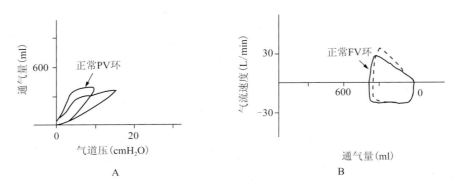

图 24-2 导管误入右侧支气管时 PV 环(A)和 FV 环(B)

1 cmH$_2$O＝0.98 kPa

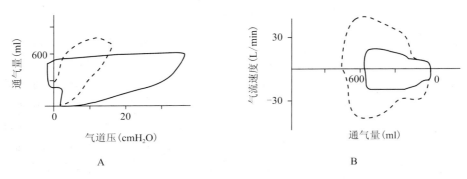

图 24-3 气管导管扭曲时 PV 环(A)和 FV 环(B)

1 cmH$_2$O＝0.98 kPa

3. 支气管痉挛 支气管痉挛时，小气道口径变小，此时 PV 环显示吸气压增加，PV 环向右下移，面积扩大，说明吸气阻力增加；FV 环缩小，表明吸入和呼出气流率均减小(图 24-4)。

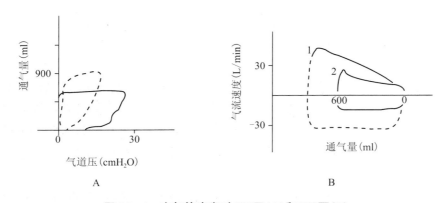

图 24-4 支气管痉挛时 PV 环(A)和 FV 环(B)

1 cmH$_2$O＝0.98 kPa

4. 通气环路存在漏气 在通气环路存在漏气的情况下，则 FV 环不能闭合，呈开放状或面积缩小(图 24-5)。

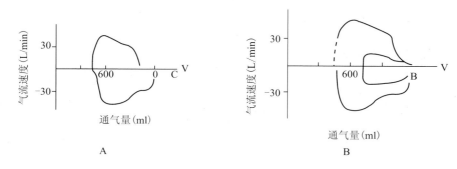

图 24-5　通气环路漏气时 FV 环示意

$1\ cmH_2O=0.98\ kPa$　A. 开放状；B. 面积缩小。

五、脉搏血氧饱和度（SpO_2）监测

脉搏血氧饱和度监测仪通过对搏动的动脉血流进行分析，得出脉搏氧饱和度（SpO_2）这一变量。由于血流是搏动的，排除了测量的对象为静脉血的可能性。脉搏血氧饱和度监测仪使用 660 nm（红光）和 940 nm（红外光）这两种波长的光线。氧合血红蛋白与去氧血红蛋白对这两种光的吸收性截然不同。氧合血红蛋白吸收更多的 940 nm 红外光，让 660 nm 的红光透过；而还原血红蛋白吸收更多的 660 nm 红光，让 940 nm 红外光透过。在脉搏血氧饱和度监测仪探头的一侧，安装有发射上述两波长光线的装置，另一侧则安装感光装置，用以感知透过的光量。被吸收的光线总量包括搏动性动脉血吸收部分（搏动部分）与非搏动性动脉血、静脉血、毛细血管血及组织吸收部分（恒定部分）。通过公式可得到血红蛋白氧饱和度。

无论在手术室还是重症监护病房，脉搏氧饱和度都是监测患者状态快速、可靠的方法。脉搏氧饱和度仪最常见的两种错误为运动干扰与低灌注引起的脉搏信号丢失。近年来，许多生产厂商在脉搏氧饱和度仪中加入信号分析装置，使上述测量不准确的可能性大大减少。许多研究证明，新氧饱和度监测仪较之前更能可靠地发现低氧发作。

多波长脉搏氧饱和度监测仪可测定碳氧血红蛋白与高铁血红蛋白。将来，脉搏氧饱和度监测仪有望为患者的容量状态和液体治疗反应提供无创可靠的监测。

（一）SpO_2 在脊柱侧弯患者麻醉中的应用

1. 监测无通气期的氧合程度　当患者在全麻诱导期予以肌松剂呼吸停止后机体供氧中断，由于脊柱侧弯患者一般肺功能下降，氧储备能力差，耐受无呼吸时间短，必须在插管前的无通气期间连续监测 SpO_2 和脉率。一旦出现 SpO_2 下降及脉率减慢，须立即加压给氧，使 SpO_2 迅速上升。有研究者推荐，如无面罩通气困难，在气管内插管的无通气期，成人及小儿能耐受的 SpO_2 安全界限为 95% 和 90%。

2. 及时发现麻醉失误和严重并发症　在麻醉中，当出现以下情况时，将会出现脱氧饱和：气管导管不慎滑出、气管导管扭曲或漏气、呼吸道梗阻、呼吸管理不当或通气不足、体位不当等。应用 SpO_2 监测，一旦 SpO_2 降至预设警戒值以下，仪器即能自动报警，提醒麻醉医师须及时查找原因，尽快处理。

3. 特殊体位　脊柱外科常用俯卧位、侧卧位等特殊体位，可能影响呼吸及循环功能。术中连续

测 SpO_2 能及时预报肺栓塞、脂肪栓塞、空气栓塞等情况。还能说明肢端血流是否通畅,是否需要调整肢体位置等。

（二）需要说明的问题

全身麻醉时 FiO_2 大于0.3,如肺功能正常,PaO_2 可达23.94 kPa（180 mmHg）,而 SpO_2 测定值为100%,当 FiO_2 等于1.0时,PaO_2 即使下降到39.9～66.5 kPa（300～500 mmHg）（正常值53.2～79.8 kPa）,SpO_2 测定值仍为100%。因此 PaO_2 高时,SpO_2 不能反映 PaO_2,而应结合血气分析,来判断氧交换的有效性。

六、二氧化碳交换有效性监测

（一）呼气末二氧化碳分压（$P_{ET}CO_2$）监测的临床意义

呼气末二氧化碳分压（$P_{ET}CO_2$）监测反映二氧化碳产量和通气量是否充分,发现病理状态（如恶性高热、肺栓塞）。气管插管如误入食管,$P_{ET}CO_2$ 常会迅速下降,直至0,所以是鉴别气管导管误入食管最确切的方法,也是呼吸管理中重要的指南。术中 $P_{ET}CO_2$ 维持在35～45 cmH_2O。主流与旁流式二氧化碳监测仪的主要区别为传感器的位置不同。这个看似很小的不同对两种系统的复杂性、准确性与测量反应时间之间的差异起了很大作用。

$P_{ET}CO_2$ 突然下降的原因通常包括:呼吸回路断开、气道梗阻、心排出量突然下降或肺栓塞。$P_{ET}CO_2$ 并不总与 $PaCO_2$ 一致,特别在全麻下或对于危重疾病患者。

（二）脊柱侧弯手术麻醉中常见异常曲线图

1. $P_{ET}CO_2$ 降低和呼气平台正常 常由高通气或无效腔通气增加所引起。若 $PaCO_2$ 降低,提示高通气所致,$PaCO_2$ 升高则为无效腔通气增加（图24-6）。

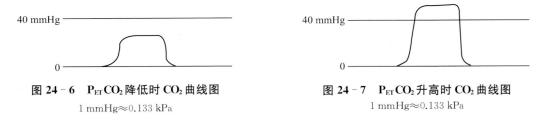

图 24-6 $P_{ET}CO_2$ 降低时 CO_2 曲线图
1 mmHg≈0.133 kPa

图 24-7 $P_{ET}CO_2$ 升高时 CO_2 曲线图
1 mmHg≈0.133 kPa

2. $P_{ET}CO_2$ 升高和呼气平台正常 常由低通气或 CO_2 向肺转运增加（如高温）引起（图24-7）。

3. 呼气平台中出现箭毒性裂口 裂口靠近呼气平台的后1/3,表示自主呼吸恢复,肌松剂作用尚未消失,膈肌和肋间动作不协调。裂口深度与残余肌松药作用的程度呈正相关,可用于估计呼吸和通气功能的恢复程度（图24-8）。

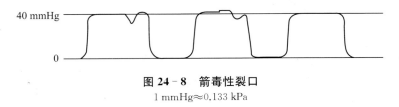

图 24-8 箭毒性裂口
1 mmHg≈0.133 kPa

4. 呼气升支延长 呼气升支远端渐倾斜延长,斜率增大。随呼气时间逐渐延长,吸气可在呼气完成前开始,从而使 $P_{ET}CO_2$ 降低。常见于呼出气流受阻,其对判断阻塞性肺部疾病和估计通气功能具有特殊意义(图 24-9)。

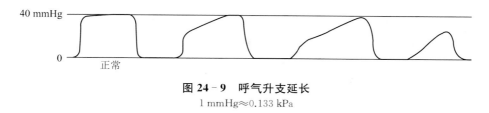

图 24-9　呼气升支延长

1 mmHg≈0.133 kPa

5. 基线升高但浓度正常　基线升高见于 CO_2 重复吸入。正常情况下,吸入气中 CO_2 浓度接近于零,存在重复呼吸时升高。常见原因:① 循环环路中呼气活瓣关闭不全或钠(钙)碳耗竭;② 新鲜气流中加入 CO_2 等。

6. $P_{ET}CO_2$ 降低

(1) $P_{ET}CO_2$ 突然降低但高于零:常见于气管导管或面罩位置不良,通气系统部分脱落,气管导管部分阻塞等。

(2) $P_{ET}CO_2$ 呈指数性下降:常见于大量失血或腔静脉梗阻所致的血压突然下降,持续肺通气中循环骤停和肺栓塞。

(3) 持续性低浓度:没有正常平台。平台的缺失说明吸气末肺换气不彻底或呼出气被新鲜气流所稀释,后者可在低潮气量和高气流时发生。一些特别呼吸音(哮鸣音、啰音等)说明排气不彻底、支气管痉挛或分泌物增多造成小气道阻塞。

7. 自主呼吸恢复　开始波幅细小,且无呼气平台,然后波幅逐渐增大,并有平台出现至恢复正常 CO_2 曲线波形。

七、混合静脉血监测

混合静脉血氧饱和度(mixed venous oxygen saturation, MVOS)监测可深入了解组织氧供需平衡状态。测量混合静脉血须使用肺动脉导管,若导管带有光导纤维束,就可以进行连续 MVOS 监测。若没必要或不可能使用肺动脉导管,可以通过中心静脉导管采上腔静脉血为标本进行测量。MVOS 下降提示全身组织缺氧,后者常为多器官功能衰竭与死亡的先兆。MVOS 接近 40% 时,血乳酸水平升高,标志着无氧代谢增多,与死亡率升高密切相关。

八、麻醉气体分析监测

连续测定吸气、呼气时氧、二氧化碳浓度及吸入麻醉药气体浓度,便于调控麻醉深度及通气。

九、动脉血气分析监测

取肝素化动脉血行血气分析可较正确地测定血氧和二氧化碳分压,血氧饱和度和酸碱代谢的变化,有的分析仪还包括电解质及血乳酸测定,更有利于呼吸及循环调控。常用于脊柱侧凸手术。连续血管内血气分析仪的进一步改进和研究将使其可能成为一项常规监测而广泛使用。

第三节　脊柱侧弯患者矫形手术后麻醉恢复期的呼吸管理

大部分脊柱侧弯患者术后先送麻醉术后监护室(post-anesthesia care unit,PACU),经恢复治疗,清醒后再送回病房;重症患者经 PACU 麻醉恢复后直接送重症监护室。在此期间进行呼吸的监测及呼吸道管理,并对相关临床问题进行处理是非常必要的。

一、脊柱侧弯患者在 PACU 的管理

(一)气管拔管

气管拔管前,PACU 医师应了解患者气道情况,并做好需要再次气管内插管的准备。拔管前给予充分吸氧,吸引气管导管内、口腔内和咽部分泌物;拔管后面罩给氧,检测 SpO_2,评估是否存在气道梗阻或通气不足的征象。普通患者满足下述标准可进行拔管;对于某些患者,可以考虑深麻醉状态拔管或者进行咽喉部表面麻醉后拔管。

成人拔管的标准:

吸空气情况下 $PaO_2 > 65$ mmHg、$SpO_2 > 92\%$。

呼吸方式正常 T 形管通气 10 分钟试验表明,患者能自主呼吸,呼吸不费力,呼吸频率<30 次/分钟,潮气量>300 ml。

意识恢复,可以合作。

保护性吞咽、咳嗽反射恢复。

肌力恢复,持续握拳有力,抬头试验阳性(无支撑下抬头坚持 10 秒以上)。

(二)PACU 患者的离室及去向

PACU 麻醉医师应及时动态地评估患者的病情,依据患者的病情演变,纳入不同的流程。

病情稳定、恢复良好且达到离室标准的患者可送回普通病房。目前一般根据 Aldrete 评分来判定患者是否可以离开 PACU 回普通病房,离开 PACU 的患者评分至少要达到 9 分。

建议的具体标准包括:① 神志清楚,定向能力恢复,平卧时抬头>10 秒;② 能辨认时间地点,能完成指令性动作;③ 肌肉张力恢复正常,无急性麻醉或手术并发症,如呼吸道水肿、神经损伤、恶心呕吐等;④ 血压、心率改变不超过术前静息值 20%,且维持稳定 30 分钟以上;心电图正常,无明显的心律失常和 ST-T 改变;⑤ 呼吸道通畅,保护性吞咽、咳嗽反射恢复,通气功能正常,呼吸频率在 12~30 次/分,能自行咳嗽,排除呼吸道分泌物,$PaCO_2$ 能保持在手术前正常范围内,吸空气下 SpO_2 不低于 95%;⑥ 电解质及血细胞比容在正常范围内;⑦ 无术后疼痛、恶心呕吐、体温正常;⑧ 椎管内麻醉患者出现感觉和运动阻滞消退的征象,且感觉阻滞平面不高于 T_{10} 水平;⑨ 非腹部或者其他需要禁食患者,嘱患者饮用少量清水且不出现呛咳反应。

病情不稳定且有发生严重并发症的可能性,或者发生了严重并发症经过及时救治后病情恢复稳定但需要继续监测的患者,需要转入 ICU。

发生了严重并发症,经过救治后病情仍然不稳定,需要进一步诊治的患者,需要转入 ICU。

二、脊柱侧弯患者 ICU 的呼吸功能检测和治疗

(一)呼吸功能的监测

急性肺通气功能衰竭在术后患者中并非少见。据统计,术后死亡病例中,约有 50% 的病例直接

或间接与呼吸功能衰竭有关。术后肺部并发症是引起死亡的主要原因之一。术后即刻发生的呼吸衰竭可能与麻醉有关。由于麻醉药的作用,患者苏醒延迟、肌张力降低或声门水肿而引起上呼吸道梗阻;麻醉性镇痛药对呼吸中枢的抑制,引起肺泡通气不足;肌松药的残余作用,使呼吸肌无力导致通气功能衰竭。术后早期可出现低肺容量综合征、肺不张、误吸综合征、肺水肿及支气管痉挛等。以肺不张、肺炎和急性通气功能衰竭最为多见。手术前有肺功能异常者最容易发生术后肺部并发症。术前肺活量和呼气速率正常者,术后肺部并发症发生率约 3%;而以上两项异常者则为 70%。因此正确认识和监测术后肺功能改变对于预防和治疗术后肺部并发症的发生有着重要意义。围术期主要是对肺通气功能、氧合功能和呼吸机械功能的监测,以帮助判断肺功能的损害程度,呼吸治疗效果以及组织器官对氧的输送和利用情况。

通气功能监测包括:潮气量、呼吸频率、分钟通气量、死腔量/潮气量、$PaCO_2$、$P_{ET}CO_2$、CO_2产量和呼吸商。氧合功能监测包括:PaO_2、SaO_2、肺泡-动脉氧分压差、肺内分流量和氧耗量。呼吸力学功能监测包括:肺活量、最大吸气负压、呼吸系统顺应性、气道阻力和呼吸做功。

（二）呼吸治疗

1. 氧治疗　循环功能的好坏是输送氧的关键,而氧供取决于血液在肺内氧合的程度、血液携带氧的能力、心排血量以及组织细胞利用氧的能力。低氧血症是指动脉血的氧分压低于正常,不仅可反映血浆中物理溶解的氧量减少,而且反映与血红蛋白结合的氧量也减少。所以,氧分压是决定氧供的重要因素之一。氧治疗是通过不同的供氧装置或技术,使患者的吸入氧浓度高于大气的氧浓度（21%）,以达到纠正低氧血症,提高氧供的目的。缺氧症是指组织细胞水平的氧不足而引起的全身性缺氧,动脉血的氧含量低于或等于正常。氧治疗并不能治疗所有的缺氧症,但可以不同程度地提高吸入氧浓度,当患者的通气功能无障碍时,其肺泡氧浓度也有相应的升高。结果,肺泡气和肺毛细血管血的氧分压差增加,有利于氧由肺泡向血液方向弥散,使氧分压升高。但是,当肺泡完全萎陷,或肺泡的血液灌注完全停止,则气体交换不能进行。这时肺泡氧分压再高,也难以进到血液中。当因各种原因引起的吸入氧浓度降低或肺泡通气/血流比例失调而导致的低氧血症,如轻度通气不足、肺部感染、肺水肿等,对氧治疗较为敏感,疗效较好。对于其他原因引起的缺氧,必须针对病因治疗,如贫血性缺氧必须纠正贫血,心排血量降低者必须改善循环状态等,而氧治疗仍可在一定限度内提高氧分压和动脉血氧含量,是一种不可缺少的辅助治疗方法。

2. 呼吸道正压治疗　肺容量降低是术后肺功能障碍的最常见原因,特别是胸腹部大手术后更为多见。由于胸壁创伤、手术刺激、腹胀和术后疼痛,使得胸壁、腹壁及膈肌运动受限,影响肺泡的膨胀,降低肺容量。据测定,术后肺容量降低主要是功能残气量和肺活量的降低,而对残气量的影响不大。有报道,上腹部手术后功能残气量可降低 30% 左右,严重者可降低 40%~50%。一般 7~10 天才能逐渐恢复到术前水平。下腹部和四肢手术后对功能残气量的影响较轻,恢复也较快。功能残气量严重降低可引起小气道狭窄和关闭,使通气/血流比例失调,肺内分流量增加,导致术后低氧血症。在剖胸和上腹部手术后的 24 小时内,肺活量可降低 50%~75%。上腹部手术后即刻,肺活量可降低到术前 40%;术后 5~7 天,肺活量仍只有术前的 60%~70%。肺活量的大小反映了肺的通气储备功能,当肺组织受损害、肺扩张受限制、胸廓和膈肌运动受限及呼吸道梗阻时,肺活量均可降低。正常成人肺活量为 65~75 ml/kg,当肺活量降低到 15 ml/kg 以下时,则严重影响患者的通气储备功能,表现为不能深吸气,咳嗽无力,以小潮气量进行浅而快的呼吸。由此可继发肺不张和肺部感染。为了预防和治疗术后肺容量降低导致的低氧血症,减少肺部并发症,呼吸道正压治疗是一有效方法。呼吸道正压治疗主要适用于功能残气量明显降低而导致不同程度的低氧血症的患者,无论是自主呼吸或是机械通气的患者,都可以应用呼吸道正压治疗方法。呼吸道正压治疗可使跨肺压增加,使肺容量增加,改善肺顺应性,逆转通气/血流比例的失调,从而纠正低氧血症。呼吸道正压治疗主要有呼气末正压(PEEP)和持续呼吸道正压(CPAP)。

3. 机械通气治疗　机械通气是目前治疗呼吸衰竭的有效方法,也是 ICU 中基本治疗措施之一。呼吸衰竭可因肺氧合功能或呼吸泵功能障碍而引起。前者是因肺病理改变引起肺泡气与血液之间的气体交换障碍,表现为低氧血症。低氧血症可引起患者呼吸急促、用力,导致呼吸做功增加。如果呼吸做功过度增加,可因呼吸肌疲劳而导致呼吸泵功能衰竭。呼吸泵功能衰竭又称通气功能衰竭,其原因有:呼吸肌疲劳、胸廓运动障碍、神经肌肉接头病变、运动神经功能丧失以及中枢神经功能抑制或丧失。一般来说,肺实质病变主要是引起氧合功能障碍或衰竭,也可继发 CO_2 排出障碍。而泵功能衰竭主要影响 CO_2 的排出,但也可继发低氧血症。因泵功能衰竭引起的低氧血症,机械通气使肺通气功能恢复后即可纠正。因肺实质病变引起的低氧血症,单纯依赖机械通气有时很难改善,应该采取氧治疗、胸部物理治疗、呼气末正压(PEEP)或循环支持治疗等综合治疗措施。可见机械通气在治疗呼吸衰竭中有一定的局限性,有时决定机械通气治疗比较容易,但想达到理想效果则较难。因为并非单纯机械通气就能解决所有的呼吸问题。任何机械通气模式都有治疗的一面,也存在潜在的并发症。近年来的研究表明,机械通气本身还可引起或加重急性肺损伤,称为机械通气引起的肺损伤(ventilator-induced lung injury, VILI)。肺内压过高或肺泡过度扩张都可导致肺组织及间质结构的破坏和肺泡膜损伤。表现为肺水肿、肺顺应性降低和氧合功能障碍,并可引起纵隔气肿、皮下气肿和气胸等。VILI 的发生率为 $0.5\% \sim 38\%$,死亡率可高达 $13\% \sim 35\%$。VILI 与肺吸气末容量、气道压及持续时间等因素相关,而肺泡吸气终末容量是影响 VILI 的主要因素。VILI 的主要病理改变是肺泡毛细血管膜的通透性增加,可能与肺泡表面活性物质减少或失活、肺泡表面张力升高、肺泡内皮通透性增加、炎性细胞和递质释放等因素有关。因此,正确认识机械通气对生理的影响,选择适当的通气模式、呼吸参数及辅助治疗措施,对于提高疗效和减少并发症,都具有重要意义。

4. 胸部物理治疗、呼吸道加温和湿化治疗　胸部物理治疗是几种维护呼吸道卫生、辅助呼吸道内分泌物排出、预防或逆转肺萎陷的方法的总称,包括体位引流、拍背、胸部震颤、辅助咳嗽和呼吸功能训练等。术后患者常可继发肺不张或肺部感染,除了必要的呼吸支持治疗和应用适当的抗生素外,胸部物理治疗是非常有效的治疗方法。呼吸道加温和湿化对于危重患者是十分必要的。在正常生理情况下,吸入气经过鼻腔、口腔、咽喉部加温湿化后进入呼吸道,气体的含水量约为 34 mg/L,肺泡部的饱和水蒸气为 43.4 mg/L。但在病态时,尤其是呼吸窘迫、高流量吸氧、建立人工气道等情况下,吸入气的温度和湿度都难以达到生理要求。结果,可使肺表面活性物质减少或活性降低,呼吸道内分泌物变稠,气管黏膜纤毛运动发生障碍,导致肺不张和肺部感染等并发症。为了使吸入气体达到生理要求,必须采取有效的加温湿化措施。

(吴树斌　黄宇光)

参考文献

[1] 邓小明,姚尚龙,于布为,等.现代麻醉学[M]. 4 版.北京:人民卫生出版社,2014.

[2] 黄宇光.北京协和医院麻醉科诊疗常规[M].北京:人民卫生出版社,2012.

[3] 赵定麟.现代脊柱外科学[M].北京:世界图书出版公司,2006.

[4] 崔苏扬.脊柱外科麻醉学[M].上海:上海第二军医大学出版社,2005.

第二十五章

脊柱外科微创手术的麻醉

Anesthesia for Minimally Invasive Spinal Surgery

第一节 后路内镜下椎间盘切除术的麻醉

一、内窥镜椎间盘切除术（microendoscopic discectomy，MED）的概述

MED 是将传统的开放椎间盘摘除技术与内镜技术相结合的一项微创手术。自 1997 年 Foley 及 Smith 首次将显微内镜下椎间盘髓核摘除术应用于治疗腰椎间盘突出症以来，该技术已成为治疗椎间盘突出症的有效手段之一。我国自 1999 年引进 MED 手术操作系统以来，也已经较为广泛地开展了此手术。目前应用最多的是采用 MED 系统行颈、腰椎间盘的摘除。

（一）MED 的手术方法

在 C 形臂 X 线机监视下定位，经棘突旁 15 mm 左右的皮肤小切口，定位针插到椎板下缘，逐层扩大至使 16 或 18 mm 的通道管达椎板下缘表面，通道管内插入带有冷光源的 4 mm 直径内镜镜头，将通道下视野放大在监视器上。在通道内使用特殊的手术器械，切除部分椎板及黄韧带，进入椎管牵开神经根后行突出的髓核摘除，从而彻底解除突出的椎间盘对神经根及硬膜囊的卡压。

（二）MED 的优缺点

1. MED 优点　该项技术采用显微内窥镜电视监护系统，技术先进，集成度高。通过内镜在直视下（镜下视野放大 15 倍）分辨各种解剖结构，同时配有双极电凝止血和双吸引系统，使手术视野清晰，止血完善，解剖层次清楚，大大降低了损伤硬膜囊和神经根的危险性，提高了手术疗效。与开放性手术相比，MED 具有创伤小、恢复快、对脊柱稳定性的破坏小、手术及住院时间短和综合医疗费用低等特点。

2. MED 缺点

（1）只有内窥镜下平面视野，缺乏周围视野和立体视觉。

（2）工作管道狭小，不宜放 2 种以上器械。

（3）如果损伤硬膜及神经根不易修复。

（4）容易遗漏视野以外的残余髓核。

（5）需要培养手眼分离的手术习惯，克服"学习曲线"。

（三）MED 与传统手术的比较

1. 手术创伤的比较　椎间盘突出症传统的手术方法是经脊椎后路椎间盘髓核摘除术，是手术治疗椎间盘突出的经典术式。但是，该手术方式干扰和破坏了脊柱的中、后柱结构以及脊柱的正常

生物力学结构,术后易发生腰椎不稳甚至滑脱。更为重要的是该手术创伤大、出血多、恢复慢,甚至还会遗留神经根粘连、神经根损伤、下腰痛等并发症。然而 MED 技术则是采用显微内窥镜技术及直视影像系统,通过术前 MRI、CT 及术中 C 形臂 X 线机的准确定位,只咬除椎板下缘少许骨质,完成椎板开窗,基本上不干扰脊柱的生物力学结构。在获得满意而可靠疗效的同时将手术创伤减小到最小,减轻了患者的痛苦。患者一般术后当日即能离床大小便,术后一周即能恢复自由活动。Wu 等人把采用 MED 治疗的椎间盘突出患者与传统腰椎间盘切除术患者进行比较,平均随访 28 个月后发现两组术后疼痛缓解指标视觉模拟评分法(visual analog Scale,VAS)及功能障碍评分(Oswestry disability index,ODI)没有显著性差异。但是 MED 治疗组患者术中出血量少,住院时间、术后返回到正常工作或恢复活动能力的时间较传统手术组明显缩短。此外 Katayama 等的前瞻性临床观察结果也证明了这一点。

2. 围术期应激的比较　已有的研究表明相比较于传统的椎间盘切除术,MED 的围术期应激明显降低。Huang 等观察了采用两种手术方式的患者在手术前及手术后 1、2、4、8、24 小时肿瘤坏死因子-a(TNF-a)、白介素 1B(IL-1B)、白介素 6(IL-6)、白介素 8(IL-8)等细胞因子和 C 反应蛋白(CRP)的浓度。他们的结果发现 MED 手术明显减少了各时间点的 IL-6 和 CRP 的表达。此外 Sasaoka 的研究也得到类似的结果。他们比较了 MED、传统微创椎间盘切除术和传统单节段半椎板减压术术后患者血清学变化情况。结果发现相比较于单节段半椎板减压术组,MED 组患者 CRP 表达明显降低,而且 MED 组术后第一天 IL-6、IL-10 水平明显低于单节段半椎板减压术组。Zhang 等的研究则观察了术后 24 小时和 48 小时血清学的变化情况,同样也发现相比较于传统的手术方式,MED 组患者的 IL-6、CRP 浓度明显降低。CRP、IL-6 作为常用的应激指标可以反映患者术后全身性的应激情况。由此可见,MED 确实较传统手术对人体的干扰少、创伤小。

二、后路内窥镜下颈椎间盘切除术的麻醉管理

(一)后路 MED 下颈椎间盘切除术的特点

1. 该术式基于颈椎后路"钥匙孔"技术演变而来,通过有限切除部分椎板和增生的小关节而扩大椎间孔,同时去除偏一侧脱出的髓核以达到神经根的减压,其操作空间有限。因此为使椎板间隙增宽以扩大操作空间,常需采用头架固定头部,同时使颈部尽可能前屈。

2. 为了降低手术过程中椎管内静脉丛的压力,减少术中出血,提高手术视野的清晰度,该手术常采用头高位,同时术中采用控制性降压。

3. 该手术方式不牺牲颈椎运动节段,并发症少,恢复快。但后路 MED 下椎间孔减压及椎间盘切除术主要适用于由于侧方颈椎间盘突出及椎间孔骨赘形成而引起的颈神经根受压病例。因此适应证仅限于单侧颈椎间盘突出或(和)小关节增生所致椎间孔狭窄的患者,对于中央型颈椎间盘突出、脊髓型颈椎病或颈椎不稳的患者,应为禁忌证。

4. 该术式主要是采用显微内窥镜技术,结合术前 MRI、CT 及术中 C 形臂 X 线机的准确定位,只咬除椎板下缘少许骨质,完成椎板开窗,基本上不干扰脊柱的生物力学结构,因此手术的创伤小、出血少,术后恢复快。此外为保证后颈椎的稳定性,通常小关节侧方的切除范围不超过 50%。

(二)后路 MED 下颈椎间盘切除术的麻醉管理

1. 为了保证手术的顺利操作,手术过程中必须尽可能使患者制动,而且必须长时间保持颈部前屈体位。因此麻醉方式首选全身麻醉。虽然颈丛阻滞和局部麻醉也可选用,但是阻滞不全的发生

率较高,而且患者处于清醒状态不易很好地保持手术所需体位,倘若充分镇静,患者的体位又不利于呼吸道的管理,因此少有采用颈丛阻滞或(和)局部麻醉行后路 MED 下颈椎间盘切除术的临床报道。

2. 由于患者的手术体位为俯卧位,为避免围术期发生气管导管的扭曲、受压等情况的发生,建议选用柔性的钢丝导管。虽然颈椎不稳定的患者被列为后路 MED 手术的禁忌证,采用后路 MED 手术的患者多为单侧颈椎间盘突出或(和)小关节增生所致椎间孔狭窄的患者。但是仍建议插管时尽可能维持患者颈椎的稳定性,避免大幅度地活动颈椎。因此可采用光棒、纤维支气管镜、可视喉镜等设备减轻暴露声门时对颈椎的影响。

3. 相比较于传统的手术方式,后路 MED 具有明显优势,首先表现为颈椎后路无重要结构,无须担心前方毗邻的重要脏器,如食管、颈交感干、颈动脉鞘、喉返神经等的损伤;其次是后路 MED 具有创伤小的特点。因此排除患者自身情况外,围术期通常较为平稳。但是为了降低手术过程中椎管内静脉丛的压力,减少术中出血,提高手术视野的清晰度,我们通常采用头高脚低半俯卧位和控制性降压。由于头高位可增加发生空气栓塞的危险,因此围术期必须密切关注。特别是突然出现不明原因的氧饱和度下降、呼末二氧化碳明显降低、血压剧降,甚至难以测出、心律失常时,要高度怀疑并快速鉴别,同时立即置患者于左侧卧位。左侧卧位有利于气体浮向右心室尖部,避免阻塞肺动脉口,从而防止发生肺栓塞,另外随着心脏的跳动,空气被混成泡沫,分次小量进入肺动脉内,一般小的空气泡可以在肺部被排除。近年来也有人尝试采用在手术切口上方吹二氧化碳气体以防止空气栓塞。控制性降压多采用联合用药,即快速、短效的血管活性药物(如硝普钠、硝酸甘油)辅用挥发性麻醉药(异氟烷、七氟烷)和 β 受体阻滞剂(如艾司洛尔、拉贝洛尔等)。

4. 为保证后颈椎的稳定性,该手术在小关节侧方的切除范围通常不超过 50%。从而也就降低了术后颈肩部轴性疼痛的发生;另外术中使用工作套管实现术区 360° 撑开,这就减少了牵拉对肌肉的损伤。因此大部分患者术后疼痛较轻,给予非甾体类镇痛药(如酮咯酸氨丁三醇、帕瑞昔布钠等)和阿片类药(地佐辛、羟考酮等)都能达到良好的镇痛效果。

5. 考虑到该术式的视野小,在有限的视觉范围内难以将病变组织与神经根等区分开来。特别是对于手术开展的起步阶段,在围术期采用诱发电位术中监护能够客观而且迅速地了解患者监测部位神经功能状态,以帮助提高手术的安全性和准确性。

三、后路内窥镜下腰椎间盘切除术的麻醉管理

(一)后路 MED 下腰椎间盘切除术的特点:

1. 手术过程中为了充分增加椎板间隙,降低腔静脉压而减少术中出血,该术式主要采用曲髋屈膝俯卧位。

2. 随着 MED 技术的进步和发展,经 MED 下行腰椎间盘切除术的适应证已经由单纯椎间盘切除扩展到极外侧型腰椎间盘突出症、合并侧隐窝狭窄的多间隙腰椎间盘突出症、巨大型腰椎间盘突出症、游离型椎间盘突出症、术后复发的腰椎间盘突出症。因此手术的复杂程度明显增加,与此同时也就增加了神经根和血管束损伤的危险。

(二)后路 MED 下腰椎间盘切除术的麻醉管理

MED 下行腰椎间盘切除术无公认的首选麻醉方法。一般认为与开放手术相同,全麻、硬膜外阻滞或局麻均可。

1. 各种麻醉方法的比较　全身麻醉深度容易控制,但患者无意识,在分离神经根和切除椎间盘等操作时可能误伤神经根,对术者的手术技巧要求更高。局麻下手术可避免神经根、血管损伤,但局麻不充分可能会导致患者痛觉阻滞不全。硬膜外麻醉痛觉阻滞完善、患者清醒,尤其低浓度局麻药的硬膜外麻醉,在牵拉或碰到神经根时患者能有感觉;并且能够准确、客观地描述疼痛、麻木的部位,有利于定位诊断和防止神经根的损伤。但是其也有缺点,即术中持续经硬膜外导管给药时易发生药液渗入硬膜下腔,而导致阻滞平面过高,从而有影响呼吸循环的危险。

2. 通常该术式为充分增加椎板间隙、减少术中出血而降低腔静脉压,常采用曲髋屈膝俯卧位。由于体位性静脉回流减慢,加之硬膜外阻滞后下肢容量血管扩张。此时容易发生低血压,尤其对于老年、肥胖、心功能不全及长期卧床体衰的病人更为不利。特别是对于采用硬膜外阻滞的患者应该严格控制麻醉平面,在翻身前补胶体液 500 ml,待麻醉平面固定、循环稳定后再改为俯卧位。严密监测血压、脉搏等,并准备好麻黄素等缩血管药物,以维持循环平稳。

3. 如果选用全身麻醉,考虑到患者为曲髋屈膝俯卧位,建议宜选用柔性钢丝气管导管以便于围术期的麻醉管理。同时在麻醉过程中由于肌松药的作用,使肌肉失去了对机体的保护性维持作用,因此在摆俯卧位时应该注意椎体的保护,特别是对颈椎的保护。另外在摆好俯卧位时应该避免脏器受压,比如眼部和腹腔的脏器。

4. 随着 MED 下行腰椎间盘突出切除术适应证的扩大,虽然属于微创手术,但部分患者在术后还会有较剧烈疼痛和不适。所以良好的术后镇痛是必须的。经硬膜外腔镇痛能够提供最理想的镇痛效果,但是考虑到手术可能有硬脊膜撕裂的并发症,即使术中操作精细,在扩大神经根管和松解粘连神经根时,仍难保证不损伤根硬膜,而且这种损伤难以发现,因此经硬膜外给药镇痛有可能导致严重的并发症。安全起见,术后镇痛以静脉镇痛为宜。

第二节　经皮骨水泥椎体成形术的麻醉

一、经皮骨水泥椎体成形术的概述

（一）经皮骨水泥椎体成形术的定义

经皮骨水泥椎体成形术(percutaneous vertebroplasty,PVP)指的是采用经皮穿刺进入椎体,然后将骨水泥的物质注入椎体的一种手术方式。于 1984 年,法国医生 Calibert 等首次对 1 例 C_2 椎体侵袭性椎体血管瘤患者实行该术式,并取得了成功,因此开创了 PVP 的历史。之后于 1999 年美国学者又在 PVP 的基础之上做了改良,他们利用可膨胀气囊将压缩骨折的椎体部分或全部恢复高度后,再注入骨水泥,从而更好地恢复已经压缩的椎体。于是他们又把该术式命名为经皮气囊扩张椎体后凸成形术。

（二）经皮骨水泥成形的手术操作

1. 术前准备　手术操作需要在 C 形臂 X 线透视监视下进行。Kruger 等的研究认为术者每年操作应以 34 例 PVP 为极限,否则将对术者机体造成伤害,尽管这种伤害在短期内没有临床表现。对此,国外已经采用铅板或特殊设计的铅制围裙对患者及医生进行防护。

2. 手术步骤　穿刺点的入路要根据病变椎体的节段来选择。一般 C_2 椎体采用经口腔入路,C_2 以下颈椎则采用前侧入路,胸椎采用前外侧经肋椎关节入路,腰椎一般选择后外侧途径入路。手术切口 1 cm 即可,在前后位放射影像下,穿刺针从椎弓根 10 点钟的位置(左侧)或 2 点钟位置(右侧)进入。当穿刺针进入椎体前 1/3 后,可以进行骨水泥注射,或者先进行病理活检。如果经单侧穿刺注入的骨水泥无法进入对侧椎体内,可采用双侧进针。注意骨水泥的注射全过程必须在监视下(侧位)进行。不必将骨水泥充满整个椎体,否则会因硬度过大而引起邻近椎体骨折。注入少量骨水泥就可以恢复椎体破坏前的强度。骨水泥固、液相混合时,可以将妥布霉素或硫酸庆大霉素加入固态粉末中,以减少感染的概率。不同的骨水泥注入时间不同,在术前冷藏 24 小时可以延长骨水泥的凝固时间。通常要在 6～8 分钟内完成调和及注射,最理想的是当注射完成的同时,骨水泥将穿刺针眼粘住而无法再推入,这样撤出穿刺针时不会将骨水泥带出并残留于软组织内。

二、经皮骨水泥椎体成形手术的麻醉管理

(一)经皮骨水泥椎体成形手术的特点

1. 该手术的体位为俯卧位,而且行该手术的患者多为老年患者,大部分老年患者心肺功能均存在不同程度的下降,当俯卧位时易出现循环和呼吸功能的剧烈变化,这无形增加了手术风险。

2. 当骨水泥注入椎体时可产生很高的压力,特别是在溶骨性转移肿瘤侵害的椎体更为明显,极易使骨水泥产生外漏,增加了发生栓塞的概率。此外注射过程中增加的椎体内压力会使游离的脂肪滴进入髓腔静脉,从而导致脂肪栓塞。

3. 由于骨水泥渗漏或手术椎体局部血肿对周围神经的压迫,导致患者术后疼痛较重。

(二)麻醉方法选择与处理

1. 麻醉的选择 全身麻醉或局部麻醉是 PVP 手术最为常见的麻醉方法。而且两种麻醉方法各有优缺点:全身麻醉后韧带和肌肉松弛,使患者由于疼痛引起的椎旁肌紧张消失,有利于提高压缩性椎体的前缘复位率,而且术毕也无疼痛不适的记忆,患者比较舒适。但对于存在心血管功能下降的患者,全身麻醉也带来了麻醉诱导或拔管时的血流动力学波动;局部麻醉的患者椎旁肌紧张没有完全消失,体位复位存在抵抗。但是这类患者在手术过程中保持清醒,术中能及时向医生反映疼痛、麻木等自觉症状,能够引导手术医生减少神经损伤。

2. 对于术中栓塞的预防,除了应用高清晰影像技术,采用质量较好的骨水泥之外,就是要加强监护,及时发现。

3. 针对术后疼痛的特点应做好术后镇痛。

第三节　内镜下颈椎间孔减压术的麻醉

一、颈椎间孔减压术的概述

1997 年 Foley 等发明了显微内镜下椎间盘切除术,并且有效地治疗了腰椎间盘突出症。之后其他的学者又将该显微镜技术成功地应用于颈椎间孔切开减压术,最终达到良好的减压目的。

(一)颈椎间孔减压术的适应证和禁忌证

1. 手术适应证

(1)经神经系统检查和影像学检查证实为神经根型颈椎病,临床表现为剧烈的神经根痛,伴或不伴轻度脊髓压迫征象。

（2）颈椎神经根管狭窄和侧后方颈椎间盘突出。

（3）黄韧带肥厚引起的椎管狭窄症。

2. 手术禁忌证

（1）混合型或脊髓型颈椎病患者,仅行神经根减压而忽视脊髓受压,不能获得满意效果。

（2）中央型颈椎间盘突出和颈椎管狭窄者。

（二）颈椎间孔减压术的定位

1. 根据棘突特点定位颈椎各节棘突多不相同。寰椎仅有后弓,而无明显的棘突可见。C_2 棘突呈分叉状,既大又宽,可以此定位。$C_3 \sim C_5$ 棘突亦均分叉状,但较 C_2 明显为小,尤其是 C_3。C_6 已无分叉,呈单棘突状。C_7 棘突又称为隆椎,主要因其棘突既大又长,亦作为体表及术中定位的标志之一。

2. 进一步采用 X 线或 C 形臂 X 线机透视定位,以防判断失误。

（三）颈椎间孔减压术的方式方法

1. 常规的椎间孔(小关节)切开减压术

（1）钻孔:用直径 3 mm 左右钻头由浅及深将后方小关节钻孔。当接近根袖时,患者可有痛感,此有助于判定深度;

（2）开窗减压:对开孔处用薄型神经剥离子加以分离松解后,可继续用钻头向四周扩大(酌情更换直径 5 mm 以上钻头),或采用刮匙等扩大减压范围;

（3）闭合窗口:取局部肌瓣充填即可;

（4）植骨:对关节面切除过多有可能引起失稳者,可在同侧或对侧椎板间或棘突间植骨,以维持患节的稳定,并防止侧方成角畸形。

2. 颈后路钥匙孔(Keyhole)减压术　所谓钥匙孔手术是在一侧椎板至小关节处开一钥匙孔样缺口,以达到根性减压目的。其优点是手术范围较小,对小关节损伤不大,且不过多地影响颈椎的稳定性。

（1）开窗:颈椎椎板上下边缘略有重叠,尤以前屈状态不佳时为明显,首先将拟行减压部椎板外方椎旁肌及筋膜锐性分离,比较清晰地暴露椎板间隙。用一尖刀沿上一椎板的下缘切断黄韧带(进刀约 3 mm,切勿过深误伤硬膜或脊髓),再用神经剥离子予以松解分离后,用薄型冲击式咬骨钳先在上一椎板下缘处咬一缺口,之后再用较锐的神经剥离子,通过此孔对周围黄韧带等再行分离。

（2）Keyhole 减压:通过开孔处,沿椎板间隙向患侧小关节处分次咬除椎板(包括下一椎板上缘),或用钻头连续钻孔直达神经根管处。在操作中注意避免损伤。如遇小关节骨质增生以致椎板咬骨钳无法切骨时,可改用小骨凿将其凿除,或仅凿除外方骨质,余下之骨质再用咬骨钳咬除之。

（3）闭合窗口:由于小关节大部保留,一般无须植骨,开孔处局部放置肌瓣充填即可,有出血者留置明胶海绵。

（四）颈椎间孔减压术的体位

1. 俯卧位为最常用体位　让患者直接俯卧于手术床上,同于手术床的头侧另加一向外延伸的头圈固定头颈部。该头圈用钢制成,外方包以海绵及纱布。不用时可以取下,使用时将其直接插至手术床的头板处。将患者前额及面部置于头圈上,使患者双眼、鼻、口及面部处于暴露状态,以便于台下观察,保持呼吸道通畅及供氧气。该头圈中部有一可控制的杵臼状关节,可使其上下升降、旋转及向侧方倾斜。在术中使用时,将其放置略低于手术台平面位置,以使头颈部略向前屈,如此则有利于手术操作和椎板之暴露。

2. 坐位　即让患者坐于定型的手术椅上，将头颈部固定后施术。此虽有利于保持呼吸道通畅，但术中如遇静脉破裂，易因引起空气栓塞而发生意外，故目前少用。

二、颈椎间孔减压术的麻醉

（一）颈椎间孔减压术的特点

1. 内镜下手术属于微创手术，要求精确定位，否则显露病变部位不仅耗时，还易造成不必要的损伤，甚至误伤。因此，术中 X 线监视定位十分重要。

2. 咬除椎板骨质及关节突关节进入椎管是完成镜下操作的关键，镜下手术须耐心、细致，应首先用刮匙或神经探子确认上椎板下缘，逐步咬除骨质。

3. 镜下操作由于显露和操作范围较小，神经根周围若有静脉丛血管，易出血引起术野不清，因此仔细止血是手术成功的关键。辨认清楚解剖结构后，术中可用双极电凝止血，明胶海绵及脑棉片压迫止血更安全。

4. 致压物的彻底切除决定了椎间孔减压是否彻底。因此椎体后缘和椎间盘切除后，应再次探查神经根走行是否还存在致压物以及神经根是否松弛，并加以处理。

5. 全麻下手术操作能在脊髓监护仪下进行；而局麻下手术神经根牵拉疼痛严重，致使术中患者配合较差。因此无论在任何麻醉下，术中必须保持镜下术野清楚，操作细致、轻柔，避免损伤脊髓及神经根。

（二）颈椎间孔减压术的麻醉管理

1. 麻醉选择　可选用局部浸润麻醉或全身麻醉。对于全身麻醉患者，为避免手术所致的脊髓损伤，宜在脊髓监护仪下进行；对于局部麻醉的清醒患者则应充分镇痛，局麻必须先于切口上下两端皮内推注麻药，之后改用长针头自一端向另端行皮内浸润麻醉；另外沿切口向皮下推注局麻药，边推注边用纱布轻轻揉压，以使其均匀分布，必要时可给予适量非甾体类或阿片类镇痛药。

2. 选择坐位的患者应该注意发生气栓。

第四节　经皮腰椎椎弓根固定术的麻醉

一、经皮腰椎椎弓根固定术的概述

（一）经皮腰椎椎弓根固定术的定义和发展

经皮腰椎椎弓根固定术指的是在椎弓根螺钉内固定术的基础上，使用钢板作为纵向连接器，在 X 线透视下实施经皮腰椎椎弓根螺钉内固定术。20 世纪 80 年代 Magerl 首次报道经皮椎弓根螺钉技术治疗胸腰椎骨折和椎体滑脱，当时主要用于腰椎临时外固定。直到 1995 年 Mathews 等人正式开创了经皮椎弓根螺钉内固定技术，但早期使用的固定棒是置于皮下的，存在钉棒接合处承受张力大、棒浅易导致局部疼痛不适和皮肤破损等缺点。2002 年 Foley 采用了 Sextant 椎弓根螺钉系统。该系统将棒置于肌肉深层，解决了先前固定棒较浅的缺点，使脊柱椎弓根螺钉内固定方法发生了革命性改变。但 Sextant 椎弓根螺钉系统仍有不足处，如治疗脊柱后凸畸形时存在置棒困难、操作不便等。而后由国内学者应用新型经皮微创固定术 Sextant‑R 系统治疗胸腰椎骨折，在原有 Sextant 系统基础上重新配置和设计了可调式的具有提拉复位与畸形矫正的提拉杆，通过提拉杆的提拉复位、撑开或加压作用，从而使 Sextant - R 系统有畸形矫正作用。

（二）经皮腰椎椎弓根固定术的临床应用

1. 用于腰椎椎体骨折微创外科治疗　经皮腰椎椎弓根固定术的出现，翻开了脊柱微创技术新的一页。临床应用证实该技术操作简便、安全可靠。而且研究者认为经皮椎弓根螺钉治疗腰椎骨折时，常采用附加伤椎的 6 钉固定，具有更好的稳定性，从而有效矫正椎体的压缩成角畸形，恢复伤椎高度，使应力更好地通过椎间隙传导至伤椎，伤椎内置钉有利于伤椎本身畸形的矫正与防止椎间隙塌陷，利于后凸畸形的矫正和矫正效果的维持。

2. 脊柱矫形微创外科治疗　目前主要用于脊柱滑脱、脊柱侧弯等方面的治疗。在脊柱滑脱方面，传统开放后路椎体间融合术会给患者带来不必要的损伤，微创后路腰椎体内融合术，利用 Sextant 系统能够有效重建脊柱高度，术后前凸角平均提高 29%。还有学者对腰骶椎峡部裂伴脊柱滑脱行经皮椎弓根螺钉内固定术，证实微创前路腰椎体内融合术联合经皮椎弓根螺钉系统治疗低水平峡部椎体前移是一种有效的手段。2005 年 Jang 等做了前路腰椎体内融合术后行经皮椎弓根螺钉固定术与开放椎弓根螺钉固定术治疗退化性椎体滑脱和退化性椎间盘疾病疗效的对比实验，证实前路腰椎体内融合术后行经皮椎弓根螺钉固定术与金标准开放椎弓根螺钉固定术具有相等的疗效。在治疗脊柱侧弯方面：微创腰椎间融合加经皮椎弓根螺钉固定能够有效矫正成年人腰椎退变性侧弯。而且相对开放手术，此手术能有效减少出血量和损伤，尤其适用于老年患者。

3. 用于椎体感染微创外科治疗　有学者报道利用微创经皮背部椎弓根螺钉钉棒系统脊柱制动术治疗成年人化脓性胸腰椎椎间盘炎。结果术后患者后背疼痛明显减轻，白细胞数和 C 反应蛋白也迅速降低。平均 61 天连续的抗菌治疗后，所有患者疼痛消失，白细胞数和 C 反应蛋白水平恢复正常。这表明微创经皮椎弓根螺钉内固定系统治疗椎体感染可行并有效，能够迅速减轻患者疼痛，并避免长期固定等缺点。

二、经皮腰椎椎弓根固定术的麻醉要求与管理

（一）经皮腰椎椎弓根固定术的特点

1. 经皮腰椎椎弓根固定术切口小、术后恢复快，但手术时间相对较长，术中医患所受辐射量较大。

2. 经皮椎弓根螺钉内固定后，因内植物阻挡难以对神经根进行再探查。相比较而言，传统开放手术在椎弓根提拉复位、内固定操作完成后，还可对复位后的神经根进行再探查和再减压，避免滑脱椎体复位后对神经根造成新的嵌压。

3. 对于 CT 显示峡部有大量瘢痕组织增生和纤维软骨骨痂形成的患者，在经皮椎弓根螺钉内固定前应行峡部瘢痕组织的预防性减压。

4. 由于手术操作难度较高，需特殊设备和工具，因此该手术方式主要用于胸腰椎，而很少用于上胸椎及颈椎。

（二）麻醉要求及处理

1. 该手术以全身麻醉为主。但该手术刺激相对较小，因此可以在 BIS 的监测下把握麻醉深度，尽可能降低长时间麻醉过深对认知功能的影响。

2. 该术式主要采用俯卧位，建议宜选用柔性钢丝气管导管以便于围术期的麻醉管理。同时在

麻醉过程中由于肌松药的作用,使肌肉失去了对机体的保护性维持作用,因此在摆俯卧位时应该注意椎体的保护,特别是对颈椎的保护。另外在摆好俯卧位时应该避免脏器受压,比如眼部或腹腔的脏器。

3. 该手术操作过程中需使用X线进行定位,而且次数较多。因此,围术期麻醉医生必须更加关注患者的生命体征监护,尤其是X线透视对生命管道的影响。

(吴周全　崔苏扬)

参考文献

[1] Schick U，Dohnert J. Technique of microendoscopy in medial lumbar disc herniation [J]. Minim Invasive Neurosurg, 2002,45(3)：139－141.

[2] Foley K T，Mitchell S J. The elderly driver：what physicians need to know[J]. Cleve Clin J Med，1997，64(8)：423－428.

[3] Riesenburger R I，David C A.Lumbar microdiscectomy and microendoscopic discectomy[J]. Minimally Invasive Therapy& Allied Technologies. 2006,15(5)：267－270.

[4] Wu X，Zhuang S，Mao Z，Chen H. Microendoscopic discectomy for lumbar disc herniation：surgical technique and outcome in 873 consecutive cases[J]. Spine，2006，31(23)：2689－2694.

[5] Katayama Y，Matsuyama Y，Yoshihara H，et al. Comparison of surgical outcomes between macro discectomy and micro discectomy for lumbar disc herniation：a prospective randomized study with surgery performed by the same spine surgeon[J]. Spinal，2006,19(5)：344－347.

[6] Sasaoka R，Nakamura H，Konishi S，et al. Objective assessment of reduced invasiveness in MED[J]. Eur Spine，2006,15(5)：577－582.

[7] Jagannathan J，Sherman J H，Szabo T，et al. The posterior cervical foraminotomy in the treatment of cervical disc/osteophyte disease：a single-surgeon experience with a minimum of 5 years' clinical and radiographic follow-up；Clinical article[J]. Neurosurg Spine，2009，10(4)：347－356.

[8] Ruetten S，Komp M，Merk Het al. Full-endoscopic cervical posterior foraminotomy for the operation of lateral disc herniations using 5.9-mm endoscopes：a prospective，randomized，controlled study[J]. Spine，2008,33(9)：940－948.

[9] Holly L T，Matz P G，Anderson P A，et al. Functional outcomes assessment for cervical degenerative disease[J]. Neurosurg Spine，2009，11(2)：238－244.

[10] Mahar A，Kim C，Wedemeyer M，et al. Short-segment fixation of lumbar burst fractures using pedicle fixation at the level of the fracture[J]. Spine，2007,32(14)：1503－1507.

[11] Jang J S，Lee S H.Clinical analysis of percutaneous facet screw fixation after anterior lumbar interbody fusion[J]. Neurosurg Spine，2005，3(1)：40－46.

[12] 崔苏扬.脊柱外科麻醉学[M].上海：上海第二军医大学出版社,2005.

第二十六章
脊柱外科围术期相关并发症及处理
Perioperative Management Analysis and Complication of Spinal Surgery

同骨科其他部位手术相同,脊柱外科围术期也会出现许多并发症,有的和病情本身发展有关,也有的是由于手术、麻醉甚至护理等操作不当或者因为体位特殊且忽视保护等造成,如术后视力减退或者丧失多发生在病人本身合并其他基础疾病、手术时间过长或者眼睛局部受压等所致。因此,把握适当时机进行手术、注重病人体位保护等措施则显得十分重要。

第一节　神经系统并发症及处理

一、臂丛神经损伤

臂丛神经损伤是脊柱手术常见而可怕的并发症之一。由于神经牵拉损伤而严重影响病人的上肢运动和生活质量,还可以导致严重的慢性神经性疼痛。臂丛神经损伤往往由于某些特殊体位造成,其发生部位可能发生在前、中斜角肌之间、锁骨和第一肋骨之间,或者是臂丛神经通过喙突和肩关节处。过分牵拉和压迫导致神经内微血管的局部缺血或者直接损伤到轴突和髓鞘。

研究认为俯卧位手术时,臂丛神经损伤和手臂所处特殊体位且肩关节外展超过90°有关,而后者致使肋锁关节下的锁骨下血管和神经受压,同时和穿过喙突和盂肱关节的神经过度伸展也有关。如将头偏向一侧可以加重神经伸展,而有些俯卧位病人往往会在海绵环形垫圈下头偏向一侧,其肩膀的重量也可以增加神经压迫和伸展而造成神经损伤。在颈前路椎间盘切除及植骨融合术中,为了提供更好的手术视野和便于摄影放射影像,双肩过度打开和头后仰导致臂丛神经受压。

很少有证据可以直接反映脊柱手术后发生臂丛神经损伤的发病率,但有很多研究在病人行手术定位调整时,根据上肢体感诱发电位(SSEP)的振幅发生递减来间接反映臂丛神经损伤。在脊柱手术使用SSEP时,由于SSEP的高特异性,一般认为其振幅的变化低于一个预设基线的百分比可以反映上肢神经损伤的发生,一项关于2 164个手术病例研究表明,当SSEP变化低于基线超过30%~50%就应该引起麻醉医生和外科医生的警惕。

有研究发现脊柱手术中SSEP振幅明显低于基线超过50%可能发生正中神经和尺神经损伤,侧卧位时发生率为7.5%,俯卧位时发生率为7.0%,而仰卧位无论手臂处于屈曲或伸展位,其发生率只有1.8%~3.2%。而另外一项研究发现侧卧位脊柱手术中SSEP振幅低于基线超过30%并未发生尺神经损伤,但在俯卧位时其发病率为6.2%。

超过1 000例脊柱手术病例中,在俯卧且双手臂向下并拢体位时,通过SSEP振幅降低发现其上肢神经损伤的发生率只有2.1%,但是外科医生往往需要病人手臂向头侧外展以使脊柱充分暴露便于术中 X 线透视检查,同时手臂处于半外展位有利于额外增加静脉通路或必要时对现有静脉通路进行故障排除等。有专家推荐在俯卧位手臂半外展时双肩外展不宜超过 90°且手臂掌心向下。需要注意有些手术需要双肩做有限的旋转和肘部伸展,必须将头部置于正中位置以避免对臂丛神经额外的牵拉,对于一些骨性突出部位和外科固定支架边缘需用足够的填充物垫充。

二、股外侧皮神经损伤(感觉异常性股痛)

感觉异常性股痛即股外侧皮神经被损伤,它源于 $L_{2\sim3}$ 神经根发出的腰丛,沿着腰大肌外侧缘再穿过骨盆向下发出,穿过腹股沟韧带外侧,沿着髂骨棘前上最终分布于大腿前外侧。该损伤和取髂骨植骨以及俯卧位导致前面的神经受压有关。三项研究共 467 个脊柱手术病例有 94 例病人发生感觉异常性股痛,其表现为麻木、疼痛及其他感觉异常,发生率为 12%~24%。该并发症的危险因素包括手术时间>3.5 小时和怀疑已经合并神经损伤的退行性脊柱病。其他可能的危险因素还包括低血压和出血。对于发生感觉异常性股痛症状的病人,有≥91%的患者不需要特殊处理在 2~6 月后可完全康复,说明该病为自限性疾病。预防措施为加大对骨盆托填充物的垫塞,改进手术径路比如避免取髂骨植骨等。

三、谵妄综合征

谵妄综合征的临床表现包括:倦怠、兴奋、对声光刺激的过激反应、睡眠障碍、噩梦、注意力集中困难、抑郁和焦虑等。其中最重要的临床症状是:注意力集中困难和波动的认知功能障碍。患者不能将其注意力集中于某一事物,如不能回答出日期和依次数数等。脊柱外科术后的患者若出现上述症状,需要注意是否有感染的可能。

脊柱手术患者术后并发谵妄综合征的原因可能为以下几点:① 年龄越大,发生率越高;② 患者术前、术后禁食时间较长,特别是气管插管全麻行颈椎前路手术的患者,因术后出现咽部不适,吞咽困难,术后患者进食时间更迟,有可能导致;③ 麻醉所使用的部分药物属于抗胆碱能药物,如阿托品等,此外,术后为预防急性胃黏膜病变,常规予以 H_2 受体阻滞剂——甲氰咪胍,国内有文献报道该药可引起谵妄综合征;④ 躯体制动、营养不良、三种以上的附加药物、安置尿管和医源性因素等也容易诱发谵妄综合征。此外,疼痛也可诱发谵妄综合征,特别是对于那些不能用语言正确表达自身感受的患者。

由于脊柱退变是脊柱外科的常见病与多发病,老年患者较多,对高危人群采取有效的预防措施是必要的。具体包括:术前的沟通,加强与患者交流,减少患者和家属的恐惧感;对禁食时间过长的患者及时给予静脉能量支持;对血氧饱和度低于正常值的患者给予呼吸支持;预防肺部感染;术后良好镇痛等。同时可使用一些辅助药物,改善患者感觉紊乱,改善睡眠,以及术后早期活动等可预防本症的发生。

第二节　心血管系统并发症及处理

一、脊柱手术引起的器官血管栓塞

如果在脊柱手术中发生器官血管栓塞,其引起栓塞的栓子包括:空气、脂肪颗粒、骨髓,或者骨水泥等。多发生在伤口探查、骨水泥植入、空气通过手术创面吸入或者极少数直接通过静脉吸收。通过经食管超声心动图发现，80％的病人产生不同程度的微小栓子，尤其植入螺丝钉时可以产生大量的微栓子，而椎板切除术和椎间盘切除术时则产生很少栓子。在行非植入性脊柱手术时则没有产生栓子。尽管有如此多的病人会产生栓子，但这些病人的血压、心率、心电图、呼气末二氧化碳分压、氧饱和度等都没有发生明显的改变，术后也没有进一步发展为明显的临床后遗症。也有研究行脊柱手术的儿童中，发现有92％儿童在经颅多普勒检查中出现高强度短时相信号，提示其大脑中动脉血管有微血栓形成，但术后没有病人发现有新的神经学功能改变。脊柱手术时产生的肺栓子同股骨干骨折行骨髓腔内插钉术时的过程和结果类似，但对于大部分病人来说，肺血管系统似乎能够容纳耐受大量的微栓子而不出现临床症状。

由空气、脂肪和骨髓等形成的致命性的肺栓塞也有很多报道。和脊柱手术比较，椎体成形术更容易发生以脂肪、骨髓及骨水泥为栓子来源的栓塞。其原因可能为前者的术中骨水泥的渗漏率只有 4％～10％，而后者则高达 20％～70％，骨水泥的渗漏率又和其在注入体内时的黏度和压力有关。

目前脊柱手术术后给予药物抗凝治疗的适应证选择仍存在很大争议，尚缺乏大样本、随机对照的前瞻性试验证实脊柱术后常规预防性抗凝治疗的安全性和有效性。有报道指出，脊柱手术后血栓栓塞自然发生率较低，如果术后常规性广泛使用抗凝药物可引起切口出血增多、伤口内血肿等抗凝并发症的发生。同时，广泛应用抗凝药物可产生预防过度，导致部分医疗资源浪费，增加患者经济负担。

怎样预防这些潜在的栓子形成？主要取决于外科医生的手术操作，为了减少静脉空气栓子的发生，病人在手术过程中需要保持血容量的正常和静脉压的稳定。同时，在安置椎弓根螺钉和注射骨水泥时多加注意，在那些容易发生栓塞的操作步骤和时间点，麻醉医生应该和外科医生密切沟通，以确保减少栓塞的发生。所有的肺栓子可能导致不同程度的肺动脉高压，如果怀疑有肺栓子的存在并引起明显的血流动力学改变，应使用正性肌力药物和减轻右心室后负荷的药物。

二、出血过多和液体复苏不足

出血过多伴随液体复苏不足是脊柱手术的常见并发症之一。俯卧位减少了静脉回流和心排血量，另外在脊柱融合术往往会发生大量失血，继而造成凝血机制障碍，最后又会加重出血。如果低血容量未得到及时处理，可能会诱发心血管及肾脏并发症。如果大量输血发生输血反应，还可引起输血相关性急性肺损伤。

俯卧位脊柱手术围术期心跳骤停的相关危险因素包括血容量不足、俯卧压迫体位造成静脉回流不畅、空气栓塞、伤口过氧化氢冲洗以及本身合并心脏基础疾病的成年病人。心肺复苏在仰卧位病人成功率较高因为其静脉回流很快得到改善，但是对于有些俯卧位病人则变换体位比较困难，因为背部可能已经安装了金属器械或者有活动性出血。在变换体位抢救复苏前，液体管理和纠正血容量的不足就要提前进行。如果进行俯卧位心肺复苏，背部心脏按压应该是单手在脊柱正中上方；如果是双手可以在胸腔两侧或者分别在脊柱的旁侧进行。一般认为背部心肺按压复苏要比仰卧位标准心肺按压复苏产生更高的收缩压和平均动脉压，同时按压胸肋椎关节需要比胸肋软骨关节产生更大压力。然而大部分学者还是认为，俯卧位心肺复苏只是作为在改为仰卧位复苏前的一种临时过渡手段。

三、肠系膜上动脉综合征

脊柱侧弯矫正术可能并发肠系膜上动脉综合征,而且儿童比成人更常见。肠系膜上动脉综合征是位于主动脉和肠系膜上动脉之间的十二指肠水平部受压导致。肠系膜上动脉起源于主动脉,十二指肠水平部通过十二指肠悬韧带悬吊于主动脉和肠系膜上动脉之间,如果韧带或者血管受到牵拉,十二指肠将会受压梗阻。有报道行脊柱畸形矫正术时发生肠系膜上动脉综合征的概率高达4.8%,总共364例病人在行脊柱侧弯矫形术后5年,有17例患者发生肠系膜上动脉综合征,在术后发生肠系膜上动脉综合征的所有危险因素中,体重指数<18最容易发生。

脊柱前凸或者伸展都可能增加对肠系膜、主动脉及肠系膜上动脉的牵拉而导致十二指肠梗阻。肠系膜上动脉和腹腔动脉干血液供应十二指肠和胰腺头端,儿童脊柱侧弯手术术后容易发生胰腺炎和肠系膜上动脉综合征。同样,在脊柱畸形矫正术中,由于肝脏局部缺血、胆囊穿孔、脾梗死、胃穿孔导致腹腔动脉干狭窄或者堵塞也比较常见。在这些病人,经过紧急腹部手术松解韧带恢复血流后可完全康复。因此,在儿童脊柱侧弯手术后应该关注病人是否出现腹痛、肠梗阻、进食困难等临床症状。

四、椎管内血肿

椎管内血肿的发生可能是椎管内静脉丛损伤处理不当所引起的,也可能是原先凝结闭合的血管再次开放出血。某些患有血液系统疾病和凝血功能异常的患者术后也容易出现血肿。另外,术后低分子右旋糖酐的应用也会导致血液的低凝状态。对于术后怀疑椎管内血肿的患者,除非出现逐渐加重的脊髓受压症状,否则仅行密切观察和适当的止血保守治疗。

第三节　术后视力丧失的发生与防范

术后视力丧失(POVL)包括视力下降和失明,是脊柱手术术后严重的并发症。视力损害通常为对称性的,可影响病人的生活和自理能力。多中心的研究表明,各种不同类型的脊柱手术后POVL的发生率可从0.03%～0.2%不等。现尚不清楚它们的发生是否与病人的体质、围术期的管理或采用不同的手术类型有关。但近年来数据显示其总体发生率正在下降,POVL在心脏搭桥手术、脊柱俯卧位及头颈部手术后比较常见,有时在部分病人行髋关节及膝关节置换术中也会发生。儿童进行脊柱手术后POVL的发生率较高,其原因还不明。导致POVL的原因很多,包括眼球被压迫、栓塞、贫血、低血压、俯卧位造成静脉回流不畅、术中液体管理不当、病人本身合并其他解剖和生理学异常疾病等。当然,在这么多可能的病因中,只有眼球压迫这个因素在动物实验中被证明和视网膜中央动脉闭塞(CRAO)有直接关系。

一、引起 POVL 的原因

视网膜中央动脉闭塞(CRAO)、前部缺血性视神经病、后部缺血性视神经病和皮质性盲等都可以引起POVL。其他少见原因包括:视网膜中央静脉闭塞、闭角型青光眼、视网膜剥离、眼球直接受伤及颅内出血等。对于POVL的确诊,需要在病人一开始表现症状时就进行包括眼底镜检查在内的全面检查。尽管对于引起POVL的病因有所了解,但多数情况下都没有有效的治疗。通过包括眼底镜检查在内的详细检查和处理常常可以减轻或者改善由于闭角型青光眼、眼球直接受伤和视网膜剥离等引起的 POVL。栓子和眼球被压迫可以引起视网膜中央动脉闭塞(CRAO),通过头部 CT 或者 MRI 显示:皮质的栓子、枕后部梗死、颅内出血、早期垂体卒中都可以引起视神经病的 POVL。眼内压增加会导致视网膜血流回流不畅,实验中发现,大约 105 分钟的压迫就可以导致不可逆性视神经损伤。

二、视网膜中央动脉闭塞(CRAO)

CRAO 早在 60 年前由眼科医生 Hollenhorst 发现。因此,该并发症又称为 Hollenhorst 综合征。其发生机制为持续增高的眼内压导致了视网膜血管供应的中断。有时候在非手术状态下,由于栓子存在或者血液的高凝状态也可以引起同样症状。CRAO 通常为一侧的视力减退或者失明。由于视力减退严重,通常病人在麻醉苏醒后就能够及时觉察到,因为眼球被压迫,病人可出现同侧眼眶周围创伤,如擦伤、眼肌麻痹、眼球突出、红斑等,瞳孔对光反射消失或者迟钝,眼底镜检查发现由于视网膜缺血可引起中心凹处出现经典的樱桃红。当视网膜中央动脉已经被闭塞时,樱桃红斑可能是由于中心凹下脉络膜毛细管层额外提供血供引起。视网膜电流图显示异常压低的 b-波,荧光素血管造影照片显示视网膜中央动脉有明显的显影延迟,静脉循环也显示同样结果。CRAO 目前无特殊有效治疗,病人视力恢复较差,在 1～2 月后眼底镜检查可以发现由于视神经变性退化导致视神经盘苍白,继而视网膜层缺血坏死,最后,脉络膜毛细管层再次受累导致视网膜发白,樱桃红斑消失。

三、前部缺血性视神经病(AION)

AION 可以分为动脉炎和非动脉炎两种类型,前者在围术期发生较少,后者为引起 POVL 的一种常见表现,它是引起年龄大于 50 岁的住院病人术后突发视力丧失的最常见原因。虽然前部缺血性视神经病发生的确切病因未明,但是其发生和肺慢性阻塞性疾病、夜间低血压、血液高凝性疾病、糖尿病、心脑血管动脉粥样硬化、高血压、高龄等因素有关。围术期 AION 除发生在脊柱手术后,更多发生在心脏搭桥手术后。也有报道在大血管手术、腹腔间隔室综合征、抽脂、前列腺切除术等手术后发生。有研究认为 AION 可能与视神经乳头肿胀引起视神经血供减少有关。

视力丧失可发生于麻醉刚苏醒到术后几天内。有时病人会先表现为正常视力,然后在数天内迅速发展为视力丧失。患者视力丧失程度不等,可表现为视力减弱乃至完全失明,可发生于单侧,也可双侧。受累侧眼睛光反射减弱或者消失,如果病变在单侧,可发生相对性传入性瞳孔反应缺陷,眼底镜检查发现视神经盘水肿,边界模糊不清,周围可见裂痕和火焰状出血点。视神经盘水肿和周围出血可以区分辨别前部缺血性视神经病和 PION,后者在术后早期视神经盘可无异常。视力丧失时视觉诱发电位可出现异常,视神经盘水肿及出血可以持续几周到数月,继而视神经盘颜色变苍白,动脉血供减少。此时前部缺血性视神经病和 PION 检查情况类似,即视神经盘颜色皆变苍白。AION 目前无特殊治疗方法,视力恢复预后较差。

四、后部缺血性视神经病(PION)

PION 较 AION 更少见。常和围术期时头部静脉压的增加有关,如俯卧位手术、双侧头颈部手术、心脏手术和过度头低脚高位的手术等。PION 常发生于筛板后部且该处血供及侧支循环较少,视神经眶内任何部位都可以发生 PION。报道显示 PION 相关因素有头部静脉压力持续过高、低血压、贫血、大量体液转移伴容量复苏、大量晶体液复苏及合并血管疾病者。静脉压力升高、炎症、大容量液体输入等导致组织间液蓄积和水肿,水肿导致视神经的血流进出缓慢、灌注压下降和氧输送减少,最终导致视神经局部缺血和栓塞。

PION 引起的视力丧失往往发生在麻醉苏醒后,当病人意识到并开始主诉时,PION 的症状并没有随之加重,其原因有二:① 脊柱术后引起的 PION 的症状已经比较严重,视力几乎完全丧失;② 引起 PION 加重的因素如俯卧位及静脉充血在术后恢复了仰卧位,由于体位变换引起的生理学的压力已得到改善。部分视力减退或者完全失明的病人还会经历炫目闪光、幻觉和其他视觉障碍约数周到数月不等。PION 双侧比单侧多见。和 AION 类似,PION 也会出现视野缺失、中心盲乃至视力完全丧失。瞳孔反应迟钝或者消失。在 PION 早期,眼底镜检查可表现正常,但在数周数月后视神经盘颜色变苍白及小动脉血流减少,视觉诱发电位异常,视力丧失严重。PION 目前无特殊治疗方法,病人视力恢复预后较差。PION 和 AION 也可同时发生,用眼底镜鉴别比较困难。

五、美国麻醉医师协会对 POVL 处理的原则

(一) POVL 登记工作

从 1999 年开始,美国麻醉医师协会(ASA)开展了脊柱手术后引起 POVL 的病例报道登记工作,那时候关于 POVL 的分型还不是很清楚,光反射和眼底镜检查的结果是否有差别,是否需要早期检查,导致 POVL 的原因是否有差别等都需要去摸索,后来神经科、眼科学家开始发现并重视这些问题,向外科医生和麻醉医生提请注意。实际上导致 POVL 的病因大部分是由缺血性视神经病引起,其中少部分是 AION,大部分是 PION。说明在俯卧位脊柱手术时,有一些独立因素促使了该损伤的发生。

通过麻醉医生、外科医生、神经科、眼科医生等共同努力,ASA 的 POVL 登记中心共收集了 93 个主动报告的病例,其中 83 例为缺血性视神经病引起,10 个病例由 CRAO 引起。在缺血性视神经病中,由于 AION 和 PION 引起的病变通过亚组分析无明显特殊差别。但是缺血性视神经病和 CRAO 病例之间比较存在差别,缺血性视神经病多见于成年男性,过半数伴有肥胖症等。通过控制引起缺血性视神经病发生的病因可以减少 POVL 的发生。缺血性视神经病有关的独立危险因素包括男性、肥胖、使用 Wilson 外科脊柱支架、麻醉持续时间过长、失血过多、使用低分子胶体液等。血压低于基线 40% 以下,持续 30 分钟以上,红细胞压积降低虽然不是独立危险因素,但低血压和贫血却和一些独立因素有关,这还需要更多的数据来进行分析。

通过眼内压测定可以间接反映脊柱手术头部血管的充血情况,当病人刚变换到俯卧位时候,眼内压有明显增加,随着该体位的保持时间持续进行,眼内压开始缓慢增加。研究发现随着俯卧位眼内压的增加,中心静脉压升高不明显,说明还有局部因素影响了眼内压的增加。当俯卧位超过 3 小时以上,眼内压可以增加 1 倍以上。当体位变回仰卧位时,眼内压迅速下降但是仍然高过基线值。尽管眼内压在术毕可达到 40 mmHg 以上,有些报道称并未发生缺血性视神经损伤。关于眼内压如何影响视神经后部静脉压和组织间隙压目前还不清楚,也没有一个准确判断视神经损伤的监测手段,但眼内压在俯卧位手术时发生的生理学变化可以给予我们有益的提示。同样,眼内压变化可以在极度头低位机器人辅助腹腔镜下前列腺切除术中发生,该类病人在现有报道中有 3 例发生了缺血性视神经病。

目前去寻找一种可以在术中监测视神经功能的指标比较困难，因为它往往会被多种因素所干扰。

（二）对脊柱手术 POVL 的处理的原则

1. 俯卧位手术时，手术时间持续过长、大量失血或者二者兼而有之是引起术后失明或者视力下降的危险因素。

2. 应在术前向病人告知该并发症的发生风险并强调其不可预知性。

3. 持续监测血压，维持器官的有效灌注压。

4. 保持病人头部处于中立位，使头部与心脏平齐或者略高以减少头部静脉充血。

5. 当病人大量出血需要补充晶体液时，应注意胶体液的同时补充。

6. 对于一些伴有独立高危因素的患者应该注意小心对待，多加预防。

到目前为止，还没有证据显示围术期控制性降压和 POVL 有关；也没有证据显示大量补液补血就可以减少 POVL。

六、注意事项

脊柱手术在俯卧位下进行可能会增加 POVL 的发生。因此，在手术前应予以明确的告知，当怀疑病人可能会发生 POVL 时，要找眼科医生进行专业的眼科学检查以确诊，尽管目前还没有较好的治疗方法。鉴于眼球压迫可能引起 POVL，我们对于俯卧位病人应该给予更仔细检查和照顾，以确保眼球处于自由不受压迫状态，通过有效预防来防止 POVL 发生。总之，脊柱手术中如果避免或者减少引起缺血性视神经病的危险因素，如俯卧位本身、男性病人以及使用 Wilson 外科固定支架、俯卧位时间过长、大量出血、出血后未及时补血而只是给予低分子胶体等，就可能有效避免此类疾病的发生。

俯卧位手术可以增加术后失明或者视力下降的风险，在做该类手术时应该提前明确向病人陈述其偶然性及不确定性，以及发生 POVL 的不可逆性与难治性。目前我们所能够做的就是预防缺血性视神经病发生的已知的病因。

（杨　光　崔苏扬）

参考文献

[1] Ehab Farag. Anesthesia for Spine Surgery[M]. New York：cambridge university press，2012.

[2] 吕国华.浅谈脊柱外科手术并发症及其预防[J].中国脊柱脊髓杂志,2012,22(11):961-962.

[3] 邱勇.脊柱侧凸矫形手术早期并发症的处理及预防[J].中华创伤骨科杂志,2008,21(4):243-245.

[4] 邱贵兴. 以人为本,高度重视脊柱手术并发症[J].中华创伤骨科杂志,2012,32(10): 899-900.

[5] 张戈,冯大雄,雷飞,等. 脊柱术后并发谵妄综合征[J].华西医学,2010,25(1):109-111.

[6] 陈伟,李渊深,王振兴,等. 脊柱手术后深静脉血栓形成的相关危险因素及预防研究进展[J].临床合理用药杂志,2014,7(10A):177-178.

[7] 伍骥,马金超,黄蓉蓉. 老年脊柱外科手术并发症[J].中华老年多器官疾病杂志, 2012,11(10): 779-783.

第二十七章
脊柱疾病手术前后疼痛处理
Pain Management before and after Spinal Surgery

第一节 疼痛的原因和机制概述

疼痛的定义早为人知,科学家及医学工作者也为之付出持续不断的努力,但术后疼痛的治疗却仍不尽如人意。术后镇痛不良一直是持续存在的问题,并对患者的功能恢复产生不利影响。术后镇痛不良有两方面原因,一方面医护人员评估不足,另一方面基于错误地认为术后疼痛是不可避免的、可接受的及对人体无害的。

一、从外周至中枢神经系统

国际疼痛研究学会(International Association for the Study of Pain,IASP)将伤害性感受器定义为"对伤害性刺激及继续发展可能成为伤害性刺激特别敏感的感受器"。伤害性感受器是感受和传递伤害性刺激的初级感觉神经元的外周部分,负责将冲动由外周传递到脊髓。感觉神经元的胞体位于背根神经节,终末纤维分布至脊髓背角不同区域。伤害性感觉神经元可通过轴突反射引起神经源性炎症的形成和外周肽类物质的释放,临床表现为血管扩张和组织水肿等。

二、有髓及无髓感觉纤维

根据有、无髓鞘及髓鞘感觉纤维直径的大小,感觉神经可分为无髓鞘的 C 纤维、中等粗细有髓鞘的 A_δ 纤维及较粗的有髓鞘的 A_β 纤维。A_β 纤维传导速度最快,神经分布在毛囊、Mekel 细胞、Pacinian 触觉小体的感觉结构中,通常传递无害刺激并投射到脊髓背角的第 Ⅲ、Ⅳ 及 Ⅴ 板层。在病理状态下如持续性疼痛及慢性疼痛状态下,A_β 纤维也可传递有害刺激。

A_δ 纤维传导速度位于 C 纤维及 A_β 纤维之间,负责将"定位准确的快痛"信息传递到脊髓背角 Ⅰ～Ⅲ 板层。根据电生理特性 A_δ 伤害感受器可分为 Ⅰ 型及 Ⅱ 型。正常情况下,Ⅰ 型伤害性感受器对机械刺激和化学刺激敏感,对热刺激相对不敏感。但在组织损伤情况下,Ⅰ 型伤害性感受器对热呈敏感状态。Ⅱ 型伤害感受器对热刺激敏感对机械刺激相对不敏感。

C 纤维传导速度最慢,负责将"定位模糊的慢痛"信息传递至脊髓背角的表层(Ⅰ、Ⅱ 板层及胶状质)。通常情况下 C 纤维对热刺激敏感对机械刺激不敏感,但当出现组织损伤时,C 纤维也会传递机械刺激,一小部分 C 纤维甚至会传递一些无害刺激如多毛皮肤上的轻微触摸等。

三、脊髓背角

初级传入伤害性感受器受到强刺激后产生兴奋,使脊髓背角释放谷氨酸盐、多肽如 P 物质、神经激肽 A、降钙素相关基因肽等,背角中间神经元起调控。脊髓背角由浅至深分为不同的板层,伤害性的 A_δ 纤维及 C 纤维终止于表浅的Ⅰ～Ⅱ板层,A_β 纤维终止于Ⅲ～Ⅵ板层。根据电生理特性及对不同刺激的应答模式,脊髓背角中间神经元可分为三种主要类型:第一类称为特异性伤害性感觉神经元(nociceptive specific neurons),接受 C 纤维传递的信息对伤害性刺激做出应答。第二类为低阈值神经元(low-threshold interneurons),接受粗大的有髓纤维传递的信息对无害刺激做出应答。第三类称为广动力反应神经元(wide dynamic response neurons),对伤害性信息及无害信息均有应答。

四、脊髓以上的感觉中枢

除上述所讲述的初级传入神经元及中间神经元位于脊髓背角外,投射神经元也位于脊髓背角突触中,负责将伤害性刺激经由脊髓-丘脑通路及脊髓网状系统-丘脑通路传递至更高级中枢,如丘脑、脑干等。再经丘脑将感觉信息传递到具有不同功能的躯体感觉皮层。脑桥臂旁及背外侧区域接受来自脊髓的信号,并将其传递至杏仁核,参与疼痛的情绪组成,在感觉呈递中起重要作用。其他涉及情绪方面的大脑区域还有岛叶皮质和扣带回。

五、TRP 受体家族

在生理条件下,外周伤害性感受器不能被单一物质所激活,但可被多种因素如热、冷、谷氨酸盐、前列腺素、细胞因子、ATP、化学刺激、缓激肽、神经激肽及生长因子共同作用所激活。在伤害性刺激及化学刺激作用下,感觉传入神经元的激活有赖于细胞膜表面的瞬时感受器电位(transient receptor potential,TRP)受体。热刺激及化学刺激可开放非选择性的阳离子通道,引起 Na^+ 及 Ca^{2+} 内流。瞬时感受器电位香草素(transient receptor potential vanilloid,TRPV)受体对不同温度的热刺激敏感,共有六种亚型。温暖环境下的温度可激活 TRPV1,随着温度逐渐上升至可引起热损伤的水平,TRPV2、TRPV3 和 TRPV4 依次被激活。TRPM8(瞬时感受器电位薄荷醇)对清凉油及薄荷脑敏感,TRPA1(瞬时感受器电位丙酮)对冷刺激敏感。TRPV1 基因敲除小鼠足底切口痛模型的痛觉过敏较正常小鼠明显降低,机械性刺激敏感型 C 纤维的热阈明显升高,给予 TRPV1 受体拮抗剂可有效治疗热痛觉过敏。

(一)细胞因子、前列腺素及白三烯

1. 细胞因子调节感觉神经元的功能　肿瘤坏死因子(TNF)作用位点为 TNF 受体 1(TNFR1)和低亲和力的 TNF 受体 2(TNFR2)。在生理情况下,刺激 TNFR1 而不刺激 TNFR2 在体内可引起疼痛相关行为反应,在体外引起 A_β 和 A_δ 纤维的异位电活动,并使外周神经纤维降低 C 伤害性感受器机械性激活的阈值。注射 IL-1_β 可引起感觉神经元的瞬时自发放电,IL-1_β 短时暴露于皮肤即可不依赖于基因表达或受体上调而直接作用于肽能神经元,促进热诱发降钙素基因相关肽的释放。

2. 前列腺素(PGs)　在急性疼痛的生理变化中起重要的作用。PGE2 是外科创伤后释放的主要的花生酸类物质,通过激活 G 蛋白偶联受体(GPCRs)EP1、EP2、EP3 及其异构体 EP4 而发挥作用。TNF,IL-1_β、IL-6 均可诱导前列腺素的生成。C 纤维中高水平的 G 蛋白偶联受体被前列腺素激活后,调节其他在疼痛传导中起重要作用的受体如 TRPV1 受体及嘌呤受体参与外周敏化。环氧化酶-Ⅱ抑制剂可减少中枢及外周释放 PGE2。临床研究中发现关节内给予酮咯酸可减少膝关节镜术后滑膜组织 PGE2 的形成。

3. 白三烯(LTs)　属于脂类中介产物,通过激活 G 蛋白偶联受体的四种不同类型 BLT_1、BLT_2、$CysLT_1$、$CysLT_2$ 参与炎症的形成。足底注射白三烯受体激动剂(LTB4)可产生严重的痛觉过敏,5、15 脂氧化酶通道的衍生代谢产物 8R-15-diHETE 也是如此。抑制脂氧化酶的活性可有效减轻炎症及疼痛。白三烯受体拮抗剂孟鲁司特可减少疼痛动物模型的伤害性感受。

(二) 缓激肽

缓激肽(BKs)是强有力的致痛及致炎中介产物,特定受体 B_1、B_2 可调节 BKs 的细胞内效应。B_2 受体是一种 G 蛋白偶联受体,通过 Gq/11 信号级联发挥作用,大部分 BKs 的急性作用是经 B_2 受体介导的。近来研究表明缓激肽受体可抑制 M 通道(Kv7 或 KCNQ)激活钙通道,从而产生神经细胞的过度兴奋和伤害性感受。对此,也有不同的观点,一项动物实验表明给予 B_1、B_2 受体拮抗剂并不能有效减轻术后切口痛。

(三) 嘌呤受体

在疼痛生理中,无兴奋细胞及神经元可释放核苷酸参与细胞与细胞的交流。切口部位组织 pH 值降低并引起疼痛。嘌呤受体 P1、P2X、P2Y 在急性术后痛中是非常重要的。P2X 受体属于配体门控离子通道对 Na^+ 及 K^+ 具有相同的通透性,对 Ca^{2+} 通透性较强。P2Y 受体是 G 蛋白偶联受体,可被嘌呤或嘧啶核苷酸或带有亚型依赖性异三聚 G 蛋白的糖核苷酸激活。在动物试验中,急性炎症发生期间,组织损伤部位可产生高浓度的细胞外三磷酸腺苷(ATP),激活神经元及胶质细胞,诱导炎症细胞因子及一氧化氮(NO)的合成及释放。动物试验表明 ATP 门控 P2X4 通道(P2X4R)敲除的小鼠对外周组织炎症不产生痛觉过敏,其组织渗出液中无炎性介质 PGE2。

(四) P 物质

P 物质(SP)作为神经递质可直接参与切口痛或作用于细胞因子、神经激肽(NK)等间接参与疼痛的产生。肽能 C-伤害性感受器激活后 P 物质被释放出来。脊髓背角内伤害性感受器激活后,可出现大量内含 P 物质的传入神经元及高浓度的 NK1 受体。NK-1 及 NK-2 拮抗剂可预防中枢敏化的形成。

P 物质同时调节损伤或炎症区域皮肤及皮肤细胞内细胞因子的产物,P 物质所介导的细胞因子产物的增多对创伤恢复是十分必要的。动物实验中缺乏 P 物质的小鼠表现出疼痛行为减少,NK 受体拮抗剂在该模型中起镇痛作用。

(五) 神经生长因子

神经生长因子家族成员包括神经生长因子、脑源性神经生长因子(BDNF)、神经生长因子-3、神经生长因子-4/5。足底注射神经生长因子(NGF)可以引起外周敏化并诱导炎症的形成。TNF 和 $IL-1_\beta$ 在炎症组织中可诱导 NGF。足底注射 P 物质能促进 NGF 的产生,同时注射 NK-1 拮抗剂可阻断 NGF 的形成。实验室证据表明皮肤切开 2 小时后 NGF 的 mRNA 及蛋白质水平开始增加并可维持 7 天,与热痛过敏高峰相一致。

脑源性神经生长因子是一个分子量为 12.4 kDa 的基础蛋白质,主要在脊髓背根神经节的小型或中型神经元中表达,可被转运至脊髓初级传入神经纤维末端大的、有致密核心的囊泡中。椎管内注射抗-BDNF 可产生抗痛觉超敏作用。切口痛动物模型中 BDNF 表达的瞬时激活主要位于腰椎背根神经节(DRG)、脊髓的神经末梢和神经元中,通过坐骨神经阻滞可预防 BDNF 的过度表达。

（六）离子通道

伤害性感受器激活后感觉神经元浆细胞膜出现去极化,不断激活钠通道将电冲动传导至神经元,这种活动反过来又会引起相同钠通道及其他电压门控离子通道的表达及发挥功能。电压门控钠通道是电冲动由周围向感觉中枢传导的关键所在,反过来亦然。感觉神经元中有两种各类型的电压门控钠通道:河豚毒素敏感性钠通道及河豚毒素抵抗性钠通道。钠通道上有局部麻醉药的作用位点,对麻醉医生意义重大。另外,抗抑郁药物也会激活钠通道。另一种参与疼痛生理的离子通道是电压门控钙通道,有四种亚型:L、T、N、P/Q。所有钙通道均由成孔亚基 α1 及调节亚基 α2δ、α2β 或 α2γ 组成。α2δ 是抗抑郁药加巴喷丁家族(如加巴喷丁、普瑞巴林)的作用位点,加巴喷丁等药物可用来治疗术后急性痛。钾通道负责维持神经元的静息膜电位也参与伤害性感受的形成。抑制 Kv7 通道传导的 M 电流可引起神经元过度兴奋产生疼痛,激活 Kv7 可导致超极化产生镇痛作用。

（七）谷氨酸

谷氨酸是伤害性传入纤维的主要神经传导递质,谷氨酸能突触中的谷氨酸受体分为离子型谷氨酸受体(形成离子通道)和代谢型谷氨酸受体(G 蛋白偶联)。N-甲基-D-天冬氨酸(NMDA)受体是离子型谷氨酸受体,以离子通道的形式存在(主要是钙离子),而 α-氨基-3-羟基-5-甲基-4-异恶唑丙酸(AMPA)受体及海人藻酸受体是代谢型谷氨酸受体。非竞争性 NMDA 受体拮抗剂氯胺酮可以减弱谷氨酸引发的放电。NMDA 受体及 AMPA 受体均参与疼痛的形成及维持。在啮齿类切口痛动物实验中,Zahn 等将非 NMDA 及 NMDA 受体拮抗剂注射入脊髓,观察到只有非 NMDA 受体拮抗剂可以抑制背角神经元的过度兴奋。相反,Richebe 等则认为 NMDA 受体拮抗剂氯胺酮在切口痛动物模型中具有抗痛觉过敏作用。临床实践中也发现 NMDA 受体拮抗剂右美沙芬可以减轻胆囊切除术后疼痛。硬膜外给予吗啡和氯胺酮与安慰剂相比有强大的镇痛效果。上述两个研究提示 NMDA 受体参与术后急性疼痛的发生。

六、外周及中枢敏化

炎症液作用于外周感觉伤害性感受器引起感觉神经元的功能改变,最终导致"外周敏化"(图 27-1)。当伤害性刺激持续作用时,相应感觉神经元应答进行性加强使神经兴奋性逐渐增加,即使在最初的伤害性刺激去除后,神经元仍保持着过度兴奋状态,这就是"外周敏化"。河豚毒素抵抗性钠通道在外周敏化中起重要作用。动物试验中河豚毒素抵抗性 Nav1.8 基因敲除小鼠对伤害性声音刺激完全无应答,对其足底注射神经生长因子所致的原发性痛觉过敏较正常小鼠程度减轻。持续性疼痛同时改变感觉神经元电压门控性钙离子通道的表达。最近研究表明在大鼠后足皮下注射刺激性完全弗式佐剂(炎症模型)可使脊髓背角神经节中 α2δ1 和 Ca(V)2.2 蛋白增加。Ca(V)2.2 钙通道抑制剂 TROX-1 在炎性痛动物模型中具有镇痛作用。

传入感觉神经纤维持续激活并不断增强,释放如谷氨酸、氧化氮、前列腺素及调节脊髓背角广运动范围神经元应答的细胞因子等,引起过度兴奋及"上扬(wind-up)"现象。"上扬"现象指的传入 C 纤维重复性电刺激导致脊髓神经元兴奋性呈频率依赖性增强。参与中枢敏化过程的信号传导分子包括一些蛋白激酶如 Ca^{2+}/钙调蛋白-依赖性蛋白激酶(CaMKⅡ)、蛋白激酶 A(PKA)、PKC、PKG 及 PKB/Akt。

外周及中枢敏化的特点如下:① 出现了自发活动(自发痛);② 对伤害性刺激应答增强(痛觉过

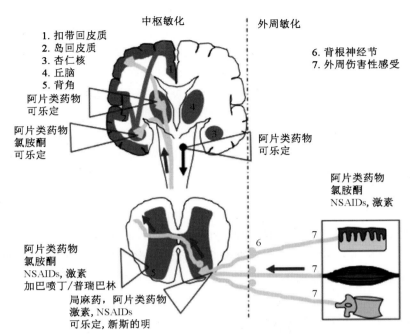

中枢敏化　　　　　　　　外周敏化

1. 扣带回皮质
2. 岛回皮质
3. 杏仁核
4. 丘脑
5. 背角

阿片类药物
可乐定

阿片类药物
氯胺酮
可乐定

阿片类药物
可乐定

6. 背根神经节
7. 外周伤害性感受

阿片类药物
氯胺酮
NSAIDs, 激素

阿片类药物
氯胺酮
NSAIDs, 激素
加巴喷丁/普瑞巴林
局麻药, 阿片类药物
激素, NSAIDs
可乐定, 新斯的明

图 27-1　术后疼痛的生理变化及传导通路, 不同镇痛药物在外周中枢神经系统的作用位点

敏); ③ 伤害性神经元对低于阈值刺激产生应答反应(触诱发痛)。

第二节　脊柱外科手术前疼痛治疗

由于脊柱手术前的疼痛是骨、韧带、肌肉、椎间盘及椎间关节的组织损伤产生的骨骼肌肉疼痛, 其中由于骨膜的痛阈最低, 损伤后产生的疼痛是最为严重的。此外, 有些富含支配神经的组织损伤后可产生持续的深部躯体疼痛, 损伤后同一或相邻节段脊髓支配的肌肉可产生严重的阵发性的反射性痉挛, 导致剧烈的疼痛, 这种疼痛有可能还是长期的。

一、了解术前用药史

在脊柱手术开始前, 外科医生及麻醉医师或疼痛医师应该全面了解患者的既往病史, 尤其是有无慢性疼痛病史及疼痛药物使用的详细情况。由于服用阿片类药物超过 4 周即可出现耐药或阿片类药物诱发的痛觉过敏(opioid-induced hyperalgesia, OIH), 故对于存在慢性疼痛并且长期服用阿片类药物已形成药物耐受或药物依赖的患者, 术后镇痛有一定的困难。因此, 脊柱手术前, 务必清楚此类患者的用药情况, 必要时可请疼痛医生帮助此类患者戒掉阿片类药物或使用无阿片类药物的联合镇痛方案。

二、术前镇痛常用药物

(一) 非甾体类抗炎药(NSAIDs)

非甾体类药物如塞来昔布(Celecoxib)术前常用方法是一日 2 次, 每次 200 mg, 该药的半衰期是 6～12 小时。多模式镇痛的目标是在手术创伤开始前将药物累积到一定的血药浓度从而最大化的降低炎症产生的刺激。血药浓度达到一定水平可抑制脑脊液中前列腺素通路，从而降低术后疼痛。手术当日清晨口服 400 mg 塞来昔布，手术后继续按 200 mg 一日 2 次的方法服用 2 周左右。然而，脊柱手术围术期 NSAIDs 药物或 COX-2 抑制剂的使用仍存在一定的争议。最近的 meta 分析认为在 14 天内使用正常剂量的 NSAIDs 药物对于脊柱融合手术来说是安全的，但是也有资料认为在 14 天内使用大剂量酮咯酸增加脊柱融合手术后骨不连的风险，因此需要后续研究来表明长期服用 NSAIDs 药物能否增加脊柱融合术后骨不连的风险及何种 NSAIDs 药物有此种副作用。NSAIDs 药物如塞来昔布的禁忌证包括对阿司匹林或对塞来昔布的硫基过敏。年龄超过 70 岁、肾衰竭临界状态的患者应减半使用 NSAIDs 药物。术前给予 1 000 mg 对乙酰氨基酚也可产生镇痛作用，与其他药物不同，对乙酰氨基酚主要作用于中枢神经系统（大脑）。

（二）缓释阿片类药物

NSAIDs 药物可以和缓释阿片类药物如羟考酮联合使用，10～20 mg 的羟考酮可以获得满意的多模式镇痛效果。Blumenthal 等认为术前给予 20 mg 缓释羟考酮术后继续按此剂量服用的患者较术后给予口服安慰剂、静脉给予吗啡镇痛的患者有更好的预后（肠功能恢复早、患者满意度高）。

（三）加巴喷丁及普瑞巴林

近来加巴喷丁及普瑞巴林在脊柱手术镇痛方面也取得了较好的效果。加巴喷丁及普瑞巴林通过作用于突触前钙离子电压门控通道的 $\alpha 2\delta$ 亚基抑制钙离子内流，减少多种神经递质的释放，从而产生镇痛作用。加巴喷丁半衰期是 5～7 小时，主要的副作用是嗜睡、无力、眩晕、共济失调。与加巴喷丁相比，普瑞巴林溶解度高，能快速透过血脑屏障，半衰期为 6.3 小时，主要的副作用是嗜睡、眩晕、复视、共济失调及体重增加等。Rajpal 等认为手术开始前 1 小时给予 600 mg 加巴喷丁，术后继续给予 600 mg 每日 2 次或 3 次，并根据手术创伤的程度用药 5～14 天。Gajraj 等认为术前给予普瑞巴林 100～150 mg，术后继续予 75 mg 每日 2 次可以降低急性及慢性疼痛。有研究表明单节段腰椎间盘切除术前给予加巴喷丁可减少术后 24 小时内 35% 的芬太尼用量。其他的研究结果认为术前给予 600 mg 加巴喷丁可有效地减轻腰椎间盘切除术后疼痛，可作为腰椎间盘切除术或脊柱融合手术后有效的辅助镇痛药。与安慰剂相比，术前随机给予 300 mg 普瑞巴林然后术后 24 小时内每 12 小时给予 150 mg 可改善术后 3 个月内的功能性疼痛。但是，应明确加巴喷丁的给药剂量及给药间隔避免镇静等副作用的产生，镇静可以延迟患者物理治疗的时间，增加住院天数，在老年患者中尤其常见。

第三节 脊柱外科术后急性疼痛的处理

术后急性痛包含了躯体痛、神经病理性疼痛、炎性痛及内脏痛，通常于术后 3 天内到达高峰，表现为中度至重度疼痛。由于手术技术不同（有内固定物或没有内固定物）、创伤程度不同，急性术后疼痛不仅需要评估疼痛强度，更要评估镇痛药物的使用量和患者的活动能力。Bianconi 等的报道认为后路融合术后使用缓解疼痛的阿片类药物及其他镇痛药，术毕 4 小时患者平均最大静息痛 VAS 评分是 70 分，约 50% 的患者认为疼痛得到了良好的控制。已有证据表明术后 24 小时内的重度静息痛或活动痛是术后慢性疼痛的预测指标。

术后急性痛可显著引起机能改变，包括早期活动不利、深静脉血栓、泌尿系统感染及肠功能恢复延迟，任何一种并发症均能导致住院时间延长及住院费用的增加。

早期及持续的术后痛与术前疼痛及焦虑有很大的关系，术前即存在疼痛的患者术后往往需要更多的镇痛药物。术后疼痛也会加剧患者及护理人员的焦虑及挫折感，影响患者的术后治疗。有效的术后镇痛可以减少焦虑，减少门诊复诊率，促进病人早期下床活动，缩短住院天数及降低住院费用。

脊柱手术后切口处皮肤、皮下组织、肌肉、血管、韧带、骨膜及硬脊膜处伤害性感受器被激活，产生术后急性期疼痛。同时，不同的手术部位（如颈椎、胸椎、腰椎或上述部位的联合）、不同的手术方式（前路、后路）、受累及的椎体节段数目、有无内固定及手术创伤的程度（微创、开放式）都会使术后疼痛的治疗变得复杂。即使是创伤小的腰椎间盘切除术也会存在术后镇痛不良现象。

目前有很多药物及非药物方法治疗脊柱术后急性痛。由于疼痛性质的复杂性，被激活的疼痛伤害性感受器及细胞内通道的多样性，故多提倡多模式镇痛方案如非甾体类药物（NSAIDs）联合吗啡镇痛方案、硬膜外麻醉及神经根阻滞辅助镇痛等。这种联合镇痛模式同时能减少患者的住院费用。目前多模式镇痛方案的研究尚未涉及引起急性疼痛及持久疼痛的基因领域，如携带 GCH1 基因单倍型（GTP 环化水解酶 1）缺乏的人群腰椎间盘切除术后更易发生较持久的疼痛。

一、术后急性疼痛常用镇痛药物

（一）阿片类药物

阿片类药物是术前及术后使用最广泛的镇痛药，与阿片受体 μ、κ、δ、σ 结合发挥镇痛作用。μ 受体是 G 蛋白偶联受体，广泛分布在中枢和周围神经系统神经元中，其他细胞如淋巴细胞中也有 μ 受体。μ 受体激活后可降低环磷酸腺苷的水平，引起细胞内通道的改变，抑制钙通道，激活钾通道。μ 受体激动剂可引起感觉神经元超极化，减少伤害性感受器介质如谷氨酸、P 物质、降钙素基因相关肽（CGRP）的释放。阿片类药物同时能拮抗 NMDA 受体，激活脑干 5-羟色胺及去甲肾上腺素下行传导通路发挥下行抑制及镇痛作用。

根据化学结构不同，阿片类药物分为四种类型：菲类、苯基吗啡、苯基哌啶、二苯己三烯。吗啡是天然存在的菲类，与合成阿片类相比，作用时间长、脂溶性差，静脉给药肺组织摄取较少，而椎管内给药时向头部扩散较广。吗啡经肝脏代谢成无活性的吗啡-3-葡萄糖苷酸及有活性的吗啡-6-葡萄糖苷酸，最终经肾排出，因此禁用于肾衰竭的患者。吗啡还能代谢成少量的可待因及二氢吗啡酮。剂量依赖性的呼吸抑制是吗啡最常见的副作用，在患有睡眠呼吸暂停及同时服用中枢神经系统镇静剂时更易出现。静脉注射吗啡后由于组胺释放减少及交感张力降低可出现低血压。其他的副作用为瘙痒、恶心呕吐、便秘、尿潴留等。

1. 二氢吗啡酮是半合成的阿片受体激动剂，与吗啡相比其脂溶性强、起效迅速，效力为吗啡的 7～10 倍。静脉注射后 10～20 分钟后达峰，持续时间（2～3 小时）较吗啡略短（3～6 小时）。二氢吗啡酮经肝脏代谢为无活性的二氢吗啡酮-3-葡萄糖苷酸，最终经肾排出，因此是终末期肾病患者可选用的阿片类药物。

2. 芬太尼属苯基哌啶类，是合成的 μ 受体激动剂，较吗啡脂溶性强，呼吸抑制较吗啡略弱，效力是吗啡的 80 倍。静脉注射 3～5 分钟后达峰，经由神经系统重新分布失效。由于芬太尼脂溶性强，因此重复持续静脉给药易造成芬太尼蓄积。芬太尼经肝脏代谢成无活性的代谢产物，与 10% 的原形成分一起由肾脏排出。

3. 舒芬太尼也是苯基哌啶类合成的阿片受体激动剂,效力是芬太尼的 5～10 倍,脂溶性强(分布系数是 1 770～2 841)。经由肝脏代谢呈 N-苯丙酰胺,与其他芬太尼成员相同,适用于肾衰竭。与芬太尼及吗啡相比,舒芬太尼在清除相血浆浓度不会呈现延迟性的增加。有研究认为患者自控镇痛时,舒芬太尼与吗啡相比,较少发生低氧血症。

4. 瑞芬太尼是一种超短效的苯基哌啶类合成的 μ 受体激动剂,主要经由肌肉中特定酯酶代谢,在术后镇痛中的作用存在争议,但可用于无痛分娩。大剂量使用时可出现快速耐受及痛觉过敏。大量的动物试验表明瑞芬太尼可引起剂量依赖性的痛觉过敏,推测有以下几种机制:脊髓背角 NMDA 系统的激活,μ 阿片受体的失活,脊髓强啡肽的释放及 AMPc 通道活性增强等。临床试验支持上述结论。近来有研究表明脊柱外科手术后成人使用平均剂量为 $0.31~\mu g/(kg \cdot min)$ 的瑞芬太尼即可引起快速耐受及痛觉过敏,且不能被氯胺酮所预防。

5. 羟考酮是菲类 μ、κ 受体激动剂,经肝脏代谢成活性产物羟吗啡酮(μ 受体激动剂)及无活性产物,最终经肾排出。通常在术后肠功能恢复正常时给药,个别临床报道术前单次口服 10 mg 羟考酮可起到超前镇痛作用。口服给药用法为每 3～4 小时给予 5～10 mg。

(二) 非甾体类抗炎药

非甾体类抗炎药(NSAIDs)镇痛的机制是通过抑制环氧化酶 1 和 2 的活性从而阻碍前列腺素的合成。根据化学结构的不同,NSAIDs 药物可分为 6 类。酮咯酸属吡咯羧酸衍生物广泛用于围术期的术后镇痛(静脉注射 15～30 mg),对乙酰氨基酚是对氨基苯酚的衍生物,通常口服给药,近来也有静脉注射制剂。围术期单次静脉注射 1 000 mg 对乙酰氨基酚可有效降低 PCIA 内吗啡的剂量,有效地减轻术后疼痛。术后静脉或口服对乙酰氨基酚有明显的镇痛效应,是脊柱手术后有效的辅助镇痛药物(见表 27-1)。

表 27-1 脊柱术后镇痛 NSAIDs 药物

名 称	分 类	剂 量	缺 点
对乙酰氨基酚	对氨基苯酚衍生物	术前或术后每隔 4～6 h 口服/静脉 1 000 mg	过量导致肝功能衰竭
酮咯酸	吡咯羧酸	每 6 h 静脉注射 5～30 mg	肾功能损害
双氯芬酸钠	苯乙酸衍生物	术前或术后每 8～12 h 口服/肛塞 50～75 mg	副作用发生率为 20%
萘普生	丙酸衍生物	术前或术后每隔 6～12 h 口服 250～500 mg	迟发效应
罗非昔布	选择性 COX-2 抑制剂		在美国不允许用于商业用途
帕瑞昔布	选择性 COX-2 抑制剂	术前或术后每 12 h 静脉注射 40 mg	在美国不被批准使用

1. 酮咯酸 有回顾性研究认为,酮咯酸能显著改善脊柱手术后患者的活动能力并能显著降低住院费用,但是由于受剂量及给药时间等因素的影响,酮咯酸的有效性仍然存在争议。

2. 双氯芬酸钠 用于脊柱术后的辅助镇痛,对术后急性痛短暂有效。萘普生用于内固定脊柱融合术后同样可降低镇痛泵中阿片类药物的使用,同时不伴有全身性的抗炎作用,这提示萘普生抗炎镇痛作用具有靶向性。

3. 环氧化酶抑制剂 在腰椎间盘显微镜切除术后,帕瑞昔布与罗非昔布可改善疼痛,同时降低阿片类药物的使用量。

但是也有研究认为酮咯酸及有些 NSAIDs 药物可能会影响脊柱融合质量，因此在使用上应当慎重。最近的一项 meta 分析及回顾性研究认为脊柱手术围术期大剂量使用酮咯酸会增加融合术后骨不连的风险；使用双氯芬酸钠能增加假关节形成的风险。这些风险均呈剂量依赖性，因此建议术后急性期应谨慎使用上述药物。

（三）其他镇痛药物

1. 加巴喷丁　加巴喷丁是 γ-氨基丁酸（GABA）的衍生物，不与 GABA 受体产生相互作用，它既不能代谢转化为 GABA 或 GABA 激动剂，也不是 GABA 摄取或降解的抑制剂，作用于突触前钙离子电压门控通道的 α2δ 亚基结合抑制钙离子内流，可有效防止术后疼痛的发生。随给药剂量增加，其生物利用度呈下降趋势，口服每天 900 mg 加巴喷丁生物利用度为 60%，当剂量增加到每天 4 800 mg 时，生物利用度降为 27%。加巴喷丁在体内不被代谢以原形形式经尿排出，因此肾功能受损者应根据情况调整药物剂量。加巴喷丁的副作用包括嗜睡、无力、眩晕、头痛、恶心、共济失调及体重增加等。有研究表明单节段腰椎间盘切除术前给予加巴喷丁可减少术后 24 小时内 35% 的芬太尼用量。其他的研究结果认为术前给予 600 mg 加巴喷丁可有效地减轻腰椎间盘切除术后疼痛，可作为腰椎间盘切除术或脊柱融合手术后有效的辅助镇痛药。有研究甚至认为与安慰剂相比加巴喷丁恶心呕吐反应更少。

2. 普瑞巴林　普瑞巴林作用机制与加巴喷丁相同，但药代动力学较加巴喷丁有优势。普瑞巴林口服生物利用度大于 90%，脊柱外科手术后单次口服 300 mg 普瑞巴林即可到达脑脊液水平，镇痛作用至少持续 6 小时。普瑞巴林很少在肝脏代谢，大部分药物以原形形式经肾排出，可通过血液透析完全清除。非脊柱外科手术单次口服 75 mg 普瑞巴林即可减轻急性疼痛，但如术前口服 150 mg 普瑞巴林随后每日 2 次服用同等剂量可增加镇静的发生。普瑞巴林对脊柱外科手术有一定的益处。与安慰剂相比，术前随机给予 300 mg 普瑞巴林随后术后 24 小时内每 12 小时给予 150 mg 可改善术后 3 个月内的功能性疼痛。普瑞巴林在其他手术如复杂脊柱手术中的有效性有待于进一步临床验证。

二、术后急性疼痛常用镇痛方式

1. 术后静脉自控镇痛（PCIA）　是指手术后患者感觉疼痛时按压 PCA 泵中的启动键（bolus）通过由计算机控制的微量泵向体内静脉注射设定剂量的药物，其特点是在医生设置的范围内，患者自己按需调控注射止痛药的时机和剂量达到不同时刻、不同疼痛强度下的镇痛要求，所用的镇痛药物大多是阿片类镇痛药，如吗啡、二氢吗啡酮、芬太尼等（见表 27-2）。对于特定人群如复杂、广泛的脊柱外科手术患者及伴有痴呆等认知障碍患者，PCIA 存在镇痛不足可能。同时 PCIA 中需要使用大量的阿片类药物，这也会有一定的顾虑。有研究认为复杂脊柱手术后将 PCIA 作为主要的镇痛方案时，需要使用的吗啡量平均为 35 mg，术后即刻及术后第 1 天所消耗的吗啡量分别为 51 mg 及 57 mg。PCIA 方案的缺点是全身使用阿片类药物所带来的副作用如恶心呕吐（18%～31%）、镇静（1%～8%）、瘙痒（3%～16%）、尿潴留（3%～16%）及呼吸抑制（4%～8%）。因此，为了避免使用大量的阿片类药物，现已提出多模式镇痛方案。

2. 神经阻滞镇痛技术　硬膜外自控神经阻滞镇痛可用于脊柱手术后疼痛的处理，效果略优于静脉镇痛，可选择单次注射或置管持续注射。腰椎手术切皮前可单次向硬膜外注射局麻药或阿片类药物,根据外科手术切口的范围可选择放置 1～2 根导管。也可由外科医生在切口闭合前于直视情况下放置导管。通常,胸腰段的手术切口最好放置 2 根硬膜外导管以利于分开使用镇痛药物。切口闭合前放置导管存在几点隐患:首先是由于切口处血凝块及止血物质的存在造成麻醉药物扩散不均,其次是引流管影响麻醉药的扩散,再次是不能提供超前镇痛。而术前硬膜外给予 0.25% 布比卡因加 1～3 mg 吗啡的镇痛方案不仅能减少术中及术后镇痛药物的使用,同时可改善术后疼痛评分,可产生有效的超前镇痛效果。

硬膜外自控神经阻滞镇痛选择局麻药加阿片类药物配制镇痛液,效果要优于静脉自控镇痛方案(见表 27 - 2)。选用 0.125% 罗哌卡因加 1 μg/ml 舒芬太尼的镇痛方案作用优于单一吗啡自控镇痛方案。也有研究认为硬膜外 0.1% 布比卡因加 5 μg/ml 芬太尼的镇痛方案。当然,脊柱术后硬膜外仅给予局麻药也可以减轻术后疼痛及减少镇痛药物的使用。但是,也有一些反对观点认为硬膜外局麻药的应用掩盖了硬膜外血肿的症状,给神经系统并发症的诊断带来一定的困难。基于上述顾虑,现推荐选择低浓度的局麻药作为硬膜外镇痛药物或联合使用阿片类药物,以利于观察诸如有无肌力下降等神经系统并发症的发生。

表 27 - 2　PCA 药物配制及给药时间表

给药途径	药物配制	基础速度	追加量	锁定时间
静脉	吗啡 2 mg/ml	0～1 mg/h	1～2 mg	10 min/每小时 6 个追加量
	芬太尼 20 μg/ml	0～20 μg/h	20～30 μg	6 mim/每小时 10 个追加量
	二氢吗啡酮 0.5 mg/ml	0～0.2 mg/h	0.2～0.5 mg	6 min/每小时 10 个追加量
	舒芬太尼 2 μg/ml	0～5 μg/h	4～6 μg	6 min/每小时 10 个追加量
硬膜外	布比卡因 0.062 5%～0.125%＋芬太尼 1～5 μg/ml	3～7 ml/h	3～5 ml	10～15 min/每小时 4～6 个追加量
	布比卡因 0.062 5%～0.125%＋芬太尼 1～5 μg/ml＋可乐定 0.4 mg/ml	3～7 ml/h	3～5 ml	10～15 min/每小时 4～6 个追加量
	布比卡因 0.062 5%～0.125%＋舒芬太尼 2 μg/ml	3～5 ml/h	3～5 ml	10～15 min/每小时 4～6 个追加量
	布比卡因 0.062 5%～0.125%＋二氢吗啡酮 3～10 μg/ml	3～5 ml/h	3～5 ml	10～15 min/每小时 4～6 个追加量
	罗哌卡因 0.05%～0.2%＋芬太尼 2～5 μg/ml＋可乐定 0.4 mg/ml	3～7 ml/h	3～5 ml	10～15 min/每小时 4～6 个追加量
	罗哌卡因 0.05%～0.2%＋芬太尼 2～5 μg/ml	3～7 ml/h	3～5 ml	10～15 min/每小时 4～6 个追加量
	罗哌卡因 0.05%～0.2%＋舒芬太尼 2 μg/ml	3～5 ml/h	3～5 ml	10～15 min/每小时 4～6 个追加量
	罗哌卡因 0.05%～0.2%＋二氢吗啡酮 3～10 μg/ml	3～5 ml/h	3～5 ml	10～15 min/每小时 4～6 个追加量

3. 其他方法　可乐定作为辅助性的镇痛药物可以减少阿片类药物的使用,其副作用有低血压、镇静及心动过缓。手术切口闭合前硬膜外单次给予 1.5 μg/kg 的可乐定,术后继续以 25 μg/h 速度

持续给药,可减少43%的吗啡使用量。还有研究认为糖皮质激素也可用于脊柱手术后多模式镇痛。一项研究结果表明硬膜外给予甲强龙、加布比卡因切口灌注的术后副作用少,并能减少术后静息痛及术后下肢痛的发生。

总之,由于心理学、生理学特点及手术相关因素,仅仅依靠麻醉医生及疼痛医生对于脊柱术后疼痛的处理具有一定的难度。要联合脊柱外科医生和护理人员共同处理脊柱术后急性疼痛,从了解脊柱术后疼痛生理的复杂性着手,开展多模式镇痛方案,不仅有益于减轻患者疼痛,同时可以促使其早日下床活动,缩短住院时间。

第四节　脊柱外科术后慢性疼痛的处理

慢性疼痛是脊柱外科手术患者复诊的主要原因,这是由于脊柱术后慢性疼痛的发病率高。为控制疼痛必须使用大量的阿片类药物,增加了呼吸抑制风险及其他副作用的发生。术后疼痛控制效果与预后、住院时间、患者(家庭)满意度密切相关,但目前并无指南提出控制脊柱术后疼痛的最佳方案。

一、慢性疼痛患者术后疼痛治疗的挑战

(一)脊柱术后痛的预测指标

超过80%的患者术后存在急性疼痛,中至重度疼痛占30%,外科手术后50%的患者会发展成为慢性疼痛,脊柱手术后高达87%的患者会发展成慢性疼痛。据一项涉及48所研究机构23 037名患者参与的Meta分析表明,手术前即存在的疼痛及焦虑是术后慢性疼痛的主要预测指标,这些指标在脊柱手术中是普遍存在的。脊柱手术患者通常手术前即有疼痛、焦虑、抑郁及服用镇痛药物(41%服用阿片类药物,25%服用抗抑郁药,9%服用抗焦虑药)等情况。术后疼痛控制不良是这类患者的常见主诉,并可带来显著的负面效应。

(二)术后疼痛控制不良及临床后果

术后疼痛控制不良带来的并发症包括肺活量及肺泡通气降低、肺炎、高血压、心动过速、心肌缺血及心肌梗死、切口愈合不良、精神状态改变、其他生理或心理上的异常等。其机制可能为与疼痛相关的交感神经刺激、肺换气不足、切口处氧含量不足、大量与外周及中枢敏化相关的分子机制等。术后疼痛控制不良增加了术后慢性疼痛综合征的发病率,带来重大的医学、社会、经济问题。相反良好的术后疼痛控制可减少患者住院时间,并促进术后早日康复。

(三)术后慢性疼痛治疗困境

术后慢性疼痛的治疗是一项艰巨的任务。阿片类药物耐受是最主要的挑战。多数人认为少量地增加阿片类药物就可以有效地控制疼痛,而不需要大量地逐渐增加阿片类药物剂量。可是事实上大部分住院患者的疼痛均未能得到充分缓解,有些重度疼痛患者甚至因为索求额外药物被认为有"觅药"行为。医务人员对疼痛治疗的培训不足、对开具阿片类药物的恐惧及相关医学法律学的影响使患者疼痛未能获得最满意的处置,导致了疼痛处理不足及"假成瘾"现象(表27-3)。只有将"假成瘾"与异常行为及毒品成瘾区分开,疼痛才能得到充分的控制,这对医务工作者来说是一项艰巨的任务,需要密切的行为观察才能完成。

表 27 - 3　慢性疼痛患者用药紊乱的鉴别诊断

类　别	临床表现定义
药物成瘾	药物成瘾(addiction):是滥用药物的后果,指习惯于摄入某种药物而产生的一种依赖状态,撤去药物后可引起一些特殊的症状即戒断症状。又称药物依赖性(drug dependence)。药物成瘾性又称药物依赖性、药瘾或病态嗜好。注意与病情进展需要药物加量的情况进行鉴别。
用药紊乱	是带有心理及躯体依赖的药物依赖疾病或药物滥用疾病。
依赖	依赖是一组认知、行为和生理症状群,使用者尽管明白使用成瘾物质会带来问题,但还在继续使用。自我用药导致了耐受性增加、戒断症状和强制性觅药行为。 传统上将依赖分为躯体依赖和心理依赖。躯体依赖也称生理依赖,它是由于反复用药所造成的一种病理性适应状态,主要表现为耐受性增加和戒断症状。心理依赖又称精神依赖,它使吸食者产生一种愉快满足的或欣快的感觉,驱使使用者为寻求这种感觉而反复使用药物,表现所谓的渴求状态。
觅药行为	觅药行为是指患者有一种内在的对药物的强烈的欲望和渴求,需要得到更多的药物才能满足。
阿片类药物耐受	阿片耐受是指已经按时服用阿片类药物至少 1 周以上,且每日总量至少为口服吗啡 50 mg、羟考酮 30 mg、二氢吗啡酮 8 mg、羟吗啡酮 25 mg 或其他等效药物,芬太尼贴剂剂量至少为 25 g/h;不满足上述持续止痛时间及剂量要求时定义为阿片未耐受。

（四）阿片类药物耐受患者术后慢性疼痛处理的困境

与普遍存在的误区相反,慢性疼痛及阿片类药物耐受的患者围术期需要逐渐增加阿片类药物来控制叠加在慢性疼痛之上的急性疼痛。当认识到良好控制术后疼痛可带来医学、社会及经济学益处时,必须要认识到逐渐增加阿片类药物可能带来的瞬时及远期风险。长期使用阿片类药物的慢性疼痛患者其瘙痒、恶心、呕吐、呼吸抑制等副作用发生率低,但这类患者因疼痛需要逐渐增加阿片类药物剂量时则较常人更易出现呼吸抑制。阿片类药物的轮替、其他辅助镇痛药物、局部麻醉及其他镇痛技术的使用可能解决此问题,这在以后会逐一讨论。由于慢性疼痛的形成受多因素作用,多模式镇痛方案要比单一的镇痛方案更为有效。

（五）慢性疼痛是一种疾病

慢性疼痛具有明显的结构、功能、心理及社会特征。某一种分子及基因的突变也会造成慢性疼痛,表现出慢性疼痛的特征而不是形成某种定义明确的结构病变(图 27 - 2)。

急性损伤区域定植或渗透着一些

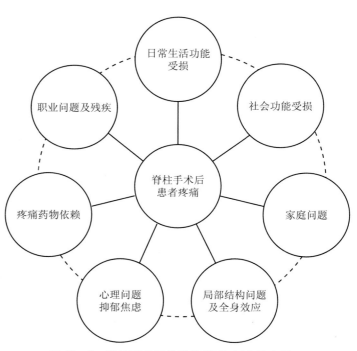

图 27 - 2　脊柱手术后的慢性疼痛:复杂的本质

非神经细胞如肥大细胞、嗜碱性粒细胞、血小板、巨噬细胞、中性粒细胞、内皮细胞、角化细胞、成纤维细胞等。当出现损伤、炎症及神经病理改变时,这些细胞与伤害性感受器一起被激活并释放出炎症介质直接作用于伤害性感受器。例如:缓激肽 B_1、缓激肽 B_2 与 G 蛋白偶联受体的复合物激活后,引起 Na^+ 内流减少 K^+ 外流,使伤害性感受器产生兴奋。伤害性刺激还可经由 Ca^{2+} 介导的电去极化使之转变为动作电位。不同的损伤可产生不同炎症环境的组合,引发不同类型神经可塑性变化的级联反应。周围神经末梢中的 A_δ 和 C 纤维反复将疼痛刺激传递到脊髓背角神经元,则可导致 NMDA 受体的进行性激活,引起谷氨酸盐、P 物质及其他脊髓背角分子的持续释放,最终产生痛觉过敏或触诱发痛或自发痛。基于上述及其他未能完全解释的机制,神经化学及神经病理学出现了不可逆转的改变,导致慢性状态的发生,临床上称之为慢性疼痛疾病。中枢痛的形成就归因于上述机理及其他脑、脊髓的病变如缺血、脊髓损伤、肿瘤、创伤、多发性硬化或其他情况等。不同器官系统的病理改变,如何参与慢性疼痛的形成存在一些争议。但多数研究均支持这样的观点:疼痛是一种疾病而不是多种症状的组合。此概念有助于人们广泛接受慢性疼痛,帮助慢性疼痛分类,促进慢性疼痛的诊断与治疗。

二、早期处理术后慢性疼痛

(一)手术前期预案

手术前与患者进行充分的交流对处理围术期疼痛是非常必要的。采集病史内容有:阿片类药物或其他镇痛药的类型、剂量,有无麻醉史,有无镇痛器械植入史等。外科、麻醉科与疼痛科医生应在术前对镇痛方案包括区域麻醉及多模式镇痛方案等进行充分的讨论。讨论时可使用多媒体设备,这样易于被患者所接受,减轻患者焦虑情绪,对那些术前即存在慢性疼痛或焦虑状态的患者尤其适用。由于此类人群疼痛阈值较低对疼痛敏感性较高,术后疼痛控制不良可影响他们的康复情况。因此,需进行充分的术前评估制定最合适的术后镇痛方案。

(二)超前镇痛与超前康复

超前镇痛是指在外科手术开始前即进行药物干预或区域神经阻滞麻醉。超前康复是指在脊柱手术前进行增强机能的练习,也可以看做是超前干预的一种形式。

1. 超前镇痛的目的　是阻断外科手术产生的伤害性刺激,超前干预的目标是:① 降低外科创伤后炎症及伤害性机制产生的疼痛;② 降低中枢神经系统对疼痛记忆的反应强度;③ 提高术后镇痛质量;④ 减少慢性疼痛发生率。

2. 超前镇痛使用的药物及方法　硬膜外麻醉、局部麻醉药切口处渗透、NSAIDs 药物、抗癫痫类药物是有效的,氯胺酮及阿片类药物则缺少试验支持。有研究认为加巴喷丁超前镇痛的有效剂量是 600 mg,平均有效剂量是 21.7 mg/kg。普瑞巴林的超前镇痛方案是术前 90 分钟口服 300 mg,术后 12 小时及 24 小时后分别口服 150 mg。局麻药、超前康复、经皮神经电刺激也是有效的超前镇痛治疗手段。

3. 术前给予健康宣教和加强机能的练习,是超前干预术后镇痛与康复的一种有效形式,对于改善术后疼痛、降低阿片类药物的使用具有一定的效果。目前有些医院已将超前镇痛与超前康复作为脊柱手术方案的常规组成部分。

(三)全麻及术后慢性疼痛的治疗

慢性疼痛、长期服用阿片类药物及抗抑郁药的患者术中麻醉方案会受到影响,麻醉药的选择反过来也影响术后镇痛的效果。脊柱手术中常用的超短效阿片类药物瑞芬太尼，由于消除半衰期很短，用于慢性疼痛患者时可能会出现阿片类药物浓度的突然降低从而导致严重的痛觉过敏。未使用过阿片类药物的患者则不易出现阿片类药物引起的痛觉过敏及急性阿片类药物耐受。临床观察提示瑞芬太尼可能会使阿片类药物依赖的患者出现阿片类药物耐受，使他们降低对长效阿片类药物的反应。

有些麻醉药可有效改善术后疼痛，如丙泊酚可使术后疼痛减少。最近研究分析表明与吸入麻醉相比，静脉麻醉可显著提高门诊患者满意度。而一些具有 NMDA 受体拮抗剂性质的药物（氯胺酮、镁、美沙酮）可有效减少术后阿片类药物的使用，氧化亚氮可能也有类似作用（表 27 - 4）。

表 27 - 4　慢性疼痛患者术后疼痛的早期治疗

治疗时机	治疗方案
术前	全面的术前沟通，包括超前镇痛方案以及术后镇痛方案； 制定阿片类药物用药方案，包括用药种类、给药方式、用药剂量以及给药频次等； 与手术医生共同确定术后多模式镇痛方案，包括区域阻滞； 运用多媒体设备充分的术前讨论； 超前镇痛：选择适当的给药方式，包括口服、静脉给药、局部浸润、硬膜外镇痛等，可用于超前镇痛的药物包括：NSAIDs、加巴喷丁、普瑞巴林等； 超前康复：增强术前身体机能。
术中	阿片类药物依赖患者术中使用超短效阿片类药物瑞芬太尼术后可立即产生明显疼痛； 术中丙泊酚输注术后疼痛较使用七氟醚少，患者满意度高； 术中使用 NMDA 拮抗剂。

三、脊柱手术区域神经阻滞麻醉技术

（一）区域神经阻滞麻醉在术后慢性疼痛中的益处

区域神经阻滞麻醉与镇痛不仅能减少术后阿片类药物的使用，同时可有效地改善预后、降低高风险患者手术的致死率及致残率，对慢性疼痛及多种并发症的患者尤其有益。例如：肥胖、阻塞性睡眠暂停及阿片类药物依赖的患者术后易于发生呼吸抑制，尤其是在阿片类药物逐渐增加的情况下，此类患者非常适合施行硬膜外或椎管内神经阻滞麻醉，如无禁忌证应首先考虑。区域神经阻滞麻醉能更好地控制疼痛，减少术后阿片类药物使用，减少住院费用、提高患者满意度等（表 27 - 5）。

表 27 - 5　术后慢性疼痛区域阻滞的优点

优　点	评　价
疼痛缓解更好	患者的满意度是随职业成就感（如麻醉医师、外科医生及护士的满意度）增加而增加的
在物理康复疗法中促进运动积极性提高手术疗效	患者活动能力的限制是已知的造成残疾的因素
减少阿片类药物使用	防止慢性疼痛患者术后阿片类药物增加 20%～40%
防止术后慢性疼痛的发展	术前使用大量镇痛药物的患者术后易于发生慢性疼痛

续　表

优　　点	评　　价
防止阿片类药物引起的痛觉过敏	慢性疼痛患者阿片类药物增加过程中的临床问题(阿片类药物初治患者无此情况)
降低肿瘤患者的压力反应	53%的肿瘤患者存在术前疼痛,降低手术的压力反应可以预防肿瘤的播散
与全身麻醉相比,可减少认知障碍	与慢性疼痛的成年人相比,患慢性疼痛的老人和儿童需要行外科手术概率大,减少认知障碍对此类患者很重要
降低严重并发症(心血管系统,呼吸系统等)患者的手术压力	急慢性疼痛的良好控制可降低心血管严重不良反应及医源性呼吸抑制的发生
区域麻醉和儿童	与慢性疼痛的成人相比,慢性疼痛的儿童尤其受益
老年人的区域麻醉:改善疼痛而无阿片类药物相关的副作用,加快康复进程(降低肌力下降、静脉血栓、褥疮等的可能)	未控制的疼痛对合并冠状动脉疾病、糖尿病及其他并发症的老年患者是有害的,区域麻醉可降低髋关节手术的致死率及致残率
"快通道手术"的经济效应:恢复时间短、疼痛控制好、阿片类药物用量少	未控制的急性疼痛可延长慢性疼痛患者的恢复时间,增加总体住院时间,增加患者住院及再次住院的要求

（二）区域神经阻滞麻醉的风险

关于区域神经阻滞麻醉并发症的发生率尚无统一的说法,多以个案报道的形式出现。从现有资料及临床经验来看,区域神经阻滞麻醉常见并发症有以下几种:

1. 感染　椎管内麻醉感染的发生率约为 $1.1/100\ 000$,大部分由皮肤及鼻部微生物群引起,如金黄色葡萄球菌、表皮葡萄球菌等。临床上长期使用阿片类药物治疗的慢性疼痛患者 IgG 减少,并发症风险较高。当慢性疼痛患者合并免疫耐受时,施行区域神经阻滞麻醉前可预防性使用抗生素。也有外科医生担心术前区域麻醉可能引起植入物感染增加,因此不愿意使用区域麻醉来进行超前镇痛,故术前应共同商讨镇痛方法。若施行区域神经阻滞麻醉,必须要强化无菌观念。

2. 神经损伤及出血　严重的神经损伤在区域神经阻滞麻醉中是很罕见的。神经阻滞后发生暂时性感觉异常概率为 10%～15%,99%的患者在一年内完全恢复。

椎管内或硬膜外血肿可自发出现,也可能是区域麻醉造成的,通常与抗凝药物的使用有关。中国麻醉医师协会已就此危险因素制定了一项指南,强调预防椎管内血肿的重要性,强调发生出血后应快速做出临床及影像学诊断,并给予及时治疗以期最大化恢复神经功能。

3. 区域神经阻滞麻醉并发症的处置　短暂性神经症状是区域神经阻滞麻醉最常见的并发症,在脊柱神经阻滞麻醉中发生率约3%,表现为下肢疼痛,可于术后立即出现,大部分区域神经阻滞的暂时性神经损伤原因是局麻药毒性。某些慢性疼痛患者对特定局麻药敏感度降低甚至不敏感。7.5%的患者对甲哌卡因敏感度减退,3.8%的患者对利多卡因敏感度减退。这种现象可能和神经细胞膜上的钠通道有关,进行区域阻滞滴定时应注意个体差异。使用较低浓度的局麻药可以避免掩盖脊髓或神经根损伤的重要体征。

4. 干预失败　区域神经阻滞干预失败对慢性疼痛病人可产生深远的影响。首先要区分区域阻滞干预失败是否是真正的技术上的问题,还是阻滞是成功的但患者由于主观不适感而不接受,尤其是剧烈疼痛的患者。很多脊柱外科的手术如 $L_{1\sim2}$ 椎间盘突出症患者的椎板切除术、椎间盘切除术、微创切除术及时长 2 小时以上的半椎板切除术都采用椎管内阻滞的方法。为避免减少对心脏及呼吸功能的影响,脊髓麻醉手术节段应低于 T_{10}。强直性脊柱炎患者行椎管减压术时,硬膜外麻醉药物扩散不充分可能会使麻醉失败。脊柱手术采用区域神经阻滞麻醉方法或全身麻醉尚有争议,但是对于术前即存在慢性疼痛的患者,由于此类患者存在较高水平的焦虑及对疼痛加剧的恐惧,单纯应用区域神经阻滞常不能获得最满意的手术条件,因此在成功的神经阻滞之后仍需辅以全身麻醉或深度镇静。采用区域神经阻滞麻醉加全身麻醉的方式可以降低阿片类药物的使用,减少由阿片类药物带来的副作用。

（三）区域神经阻滞麻醉技术

1. 脊髓麻醉　全身麻醉及椎管内神经阻滞麻醉在低位胸椎及腰椎手术中均可采用。椎管内麻醉通常用于术后镇痛。由于局麻药可以掩盖脊柱术后并发症的发生,常选用阿片类药物作为椎管内用药。鞘内给药及硬膜外给药的效能分别是静脉给药的 100 倍及 10 倍,可以降低术后静脉阿片类药物的使用。

慢性疼痛患者用于术后镇痛的椎管内阿片类药物用量是无阿片类药物摄入史患者的 2～3 倍,这是由于慢性疼痛患者椎管内阿片受体下调所致。增加椎管内长效阿片类药物剂量有一定的风险。后路腰椎减压术患者切口闭合之前鞘内给予短效阿片类药物芬太尼 10～15 μg 可以显著减低术后疼痛评分,推迟第一次自控静脉 PCA 量,使 PCA 中吗啡总量降低 50%,并且无呼吸抑制发生。阿片类药物依赖的患者应增加芬太尼的用量。这类患者即使是在成功给予脊髓神经阻滞麻醉后仍应维持椎管内阿片类药物的基础量或经由其他给药途径给予阿片类药物,防止因阿片类药物血浆浓度突然下降及脊髓水平上的受体结合力突然降低引起的戒断症状。术前或术中单次椎管内注射可以在术后第一个 24 小时内有效地控制疼痛。较广泛的脊柱术后使用脊髓导管进行持续脊髓麻醉可更长时间有效地控制术后疼痛。

2. 硬膜外神经阻滞麻醉与镇痛　硬膜外神经阻滞镇痛能更有效地控制术后疼痛,与静脉自控镇痛相比可降低总阿片类药物剂量,使无痛间期延长,并能使患者早日进食固体食物。与皮下输注局部麻醉药相比硬膜外输注可以降低疼痛评分,减少恶心发生率。

由于手术部位与麻醉部位靠近,所以硬膜外神经阻滞麻醉在脊柱手术中的应用受到了一定的限制。成功输注硬膜外药物有赖于导管的准确放置及维护。不同技术如持续性双开口导管硬膜外镇痛,可提高疼痛控制的可靠性。如不使用硬膜外持续输注技术,可给予单次硬膜外注射。硬膜外撕裂是硬膜外镇痛的禁忌证。

3. 切口及神经周围浸润　术前存在慢性疼痛的患者围术期可采用切口处浸润的方法来控制疼痛。腰椎板切除术患者超前给予布比卡因疗效优于缝合切口时给予。布比卡因切口处浸润或联合使用甲强龙均可有效控制术后疼痛及减少脊柱术后阿片类药物的使用,无明显相关并发症发生。

4. 神经周围及皮下置管　神经周围置管对于术前即存在慢性疼痛的患者是有益处的,此类技术可有效控制患者的疼痛。与 PCIA 相比,后路腰椎融合术后经由镇痛泵于切口皮下筋膜处持续给予 0.5% 布比卡因可在术后 3～4 小时内使疼痛评分降低 30%～40%,并减少 50% 阿片类药物的使用,其恶心呕吐发生率低,功能恢复快。此外,其还具有促使患者早日下床活动、促进肠蠕动的恢复、降低 PCIA 需求量和缩短住院天数的优点。

（四）术后慢性疼痛治疗的外科技术因素

外科手术技术的选择可能影响术后疼痛治疗。显微椎间盘切除术是通过微创扩张牵拉系统及可操作的内窥镜进行外科手术,与传统手术技术相比,该技术具有术后疼痛轻、住院天数短、出血及并发症少、术后恢复快、镇痛药物消耗少等优点。而传统技术需要切开椎旁肌肉的肌腱并将之从棘突旁牵拉开,椎旁肌肉富含本体感受器,受到牵拉后对缺血特别敏感,产生肌肉失神经/牵拉缺血从而引起疼痛。此外,手术涉及的椎体数目也与每日 PCIA 需要量有关系。

外科技术也能辅助术后慢性疼痛的治疗。如显微腰椎间盘切除术结束前硬膜外给予一些阿片类药物可以改善术后疼痛促进机能恢复。因此,外科医生也是镇痛小组的重要组成部分,可以协助进行椎管内、硬膜外、神经周围、局部浸润及其他疼痛治疗。

四、术后慢性疼痛治疗中阿片类药物的应用

(一)阿片类药物剂量的评估

有报道脊柱手术后 41% 的患者都有不同程度的阿片类药物依赖。为解决此问题,慢性疼痛患者术后镇痛的方案也越来越复杂。围术期外科医生往往需要麻醉医生及疼痛医生来协助处理阿片类药物耐受患者的疼痛问题。

1. 术前及术中阿片类药物剂量　脊柱手术当日清晨开始给予阿片类药物,使用芬太尼透皮贴剂的患者应继续使用。如手术患者不能按常规服用阿片类药物,可通过换算表格估算出所需要的等量的阿片类药物剂量(表 27-6),于麻醉诱导阶段静脉给药。术前使用阿片类药物镇痛的 PCIA 患者术中需要给予等量的阿片类药物。

表 27-6　阿片类药物的等效剂量、半衰期及给药间隔

药　　物	静脉等效剂量(mg)(相当于口服吗啡 30 mg)	口服等效剂量(mg)(相当于静脉注射吗啡 10 mg)	半衰期(h)	静脉给药间隔(h)	口服给药间隔(h)
吗啡	10	30	2~3	1~2	2~4
吗啡 CR	10	30	2~3	NA	8~12
吗啡 SR	10	30	2~3	NA	24
羟考酮	NA	20	2~3	NA	3~4
羟考酮 CR	NA	20	2~3	NA	12
二氢吗啡酮	1.5	7.5	2~3	1~2	2~4
美沙酮	可变	可变	12~190	3~4	4~12
羟吗啡酮	1	10	2~3	NA	2~4
羟吗啡酮 ER	NA	10	2~3	NA	12
芬太尼	0.1(单次)	0.6	7~12	1~2	NA
芬太尼透皮贴(50 μg/h)	30 mg 静脉吗啡	90 mg 口服吗啡	16~24	NA	48~72(经皮)

＊不同的剂型生物利用度不同,转换系数及效能随着给药时间的延长也会发生变化,因此阿片类药物轮替时需仔细观察并降低剂量。例如:静脉追加量时芬太尼对吗啡的比例是 1:100,当静脉输注时,静脉芬太尼 250 μg/h 相当于静脉吗啡 10 mg/ml。美沙酮的转换系数变化更大。例如:单次剂量或小剂量美沙酮对吗啡的比率是 1:1,美沙酮对大剂量吗啡的比率是 1:10,对 1 000 mg 吗啡相当于美沙酮 100 mg。口服对静脉美沙酮的比率理论上是 2:1,但是也可能变化很大。

在全身麻醉、椎管内麻醉开始时应给予基础量的阿片类药物，可根据手术时长、范围及麻醉医生的习惯在诱导期间或在麻醉维持期间增加阿片类药物剂量。由于阿片类依赖患者对阿片类药物需求差别显著故给药后应严密监测患者的反应。

阿片药物依赖的患者除了在住院期间应维持基础量阿片类药物外，术中使用阿片类药物较非依赖患者相比剂量增加了 30%～100%，这主要是由于阿片受体下调所致。为避免这一现象发生，辅助使用其他药物可减少阿片类药物。当慢性疼痛患者术后由短效阿片类药物（如阿芬太尼、瑞芬太尼）转变为长效口服阿片类药物时常会产生剧烈的疼痛，解决的方法之一是麻醉生效后静脉给予长效阿片类药物如吗啡及二氢吗啡酮用以解决急性吗啡耐受及缓解严重疼痛。术中持续给予舒芬太尼 $0.01～0.1\ \mu g/(kg \cdot min)$ 也是一种方案，但要注意成人舒芬太尼的清除半衰期是 164 分钟。

2. 术后阿片类药物剂量 　 作为围术期阿片类药物方案的延续，术后阿片类药物可通过定时静脉注射或 PCIA 两种方式给予，两种方法均较"按需"给药更有效。离开手术室后尽早使用 PCIA 可以更好地控制疼痛。PCIA 中阿片类药物的基础量由患者术前 PCIA 中药物剂量来决定，并可通过每小时 1～2 个预设好的增加量来补充。PCIA 基础量对于控制术后疼痛非常安全有效，是值得提倡的。术后第一个 24～48 小时内，至少每隔 4～8 小时应对 PCIA 装置中的阿片类药物使用作一个评估。为了避免术后疼痛控制不足，患者尝试给予与实际给予的单次 PCIA 增量比率应不大于 2：1。在术后疼痛未充分控制前，不应将 PCIA 中的阿片类药物转换成口服阿片类药物。PCIA 不推荐超过 48 小时，除非患者不能口服或维持口服用药。使用 PCIA 时可同时滴定口服药物至剂量完全确定为止。

（二）术前阿片类药物相关问题

有很多种伤害性刺激方法可以预测阿片类药物初治患者的术后疼痛强度，包括热损伤、压力计及电刺激。这些方法可预测外科术后发展成为慢性疼痛的可能性，预测价值较人口统计及心理因素分析高很多。如何评估阿片类依赖患者的有效阿片药物类剂量仍是非常困难的，这类患者疼痛较剧烈且处于阿片类药物过量的边缘。术前芬太尼输注方案可以使术后慢性疼痛的治疗个体化。PCIA 中的芬太尼个体化剂量可兼顾术后镇痛的有效性及发生呼吸抑制的极限剂量。阿片类药物依赖的患者进行多节段脊柱融合术前，可通过以下办法来确定芬太尼术后镇痛作用及呼吸抑制的剂量-反应关系。具体操作方法为：PCIA 中以 $2\ \mu g/(kg \cdot min)$ 的速度输注芬太尼直至呼吸频率低于正常，同时监测芬太尼的血药浓度，以此推断出芬太尼的安全有效剂量。

（三）阿片类药物的转换和轮替

脊柱手术患者在住院期间进行阿片类药物的转换和轮替是不可避免的，但是如何进行阿片类药物转换和轮替，目前有不同的观点，尚未达成共识。估算围术期阿片类药物的基础量及调整量时，应注意到口服对静脉剂量当量的差异。大多数情况下静脉及肌内注射阿片类药物属肠道外给药不经胃肠道吸收，无肝脏首关清除效应，不经肝脏代谢，故剂量较口服剂量低。如静脉给予吗啡或二氢吗啡酮，生物利用度和效能分别是等量口服制剂的 3 倍和 2 倍。羟考酮则不同，其缓释技术有很高的口服生物利用度，高达静脉剂量的 80% 以上，故口服剂量大约与静脉吗啡剂量相当（1.0～1.5 mg 口服羟考酮相当于 1 mg 静脉吗啡）。最后，阿片类药物的转换要考虑到个体差异的影响，这些可变因素包括与疼痛相关的、与疾病相关的、与年龄及性别相关的及其他可以改变药物代谢和排泄的医疗干预等。

阿片类药物的轮替是指为了提高疗效或降低副作用从一种阿片类药物转换为另一种阿片类药

物。阿片类药物轮替可提高治疗的整体效果,降低耐药、总剂量及毒性反应。其机制还未完全明确,可能是由于不同阿片类药物作用于不同类型或不同亚型的阿片受体产生不完全的交叉耐药所致。例如:作用于阿片受体的美沙酮同时也是 NMDA 受体拮抗剂,因此可作为阿片类药物依赖的患者的良好的选用药。复杂脊柱手术患者切皮前单次注射美沙酮(0.2 mg/kg)与给予舒芬太尼负荷量 0.75 μg/kg 后,持续输注 0.25 μg/(kg·h),相比,美沙酮可减少术后 48 小时内阿片类药物的使用,并降低术后疼痛。围术期给予阿片类药物虽然有益,但受很多情况限制,也有增加医疗差错的风险。需要进一步研究其他因素如基因及其他个体因素,使阿片类药物轮替更为安全有效(表27-7)。

表 27-7　阿片类药物转换和轮替中存在的问题

类　别	可能存在的问题
安全性	对转换后阿片类药物的反应预测困难; 转换时计算错误导致给药剂量有误,增加用药风险; 不同药物在特殊人群患者中的用药安全性不同,如不同阿片类药物在肝肾功能不全患者中的用药安全性不一致; 不同的转换系数可能影响药物的安全性; 不同给药途径的药物效能不同,影响安全性,如吗啡口服:鞘内注射=300:1; 各个药物的药物相互作用有差异。
有效性	转换前临床有效性评估不足; 转换药物半衰期不同; 转换前/后药物滴定不足; 不同的转换系数可能影响药物的有效性,如美沙酮对吗啡的转换系数为1:1到1:10; 不同给药途径的药物转换系数尚未完全确定,如吸入给药、直肠给药等; 不同给药途径的药物效能不同,影响有效性。

(四)基因变异性

某些患者觉得一种阿片类药物较另一种阿片类药物更有效,这可能是因为个体基因变异影响急慢性疼痛的药物治疗反应。细胞色素 P450 的多态性可影响可待因、曲马多、氢可酮及羟考酮的代谢。其他如编码阿片受体结构、转运蛋白及其他分子的基因都可能对术后慢性疼痛的治疗起重要作用。尽管遗传药理学可作为一种诊断工具有望提高患者的治疗效果,但是基因差异性只是众多个体因素的一种,其他的因素还有年龄、并发症、器官功能、合并用药及患者的依从性等。

(五)经皮及其他阿片类药物给药途径

阿片类药物的给药途径多种多样,有经口、经鼻、经黏膜、吸入及经皮(包括电离子渗透)给药,制剂也分为即释和缓释。新开发的给药途径所引起的副作用与传统的给药途径相似。有些强效且长效的剂型可引起阿片类药物高度耐受或依赖。术前患者应按平时常规方法使用阿片类药物,芬太尼透皮贴剂也不例外。外科手术前应标记好患者身上芬太尼透皮贴剂开始使用的日期及时间,并将芬太尼贴带入手术室。某些患者尤其是儿童、老年人、躁动患者不能采用静脉注射时,作为即时补救措施可以采用经鼻、吸入及经直肠的给药途径。

(六)单一外周效应的阿片受体拮抗剂

阿片类镇痛药往往出现相关的副作用,便秘及肠梗阻是术后最初几天最常见的副作用,可造成严重的后果。通便药或灌肠通常不能达到满意的效果。仅作用于外周的新阿片拮抗剂可能会避免这些副作用的出现同时不影响阿片类药物的镇痛效果。如爱维莫潘（Alvimopan）可以缩短使用阿片类药物所致的肠梗阻时间。但是，爱维莫潘只能是短时间使用，由于慢性疼痛患者对外周 μ 受体阻断敏感性增强，连续一周以上使用治疗剂量的阿片类药物患者不推荐使用。甲基纳曲酮是另外一种作用于外周的 μ 受体拮抗剂，经皮下给药，对便秘及肠梗阻有效。当患者换用口服阿片类药物准备出院时，可以联合使用纳洛酮缓释剂和奥施康定缓释剂，既可降低阿片类药物引起的肠蠕动减慢，镇痛效果也不受影响。

（七）患者的监控

阿片类药物依赖的患者不容易产生一些阿片类药物的副作用如瘙痒、恶心等，但是呼吸抑制及过度镇静在此类患者中是较常见的，通常是在无监护情况下使用大剂量的阿片类药物时出现，需要医护人员立刻处理以挽救患者生命。肥胖症、老年人及多种并发症患者尤其需要注意。初次使用某种剂型或阿片类药物依赖的患者需要大剂量应用阿片类药物时应做好严密监测以防呼吸抑制及过度镇静的发生。术后慢性疼痛处理上应常规采用减少阿片类药物使用的治疗方案。

五、术后慢性疼痛的非阿片类药物治疗及辅助治疗

（一）非甾体类抗炎药

无禁忌证情况下，脊柱手术患者术前应继续给予非甾体类抗炎药以减轻外科手术的炎症反应，辅助阿片类药物镇痛。腰椎手术中使用 40 mg 帕瑞昔布可降低 30% 的疼痛，使术后 48 小时内吗啡使用量降低 40%。因此，除患心血管疾病及肾脏疾病外，应尽早恢复使用 NSAIDs 药物的维持量，准备施行椎管内麻醉的也是如此。最近出版的指南确认抗血栓治疗的患者进行区域麻醉时可以联合使用 NSAIDs 药物（表 27-8）。

表 27-8　慢性疼痛患者术后辅助阿片类药物治疗的手段

药物种类	治疗手段建议
非甾体类抗炎药	禁忌证除外，建议手术前继续使用 NSAIDs 直至手术当日清晨
	禁忌证除外，建议手术后继续口服或静脉用 NSAIDs（酮咯酸）
	NSAIDs 可联合区域麻醉使用
抗焦虑药物	术前、术后应继续使用抗焦虑药物
	考虑可乐定或右美托咪定时，术后应继续给予术前剂量的苯二氮䓬类以防止出现戒断症状
	警惕过度镇静，尤其是阿片类药物增加时
抗抑郁及抗精神类药	禁忌证除外，继续在术前给予 SSRIs、SNRIs 和 TCAs。
	避免哌替啶与 SSRIs（帕罗西汀、氟西汀、舍曲林、西酞普兰及其他）、MAOI 抗抑郁药（司来吉兰、苯环丙胺及其他）联用以造成 5-羟色胺综合征
	警惕 TCAs 的副作用（镇静、谵妄、其他抗胆碱能效应，尤其是老年人）
	继续服用抗精神类药，监测术后急性期抗精神类药物恶性症候群的征象（高热、骨骼肌张力增加，意识波动及自主神经系统不稳定等）

续　表

药物种类	治疗手段建议
抗惊厥药	继续服用治疗慢性疼痛、神经疾病或癫痫的抗惊厥药 抗惊厥药的快速撤药可诱发惊厥、焦虑和抑郁 超前镇痛可考虑加巴喷丁及普瑞巴林
其他治疗术后慢性疼痛的阿片类辅助用药	对乙酰氨基酚，口服或静脉 α_2 受体激动剂，可乐定或右美托咪定 NMDA 受体激动剂，氯胺酮、美沙酮及其他 胆碱能受体激动剂，尼古丁、新斯的明
激素	

NSAIDs：非甾体类抗炎药；SSRIs：选择性 5-羟色胺再摄取抑制剂；SNRIs：5-羟色胺/去甲肾上腺素再摄取抑制剂；TCAs：三环类抗抑郁药；MAOIs：单胺氧化酶抑制剂；NMDA：N-甲基-D-天冬氨酸

（二）抗焦虑药

患慢性疼痛的脊柱手术患者约有 10% 在服用抗焦虑药。因担心疼痛加重会产生严重的焦虑，仍推荐术前继续使用抗焦虑药物。此外，抗焦虑药也是多种术前用药方案中的一种。分析认为 α_2 受体激动剂镇静作用优于苯二氮䓬类，但为避免术后出现苯二氮䓬类戒断症状仍推荐继续按术前剂量使用，其间应注意阿片类药物剂量可增加过度镇静发生。

（三）抗抑郁及抗精神类药

约有 25% 的脊柱手术患者服用抗抑郁药，随着慢性疼痛在人群中发病率增高，抗抑郁药在慢性疼痛的多模式镇痛中越来越重要。选择性 5-羟色胺再摄取抑制剂（SSRIs），5-羟色胺/去甲肾上腺素再摄取抑制剂（SNRIs）及三环类抗抑郁药（TCAs）在围术期应继续使用。三环类药物如度洛西汀、米那普仑等可用于慢性神经病理性疼痛和肌筋膜疼痛的治疗，可提高术后慢性疼痛的整体疗效。哌替啶应避免与 SSRIs、单胺氧化酶抑制剂（MAOIs）及其他抗抑郁药物同时使用，联合使用哌替啶及上述药物可产生 5-羟色胺综合征，表现为躯体、自主神经及神经精神紊乱如反射亢进、肌阵挛、共济失调、发热、颤抖、出汗、腹泻、焦虑、激动、混乱等。服用 TCAs 的患者特别是老年人如果出现镇静、谵妄及其他抗胆碱能药物副作用时应重新评估 TCAs 药物的使用。常规剂量的 TCAs 发生心血管不良事件的概率非常低，围术期应继续服用常规剂量的 TCAs。既往服用抗精神类药物的患者围术期应继续使用。围术期使用抗精神病类需要严密的监测。

（四）抗惊厥类药物

抗惊厥类药物常用于治疗慢性神经病理性疼痛。由于具有镇痛、抗焦虑作用等优点，已成为部分脊柱手术多模式镇痛方案中的一部分。加巴喷丁既可作为超前镇痛药物使用，也可用于术后镇痛。无禁忌证情况下，术前用来治疗慢性疼痛或惊厥的抗惊厥药应于术后继续使用。抗惊厥药物的快速撤药可引起惊厥、焦虑及抑郁。围术期使用加巴喷丁或其他新型抗惊厥药物的患者应注意该药的潜在风险，如引起儿童、高龄、情绪障碍患者及有癫痫或惊厥患者的严重精神系统并发症。

（五）其他辅助治疗术后慢性疼痛的药物

1. 对乙酰氨基酚　对乙酰氨基酚是非那西汀的活性代谢产物，能可逆性抑制环氧化酶（参与前列腺素的合成)、抑制参与中枢敏化的化学介质的合成。口服对乙酰氨基酚常作为围术期阿片药物的辅助用药。静脉用对乙酰氨基酚联合阿片类药物镇痛效果优于单纯使用阿片类药物。对乙酰氨基酚参与围术期多模式镇痛可以显著减少阿片类药物使用,降低疼痛评分,降低恶心及嗜睡的发生率。

2. α_2受体激动剂　可乐定及右美托咪定术中应用可产生有效的辅助性的镇痛及镇静作用,也是脊柱手术中可用于硬膜外的药物。硬膜外与局部麻醉药同用,可避免掩盖手术造成的神经根及脊髓损伤。右美托咪定术后第一个 24 小时内以 0.4 μg/kg 的速度持续输注可辅助吗啡 PCIA 镇痛,可降低三分之一 PCIA 设定增加量,起到减少吗啡用量的作用。使用 α_2 受体激动剂需监测其潜在的副作用(最常见的副作用为低血压)。

3. 氯胺酮及其他 NMDA 受体拮抗剂　慢性疼痛及与之相关的痛觉过敏通常是术后慢性疼痛处理的一大难题。目前已知 NMDA 受体参与痛觉过敏的形成,氯胺酮是 NMDA 受体拮抗剂,低于麻醉剂量的氯胺酮在脊柱术后具有良好的镇痛效果,可以起到降低阿片类药物用量的作用。颈椎手术给予 1 mg/kg 氯胺酮负荷量,然后以 50~100 μg/(kg·h)的速度持续输注,可提高阿片类药物 PCIA 的镇痛作用。静脉注射镁和美沙酮均属于 NMDA 受体拮抗剂,可有效控制围术期疼痛。近来发现通常被用作麻醉的氧化亚氮气体,具有 NMDA 拮抗剂的性质,在围术期疼痛控制方面也可发挥作用。

4. 胆碱能受体激动剂　尼古丁及新斯的明。有证据表明胆碱能受体可能参与内源性疼痛介质的调控。尼古丁是胆碱能受体激动剂,长期摄入尼古丁可增加慢性下背痛的发病率。此类患者围术期应使用尼古丁贴剂(在无禁忌证情况下)以防止尼古丁浓度突然降低造成疼痛加剧。不吸烟患者使用尼古丁贴剂可辅助阿片类药物有效缓解术后疼痛。关于尼古丁镇痛机制说法多种多样,包括中枢神经系统刺激、中脑系统多巴胺增加、与可乐定相似的 α_2 肾上腺素能受体激活和内源性镇痛分子 β 内啡肽及脑啡肽的诱导等。尼古丁可刺激乙酰胆碱受体,通过释放乙酰胆碱产生镇痛的作用。新斯的明是一种乙酰胆碱酯酶抑制剂,能延长乙酰胆碱的作用,腰椎间盘术后鞘内注射 100 μg 甲基硫酸新斯的明可以辅助阿片类药物镇痛更有效的控制疼痛。

5. 激素　术后慢性疼痛处理中常常利用糖皮质激素的抗炎作用来治疗急性或慢性脊神经根炎。在椎间盘切除、减压或脊柱融合术中将激素用于受损神经根局部并联合布比卡因切口处局部浸润可以起到显著地减少阿片类药物用量的作用。

(六)早期康复

康复治疗的最佳时期是术后早期,旨在促进与加强脊柱手术后正确运动模式的形成。尽管术后早期康复治疗对预后有帮助,但是由于增加了慢性疼痛患者的疼痛故能降低术后患者的满意度。因此,早期康复在慢性疼痛治疗中应该与多模式镇痛方案一起进行。患者采用早期康复联合多模式镇痛的方案,较传统方案相比,患者恢复速度快两倍。由于在运动锻炼中疼痛控制良好,早期康复方案不仅可以缩短住院时间,还能获得更高的满意度。也可采用其他不同的康复手段,如术后经皮电刺激(TENs)治疗是一种安全简单的技术,无全身副作用,可降低术后镇痛药物的需求量。

六、特殊人群术后慢性疼痛的处理

(一)老年人及儿童

儿童的术后镇痛将在后面章节中详细阐述,这里集中讨论老年人的镇痛问题。老年人脊柱手术日益增多,主要是因为罹患椎管狭窄、脊柱侧弯、椎间盘及椎体病变及其他疾病,手术的目的是改善他们的功能状况提高生活质量。脊柱手术老年群体慢性疼痛发病率很高,对疗效及经济方面均有不利影响。当前对于这些患者的疼痛存在评估不足或治疗不足的情况,如何有效地控制这一人群的疼痛具有一定的挑战性。老年人存在听力及认知力下降、语言障碍及担心"成瘾"的误解,如何与他们进行充分的沟通存在较大的困难。此外,老年人各项生理机能储备下降,且手术压力及药物作用引起老年人自主神经及免疫功能下降,围术期并发症的发生率较常人增加。老年患者由于罹患多种疾病常使用多种药物,由多重用药引起的药物相互作用,导致镇痛药效能、耐受和毒性的改变,对疼痛控制不利,给医患双方带来困难。随着年龄的增长,肾小球滤过率及总体肾脏功能下降,老年患者使用 NASIDs 药物、阿片类药物及其他药物的风险增加。且由于常患有心血管疾病、脑血管疾病、呼吸系统、内分泌系统疾患及其他疾病,老年与健康成年人相比更易于发生呼吸抑制、心动过速、低血压等并发症。便秘对健康成年人来讲是比较温和的副作用,但是对老年人来说则可能是威胁生命的不良事件。因此,对老年人应仔细选择药物、对医护人员进行适当的培训、进行充分有效的沟通及家庭护理的早期参与可防止上述问题的发生。

(二)吸毒史患者

吸毒者术后慢性疼痛的处理是非常艰难的,难就难在"吸毒者"身份的界定上,不能将具有"觅药行为"的患者认同为"吸毒者"(表 27-9)。吸毒者这个标签,有巨大的社会侮辱性。此类患者出于保护隐私的目的在住院时会隐瞒吸毒的病史。因此,应告知此类患者了解吸毒史是非常重要的,而且这仅是出于对临床安全的考虑。阿片类药物高度成瘾的患者体格检查可发现皮肤上有很多针眼、皮肤脓肿或外周静脉通路不良(因播散性浅表静脉血栓所致)等。完全控制吸毒者的疼痛是非常困难的,多模式镇痛方案有助于解决这一难题。应注意在围术期不要试图给予戒毒疗法,而要维持阿片药物的基础量。对于使用安全剂量的美沙酮戒毒的患者,美沙酮静脉注射的维持量是其院外口服剂量的二分之一。正在使用丁丙诺啡戒毒的患者为控制术后疼痛应继续静脉注射丁丙诺啡。如果丁丙诺啡对疼痛的控制不够充分,可以使用美沙酮或吗啡来补足。值得注意的是,需要使用阿片类药物的患者进行血液透析治疗时,丁丙诺啡是最好的选择,因为丁丙诺啡不能被血液透析所清除,因此可保持平稳的剂量调整。

表 27-9 有药物滥用史患者的术后疼痛治疗

步　骤	注　意　事　项
药物滥用史患者的身份认定	注意患者外貌和交流方式; 检查相关医疗记录,如患者吸毒史、药物筛查的异常处方等; 注意保护患者隐私。
药物滥用的确认	药物滥用史患者的身份认定重复实验室药物筛查情况; 固定疼痛治疗小组,严格区分"成瘾"及"假成瘾""阿片类耐受"和"假阿片类耐受",阿片类诱导的痛觉过敏,躯体医疗和心理依赖,及其他用药紊乱的情况; 药物滥用确认,并重复实验室药物筛查情况; 告知患者隐瞒药物滥用史影响术后疼痛的治疗。

续　表

步　骤	注　意　事　项
术后疼痛治疗方案	维持阿片类药物基础量，注意患者可能存在阿片类药物使用不足或过度使用的状态； 药物滥用维持阶段的处理，为患者安全角度考虑，改变美沙酮或丁丙诺啡的计量。美沙酮静脉注射的维持量是其院外口服剂量的二分之一；为控制术后疼痛应继续静脉注射丁丙诺啡。如果丁丙诺啡对疼痛的控制不够充分，可以使用美沙酮或吗啡来补足； 术前使用激动-拮抗剂药物的患者，如纳曲酮等，应在术前 24 小时内停止使用； 术后混合阿片类药物激动-拮抗不应使用于吸毒者及阿片类药物依赖患者； 多模式方案可能减少阿片类药物的使用，有很多益处； 阿片类药物以外的其他药物可使术后慢性疼痛的治疗变得复杂，应慎重使用；

阿片类药物的激动/拮抗剂不应使用于吸毒者及阿片类药物依赖患者。纳布啡、布托啡诺、喷他佐辛作为术后镇痛方案使用时可以降低椎管内阿片类药物的副作用如瘙痒、恶心等。但是，对于使用慢性维持量阿片类药物的患者，应用上述药物可能引起剧烈疼痛，并且加快戒断症状的产生。长期应用曲马多和对曲马多高度依赖的患者应用上述药物时也会出现同样的症状。

（三）抑郁和（或）焦虑患者

脊柱手术患者焦虑或抑郁的发生率较一般人群高。有报道称椎间盘手术前焦虑和抑郁患者的比例是 50% 以上，手术后上升到 80%。外科手术的预后、残疾、疼痛经历、行为问题及阿片类药物成瘾等都与焦虑和抑郁的出现有关。当认识到术后慢性疼痛治疗与焦虑和抑郁有关系后，如何处理这一问题、改善脊柱手术患者预后成为下一步研究的课题。建议临床医生要高度关注脊柱术后患者的心理问题。如有必要需要进行简要心理筛查、对患者进行充分评估，必要时请求心理医生的协助，以期改善术后急性期慢性疼痛患者及家人的心理问题。

（四）与脊柱无关的其他部位的慢性疼痛

复杂区域疼痛综合征患者进行脊柱手术时由于压力增加会使原有症状加重。因此，应采取特殊的预防措施，持续周围神经阻滞及带有隧道的硬膜外置管可以改善患者的病情。偏头痛患者术前应该继续预防用药（尤其是抗惊厥药、抗抑郁药、β 受体阻滞剂、镁剂等）。这类患者术后给予阿片类药物可能会使头痛加重，可充分利用多模式镇痛技术。在必要及无禁忌证情况下术后可给予 NSAIDs、曲坦类及其他可以解除疼痛的药物。

第五节　儿童脊柱手术后疼痛的处理

脊柱侧弯矫正术都会导致急性术后疼痛，且持续至少 3 天。接受这个手术的大多数是儿童或青少年，且术后的疼痛程度较成年人高，经常被给予强效阿片类 10～15 天来缓解术后疼痛。施行脊柱手术的患者也代表一个非常不同的群体：他们患有各种疾病包括特发性脊柱侧弯、神经肌肉障碍和脑瘫。此外，因为注射药物的种类、体积和剂量不同，给药的途径和模式不同，难以确定这些患者的区域镇痛效果。

这些患者的术后疼痛管理是具有挑战性的，需要行多模式镇痛方案，目的是为术后提供安全、有效的镇痛，最大限度减少呼吸系统并发症，以利患者进行深呼吸、早期活动等康复治疗。

一、术后疼痛的机理

脊柱侧弯手术后疼痛是多因素的,可能的原因是多节段手术造成的骨组织损伤、切皮和用于脊柱固定的纠正力线工具的使用等。组织损伤和炎症变化激活了外周和中枢疼痛通路。组织损伤和炎症所释放的化学介质如缓激肽、前列腺素和细胞因子等可以改变痛觉感受器(A_δ和 C 纤维)的阈值,使之在较低阈值时即可被激活。脊髓背角神经元的敏化可引起触诱发痛及痛觉过敏,这种情况不仅存在于慢性疼痛中,在急性疼痛模型中也可见到这种情况发生。

二、脊柱后路融合术的术后镇痛方法

脊柱后路融合术(PSF)有各种不同的术后镇痛方法,最常见的方法包括放置单或双硬膜外导管、鞘内注射阿片类药物、静脉患者自控镇痛(PCIA)等。

(一)硬膜外镇痛

尽管骨科手术中已经开展了硬膜外麻醉,然而此种技术在脊柱融合术中的应用有限。有研究联合使用局部麻醉药和阿片类药物,证明其比传统的自控镇痛(PCA)更为优越。硬膜外放置单或双导管可能控制 PSF 的术后疼痛。

1. 硬膜外单导管　一般情况下,由于镇痛不全的发生,临床经验中使用单硬膜外导管往往会发生手术区域上半部分或下半部分的疼痛。也有回顾性研究发现脊柱前路或后路融合术的患者,应用硬膜外注射(EPI)和 PCIA 两种术后镇痛方法,均是安全的。与 PCIA 相比,其术后镇痛效果更好、持续时间更长。方法是外科医生在创口缝合前插入硬膜外导管,在术中或术后给予冲击量,冲击量由 $30\sim50~\mu g/kg$ 吗啡和 $5\sim10$ ml 的 $0.1\%\sim0.25\%$ 布比卡因组成。给予冲击剂量后,再通过硬膜外持续输注布比卡因和吗啡或 PCA。每小时硬膜外总给药量为 $0.062~5\%\sim0.125\%$ 布比卡因 $4\sim10$ ml/h 和吗啡 $5\sim10~\mu g/(kg \cdot h)$,镇痛效果均满意,阿片类药用量明显减少。

2. 硬膜外双导管　研究已经证明双导管技术的优势。创口缝合前,外科医生置入两个硬膜外导管。在 X 线透视下,上部导管的顶端位于 $T_{1\sim4}$ 和下部导管的顶端位于 $L_{1\sim4}$。经由导管给予用 0.3 ml/kg 无防腐剂的生理盐水稀释过的 $1~\mu g/kg$ 的芬太尼和 $5~\mu g/kg$ 二氢吗啡酮。其中 0.2 ml/kg 液体注入下部导管,0.1 ml/kg 液体注入上部导管。在患儿苏醒和神经系统检查显示正常后,负荷剂量输注 0.2%罗哌卡因(0.1 ml/kg 进入上部导管、0.2 ml/kg 进入下部导管);持续输注 0.1%罗哌卡因和二氢吗啡酮 $10~\mu g/kg$,上部导管输注 $0.1~ml/(kg \cdot h)$,下部导管输注 $0.2~ml/(kg \cdot h)$。偶有镇痛不全患儿可能是硬膜外的开放腔隙使一些药物从硬膜腔隙漏出,造成镇痛不足。研究还表明使用罗哌卡因硬膜外给药比使用布比卡因-二氢吗啡酮硬膜外联合给药引起更少的恶心、呕吐和瘙痒的不良反应(表 27-10)。

表 27-10　儿童脊柱后路融合术后疼痛控制常用的硬膜外给药方案

药物(浓度)	持续输注	副作用	建议
罗哌卡因 0.1%＋二氢吗啡酮 10 μg/ml	上导管:$0.1~ml/(kg \cdot h)$ 下导管:$0.2~ml/(kg \cdot h)$	局部麻醉药:神经切除术和局部麻醉毒性反应 二氢吗啡酮:镇静、恶心、瘙痒、延迟性呼吸抑制,尿潴留和术后肠梗阻(副作用发生率低于吗啡)	硬膜外双导管

续　表

药物(浓度)	持续输注	副　作　用	建　议
布比卡因 0.062 5%、芬太尼 2 μg/ml、可乐定 3 μg/ml(48 h)	每导管:10 ml/h	芬太尼:镇静、恶心和呕吐,瘙痒,呼吸抑制,尿潴留,术后肠梗阻 可乐定:镇静	硬膜外双导管
罗哌卡因 0.3%	每导管:4～10 ml/h		硬膜外双导管延迟到术后第一个早晨 8 点开始
布比卡因 0.1%＋二氢吗啡酮 10 μg/ml	8 ml/h 和 PCEA 冲击剂量:2 ml/30 min		单导管
布比卡因 0.125%＋芬太尼 2.5 μg/ml	0.3 ml/(kg·h)		单导管

3. 硬膜外导管的位置　由脊柱外科医生在直视视野下缝合创口前置入硬膜外导管。通常单一的硬膜外管常置于手术切口中点并向头置入 3～5 cm;硬膜外双导管的置管位置可根据情况与经验放置。硬膜外导管置入后留一段皮下隧道以降低感染的风险和维持导管的位置。必要时可使用 X 线影像学来确认导管位置。保证导管的放置和通畅,可以提高硬膜外镇痛的成功率。

4. 硬膜外导管局部麻醉药输注的起始时间　继发神经系统并发症形成的最关键时期在第一个 14～18 小时内,及早检测继发神经系统并发症形成可能防止不可逆性缺陷的发生,因此识别这个期间的运动障碍非常重要。然而,局部麻醉药可能延迟运动障碍的诊断。因此,为了能够连续地进行神经系统评估,将开始术后硬膜外输注的时间延迟到术后的第一个早晨。这期间可用其他镇痛方法来替代,如持续静脉输注麻醉药与 PCIA 均可。一旦神经系统检查的结果证明正常,术后早期就开始硬膜外输注镇痛。如果出现术后肌肉无力或其他神经系统变化,应该立即推迟硬膜外输注,同时再对患者进行评估。

目前常用的两种给药方式是通过硬膜外导管间歇给药或持续输注。硬膜外患者自控镇痛(PCEA)已成功地用于 5 岁以上儿童的脊柱矫正手术。

5. 硬膜外置管的不良反应

(1) 局部麻醉药的不良反应:① 全身毒性反应:为了减少潜在的全身毒性反应,初始剂量限制为布比卡因 2.5 mg/kg 和输注速率为 0.3 mg～0.4 mg/(kg·h)。② 交感神经切除术:交感神经切除手术能引起低血压。胸段导管放置过高可能潜在地引起心动过缓。围术期血容量过低可潜在地引起上述这些现象,这在儿童患者中经常发生。

(2) 椎管内阿片类药物的不良反应:椎管内阿片类药物的不良反应包括镇静、恶心和呕吐、瘙痒、延迟性呼吸抑制、尿潴留和术后肠梗阻。这些不良反应在吗啡中较常见,根据一些研究,其发生率高达 30%～60%。一些研究者倾向于使用二氢吗啡酮和芬太尼结合双导管技术。

二氢吗啡酮兼有亲水性和亲脂性,副作用比吗啡少。其他研究表明硬膜外吗啡和布托啡诺联合应用能有效地防止瘙痒、恶心和呕吐,及提高硬膜外的镇痛效果。

(3) 硬膜外导管的不良反应:① 感染的风险是一个潜在的风险,但有关感染并发症的报道甚少;② 潜在的神经损伤已有报道,可出现短暂的神经系统变化和呼吸抑制;③ 感觉异常也是硬膜外导管不良反应之一;④ 神经损伤的报道,如 Horner's 综合征、后路融合术早期发生下肢瘫痪;⑤ 硬膜外血肿。

（二）鞘内注射麻醉药

鞘内注射吗啡用于手术后疼痛管理近年来重新获得临床的重视。鞘内注射吗啡镇痛于 1979 年首次报道，随后被用于包括脊柱融合术在内多种类型的手术术后镇痛。后因其尿潴留和呼吸抑制等副作用而弃用。

1. 鞘内注射麻醉药的优势和劣势

（1）手术前给予鞘内注射吗啡，能减少术中所需阿片类药物的剂量，从而减少因大剂量阿片类药物注射所引起的急性阿片类耐受的发生率。鞘内注射吗啡对于行脊柱手术儿童的术中躯体感觉电位未发现有影响。

（2）鞘内注射吗啡的主要劣势在于其药效持续时间较短，至多 24 小时。

2. 镇痛机制 镇痛作用是通过吗啡作用于脊髓背角处的阿片类受体产生的。吗啡的高亲水性使得其在脑脊液内有延长的滞留时间，从而使得其在腰椎部注射后能够向头部转移，这种转移导致了在给药后 1～5 小时内仍可检测到脑干部位的吗啡。

虽然吗啡在脑脊液内的终末消除半衰期仅 3 小时，但吗啡的镇痛作用和副作用却大约可以持续 24 小时。

3. 鞘内注射吗啡的剂量 目前常用剂量鞘内注射吗啡 2～5 $\mu g/kg$ 与生理盐水混合注射具有绝佳的镇痛效果。若出现迟发性呼吸抑制，可能由于较大剂量的吗啡所引起，用纳洛酮可以逆转。术前鞘内一次性注射吗啡疼痛缓解时间可达 24 小时。

4. 鞘内注射吗啡的副作用 椎管内阿片类药物，尤其是吗啡，会产生瘙痒、恶心、呕吐、尿潴留以及呼吸抑制等副作用。因此，合适的剂量范围能够保证足够的镇痛效果，同时副作用较小。瘙痒与药物的上移以及与髓质的三叉神经核处的阿片受体相互作用有关，多发于患者的眼周和脸部，呈自限性，这些不良事件很少需要医疗干预。

（三）患者静脉自控镇痛（PCIA）

对于 PCIA 在行 PSF 患者术后镇痛中的作用的优与劣尚有争议，其优势在于更窄的血浆阿片类药物浓度范围，即相对于间断注射具有更高的谷浓度和更低的峰浓度，由此减少呼吸抑制和中枢神经系统抑制的发生，为患者带来更大的满足感。可用于自控止痛术的阿片类药物包括吗啡、二氢吗啡酮、芬太尼（表 27-11）。因更少的头晕和呕吐等不适感，许多患者似乎更倾向于用二氢吗啡酮。

表 27-11 患者静脉 PCA 推荐方案

药 物	持续输注剂量 （每小时 $\mu g/kg$）	负荷剂量 （$\mu g/kg$）	锁定时间 （min）	4 h 最大剂量 （$\mu g/kg$）
芬太尼	0～0.5	0.5	6～10	7～10
吗啡	0～20	10～20	6～15	250～400
二氢吗啡酮	0～4	2～4	6～15	50～80

持续静脉注射（CBI）阿片类药物在儿童给药量控制方面仍存争议，尤其是在睡眠时，持续静脉注射阿片类药物会导致呼吸抑制。儿童接受静脉 PCA 后发生呼吸抑制的概率较大。建议对于连续或间断给予阿片类静脉 PCA 儿童进行连续呼吸功能监测、脉搏血氧饱和度监测以及连续呼吸率测定，以策安全。

（四）辅助药物

1. 加巴喷丁　在脊柱手术中,周围组织损伤导致周围或中枢神经系统的致敏。抗惊厥药加巴喷丁,能够抑制自发性神经元自发性放电,从而治疗慢性、中枢介导的神经性疼痛综合征。一些研究对成人手术患者术后给予单剂量或连续一周的加巴喷丁,结果显示加巴喷丁具有阿片节约作用。对于行脊柱融合术儿童的影响仍需进一步研究。

2. 对乙酰氨基酚　对乙酰氨基酚主要在中枢神经系统发挥作用。对乙酰氨基酚抑制中枢神经系统的 COX 酶,从而减少前列腺素的生成,发挥解热镇痛作用。给药途径包括口服,以及直肠给药,静脉注射用扑热息痛在 2010 年被 FDA 批准使用。静脉给药可以在手术后作为辅助镇痛药物发挥重要作用。对于手术后轻度急性疼痛,对乙酰氨基酚多单一给药。至于中、重度疼痛,则常与阿片类或其他非甾体抗炎药联合给药。在与非甾体抗炎药联合给药时,对乙酰氨基酚在多模式镇痛治疗方案中充当有益的辅助药物,降低术后对阿片类的需求。当与口服阿片类如羟考酮联合给药时,它可促进镇痛药的肠内吸收转运。对乙酰氨基酚可以按每次 $10\sim15$ mg/kg,每 4 小时口服 1次给药,最大剂量可达每天 90 mg/kg,总量不应超过每天 4 000 mg。

3. 非甾体抗炎药　非甾体抗炎药单一用药对于控制轻、中度疼痛有效。也可作为辅助药物与其他麻醉剂联合给药用于大手术后镇痛。其与许多其他麻醉剂有协同镇痛作用,尤其是阿片类。非甾体抗炎药能引起急性肾功能损害,尤其是在血容量衰竭患者中。这一副作用由抑制前列腺素生成引起,而前列腺素通过减轻肾入球小动脉阻力而维持肾血流量及肾小球滤过率。因此,为避免肾功能损害的发生,建议连续使用非甾体抗炎药治疗不宜超过 5 天。

4. 羟考酮　羟考酮是一种常见的阿片类药物,常见与对乙酰氨基酚混合的复方制剂,用于中、重度急性疼痛的治疗,也被用于术后胃肠外阿片类药物的逐步替换。其口服给药的生物利用度为60%,在给药 $20\sim30$ 分钟后开始发挥镇痛作用,并于 $1\sim2$ 小时之间达作用峰值,药效持续时间为 $4\sim5$ 小时。

羟考酮及其活性代谢物羟吗啡酮可能在肾功能不全患者中蓄积,若不进行给药剂量或给药间隔调整,则可能导致呼吸抑制。口服给药时,其药效强度约为可待因的 10 倍,临床所需推荐剂量为每次 $0.05\sim0.15$ mg/kg,每 4 小时 1 次。

5. 纳布啡　纳布啡具有激动 κ 受体和拮抗 μ 受体的双重作用,其主要在肝脏代谢,血浆药物半衰期为 5 小时,成人平均消除半衰期为 $2.2\sim2.6$ 小时;在儿童平均消除半衰期更短些。纳布啡有"天花板效应",即达到最大剂量后,进一步增加剂量不能提高镇痛作用。

纳布啡通过拮抗 μ 受体来避免吗啡、芬太尼、二氢吗啡酮使用诱发的恶心、呕吐、瘙痒、尿潴留及呼吸抑制等副作用的发生。纳布啡以每次 $25\sim50$ μg/kg,每 6 小时 1 次给药。

6. 曲马多　曲马多是中枢作用的非典型阿片类药物,为合成的可待因 4-苯基哌啶类似物。曲马多通过与阿片类 μ 受体低亲和力结合,M_1 受体高亲和力结合而产生阿片类效应。曲马多也是去甲肾上腺素和 5-羟色胺重摄取的弱拮抗剂。阿片类效应和单胺能这两种作用机制增强了其镇痛效果。许多阿片类激动剂引发的常见副作用在使用曲马多患者中发生率较低。曲马多对呼吸系统的影响微乎其微,其在儿童术后镇痛方面,或许有独特的优势。口服推荐剂量为每次 $1\sim2$ mg/kg,每 $4\sim6$ 小时 1 次,单次最大剂量为 100 mg,最大日剂量<8 mg/kg 或 400 mg(表 27-12)。

表 27 - 12 术后常用辅助药物

药 物	作用机制	药代动力学	剂 量
加巴喷丁	抗惊厥药,通过与脑内未明确的中枢受体结合,抑制中枢神经自发放电	吸收:非常快速 促进转运 生物利用度:60%	FDA 未批准用于术后急性疼痛行脊柱融合术儿童患者的推荐剂量:术前加巴喷丁(15 mg/kg),继之术后加巴喷丁(5 mg/kg),给药 2 d
酮咯酸	非甾体抗炎药,通过抑制环氧化酶,减少前列腺素和血栓素生成	蛋白结合率:99% 静脉注射达血浆峰浓度时间:1～3 min	每次 0.5 mg/kg 静脉注射,单次最大剂量 30 mg,日最大剂量 120 mg,给药 5d 一些研究为避免发生假关节,而仅给药 48 h
地西泮	抗痉挛药,长效苯二氮䓬类	蛋白结合率:98% 代谢器官:肝脏	0.05～0.1 mg/kg 静脉注射,最大剂量为 5 mg 为控制肌痉挛,可 6 h 给药 1 次
对乙酰氨基酚	解热镇痛药,减少中枢前列腺素的生成	吸收:主要在小肠 血浆达峰浓度时间(静脉注射):15 min 血浆达峰浓度时间(口服):10～60 min	片剂或酏剂每次 10～15 mg/kg 口服,每 4～6 h 给药 1 次,日最大剂量 90 mg/kg
羟考酮	与各种阿片受体结合	代谢器官:肝脏 消除半衰期(2～10 岁儿童):1.8 h 消除半衰期(成人):3.7 h	每次 0.05～0.15 mg/kg 口服,每 4～6 h 给药 1 次
纳布啡	κ 受体激动剂 μ 受体拮抗剂	消除半衰期(儿童):0.9 h 消除半衰期(成人):2.2～2.6 h	每次 25～50 μg/kg,每 6 h 给药 1 次用来治疗瘙痒
纳洛酮	强效 μ、δ、κ 受体拮抗剂	代谢器官:肝脏 血浆消除半衰期:60 min	以每小时 0.25 μg/kg 速度输注来治疗恶心、瘙痒
昂丹司琼	选择性 5 - 羟色胺受体拮抗剂	血浆蛋白结合率:70%～76%	以 0.1 mg/kg 给药,推荐最大剂量 4 mg 来治疗术后恶心、呕吐
曲马多	弱 μ 受体激动剂,去甲肾上腺素和 5 -羟色胺重摄取抑制剂	吸收:快速而完全 代谢器官:肝脏 半衰期:6～8 h	每次 1～2 mg/kg 口服,每 4～6 h 给药 1 次,最大单次剂量100 mg,最大日剂量<8 mg/kg 或400 mg

(陆丽娟 崔苏扬)

参考文献

[1] Farag E. Anesthesia for Spine Surgery[M]. New York:Cambridge University Press,2012:302.

[2] Blumenthal S,Min K,Marquardt M, et al.Postoperative intravenous morphine consumption, pain scores, and side effects with perioperative oral controlled-release oxycodone after lumbar discectomy[J]. Anesth Analg,2007,105(1):233 - 237.

[3] Rajpal S, Gordon D B, Pellino T A, et al. Comparison of perioperative oral multimodal analgesia versus IV PCA for spine surgery[J]. Spinal Disord Tech, 2010,23(2):139 - 145.

[4] Buvanendran A, Kroin J S, Della Valle C J, et al. Perioperative oral pregabalin reduces chronic pain after total knee arthroplasty: a prospective, random-ized, controlled trial[J]. Anesth Analg,2010,110(1):199 - 207.

[5] Buvanendran A, Thillainathan V.Preoperative and Postoperative Anesthetic and Analgesic Techniques for Minimally Invasive Surgery of the Spine[J]. Spine, 2010,35(26S):S274 - S280.

第二十八章
脊柱手术患者的围术期护理
Perioperative Nursing Care of Patients with Spinal Surgery

第一节　术前医学和心理学护理

脊柱手术治疗的疾病主要有脊柱骨折、畸形、退行性病变等。手术的目的是消除因脊髓神经压迫带来的疼痛、肌肉无力等不适,恢复重建脊柱的三维平衡。

一、心理评估

无论手术大小、何等重要,患者或希望通过手术能解除疼痛;或希望通过手术矫正外形。与此同时患者又存在对手术的害怕和担心,害怕疼痛与死亡,担心是否会出意外,是否会致残等。因此,患者对自身疾病的认识明确与否,对手术的期望值大小,对手术后恢复期配合治疗的主动性如何,都是对病人较强的紧张刺激。这种刺激通过交感神经系统的作用,使肾上腺素和去甲肾上腺素的分泌增加,引起血压升高、心率加快,甚至出现大汗淋漓、室上性心动过速发作,不得不改期手术。大量临床观察和研究均证明,病人术前的这种恐惧和焦虑,将直接影响手术效果,如失血量大、愈合慢等。而且这种恶劣的情绪状态还易于引起并发症,因此术前的心理学护理极为重要。

针对不同手术,视患者的文化程度及病情,充分评估患者的心理状态,有的放矢进行心理护理。

二、心理护理

1. 早期术前指导　尽早进行术前指导能帮助患者减轻焦虑,医护人员应从关怀、鼓励出发,就病情、实施手术的必要性及可能取得的效果,手术的危险性与可能发生的并发症,术后恢复过程和预后,以及清醒状态下实施手术体位造成的不适等,以恰当的语言和安慰的口气对病人作适当的解释,使患者能以积极的心态配合手术和术后康复。同时就疾病的诊断、手术的必要性及手术方式、术中或术后可能出现的不良反应、并发症和意外情况,术后治疗及预后等方面,向患者家属做详尽的告知,取得他们的信任,协助共同做好患者的心理准备,使手术顺利进行。

2. 角色认知及应对　护士应帮助患者尽快完成角色认知,同时采取积极的应对方式,消除患者的紧张情绪、克服焦虑、减轻恐惧。

3. 音乐放松疗法　音乐放松可以帮助个体缓解压力、宣泄情绪、缓解术前焦虑,可以帮助患者选择舒缓悠扬的轻音乐,在安静的环境倾听,放松心情减缓压力。

4. 社会支持系统　通过评估了解患者的社会关系,帮助患者获得家属及亲友的关心和照顾,建立健康的心理,迎接手术。

三、术前准备

1. 一般状态评估　饮食起居、文化层次、活动耐受力、营养状况、有无其他疾病、现用药史以及本次疾病的相关症状。如为截瘫患者还应评估其皮肤完整性、截瘫平面、二便排泄有无障碍、有留置导尿患者有无尿路感染情况。根据评估情况做好记录，并制定出适宜的护理计划。

2. 术前教育　教育对象包括患者及其亲属。通过术前教育，使他们了解病情，根据情况确立适当的期望值。通过术前教育、解释和指导，消除患者对手术的恐惧心理，对手术可能引起的各种不适及手术可能出现的并发症，有足够的心理准备。进行术前教育时应注意根据患者及其亲属的文化水平，以通俗易懂的语言，用口头与书面教育相结合的办法，来增强他们的接受能力。印制宣传手册，向患者示范，由做过类似手术的患者亲自现身说法，可起到良好的效果。

3. 一般准备　充分休息，注意补充营养，增强机体抵抗力。如患者术前自体献血建立自体血库，献血期间需给予高铁饮食。纠正贫血、电解质紊乱等，及时处理合并的其他问题。注意口腔卫生，经口腔作寰枢椎手术患者术前作 3 次咽拭子培养，结果均为阴性方可手术；还应连续进行口腔消毒，治疗有关牙病。术前 1 天做普鲁卡因及抗生素皮肤过敏试验。过度紧张患者术前日晚可适当给镇静剂，如口服地西泮 5 mg，保证其休息。需用的颈围、腰围、石膏床等均应在术前准备好。

4. 皮肤准备　更换棉质内衣，不穿化纤衣物，减少对毛囊及皮肤的刺激。术前 3 天每天用抗菌皂沐浴，检查手术区及供骨区皮肤有无毛囊炎、痤疮和皮肤破损，并在手术前治愈。用氯己定（洗必泰）消毒液沐浴，可大大地降低皮肤表层的带菌量。术前备皮最好用脱毛剂，而不用剃刀，防止损伤皮肤，增加伤口感染的机会。如用剃刀最好用一次性剃须刀，备皮时间离手术时间越短越好。如剃毛时皮肤有划伤，可用 0.5% 碘酒消毒，无菌纱布覆盖。切口区皮肤有感染灶不宜施行择期手术，应及时汇报医师。

5. 肠道准备　根据医嘱术前 1 天晚上 12 点以后禁食。部分患者术前 1 天晚需灌肠，骶尾部手术患者常规清洁灌肠。

6. 备血　大多数脊柱手术需要术中输血。可根据患者情况，于术前 1 周行自体献血建立自身血库，或术中行自体血液回输，或备适量库存血。

7. 术前的健康教育及指导　通过术前教育和训练使患者能更好地适应术后的情况，减少术后并发症。

（1）呼吸功能训练：戒烟。学会深呼吸和有效咳嗽，即先深呼吸，然后连续小声咳嗽，将痰液咳至支气管口，最后用力咳嗽，将痰排出。

（2）卧床大、小便训练：许多患者不习惯卧位解大小便，造成腹胀、便秘或尿潴留。术前应让患者练习，学会在床上解大小便。

（3）唤醒试验训练：畸形矫正手术患者术前需做唤醒试验训练。告诉患者术中需做唤醒试验，因为患者是在半清醒状态，让患者术中能听命令握拳、做足趾伸屈活动，用于术中观察有无脊髓损伤。术前练习，有助于术中配合。

8. 特殊准备

（1）脊柱侧凸矫正患者做呼吸训练，增加肺活量。Cobb 角大于 65° 的脊柱侧凸，对肺容量影响较大，特别是严重的胸段侧凸，胸廓畸形，胸腔容量减小，表现为中度或重度的限制性通气功能障碍，术前必须进行呼吸功能训练。训练方法：① 练习深呼吸，吹大气球，改善肺功能。鼓励患者一次性把气球吹得尽可能的大，放松 5～10 秒，重复上述动作。每次 10～15 分钟，每天 3 次。根据情况逐渐增加次数和时间；② 深吸气、呼气训练：患者平躺，护士置双手距离患者胸壁 1 cm，吸气时要求患者作最大努力吸气扩胸触及护士掌心。呼气时，用双手挤压前胸廓和腹部，抬高膈肌，以帮助呼出残气；③ 两瓶法，即瓶内装有水，让患者吹管子，把一瓶中的水吹到另一瓶中去，以提高肺活量；④ 呼吸功能锻炼器练习：根据患者性别、年龄、身高，将呼吸功能训练器调至相应的刻度，嘱患者咬住连接管深吸气，尽可能达到所要求的范围，并保持 5～10 秒，放松后重复以上动作，每次 10～15 分钟，每天 2～3 次。肺活量低于 30% 的神经肌源性、先天性脊柱侧凸除进行以上训练外，还需进行间歇性正压呼吸训练。

（2）部分脊柱侧凸患者需做术前牵引。其目的，一是增加脊柱的柔韧性，通过牵引治疗把躯干拉直，减少弯度，延伸身高，还能把各个椎骨间韧带、小关节松动，使背部肌肉松弛，以取得较好的矫正度；二是观察脊髓对矫正的耐受性，特别是对严重脊柱侧凸和伴有脊髓发育性畸形的患者，通过牵引观察有无神经症状发生。如果没有，说明在手术中撑开到相同程度也不容易发生神经过牵现象，这对手术中防止脊髓损害也是一个重要步骤。较常用的方法：① 四头带悬吊牵引，利用自身重量做反牵引力，每次 15～20 分钟，每天 2～3 次。牵引时应有人在旁监护，防止牵引带从下颌滑脱到颈部而引起窒息；② 颅骨-双股骨髁上牵引；③ 国际上常用的方法是头颅环牵引；④ 严重畸形患者做颅环-骨盆牵引。牵引时注意患者牵引姿势、牵引力量、牵引针处预防感染，保持针孔处皮肤干燥，用无菌纱布覆盖，及时清除针孔处痂皮，可用复合碘棉签消毒针孔，每天 2 次；⑤ 让患者做两手上伸运动，有助于增加脊柱的柔软性。患者立位两手 5 指交叉向上举起，掌心向上，尽量上伸，持续 5～10 秒，每次 20 遍，每天 2 次。

（3）局部麻醉或颈丛阻滞麻醉下颈椎手术患者的训练。后路手术患者需做俯卧位卧姿练习。因为此类患者术中俯卧位时间较长，易引起呼吸受阻，术前需训练使其适应。开始每次 10～30 分钟，逐渐增加至 2～3 小时。前路手术患者需做气管、食管推移训练：指导患者用自己的 4 指将气管持续地向非手术切口侧推移，使气管、食管周围组织松软。开始每次 10～20 分钟，以后增至 30～60 分钟，须将气管牵过中线 3～5 天。体胖颈短者应适当延长时间。因这种训练易刺激气管引起呛咳，应向患者说明训练的重要性：如牵拉不符合要求，不仅术中损伤大，出血多，且可因无法牵开气管而被迫中止手术。训练时注意动作不宜过猛，以免造成气管水肿。

四、术日晨护理

（1）禁食、禁水，测体温；女性患者还应了解月经来潮情况，若月经来潮应通知手术医师。

（2）排空大、小便，更换清洁病员服。取下义齿及各种饰物，女性患者须除去指甲油和口红，以便麻醉中能正确观察肤色。

（3）手术室来人接患者时，给予术前用药。

第二节　脊柱手术中护理配合要点

一、术前访视及准备

（1）术前 1 天由配合手术的护士或巡回护士至病房访视患者。

(2) 通过查看病历、访谈患者和家属、查体，了解患者的基本情况、现病史、既往史、阳性体征、阳性检验结果、皮试、血管、心理等情况。了解各项术前准备完善情况，如手术标识、皮试等。

(3) 做好自我介绍，进行有效沟通，告知患者术前及术中的注意事项和配合要点。

(4) 针对访视结果制定个性化的护理计划和措施，如对强直性脊柱炎患者尤其应注意其后凸畸形度数、颈椎及髋关节强直程度，预计可能出现的困难；对需做唤醒试验的患者，应询问是否理解"唤醒试验"的目的及如何配合等。

(5) 手术室护士了解麻醉方法、手术方法及路径、手术所需特殊器械、手术体位所需相应用具并做好准备。

二、手术护理

（一）安全核查

贯穿于手术的全过程（接患者、麻醉实施前、手术开始前、关闭切口前后、患者离开手术室前）。核对内容包括：患者身份、手术部位与标识、手术方式、知情同意、麻醉安全检查、皮肤完整性、皮肤准备情况、静脉通路建立情况、患者过敏史、抗菌药物皮试结果、术前备血情况、假体及植入物、影像学资料、手术用物、标本、引流管、患者术后去向等。

（二）体位安置

脊柱手术常用的体位有以下几种：

1. 俯卧位　颈椎后路手术最常用的体位。

（1）适用范围：脊椎侧凸后路矫正手术、椎间盘手术、脊柱后路融合术、颈椎后路内固定去除术等。

（2）用物及方法：用体位架或软枕安放体位，部分患者手术需加用手术头架系统。根据手术要求，按患者身高、体重等个体差异选择安放体位垫或调整体位架宽度和高度。

（3）注意事项：俯卧位要防止压疮，注意防止眼及颧部软组织受压，肥胖女患者防止乳房受压，男性患者防止外生殖器受压。体位放好后腹部须悬空，因腹内压升高静脉回流受阻，可导致手术野渗血增多。在脊柱手术中，脊柱侧凸对患者的心、肺功能影响最大。俯卧位时，由于胸廓和膈肌活动受限，潮气量减少，在脊柱侧凸患者最为明显。因此在安放体位时，所有支撑点要根据患者情况调节好，支撑面要适当，防止过窄或过宽；两上肢呈上臂外展 90°前臂屈曲 90°放于头两侧；小腿放松置于软枕上，膝下垫海绵膝圈，使双膝稍屈曲，双足足趾悬空呈自然状态，骨盆用固定带稳妥固定。

2. 侧卧位

（1）适用范围：脊柱侧凸前路松解、支撑植骨手术、前路矫正内固定手术、椎间盘手术、脊椎结核经前路病灶清除手术、骶髂关节手术。

（2）用物及方法：头圈、各种软垫、侧部支撑架等。患者侧卧，头部垫头圈，腋下垫腋垫，耻骨联合及骶髂部位用侧部支撑架及软垫固定，膝部用束腿带固定。

（3）注意事项：肩部和臀部尽量靠近主刀位置侧床沿，便于术者操作。安放体位时要注意防止臂丛神经受压，防止耳郭、下方肢体外踝及足跟软组织受压，防止髂骨部软组织受压。

3. 仰卧位

（1）适用范围：颈椎前路手术、前路腰椎间盘切除术、腰椎结核手术。

（2）用物及方法：头圈、各种软垫等。患者平卧头部垫头圈，双上肢自然平放于身体两侧，中单固定,腘窝垫软垫,足跟垫保护垫,膝部束腿带固定。

（3）注意事项:颈椎手术患者常带有颅骨牵引或颈围,在麻醉气管内插管或安放体位时,维持颅骨牵引,保持头颈姿势稳定。不可过度屈曲或后仰,以防止颈髓损伤或受压。腰椎手术患者,须在其腰部加垫软枕,增加腰前凸,便于暴露椎间隙;也可将患者腰部放在床桥上,术中将床两端向下摇,增加腰前凸,从而有利暴露。

4. 其他体位　半侧卧位、坐位、胸膝位等。保持脊髓功能,保护骨突出部位软组织,维持患者体位正确,使术中得到最佳的术野暴露,是手术室护士的重要职责。多数脊柱手术时间较长,护士术中应定时检查患者的体位及受压部位的情况,及时予以调整。对不稳定的脊柱骨折、滑脱患者或已有脊髓损伤患者,搬动时应特别小心,防止损伤加重。

（三）病情观察

注意观察动脉血压、氧饱和度、尿量及引流量,保持静脉通路。畸形矫正手术,因切口大,手术时间长,广泛的剥离使渗血增多,准确地计算出血量非常重要。二期手术的患者,因前次手术的消耗,患者耐受性下降,应及时准确地计算出血量并补充,使术中血压平稳。侧凸手术患者在去旋转矫正时应特别注意血压及动脉血氧饱和度变化。

（四）体温维护

手术创面越大,麻醉与手术时间越长及输液量越多,患者体温降低的幅度越大。出现体温降低,可导致血流动力学不稳定,并可增加脊髓缺血的可能性,增加术后并发症的发生。因此,加强术中体温保护越来越引起重视。

1. 控制手术间温度　接患者 30 分钟前,将手术间温度调至 24～26℃。患者进入手术间后盖好小棉被,注意双肩、双足保暖;皮肤消毒时,尽量减少暴露;手术结束后适当调高室温。对婴幼儿患者,因体表面积相对较大,自身调节能力差,体温降低所致影响更大,除上述保温措施外,可在身下铺变温毯,身上盖暖风气被保温。

2. 加温输液　术中静脉输注的液体及血液应加温输注为宜。可将液体加温至 37℃ 左右、库存血加温至 34℃ 左右,必要时使用输液加温装置。

3. 温水冲洗体腔　进行体腔冲洗时,冲洗液加温至 37℃ 左右。

（五）自体血输注

自体输血的准备与实施:对预计出血多的手术,术中采用自体血液回收机实行自体血回输。血液回收则是利用专门机器将术中流出之血液回收,经过离心、洗涤、浓缩,再将完整的红细胞回输给患者。自体输血因其可避免和减少输异体血的不良反应,越来越受到临床广泛重视,特别是对稀有血型更有意义。

（六）唤醒试验的实施

脊柱畸形矫正手术在安装好植入物并矫正或复位后,为检查有无脊髓损伤或脊髓的血液供应受到损害,在体感诱发电位监测的同时,通过唤醒试验来评估脊髓的功能。手术医师在试验前30 分钟告知麻醉医师减浅麻醉,唤醒时让患者先动一下手指或握一下拳头,能这样做,说明患者已能唤醒。再让患者主动活动双脚或双脚趾,确定能动后即加深麻醉。如患者能主动活动手指,但不能活动足趾,要考虑脊髓损害,需及时处理。

（七）感染控制

多数脊柱手术时间长、切口大、手术剥离范围广,且有金属异物植入,因此预防感染显得十分重要。术前物品准备齐全,检查术区及供骨区皮肤有无破损及感染灶。手术开始前 15 分钟静脉滴注抗生素。术中严格无菌技术,对暂时不用的器械及植入物用无菌单盖好。限制手术间人数,减少人员走动,保持空气环境洁净,对预防术后感染有十分重要意义。

（八）微创手术的配合

椎间盘镜下椎间盘摘除术,胸腔镜下脊柱侧凸前路松解术及前路矫形内固定术。微创手术具有切口小、出血少,对肌肉、血管、神经根创伤小,术后恢复快,融合效果佳的特点。胸腔镜手术患者须双腔管气管内插管麻醉,术中行单肺通气,因此术前应检查患者有无单肺通气障碍及有无肺结核病史。术前内镜器材准备齐全,术中注意保护镜面,术后认真按内镜常规保养器材。

三、术后回访

手术后巡回护士按时到病房回访患者,及时了解患者术后恢复情况,查看伤口愈合情况,观察有无因体位摆放引起的神经、肢体损伤。同时,询问患者及家属对手术的感受和满意度,鼓励患者进行正确的术后康复训练。

第三节　术后麻醉恢复室中的护理

一、入室评估

1. 患者的一般资料　姓名和性别、诊断、语言能力和生理缺陷(如聋、盲)。
2. 手术　手术名称、手术者、手术并发症。
3. 麻醉　麻醉方法、麻醉药、剂量、药物拮抗、并发症、估计意识恢复时间或者区域麻醉恢复的时间。
4. 有关病史　术前和术中的特殊治疗、当前维持治疗药物,药物过敏史与既往史。
5. 生命体征　基本生命体征。
6. 预期问题　体液的评估(输液量和种类,尿量和失血量)、电解质和酸碱平衡情况等。

二、监测

1. 呼吸系统　呼吸的频率、节律、脉搏血氧饱和度、呼气末 CO_2、潮气量、肺活量、吸气力、动脉血气等。
2. 循环系统　脉搏、心率、心律、血压、中心静脉压等。
3. 神经肌肉传递　患者抬头、睁眼、握力和后伸动作等。
4. 体温
5. 尿量
6. 意识　各种评分系统(Aldrete,Apgar,Garignan,Glasgow 昏迷评分)。

三、出室标准

1. 观察要求
（1）拔管后至少观察 60 分钟。

（2）停止给氧后至少观察 30 分钟。

（3）给予静脉麻醉药、抗生素或纳洛酮后，至少观察 30 分钟。

（4）肌内注射抗生素、止吐药或麻醉药之后，至少观察 60 分钟。

2. 转出标准

（1）意识清楚、定向力恢复。

（2）呼吸通畅，吞咽与呛咳等保护性反射完全恢复，自主呼吸良好，氧饱和度在吸氧状态下维持在 95% 以上。

（3）肌张力恢复，平卧抬头能维持 5 秒以上。

（4）循环功能相对稳定，无明显血容量不足。

（5）疼痛控制良好，无躁动、恶心呕吐。

（6）周围静脉管道通畅。

第四节　脊柱手术后护理

一、脊柱手术后的常规护理

1. 患者返病室前备好床单元　颈前路手术备气管切开包、拆线包、吸引器，需术后牵引者备牵引用具。

2. 搬运患者　脊柱手术患者术后宜卧硬板床，特殊患者加用气垫床以增加舒适度。搬运患者时要有足够人力，注意保持患者脊柱位置稳定。颈椎手术患者，应有 3 人以上搬动，1 人双手固定患者头颈置中立位，切忌扭转、过屈或过伸。有内固定时，保持其水平位，防止植入物滑脱。目前临床上用滑板搬运，既省力，又安全。

3. 注意观察生命体征，维持输血、输液通畅　术后 6 小时每 30 分钟观察记录血压、脉搏、呼吸 1 次，以后每 1～2 小时 1 次至生命体征平稳，24 小时后视病情而定。颈椎手术尤其需注意呼吸情况，鼓励患者自行咳出气道分泌物，保持呼吸道通畅。备齐各种抢救用物。

4. 注意观察神经功能　术后可能因水肿、血肿压迫，或畸形矫正过度而发生神经系统症状，若不及时处理可能发生迟发性瘫痪。通常术后 24 小时内为血肿形成期，术后 48 小时为水肿高峰期，患者一清醒，即应检查其肢体活动、感觉、肌力及肛门、尿道括约肌功能。颈椎手术术后检查上、下肢，胸椎侧凸术后常规检查下肢。如患者不能活动或者肢体有麻木感且平面逐渐上升即提示有血肿压迫的可能，应立即报告医师，必要时返回手术室，进行血肿清除。4 小时内清除，80% 患者神经功能恢复的可能性较大。神经功能的检查术后 24 小时每 1 小时查 1 次，以后每 4 小时查 1 次，48 小时后每 8 小时查 1 次至出院。如患者出现嗜睡、肢体沉重或肢体痛、麻木，不能活动，应及时报告医师处理。

5. 止痛　术后疼痛常使患者得不到良好的休息，患者常会有失眠、焦虑、易怒等现象。疼痛也使患者难以主动咳嗽或深呼吸，如不能及时排出肺内分泌物，易出现肺炎、肺不张等并发症。同时疼痛也使患者不愿意床上活动，使肠蠕动恢复时间延长。给予切实有效的止痛可减轻患者许多不适。

6. 注意观察伤口渗血及引流管引流情况　发现血压下降或伤口敷料浸湿应及时更换并报告医

师。引流量大于 100 ml/h,应考虑为伤口出血;伤口敷料潮湿呈淡红色或淡黄色,应考虑有脑脊液漏,及时向医师报告。有胸腔引流患者,注意观察水封瓶内液面高低、色泽及水柱波动情况。如瓶内不断有大气泡逸出,表示有脏层胸膜破裂,除给患者吸氧,应及时汇报医师。引流量小于 60 ml/24 h 时通知医师拔除引流管。

7. 肺部并发症的预防 鼓励患者深呼吸,学会有效咳嗽。在保护伤口情况下,协助患者翻身,轻拍背,促进排痰,保持呼吸道通畅。多数侧凸患者肺功能降低、疼痛、呼吸肌损伤,全麻后气管刺激分泌物增加,因此学会有效咳嗽更为重要。对痰液黏稠不易咳出者可做雾化吸入。某些颈椎手术后出现严重呼吸困难者,需做气管切开。

8. 尿潴留及尿路感染的预防 多饮水、多排尿,对尿路有自净作用,可预防尿潴留及尿路感染。留置导尿管的患者拔除尿管的最佳时机为膀胱充盈有尿意时。拔除导尿管后有内固定的女性患者,用便盆时,应注意轴线翻身。两人操作,分别站在患者两侧,搬住患者的肩和臀,先将患者侧成45°,另一人从背后垫大枕头,臀下放便盆,再将患者平卧,对侧垫上大枕头。保持脊柱的水平位,防止脊柱扭曲造成内固定脱钩、断棒、钢丝疲劳断裂、骨折等并发症。对需持续导尿的患者,应严格执行无菌操作,注意保持尿道口清洁,观察尿液色泽,适时更换导尿管。

9. 饮食与营养 颈椎前路手术后鼓励患者多进偏凉食物,以减少咽喉部水肿与充血。较大手术排气后进食易消化富含蛋白质饮食,少吃多餐,多吃水果。对腹胀患者少食含糖量高及易产气饮食。对长期卧床或二期手术的患者,应根据患者情况测算所需热能及蛋白质,给予足够的营养。有文献报道,成人脊柱畸形手术后易导致营养不良和手术并发症。一期手术后的过度营养消耗,使耐受性和免疫力进一步降低,而前、后路手术同时进行,特别是未重视患者营养状态时出现并发症的危险性明显增大。因此营养问题应予以重视,必要时给予胃肠外途径补充营养。

10. 床上活动 脊柱稳定的患者,鼓励早期下床,多节段减压或骨质疏松者延迟下地。脊柱手术后一般需卧床 10～14 天。在卧床期间,应鼓励患者在床上活动肢体,包括扩胸运动、持重上举、捏握橡胶圈、下肢伸屈活动、肌肉收缩练习等。上肢活动有助于增加肺活量;下肢活动有助于腹部路径手术后肠蠕动的恢复,还可防止肌肉萎缩,预防下肢深静脉血栓形成。对长期卧床的患者,除主动活动、被动挤压,可采用间歇式充气加压泵预防深静脉血栓的形成。单纯椎间盘手术于术后第2 天即可做直腿抬高活动或屈髋活动,以防止神经根的粘连。

11. 心理护理 加强与患者的沟通,了解患者想法,给予必要的病情解释。对手术后出现的不适现象,做好解释并帮助克服或解决,减轻其恐惧感;对其每一微小进步均给予鼓励,增强战胜疾病的信心。

二、特殊护理

1. 颈椎手术后的护理 应佩戴颈托,使头颈部处于制动可减少出血,且可防止植骨块或人工关节的滑出。术后尤其是 24 小时内应尽可能减少头颈部的活动次数及幅度。术后 4 小时内每 15～30 分钟观察呼吸 1 次,注意呼吸频率、节律、幅度,严密监测血氧饱和度,观察口唇、甲床、耳郭有无发绀等缺氧表现,保持呼吸道通畅,及时清除呼吸道分泌物。持续中流量给氧,4～6 L/min。平稳后 1 小时观察 1 次。

前路手术常规给予雾化吸入,每天 3 次。手术当日进食偏凉流质饮食,可减轻咽喉部水肿。注意观察引流管及颈部肿胀现象。如出现呼吸困难,伴颈部增粗多系血肿压迫气管所致,应立即采取措施。如患者极度呼吸困难,出现发绀、鼻翼翕动,应在床边拆除线包,放出积血,待呼吸改善后再送手术室止血。24～48 小时后,观察吞咽及进食情况,如困难加重,有植骨块滑脱可能,应及时报告医师采取措施。颈前路手术后还应观察有无饮水呛咳、声音嘶哑等喉上神经、喉返神经损伤的症状,并根据程度轻重予以处理。

后路手术后发生呼吸困难,多为局部血肿压迫或水肿反应所致,应即采取措施,准备气管内插管。颈后路椎管扩大术后,仰卧位时,应使颈后部悬空,以免使已开大的椎管受挤压。

2. 脊柱内固定的翻身护理　脊柱手术后平卧 4 小时即可给患者翻身,翻身应由两名护士进行,保持轴线一致,防止脊柱上下反向扭转。两人分别站在患者两侧,嘱患者屈膝卧位,每人一手扶住患者肩部一手扶住其臀部,同时向近侧翻动,嘱患者顺着手势滚动,切忌抵抗,另一人在患者背后垫大枕头。更换体位时,先放平患者,注意翻身角度不可过大,避免脊柱负荷增大,引起上关节突骨折或钉、钩滑脱。体位从左 45°→平卧→右 45°。2～3 天后教会患者从卧姿换为坐姿,再由坐姿换为卧姿。先让患者侧卧于床沿,两腿垂于床下,上方手掌在身体前面撑住床面,下方上肢屈肘用力推床将上身抬起,坐直。卧下时,下方手掌放在床面向头侧慢慢滑动,上方手掌在身体前面撑住床面,使身体慢慢侧倒卧下。在无人协助情况下,下床以俯卧位开始,即先趴在床上,一只脚先下地,然后另一只脚再下地,最后用两手撑在床上,让整个身体保持直着的姿势站起来。上床则反之。

3. 截瘫患者的护理　做好压疮护理。注意观察受压部位颜色、温度,保持皮肤清洁干燥。加强翻身,按摩受压皮肤。每 2 小时 1 次。避免易产生"剪应力"的体位,减少摩擦。如需斜坡卧位时靠背架宜呈 90°,使用压力均匀的软垫和足板并将脚跟垫离床面。加强营养,多吃富含膳食纤维的食物及水果。预防尿路感染,注意尿道口清洁及会阴部卫生,有留置导尿的患者加强导尿管的管理,正确进行膀胱冲洗。在病情许可时可早期开始间歇导尿训练膀胱功能。在间歇导尿的同时注意观察患者的膀胱充盈程度,手法按摩膀胱,或指导患者寻找反射性排尿的"扳机点",如两腹股沟内侧、阴唇周围、阴囊根部、阴毛等,训练患者尽可能自我排尿。训练反射性排便。

废用综合征的预防和护理:肢体呈功能位,预防足下垂。定时进行被动活动、按摩,防止肌肉萎缩和关节僵直。鼓励患者加强上肢活动,床上可搭架子装拉手,以锻炼上肢及上身的肌肉,争取早日进行腋拐、轮椅的训练,以便早日离床活动。

4. 颈椎患者牵引的护理　护理操作时注意维持其牵引轴线及重量。屈曲损伤采用过伸位;过伸损伤用微屈曲位;机制不明或早期可用中立位。每天检查神经系统症状与体征变化并记录。定时按摩受压部位及骨突出部位。做好针孔消毒。对反应迟钝、全身情况差、呼吸功能不全患者,使用枕颌带牵引时要加强巡视,防止睡眠时引起呼吸道梗阻。

5. 特殊症状护理

(1)尿潴留护理:腰骶部脊柱手术后较多见。长时间尿潴留可导致膀胱过度充盈,成为无张力膀胱,增加尿路感染机会。术后 6～8 小时不排尿者,应检查膀胱充盈情况。可先行诱导排尿,听流水声或用温水冲洗会阴部,热敷下腹部,必要时可皮下注射新斯的明 0.5 mg,上述方法都无效时再行导尿术。

(2)腹胀的护理:暂停进食,减少肠内产气,并按摩、热敷腹部。如为胸腰段脊柱矫形所致肠系膜上动脉压迫综合征,禁食 1～2 天行胃肠减压,肛门排气后进流食,少量多餐。术后 1 周内禁食牛奶及含糖量高的饮食,以免加重腹胀。

第五节　术后康复指导

一般脊柱手术平均住院 2～3 周即可出院回家疗养。住院期间应加强对患者出院后的康复知识的指导,并为其制定详细的功能练习计划,以使患者出院后能按计划逐步完成康复训练。

一、生活指导

(一)维持正确姿势

1. 站立与行走　站立时抬头挺胸,背部平直,收腹,避免长时间站立。行走时以脚跟为身体主要支持。

2. 坐立　坐硬靠背椅。坐下及站起时两手撑住两侧扶手,双臂用力,减少脊柱向前弯曲程度;坐椅子时臀部坐满整个椅面,使背部靠向椅背。

3. 卧位　较舒适的卧位是仰卧位。睡硬板床,避免睡软床垫。枕头不宜过高,膝下垫个枕头。侧弯矫正术后,还需注重自我形象的重塑,保持身体直立以及双肩平衡,纠正不良姿态。可进行体形调整练习。

(二)搬取物品

捡东西时尽量避免弯腰,两腿前后分开,屈曲膝部蹲下,保持腰背部平直,站起时要少用腰部力量。杜绝弯腰搬物品,物品尽量靠近身体。3 个月内避免提举重物,不要将任何物体提过腰。不要用力伸手取东西,取高处物品时,用矮凳垫高来取物,勿踮脚取拿。

(三)活动

由于手术类型、脊柱融合的节段和内固定情况不同,术后活动受限制的情况各异,应遵医嘱执行。术后 3 个月可进行轻微日常活动,6～9 个月可逐渐进行游泳、水中运动等,循序渐进地增加活动量,避免剧烈运动。1 年内禁止身体接触性运动(如球类运动),避免可导致脊柱过屈、过伸或旋转。

对早期截瘫患者应加强被动运动。除鼓励患者主动活动,如扩胸运动、上肢肌力锻炼外,还要加强对患者下肢关节及肌肉的活动、按摩,以保持关节的活动与肌肉的滑移,防止肌肉萎缩。有室内游泳条件的,在护士或家人的帮助下,水中运动可改善患者全身血液循环,防止肌肉萎缩,增加关节活动,从而促进恢复患者控制自己瘫痪肢体的能力。

二、腰背肌锻炼

1. 广播体操　可以适当地进行,但不宜做腹背运动;有内固定者还不宜做转体运动。椎间盘突出患者要加强腰屈伸肌肌肉功能的训练,尤其强调腰伸肌的训练。

2. 俯卧位锻炼法　也称飞燕点水式。

第 1 步:患者俯卧于床上,双上肢向背后伸,抬头挺胸,使头、胸及双上肢离开床面。

第 2 步:双腿伸直向上抬起,离开床面,可交替进行抬起,然后同时后伸抬高。

第 3 步:较困难。患者头、颈、胸及双下肢同时抬起,双上肢后伸,身体呈弓形,如飞燕点水姿势。每次抬高尽可能维持 5 秒后休息 10 秒再重复进行。

3. 仰卧位锻炼

（1）5 点支撑法，患者仰卧用头、双肘及双足作为支撑点，使背、腰、臀都向上抬起，悬空后伸。

（2）3 点支撑法，患者双臂置于胸前，用头顶及双足作为支撑，使全身呈弓形撑起，腰背部尽力后伸。

（3）4 点支撑法，此法难度大，适用于青壮年，患者用双手及双足支撑，使全身腾空后伸呈桥形。

（王　琰　崔苏扬）

参考文献

［1］杜文东，吴爱勤.医学心理学［M］.南京：江苏人民出版社，2004.

［2］王明安，王明德.麻醉后恢复期病人的评估与治疗［M］.北京：人民卫生出版社，2005.

［3］张秀华，吴越.脊柱外科围手术期护理技术［M］.北京：人民卫生出版社，2011.

［4］洪瑛，黄文霞.常用脊柱外科术中护理技术［M］.北京：人民卫生出版社，2011.

［5］宋烽.实用手术体位护理［M］.北京：人民军医出版社，2012.

［6］王丽云，韩福森，张萍，等.脊柱外科的治疗与护理［M］.青岛：中国海洋大学出版社，2012.

［7］刘联群.骨伤科专病护理路径［M］.北京：人民卫生出版社，2012.

［8］崔苏扬.脊柱外科麻醉学［M］.上海：上海第二军医大学出版社，2005.

Interventional Treatment of Pain in Patients with Spinal Disease

/ 第五篇 /

麻醉与疼痛科脊柱疾病疼痛介入治疗

第二十九章
腰背部疾患的疼痛治疗
The treatment of Low-Back Pain

第一节　腰背部疾患的疼痛概况

疼痛是一种源于组织损伤后的生理反应,长期疼痛或组织损伤愈后的慢性疼痛则是一种疾病。国际疼痛研究协会(the International Association for the Study of Pain,IASP)将疼痛定义为"一种与实际或潜在组织损伤相关的不愉快的感觉和情感体验"。现在通常认为疼痛不单纯是一种感觉体验,慢性疼痛本身就是一种疾病。

术后疼痛既是一种患者的主观症状,也是一种反映术后病情的客观体征,欧美发达国家已将疼痛列为第五大生命体征,国内也逐步提高了对疼痛疾病的认识。脊柱手术本身作为一种创伤,可促发机体产生一系列生理和心理上的应激反应,而术后疼痛可增加机体氧耗,导致缺血性心肌病患者围术期风险增加;患者可能因惧怕疼痛无法有效咳嗽排痰,术后可能发生坠积性肺炎;或因惧怕疼痛不敢活动肢体,促发深静脉血栓形成;疼痛也会极大地干扰睡眠,最终影响患者康复速度。综合以上因素,脊柱术后的急性疼痛控制对患者的手术效果和恢复过程具有极为重要的作用。

脊柱外科术后疼痛与手术创伤大小密切相关,通常椎间盘镜或脊柱微创手术后患者疼痛程度轻,持续时间短至 1~2 天;开放性脊柱植骨融合内固定术或椎板切除术属于中度疼痛,持续时间 3~4 天;而广泛性脊柱椎体肿瘤切除或侧弯矫形术后会出现长时间的重度疼痛。

脊柱术后的疼痛评估有重要的意义,应尽量选择数字量化的指标评估患者的疼痛程度,最常用的例如数字模拟评分法,根据评估结果及时调整术后镇痛方案。如同其他生命体征的测量,疼痛评估应有固定的时间间隔,对于控制不良的重度疼痛,应缩短观察间隔以便在更短的时间窗内完善镇痛效果。如使用吗啡镇痛,一般静脉给药需 5~15 分钟达到有效镇痛,而 3~4 小时药物作用周期结束时再次评估患者疼痛程度;对于当日爆发性疼痛超过 3 次的患者,则应提高次日吗啡用量的 10%~20%以达到更好的镇痛效果。定时定量的疼痛规范化评估有助于全面掌握患者术后疼痛情况,为患者提供适宜的镇痛方案,达到理想的镇痛效果。

脊柱术后慢性疼痛的发病率也很高,甚至高达半数的脊柱手术患者伴有慢性疼痛。多种因素参与了慢性疼痛的形成,术前患者的疼痛与焦虑和术后镇痛不良可能是主要的诱因;围术期常使用阿片类药物控制脊柱术后的急性疼痛,但阿片类药物相关的恶心呕吐、便秘和瘙痒等副作用,以及患者对阿片成瘾和耐受的恐惧,均可造成部分患者阿片类药物使用不足,术后疼痛控制不良,继发术后的慢性疼痛。脊柱术后慢性疼痛可能与痛觉敏化有关,脊柱手术可损伤背部丰富的神经末梢,创伤又可产生广泛的组织炎症,同时炎症因子的大量表达可导致周围神经突触的痛觉敏化,突触前膜和后膜上钠、钙离子通道数量和类型的改变可产生慢性疼痛;中枢敏化可能来源于躯体感觉神经纤维持续性的痛觉传入,脊髓背角处的神经元在兴奋性氨基酸和多种细胞因子的作用下产生痛觉过敏和"上发条"现象,最终在外周和中枢机制的共同作用下产生痛觉异常和痛觉过敏。

现在普遍认为慢性疼痛本身就是一种疾病。分子生物学研究显示,疼痛和基因的改变与慢性疼痛密切相关,多种炎症因子与细胞因子均能促发受损区域的痛觉过敏,而痛觉过敏的形成则是一种复杂的网络状过程,手术区域内的组织细胞或炎症细胞释放的 5 - HT、降钙素源相关肽、缓激肽、生长因子、内源性大麻素、白三烯、血栓素、IL - 1$_\beta$ 和 TNF - α 均参与了痛觉过敏的形成。脊柱手术区域内受损的伤害性感受器通过 A$_\delta$ 和 C 纤维将疼痛信号传入脊髓,释放的谷氨酸、P 物质可激活脊髓背角内的 NMDA(N- methyl-d - aspartate) 受体产生痛觉过敏和感觉异常。前列腺素(Prostaglandins,PGs)在脊柱慢性疼痛中也发挥重要作用,其中 PGE - 2 是术后主要的致痛因子;TNF-α、IL - 1$_\beta$ 和 IL - 6 均可通过促进 PG 的释放从而增加疼痛。临床常用的非甾体类镇痛药也主要通过抑制 PGE - 2 的合成与释放,尤其是选择性的环氧化酶-2 抑制剂,镇痛效果更为显著。缓激肽(Bradykinins,BKs)也具有一定的抗炎作用。手术创伤可导致 P 物质(Substance P,SP)释放增加,通过调节脊髓背角中 NK - 1 (neurokinin - 1)受体的功能,从而减轻伤害性刺激导致的痛觉敏化;SP 还能通过增加手术创伤处的炎症因子的合成,促进组织修复。兴奋性氨基酸也是传导伤害性刺激的主要神经递质,主要作用于兴奋性氨基酸[(N-methyl-d -aspartate,NMDA)和(α -amino 3 - hydroxy - 5 - methyl - 4 - isoxazolepropionic acid,AMPA)]受体;静脉麻醉药物氯胺酮可非选择性地阻断 NMDA 受体,从而减轻脊柱术后的痛觉过敏和感觉异常。

第二节　多模式镇痛在脊柱外科术后的应用

脊柱外科术后采用多模式镇痛能有效预防和改善痛觉过敏。多模式镇痛是通过不同的治疗方法或作用机制上互补、种类不同的镇痛药物,使得镇痛效果相加或协同;而镇痛副作用不相加或减轻。

一、常用的多模式镇痛组合

包括① 阿片类药物联合非甾体类抗炎药(nonsteroidal anti-inflammatory drugs,NSAIDs)或辅助性的镇痛药右美托咪啶;② 阿片类药物联合硬膜外腔、神经根或切口周围注射局部麻醉药物,能有效地控制疼痛并减少痛觉过敏的发生。但应注意不要混合使用强弱类阿片药物或同时使用两种以上 NSAIDs,以免副作用叠加或镇痛效应下降。

1. 阿片类药物　是目前脊柱外科围术期最重要的镇痛药物,吗啡仍是众多阿片类药物参照使用的金标准,机制上吗啡通过激动中脑导水管周围灰质、脊髓罗氏胶质区和周围神经上的三种阿片受体 μ、κ 和 σ 发挥广泛而强大的镇痛效应。但由于吗啡的代谢产物吗啡- 3 -葡萄糖醛酸和吗啡- 6 -葡萄糖醛酸,须经肾脏排出体外,否则过量蓄积将产生严重的副作用,因此肾功能不全的患者应避免使用;对于呼吸功能不全的患者而言最需预防的不良反应为呼吸抑制;吗啡导致的组胺释放增加对一些患者还可能产生低血压;其他常见副作用包括恶心呕吐、便秘和尿潴留。芬太尼是人工合成的纯 μ 受体激动剂,呼吸抑制较吗啡轻,脂溶性高起效迅速,但由于再分布的原因,长期输注可能引起二次释放产生呼吸抑制。舒芬太尼脂溶性更强,镇痛强度较芬太尼强 5~10 倍,半衰期更短,尤其适合术后持续输注镇痛,与吗啡相比,缺氧的发生率也显著降低。

2. 非选择性 NSAID 类药物　能提高脊柱外科术后镇痛效果并减少吗啡等阿片类药物的用量,临床上常用的为静脉制剂如酮咯酸、氟比洛芬酯等,但有胃肠道和肾脏损伤的风险;氯诺昔康可 1：1 抑制 COX-1 和 COX-2 两种同工酶,产生均衡的镇痛效果,并激活阿片神经肽系统,发挥中枢型镇痛作用,但不抑制白三烯的合成和花生四烯酸的降解,从而减轻了疼痛在脊髓中枢的整合。选择性 COX-2 抑制剂最主要的优点是胃肠道和肾脏损伤较小,同时提高了伤害性疼痛治疗的靶向性,镇痛效果较强,适合胃肠道有潜在性损伤的患者,代表药物有帕瑞昔布钠注射液,因该药结构上含磺胺基团,一般不用于过敏体质的患者,长期大剂量使用可能产生心血管副作用。

3. 右美托咪啶(dexmedetomidine,DEX)　是近年应用于临床的新型辅助性麻醉药物,其 α_2 受体激动特异性更强,亲和力是可乐定的 8 倍。其镇静作用是通过激动脑干蓝斑核内的 α_2 肾上腺素受体,抑制去甲肾上腺素释放,降低突触后膜的兴奋性,产生镇静、催眠、抗焦虑的作用。在临床麻醉中可产生显著的镇静作用并节俭麻醉药物的用量。同样的,右美托咪啶可作用于脊髓突触前膜和后膜上的 α_2 受体,抑制疼痛信号向大脑传递,参与镇痛调节,减少脊柱外科术中的镇痛药物剂量,提高阿片类药物为主的多模式镇痛的效果,并减轻围术期患者焦虑;对具体的患者人群使用剂量和时间仍需进一步探讨,老年患者须防止剂量过大、时间过长引发的心动过缓和低血压等现象。

二、联合局部麻醉药物在切口周围浸润注射

局部麻醉药物切口浸润注射以期达到多模式镇痛的最佳效果,但对于局麻药物的种类和浓度仍有争议,一般认为,采用 0.25％罗哌卡因 75～150 mg 切口周围浸润型注射,能有效减轻术后 18～24 小时内的疼痛,配合不同种类的药物行多模式治疗能强化镇痛效果。

第三节　诊断和治疗相关性脊柱注射

为进一步明确脊柱疾病的类型或发病机制,在 X 线、CT 或 MRI 检查之外,常用的一种兼具诊断和治疗性的措施为选择性脊柱注射,主要目的是通过阻断或改变目标神经的传导来明确疾病类型或产生治疗作用。包括选择性神经根注射、椎间盘造影、硬膜外腔造影、骶管注射或选择性椎间小关节阻滞。影像引导是保证诊断、治疗性注射的关键;通常需要注射含造影剂的局麻药、糖皮质激素等混合液,通过造影剂的扩散范围不但可判断致痛病灶,还可通过注射的药物产生机械扩张作用,对粘连组织起到松解治疗的效果。

选择性脊柱注射术的关键在于全面采集分析患者病史和相应的体格检查,确定拟阻滞的区域范围和靶神经;明确拟采用的局麻药、糖皮质激素的种类和浓度;通过对比注射前后患者疼痛区域和疼痛强度的变化,进一步明确患者疾病的诊断或判断预后。值得注意的是,不能将选择性脊柱注射术的作用和适应证过分放大。

一、椎间盘造影术

通常是为进一步明确病变椎间盘位置,将稀释后的造影剂注射到目标椎间盘内,如果注射后复制出与发病部位类似的疼痛,常称之为责任间盘。临床常利用诊断性椎间盘造影术来明确疼痛的来源,判断椎间盘有无破裂以及评估手术预后。临床操作中,椎间盘造影术通常在 C 形臂或 CT 等

X线设备引导下进行,通过脊柱中线、椎间小关节和棘突的体表标志,估算精确的穿刺点和穿刺部位,对于 L_5/S_1 椎间盘,常采用小关节内侧缘入路进针;而 $L_{4\sim5}$ 以上部位椎间盘穿刺,通常采用经安全三角法进针。在椎间盘造影过程中还可采用压力传感器记录椎间盘内压力,判断病变严重程度。

二、选择性神经根造影术

选择性神经根造影术是目前行脊柱手术治疗前诊断评估的重要手段,美国神经外科医师学会推荐其为术前常规检查。相比而言,临床上较多实施的是选择性腰神经根注射,注射容量一般不超过 1 ml,因为过大的注射剂量可能导致药物逆行进入硬膜外腔;不推荐使用浓度过高的局麻药注射,因为 0.75% 布比卡因或 5% 的利多卡因均有可能造成神经毒性和损伤。

三、硬膜外腔造影术

硬膜外腔造影术是诊断硬膜外腔炎症或粘连的重要手段,在注射前首先需明确脊柱病变的节段和部位,如怀疑一侧腰椎间隙病变,首选病变侧旁路进针,造影剂的扩散能更好显示病损。

四、椎管内注射透明质酸酶

椎管内注射透明质酸酶是一种治疗硬膜外腔瘢痕的方法,通常可混合造影剂、糖皮质激素和局麻药物,在影像设备引导下,将其注射到瘢痕压迫的靶点部位,以期松解由于瘢痕压迫造成的神经血管结构,但要注意相关药物的过敏和注射的准确性。

脊柱注射不良反应也偶有发生,与注射药物种类和注射部位密切相关。类固醇激素注射后对于免疫力低下者可能诱发硬膜外腔或蛛网膜下腔感染,而颗粒状类固醇还有导致脊髓或大脑皮层梗死的可能,近期 FDA 提出要审慎进行颗粒状类固醇的脊柱注射,以避免严重的神经并发症。

第四节　腰椎术后慢性疼痛综合征的治疗

一、腰椎术后慢性疼痛综合征的常见病因

腰椎管狭窄是常见的脊柱退行性疾病,以马尾神经和脊髓结构性狭窄为特征,可引起腰腿疼痛甚至下肢残疾,严重降低患者的生活质量。常用的保守治疗包括 NSAID 类镇痛药物和活血化瘀类中药;手术治疗是部分病情严重患者的最终选择。但手术治疗在解除马尾神经和脊髓受压的同时,也广泛切除了脊柱后方的稳定性结构,包括椎板、脊柱小关节和韧带等组织,破坏了脊柱自身的平衡性和稳定性;并且,术后瘢痕的形成也对神经组织造成新的压迫,产生术后长期的腰背部疼痛。

腰椎手术失败综合征(failed back surgery syndrome,FBSS)是指患者行腰椎手术后仍持续存在的慢性疼痛综合征。腰椎手术失败综合征是脊柱术后常见的疼痛疾病,发病率接近 30%。FBSS 涵盖了一系列的症状和体征,尚无明确的诊断标准,但通常发生于腰椎板切除、椎间盘摘除或腰椎内固定术后;相应棘突、椎旁有压痛,伴或不伴有患侧肌力、感觉及反射方面的异常。部分患者可表现为神经病理性疼痛,随着手术次数的增加,再次手术改善的效果也逐渐下降。多种因素可导致腰椎手术失败综合征,如严重的腰椎管侧方或中央性狭窄,复发性椎间盘突出;少见原因包括手术损伤神经继发的神经病理性疼痛、慢性机械性腰背痛、融合椎间盘上节段退变,假关节形成、植入物刺

激及手术节段选择不当。

FBSS 的另一种重要病因可能与术后免疫炎症有关,如椎间盘突出后髓核组织产生的无菌性炎症一样,手术造成椎间盘组织的胶原、多糖蛋白和软骨终板基质等部位的损伤,这些具有自身抗原性的物质诱发了术后机体细胞免疫和体液免疫反应的异常,继而引发自身免疫性炎性反应,导致腰腿疼痛的复发。粘连性蛛网膜炎和硬膜外腔纤维化也是腰椎失败综合征的促发因素。硬膜外瘢痕形成在腰椎板切除术后较为常见,术后机体启动纤维增生修复组织损伤,但与正常的解剖结构相异,纤维瘢痕组织缺乏弹性,无正常的生物力学特点,产生的较大的横向挤压力,导致手术部位硬膜囊及神经根被挤压在肉芽组织和瘢痕的周围,甚至与肌筋膜相互粘连,机体的运动得不到缓冲,神经纤维受到组织牵拉产生临床症状。

脊柱手术适应证的选择对预防 FBSS 发生极为重要,如果缺乏正确的术前诊断评估或手术适应证选择不当,可能造成严重的术后疼痛和生活质量的下降;包括抑郁症在内的心理因素也可影响腰椎手术后的疼痛及相关预后,产生类似于 FBSS 的症状。术前严格掌握适应证,对患者心理、疾病症状和药物治疗效果全面而合理的评估,对预防 FBSS 的产生有重要作用。

二、腰椎术后慢性疼痛综合征处理

1. 常用的一线药物治疗方案　包括:三环类抗抑郁药、5-羟色胺和去甲肾上腺素双重再摄取抑制剂,α_2 钙通道受体阻滞剂和外用利多卡因贴剂。适宜 FBSS 的疼痛治疗方法还包括硬膜外腔注射,脊髓电刺激(spinal cord stimulation,SCS)和鞘内泵植入系统给药。对于 FBSS 患者,腰痛治疗的首选治疗应包括药物和康复在内的保守治疗,如果这些方法不能充分缓解疼痛,可以考虑介入治疗。常用的有靶向背根神经节的射频毁损,更为严重的患者可采取鞘内药物输注系统长期缓解疼痛;对于伴有严重神经病理性疼痛的下肢痛患者,可考虑埋植神经电刺激的方法。

2. 脊髓电刺激　通常使用经皮方法向硬膜外腔植入两条导丝电极,导丝尖端能产生脉冲电流,当其位置能覆盖病变脊柱阶段后,在神经通路上制造的电场能产生感觉异常区域。其镇痛机制可能与刺激脊髓后索产生的逆行性冲动抵消了顺行性痛觉的传导,激活了脊髓后角的闸门控制系统和下行性痛觉抑制通路以及产生内源性镇痛物质有关。

3. 硬膜外腔注射糖皮质激素　也是治疗 FBSS 的有效方法之一,注射可经骶管、椎板间或椎间孔等途径进行,因为疼痛通常来源于椎间盘或狭窄的椎间孔的压迫,注射靶点一般选择受压的背根神经节和感觉神经根为好,精确的解剖学定位能更有助于提高治疗效果。

总的说来,腰椎术后慢性疼痛综合征应重在预防,一旦发生,对患者和社会而言都是沉重的负担,适应证的谨慎选择、手术微创化、围术期合理镇痛、超前镇痛和痛觉过敏的预防都有助于减少FBSS 的产生。

(赵　锋　崔苏扬)

参考文献

[1] Ehab Farag. Anesthesia spine surgery[M]. 2nd ed. New York : Cambridge University Press, 2012.

[2] adivelu N, Mitra S, Narayan D. Recent advances in postoperative pain management[J]. Yale J Biol Med 2010, 83(1):11-25.

［3］White P F,Kehlet H. Improving postoperative pain management: what are the unresolved issues? ［J］. Anesthesiology,2010,112(1): 220 - 225.

［4］Dworkin R H, O'Connor A B, Audette J, et al. Recommendations for the pharmacological management of neuropathic pain: an overview and literature update［C］. // Mayo Clinic proceedings. Elsevier，2010,85(3): 3 - 14.

第三十章
脊柱相关性疾病的疼痛诊治
Diagnosis and Treatment of Pain Correlated with Spinal Disease

脊柱退变除可以引起颈肩腰腿痛以外,还可引起身体其他系统的相应病症。后者称为脊柱相关性疾病。它们是在脊柱退变基础上由于肌张力不平衡、关节轻度移位,血管痉挛扭曲神经异常兴奋或抑制而对脊柱附近器官直接刺激或经神经体液因素对远离部位器官产生影响而导致这些器官发生的病症,这些病症多表现为功能性的。通过对脊柱部位的治疗可以治愈或缓解这些疾病。

第一节　脊柱相关性疾病的病理基础

进入成年以后,人体发育逐渐停止,脊柱的退行性改变随之发生。早在 20 岁左右椎间盘就已产生退行性变。这既是一个生理性退变过程,也受下列多种因素影响产生病理性退变。

（一）慢性劳损

一些工作状态,使人脊柱长期处于弯腰负重状态(如搬运工和插秧与收割劳动)或者处于直腰震荡状态(如驾车和钻岩打孔工作)均可促进腰椎退变,诱发椎间盘退变、膨出和突出。弯腰负重可使椎间盘承受的压力特别是某些部位的单位面积压力成倍地增加。

（二）不良姿势

随着社会进步,劳损的工种在逐渐减少,但另一种情况却增加了,即不良姿势,有些人在电脑前端坐工作,连续几个小时,虽然没有弯腰负重,没有震荡,但为了维持某一种姿势,颈后肌群长期处于紧张状态,而出现颈肌持续痉挛等。

（三）不良刺激

外伤可引起骨关节及周围软组织的损伤,加快退变进程。另外局部受风寒,使血管痉挛,肌肉痉挛,反复刺激可加快退变进程,在退变基础上则又极易成为诱发症状的病因。

脊柱退行性改变能否引起临床症状,既与脊柱退变的程度有关,更与退变部位是否构成对脊髓、脊神经周围血管的刺激与压迫有关。

脊髓受压可来自突出的椎间盘,突向椎管的来自于后纵韧带钙化和椎体后缘的骨赘,可来自于肥厚的黄韧带,还可来自于椎体滑脱。来自侧前方和中央旁的压迫,影响脊髓前方的前角和前索,引起一侧或两侧的椎体囊症状,来自后方或侧后方的压迫,引进以感觉障碍为主的症状。

脊神经根受压可来自椎体侧后缘的骨赘,小关节骨赘及近椎间孔黄韧带处的钙化。在颈椎钩椎关节骨赘也可构成对神经根的压迫。侧后缘的椎间盘突出,以及极外侧型的椎间盘突出均可对神经根产生压迫。侧隐窝部的炎症水肿可直接刺激与压迫神经根,炎症反复发作可致神经根与周围组织粘连,椎体活动或脊神经随身体活动而伸展时,即产生刺激症状。骨赘的直接压迫常表现为持续不减的疼痛和麻木,而椎间盘突出伴有炎症刺激时,则表现为发作性的疼痛和麻木,经休息可以缓解。

脊椎周围软组织受刺激可由错位的小关节刺激肌肉及神经组织,小关节的错位牵拉棘上及棘间韧带,还可造成慢性劳损,脊神经刺激使其支配的颈背腰部肌肉产生收缩,痉挛时间长则僵硬,挛缩。这些刺激可致颈、背、腰痛。

第二节　脊柱相关性疾病的临床表现

一、颈、上胸段脊柱相关性疾病临床表现

以颅脑枕部和头面五官部症状为主,还可有心肺症状。

1. 头痛　可位于颞部、枕部或呈偏侧头痛,常伴有眼胀。

2. 头晕　多不伴有眩症即无天旋地转,但可伴耳鸣。

3. 视物模糊　配镜后视力改善不明显。

4. 咽部异物感　有时呈吞咽困难。

5. 心绞痛　心律失常,有时伴血压高。

头痛、头晕、视物模糊及耳鸣常由于 C_4 以上椎体退变引起, $C_{2\sim4}$ 椎旁椎间关节或横突背部可有压痛,头颈屈曲和旋转运动受限。

颈椎 X 片可见颈曲上段僵直, $C_{3\sim4}$ 椎间隙变窄,变窄之椎间隙两侧的椎体前后相对缘唇样增生,齿状突尖端超越枕腭线上。寰枢椎关节间隙两侧不等宽,齿状突不居中等。

颈椎 MRI 检查则示 $C_{3\sim4}$ 椎间盘突出,椎动脉两侧管径粗细不一(即一侧变细)。而吞咽异常和心绞痛心律失常则与 $C_{5\sim7}$ 和胸椎退变有关,表现为下段颈项部僵硬、压痛等。

二、治疗方法

（一）注射疗法

1. 颈肌附着点阻滞　枕外隆凸两侧及上项线压痛点为斜方肌上端的腱性组织附着点,其深层为头半棘肌。该处阻滞可用于治疗枕部头痛,视物模糊。常用注射药物为 1% 普鲁卡因 2～4 ml,加入强的松龙 25 mg。由于临近枕大神经,因此还可加入维生素 B_{12} 注射液 0.5 mg。

2. 颈椎后关节突阻滞　病人伏于高台前,前屈颈,以 $C_{2\sim4}$ 棘突旁两横指处垂直进针,抵于骨质后即接近关节突部位,如在 X 线视屏下可准确定位。回抽无血液和脑脊液后即可注入 1% 普鲁卡因 2 ml 加上强的松龙 25 mg(1 ml)和维生素 B_{12} 0.5 mg(1 ml)共 4 ml。可用于治疗头晕、耳鸣和同侧偏头痛。

3. 星状神经节阻滞　患者平卧,头正中位,不必向对侧旋转。胸骨柄上凹中点向一侧旁开 2 cm,再向上 2 cm 处即为穿刺点,操作者用左手食指和中指尖向深处推压,把气管稍推向内侧,胸锁乳突肌及其下方的颈总动脉推向外侧,然后用 5 号球后针头垂直刺入达骨质,即为 C_6 横突前侧根部,回吸无血,无液体和气体后注入 0.1 ml 液体后再回抽(二次回抽,防止针孔内软组织碎屑堵塞),无误后注入 2% 利多卡因 5 ml 即可。因星状神经节本身并不发生炎症,但需多次阻滞治疗,因此不需加入激素类,可加入维生素 B_{12} 0.5 mg,以增强效果。阻滞后数分钟内应出现同侧的霍纳氏

综合征。星状神经节阻滞可用于颈椎源性或非颈椎源性的头痛、头昏、视物模糊和耳鸣等,对咽部异物感,颈胸椎源性心绞痛,心律失常也有良好的效果。

4. 颈胸段硬膜外注射治疗　穿刺点选 $C_{4\sim6}$ 或 $T_{3\sim5}$,穿刺成功后注入 0.2% 利多卡因溶液 10 ml,内含地塞米松 5 mg,弥可保 0.5 mg。

（二）手法治疗

可以用指压法。施治者先剪短指甲,并修光滑。施治者拇指末节微屈,将微屈手指的远侧指间关节的桡侧面紧抵拇指末节指腹对施治拇指构成支撑支持,施治拇指尖垂直挤压压痛点。

颈椎相关性疾病的常用指压点为:枕外隆突两侧颈上项线,C_2 横突后方,$C_{2\sim5}$ 棘突,$C_{4\sim6}$ 横突尖端等。指压时如出现明显胀、酸、痛效果较好,每点可持续按压 1~2 分钟,10 次为一疗程。指压有效也可为进一步的治疗提供指引。

（三）微创软组织松解术

宣哲人报道:在枕外隆突和上项线段及下项线软组织附着处采取密集型压痛点,银质针针刺后,患者顿感头痛头晕消失,头脑清爽,鼻塞明显好转,3 次治疗后临床治愈。进针时枕外隆突及其相邻两针刺入软组织附着处不超过 2 cm,其他上下项线针到不超过 2.5 cm,可保证不误伤颈髓。

笔者及同事也多次采用银质针治疗颈部软组织炎症所至头痛患者,疗效均较满意。而对于压痛点局限在颈上下项线之间甚至位于下一侧者,采用小针刀松解疗效更佳。

第三节　颈胸腰椎相关性疾病治疗方法

胸椎特别是 T_5 以下中下段胸椎退变和病理的主要临床表现为胃胀、胃痛（可有胃炎和胃溃疡）、上腹痛、腹泻或便秘（结肠炎等）,而腰椎和骶髂关节退变和病损可引起尿频尿急尿不畅,痛经,甚至子宫肌瘤以及阳痿性冷淡等。

这些疾病的原因是胸腰椎病损刺激交感神经和神经丛,导致内脏运动和内分泌功能紊乱。长期的内脏功能紊乱可导致器官功能性病变转为实质性病变。

脊椎体检可发现 $T_{4\sim12}$（以 $T_{4\sim6}$ 节段为多）棘突和棘间以及棘突旁压痛和叩痛阳性。腰椎也可以出现棘突和棘间以及棘突旁压痛和叩痛阳性。CT 和 MRI 检查可见相应椎间盘退变和前后向膨出,有时可见 CT 上的钙化骨化和 MRI 上的局部高信号。要注意的是腹部和盆腔脏器的脊柱相关性疾病也可以是颈段和上胸段脊椎退变和病损单独引起或与下胸段腰段脊椎退变和病损共同引起。因此,体检时应同时检查颈和上胸段脊椎。

颈椎病是指颈椎间盘退行性变并继发椎间关节退行性变所致脊髓脊神经,颈部血管（主要是椎动脉）受到刺激、挤压而表现的一组综合征。

一、病因

颈椎间盘退行性变,是颈椎病的最基本原因。成人椎间盘的营养不是来自血管,极易退变。椎间盘退变而使椎间隙狭窄,这一变化在颈椎特别明显。椎间隙狭窄而使关节囊松弛,前后纵韧带和黄韧带松弛。颈椎活动时稳定性下降,附着在颈椎骨表面的肌肉附着点在维持姿势及各项活动时的应力发生异常改变,促使相关部位骨质增生,软组织变性、钙化。这些改变可引起对脊髓的压迫,对神经根和神经干的刺激、压迫,还可使椎动脉弯曲或受到挤压。颈椎间盘退变继之出现,颈椎间盘突出也可产生对脊髓和脊神经根的压迫和化学刺激,其他还可能有在退变或不明显退变基础上的急性损伤。

二、临床表现

1. 神经根型颈椎病　可由侧方突出的椎间盘,平面关节和钩椎关节的增生等刺激或压迫颈脊神经根所致,表现为颈肩部疼痛向上肢放射。出现上肢疼痛、麻木、感觉过敏、肌力下降等。

2. 脊髓型颈椎病　可由中央后突出的椎间盘以及常在突出基础上出现的椎体后缘骨赘和后纵韧带钙化,对脊髓的压迫所致。压迫早期以四肢乏力,步态不稳为特征,病情加重则可发生自下而上的上运动神经源性瘫痪,左右两侧症状因压迫物的偏左偏右而不完全对称。

3. 交感型颈椎病　可由颈交感链受刺激或脊髓反射所致,可出现偏头痛、头晕、心跳加速、血压升高等症状。

4. 椎动脉型颈椎病　颈椎横突上的椎动脉孔因骨质增生致狭窄,可直接挤压椎动脉,椎间关节活动时因关节囊松弛关节移动度过大而牵拉刺激椎动脉,而致病,可出现眩晕(头部活动时加重)、头痛、视物不清等。

三、治疗

1. 颈椎牵引　坐位颈牵时,牵引力应来自头前方约15°上方,每日1～3次,每次30分钟,重量从1.5 kg逐增加至6 kg,最大不超过12 kg,10天一疗程,休息7天可再来一疗程,以后可每2～3天牵1次。

2. 推拿按摩　以减轻肌痉挛为主要目的,专业人员进行牵引侧扳前,需拍颈椎片排除相关禁忌证。

3. 物理治疗　主要是消炎,解痉止痛。

4. 肌内附着点阻滞　相比较牵引、推拿和理疗,肌内附着点阻滞对解痉止痛效果既快速又持久,消炎和改善血液循环效果也比较好。

5. 星状神经节阻滞

6. 硬膜外注射

7. 颈椎间盘胶原酶溶核术

8. 小针刀软组织松解术

9. 银质针软组织松解术

10. 药物　硫酸软骨片复方硫酸软骨片、弥可保片、妙纳。

第四节　脊柱疾病疼痛非手术中西医结合治疗方法

一、药物治疗

非甾体消炎镇痛类药物。

麻醉性镇痛药。

肌肉松弛类药。

其他类药物。

二、外用药物

外用药是将药施置于人体患部皮肤,药物透过皮肤达深部筋膜肌层及骨关节表面而达治疗目的,这是一种局部用药的方法。用药的要点:① 要对症;② 要对位。关于对位应特别注意,例如:腰椎间盘突出引起的坐骨神经痛,外用药应施置于腰椎,而不是疼痛所在的其他部位。梨状肌卡压引起的坐骨神经痛,外用药虽该施置于臀上项限,但由于臀部皮下脂肪,臀大肌、臀中肌的阻隔,药力很难达到梨状肌,因此不宜用外用药物施治。

（一）敷贴药物

麝香追风膏、南星止痛膏、氟比洛芬巴布膏。

（二）搽剂

1. 正骨水　适用于脊柱跌打损伤,骨折脱位,有生肌、消肿、止痛等作用。外涂患处后轻柔压至表皮红热。

2. 正红花油　适用于脊柱损伤初期,消肿止痛效果较好,慢性退变者,外涂患处轻柔压至表皮红热,每日可涂 2 次。

3. 扶他林乳胶剂　非甾体抗炎药,为双氯芬酸二乙胺盐。赋型剂为二乙基胺、丙烯酸多聚体、液状石蜡等。适应证为脊柱的骨关节病,颈胸腰椎局限性的局部软组织急性炎症或慢性炎症的急性发作期。每日可涂 2 次。

（三）中药汽化热疗

中药汽化热疗、中药外敷和膏药外贴都属于中药外治法。可以使药物通过皮肤作为媒介,渗入到病灶自达病所,能较好地起到缓解炎症,减轻症状的作用。

三、推拿与手法治疗

推拿与手法治疗是传统中医和现代医学均采用的一种治疗方法。通过医生在患者身体上特定的一些部位施用一定的手法产生治疗作用。

推拿与手法治疗的主要目的应理解为整脊。

整脊包括正骨、理筋和松解粘连。退行性痛引起的骨关节移位大多与关节周围肌肉肌腱和韧带发生病理改变有关。这些关节的力学平衡已遭破坏,在一些微小外力作用下,就会被诱发产生关节错位。这些错位,影像学检查不易发现,有时在 MRI 上可见小关节内积液,病变和关节错位可引起关节活动障碍和活动诱发剧烈疼痛。通过手法或整脊仪器的帮助,错位的关节恢复正常解剖位置,关节活动也恢复正常,疼痛可立即消失或明显缓解,而相应的脊柱相关性疾病之症状也会有明显缓解。关节整复后,应适当休息制动,并在医生指导下对关节周围肌肉组织适当锻炼。对于腰椎间盘突出引起的下肢痛,整脊治疗有时可使突出的髓核移位,使对神经根的压迫解除,疼痛缓解。但任何手法能使突出髓核回纳的说法都是没有根据的。实际上突出髓核是不可能回纳的。临床上见到的少数患者未经手术治疗而在数月或 1～2 年内复查 CT 和 MRI 时发现突出的髓核变小甚至消失,与髓核干缩或被自身水解吸收有关。

理筋是通过推拿与手法将痉挛之肌索,位移之肌腱,解痉抚顺,恢复正常解剖关系。肌痉挛时肌囊等张隆起,可通过伸展有关的关节来拉伸该肌肉并使之旋松。推拿通过调节肌肉的收缩舒张与正骨是恢复生物力学的平衡。另外也有改善肌肉筋膜血液循环，消炎止痛。

松解软组织粘连，一般指对肌筋膜，肌肉起止点，相邻肌肉相交部位因无菌性炎症而导致的粘连，进行手法松解。

四、小针刀治疗方法

小针刀是中国人创造的一种医学治疗方法，它的治疗机制应认为是一种微创的外科小手术。在脊柱关节性疾病的治疗上，它的作用机制就是软组织松解，而采用的松解方式是剥离粘连组织和刀割挛缩组织。由于它的剥离和切割是外科手术式的，所以常常立竿见影，由于创伤小，特别是皮肤上伤口小，所以治疗时间短。由于是闭式手术，所以在大血管、神经干等重要脏器周围的操作应严格限制。

（一）小针刀适应证

小针刀的适应证随不同的学者而略有不同，而且它的适治范围有不断增加的趋势，根据笔者的经验，就脊柱相关性疾病而言，针刀可做下列病变部位的松解术，其适应证也就在其中了。

（二）小针刀操作简介

1. 颈椎椎间孔外口松解术　$C_{2\sim7}$的椎间孔为卵圆形管道，开口向外下方。椎间孔顶部和底部为相邻的椎弓根部分，椎间孔前内侧壁为椎间盘和钩椎关节，后外侧壁为关节突关节，主要为下一颈椎的上关节突，当椎间盘突出，钩椎关节及小关节增生以及椎管内软组织炎症继发粘连时，引起椎间孔狭窄，神经根受刺激与卡压。

松解时，患者取低头坐位，额部枕于高台软垫上或俯卧位，胸部垫 20 cm 厚海绵枕。体表定位主要依据棘突标志。C_2 和 C_7 棘突在颈部前屈位时较明显，$C_{3\sim5}$棘突也较易触及。平引下一椎骨的棘突上缘作一冠状水平线与孔突向下的垂线相交之点，即定为进针刀点。用 4 号刀向内量 45°角，刀刃垂直，进刀后达上关节突前外缘，稍向下滑动即到达椎间孔的下缘，针刀刃口紧贴骨缘轻切两刀，切割深度在 2～3 mm 即可，切时如刀下为牛皮纸感。

注意定位也可在 X 线下进行，解剖必须熟悉才行。

2. 颈椎关节突关节松解术　患者俯卧，胸部垫枕，以下一椎骨棘突间隙旁开 3 cm 作为进针点，用 4 号针刀，刀刃垂直刺入后直达小关节囊后缘切割关节囊性软组织 2～3 刀即可。该法适用于神经根颈椎病。

注意事项同上法。

3. 枕下小肌群松解术　体位同前两法。主要是 C_2 棘突和两侧 C_1 横突后结节和枕骨两侧作为进针刀点（图 30-1）。在 C_2 棘突上针刀刃口和人体纵轴一致。针刀刺入触及棘突顶部骨质后，稍提针刀切割项韧带 2～3 刀后，针刀向外上缘偏斜贴骨缘切割头下斜肌 2～3 刀，左右均要切割。在 C_1 两侧横突后结节，刃口与人体纵轴一致，垂直刺向后结节骨面，切割 2～3 刀。在枕骨两侧，刃口和人体纵轴一致，针刀垂直于枕骨面刺入，达枕骨后刃口水平

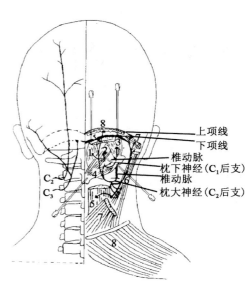

上项线
下项线
椎动脉
枕下神经（C_1后支）
椎动脉
枕大神经（C_2后支）

C_2
C_3

图 30-1　针刀枕下肌群松解示意图

1. 头后小直肌；2. 头后大直肌；3. 头后斜肌；4. 头下斜肌；5. 头半棘肌；6. 胸锁乳突肌；7. 头夹肌；8. 斜方肌。

位,切割肌肉 3～4 刀。切割时可以感觉到针刀刃下组织为瘢痕纤维样而不是正常肌肉样。枕下小肌群特别是头下斜肌松解对颈椎上段病变引起的颈枕间紧张感、压迫感和转头受限感可有立竿见影的松解缓和效果,也可用于治疗枕部头痛。

第二颈椎也就是枢椎椎体上方有齿状的隆突称为齿突,此齿突可视为寰椎的椎体。齿突根部的后方,有寰横韧带,但此韧带较细小;齿突前面有一关节面与寰椎前弓构成寰齿关节。上关节面位于椎体和椎根联结处上方的粗大稍出的骨块上,朝向上、后、稍外方,与寰椎的下关节面构成寰枢关节。枢椎的椎板较厚,其棘突较其下位者长而粗大,治疗时也易于触及。在颈椎 X 线侧位片上看到上部颈椎有最大棘突者即为第二颈椎。寰椎和枢椎组合形成关节枕寰枢椎复合体,从解剖学和运动学方面来看,都是人体最复杂的关节。两个关节在矢状面参与屈伸活动的范围基本相同,侧屈活动发生在枕环关节,而轴向旋转则主要发生在环枢关节。颈部 50% 的旋转发生在寰枢椎之间。通常是最初旋转发生在寰枢之间,然后是下位颈椎参与旋转。这就是长期劳损导致的颈部旋转受限采用在 C_2 棘突针刀向外上缘偏斜贴骨缘切割头下斜肌后转头受限感可有立即松解的原因。

4. 颈椎横突肌肉附着点松解术　颈椎横突其末端分成两个骨结节,即前结节和后结节。横突上有很多肌肉附着,由前至后,有颈长肌、头长肌、前斜角肌、中斜角肌、后斜角肌、肩胛提肌、颈夹肌等。针刀松解适于前斜角肌痉挛,挛缩压迫镜骨下动脉和下臂丛神经而产生的症候群。对交感型颈椎病的症状也有效。

患者侧卧位,头垫薄枕,枕垫高枕,使侧颈部隆起,在拟治横突前结节和后结节顶端分别定位,针刀垂直骨面分别刺入前结节和后结节,沿顶端骨缘切割 2～3 刀即可。

五、硬膜外腔注射治疗

硬膜外腔注射治疗临床常用于治疗腰椎间盘突出症和其他椎管内炎症引起的腰腿痛,也是治疗颈椎病包括轻中度颈椎间盘突出症和颈部椎管内炎症引起的头颈肩痛的有效方法。它可以迅速将消炎镇痛药物注入炎症病灶区,清除炎症消除疼痛。1925 年 Viner 将 1% 普鲁卡因 20 ml 加入 50～100 ml 林格氏液经骶管注入硬膜外腔治疗坐骨神经痛。1953 年 Lievre 将氢化考的松注入硬膜外腔治疗腰下肢痛,硬膜外腔注射糖皮质激素的治疗获得了广泛应用。一般采用经硬膜外腔置管后单次持续输注 30～60 分钟,或者保留导管 2～5 天每日输入药物治疗。一般来说持续多日治疗效果更持久。

（林　建）

参考文献

［1］宋文阁,傅志俭.疼痛诊断治疗图解[M].郑州:河南医科大学出版社,2000.

［2］林建,李静,朱彤,等.单纯后纵韧带增生型颈椎病责任间盘的确认及其射频治疗[J].中国疼痛医学杂志, 2012,7：410-412.

［3］Ehab Farag. Anesthesia spine surgery[M]. 2nd. New York ：Cambridge University Press，2012,9.

［4］Vadivelu N，Mitra S，Narayan D. Recent advances in postoperative pain management[J]. Yale J Biol Med, 2010,83(1):11-11.

［5］Dworkin R H，O'Connor A B，Audette J，et al. Recommendations for the pharmacological management of neuropathic pain：an overview and literature update[C]. //Mayo Clinic proceedings. Elsevier,2010,85(3):3-14.

［6］崔苏扬.脊柱外科麻醉学[M].上海：上海第二军医大学出版社,2005.

第三十一章
椎间盘源性疼痛射频消融治疗
Treatment of Disogenic Pain with Coblation Technology

第一节　射频热凝和脉冲射频技术

射频(Radiofrequency，RF)疗法是治疗慢性疼痛的微创方法之一，其适应证包括头面部疼痛、颈部疼痛、椎间盘源性疼痛，内脏疼痛，骶髂关节疼痛、周围神经源性疼痛、顽固性癌症疼痛、痉挛性疾病等。

一、射频热凝的基础理论

(一)射频治疗原理

射频仪在温差电偶电极间产生一束高频电流，该电流通过一定阻抗的神经组织时，在高频电流作用下的离子发生振动，与周围质点相互摩擦在组织内产生热量。调节射频输出功率的大小，利用可控温度作用于神经节、神经干、神经根、椎间盘等部位，使其蛋白质凝固，阻断神经冲动的传导，是一种物理性神经阻滞疗法。射频使电极针周围形成一个电磁场，频率为460kHz，在电极针裸露端，通过射频电流的作用，神经周围温度达到45℃以上。通常神经组织温度超过45℃，就会产生组织毁损，影响痛觉信号的传导，从而达到消除疼痛的目的。

(二)射频毁损的医学基础

周围感觉神经存在两类不同直径的神经纤维，第一类是有髓鞘的 A_δ 纤维和无髓鞘的 C 纤维，主要司痛、温觉的传递，对热的耐受性差，当温度高于 60℃ 时易受破坏；第二类是 A_β 纤维，司触觉传递，对热耐受性较强，即使温度高达 75～80℃ 仍能保持其传导功能。当将神经组织局部加热至70～75℃时，其中传导痛、温觉的 A_δ 和 C 纤维遭破坏，而传导触觉的 A_β 纤维功能保存，既能缓解疼痛又能保留触觉。射频能停止伤害性冲动(A_δ 和 C 纤维)向中枢传导，而对运动或感觉纤维(A_β 纤维)不造成破坏。

(三)射频治疗应用的相关模式

常用射频治疗模式：① 标准射频毁损模式；② 脉冲射频毁损模式；③ 双极射频毁损模式。

1. 标准射频(Standard Lesioning，SL)　标准射频是一种连续的、低强度的能量输出模式。射频能量输送到目标组织，目标组织内的电离子快速运动，这种快速运动的摩擦产生热量毁损目标组织，射频电极可感应目标组织的温度从而控制射频能量的输出。标准射频的能量相对集中于针侧，值得留意的是，标准射频由于其射频能量连续输出，射频强度集中于射频探针的侧部而非顶端。故进行标准射频毁损神经时，射频探针应与目标神经平行而非垂直，以达到最佳疗效。

2. 脉冲射频模式　标准射频毁损模式的能量连续输出不适用于中枢性神经痛，并可能发生较长时间损伤神经的危险。1997年，Sluijter提出了脉冲射频（Pulse lesioning，PL）技术，电流脉冲式产生，在神经组织附近形成高电压，但温度低（电极尖端温度不超过42℃），无高温神经破坏的顾虑。

脉冲射频是断续的、高强度的能量输出模式。静止期有利于散热，避免了温度明显升高和神经损伤的可能性。这种方法能选择除掉传递痛觉的C纤维，减少感觉或运动神经的损伤。其机制可能是42～44℃的温度产生"可逆性损害"，这种温度可改变神经细胞的功能，但不会导致结构上的永久性损伤。目前，临床使用脉冲射频模式要求峰值电压不超过45V或者在峰值电压下，温度不超过42℃。脉冲射频能量相对集中于针尖脉冲射频模式下的电极针，其针尖部分的离子流远较针的其他部分强大，所以在脉冲射频模式下，射频电极针应垂直置放于目标神经。

3. 双极射频模式　双极射频由Matthew Kline首先发现并应用于临床，该模式中一极作为射频电极针，另一极作为电极板以形成射频回路，目的在于形成较长的线形毁损。双极射频毁损的机制与单极射频毁损类似，优势在于避免了传统的单极模式的烦琐操作，避免了手术的风险，尤其适用于较深、粗大的神经。双极射频损毁模式临床上已用于骶髂关节疼痛治疗。

二、椎间盘微创射频术

（一）分类

根据射频电极所在的位置不同目前分为三种手术方式：① 射频纤维环成形术（Radiofrequency Annulo plasty，RA）；② 椎间盘内电热凝疗法（Intradiscal Electrothermal Therapy，IDET）；③ 双极水冷射频纤维环成形术（Trans Discal，TD）。

（二）方法

1. 射频纤维环成形术（Radiofrequency Annuloplasty，RA）操作步骤

（1）穿刺：穿刺针采用FK Introducer弯型针；在健侧穿刺，同时接电极检测电阻，根据电阻的变化值及影像监测，针尖到达椎体后缘纤维环内，进针深度约10 cm，将热凝导丝（FK disc - TROD-ED电极）沿纤维环后壁插入盘绕到对侧（膨出侧），使电凝导丝完全包裹纤维环内层破裂部。

（2）测温：在患侧同一平面旁开7～8 cm穿刺一测温电极（SMK - TC10电极或SMK - TC15电极），接机顶测温仪，经正位、侧位及双斜位定位，确定电极位置位于纤维环后壁，针尖的位置与导丝在一平面。

（3）测试：先给予50 Hz感觉功能测定（通过电压或电流），记录病人出现腰部疼痛、酸胀或发热、沉重等感觉时电压或电流值，再给予2 Hz行运动功能测定，测试中特别注意患者有无下肢的感觉，根据测试电压确定射频电凝温度：0.7 V给予电凝温度60℃、2分钟为1个周期；0.7～1.25 V给予电凝温度65℃、2分钟为1个周期；1.25 V以上给予电凝温度70℃、2分钟为1个周期。

（4）射频热凝：根据刺激的域值的不同，分别给予60℃、65℃或70℃三个热凝周期，每个周期120秒，治疗过程中注意病人的主诉：腰部的疼痛、酸胀、沉重、热感，特别注意有无下肢的放射痛，如有明显不适，需调整穿刺针位置，测试确保后进行继续治疗。

2. 椎间盘内电热凝疗法（intradiscal electrothermal therapy，IDET）操作步骤

（1）放置电极：针尖位置确定后，将热电极（spinc cath）通过引导针插入椎间盘，热电极经过专门设计，可以沿着椎间盘环内缘盘旋而行。热电极最后呈环形放置，其极端位于椎间盘的后内缘。电极最好从撕裂侧的对面插入，电极放置过程，应在动态下完成，一手持电极的尾端，另一手持穿刺

针,将电极尾端的白色标记向上(患者背侧),使电极易于向椎间盘后侧环绕,电极放置中切忌动作粗暴,遇到阻力时,轻轻退出少许重新调整,如果电极从对侧插入有困难,也可以从撕裂的同侧插入。电极放置满意的标准:环绕明确,头端没有指向椎管内,作用端覆盖纤维环内裂处,电极的头端没有触及上下椎体。

(2)确定位置:经前后位、侧位和斜位,必要时动态旋转球管观察电极的位置;同时接通射频仪,观察电阻的变化,当电极在椎间盘髓核和纤维环之间环绕时,电阻在 $120 \sim 130 \ \Omega$;该电极为双极电极,在接通、治疗时无须接负极板。

(3)加热电极:影像学证实热电极位置满意后,就可以对热电极的远端进行加温。电极从 $65 ℃$ 开始逐渐加温,每 30 秒电极温度提高 $1 ℃$。目标温度 $70 \sim 80 ℃$,维持 $4 \sim 6$ 分钟。椎间盘内的温度随着与电极的距离增加而逐渐降低,人体和尸体的实验都证明,如热电极位于椎间盘纤维环内侧,电极温度高达 $90 ℃$,椎间盘内最高温度可达 $72 ℃$,纤维环外侧温度达 $46.9 ℃$,硬膜外腔的温度仍可维持在 $39 ℃$ 以下,此温度不至于损伤神经组织。加热时,病人可能复制出性质和部位与平时相似的疼痛。如疼痛放射到膝盖以下或性质与平时不同,应警惕是否有神经根损伤,立即停止加温、重新放置电极、避免神经系统并发症。

3. 双极水冷射频纤维环成形术(Trans Discal,TD)操作步骤

(1)定位穿刺:同一节段椎间盘进行双侧穿刺,针尖位于纤维环和髓核交界处,可以通过影像学、电阻的变化进行判断:当电阻接近 $200 \ \Omega$,影像正位提示在关节突连线水平时为理想进针点,注意穿刺针的针尖不要触及上椎体软骨板。

(2)特殊装置:TD 手术的组成由两支内置冷却通路的治疗电极针、一台与主机相辅的冷却水泵构成。手术时两支电极针在影像学引导下可置于病变椎间盘纤维环后侧缘与髓核相交界处,当电极针进入髓核外缘的时候,有提示音表示电极针已进入手术的最佳深度。随后利用主机发出射频电流,在两支电极针周围形成一个广泛的射频毁损带,手术使用的冷却电极针负载有强大的射频电流,但电极针本身发热不会超过 $42 ℃$,在电极针内置一个冷却水循环通路,不断有冷却水通过全针而不致温度升高,两支电极针之间椎间盘的热凝毁面积大,毁损温度可达理想的 $60 \sim 70 ℃$,但针体本身的温度低于安全温度,对脊神经无任何损伤。

(3)连接:该手术需在射频仪以外,附连接一个循环水泵,每一电极的尾端有循环冷却水输入和输出端,通过接头与水泵的输液器相连,每个输液器注入无菌生理盐水 70 ml。水泵通过传输线同射频主机相连,主机通过电极尖端和裸露尾端的温度感应器,调节循环冷却水的输入速度,来调节射频电极周围组织的温度。

(4)射频热凝:经影像确定,电阻测试,明确穿刺针位置正确,冷却循环装置连接正常。在射频仪上将显示双电阻、双温度、双曲线,设置温度为 $45 ℃$、15 分钟,开始椎间盘射频治疗程序;手术开始时,循环水泵先运行 45 秒,主机开始计时,同时温度变化,曲线形成,温度显示的是双针中纤维环的最高温度的针裸端后侧的温度,小于 $45 ℃$,而双针中髓核与纤维环间的温度高于针体 $25 \sim 30 ℃$,如针端温度上升过快,循环冷却水的流速加快,保持安全温度。双极水冷射频原理:热凝毁损效应减低椎间盘压力、射频能量行纤维环成形术、射频热凝毁损椎间盘中的致病神经。

第二节 经皮椎间盘低温等离子射频消融技术

一、概述

(一)简介

等离子射频消融术也称低温等离子治疗（Temperature-controlled Radiofrequency，TCRF），是利用低温射频电流（40～70℃）消融突出髓核以达到椎间盘减压效果，即以特定 100kHz 超低频率电能激发介质（NaCl）产生等离子体，在 40～70℃蛋白质可逆变性的温度范围内，靠"等离子体"产生的声波打断分子键，将蛋白质等生物大分子直接裂解成 O_2、CO_2、N_2 等气体，从而以"微创"的代价完成对组织消融、切割、打孔、皱缩和止血等多种功能。传统的等离子消融包括两个过程，低温消融和热凝，也有学者将其称为射频消融髓核成形术（radiofrequency ablation nucleoplasty）。低温等离子射频消融术有两大特点：低温和组织穿透力低。等离子射频消融术是美国军事科技开发的医疗仪器，1999 年美国 FDA 正式批准其应用于脊柱微创外科，2000 年用于治疗腰椎间盘突出症和椎间盘源性下腰痛，2002 年用于颈椎间盘突出症的治疗，我国于 2001 年底引进该项技术。

(二)等离子消融髓核成形术工作原理

在等离子冷消融技术（Coblation technology）中，射频能量的作用是使电极周围局部组织形成等离子场，并产生大量的高度离子化微粒，这些微粒所携带的能量足以切断组织中分子间的连带，从而形成孔道。这个过程中的副产物是一些小分子量的惰性气体，可以通过椎间盘穿刺通道排出，从而完成髓核组织的重建。在撤出刀头的过程中通过热凝对孔道周围组织施行高温（约 70℃）处理，使髓核内的胶原纤维气化、收缩和固化，使椎间盘总体积缩小。所以髓核成形术与热凝相结合，去除部分组织，在髓核内形成孔道，最终使椎间盘内的压力减低，达到治疗目的。相比较传统电烧、激光等热切割（300～600℃）方式，冷融过程是一种低温（40～70℃）、细胞分子链的断裂。其结果是可移除大量病变组织而不引起周围正常组织的不可逆损伤（出血、坏死等）。

二、适应证和禁忌证

(一)适应证

（1）影像学检查示椎间盘膨出或"包容型"突出，纤维环和后纵韧带未见破裂，髓核未脱出纤维环，且与临床表现相符。

（2）保守治疗 3 个月无效。

（3）椎间盘高度≥75％。

(二)禁忌证

（1）椎间盘脱出或游离。

（2）骨性椎管狭窄、侧隐窝狭窄。

（3）突出椎间盘钙化、小关节明显增生。

（4）腰椎滑脱、脊柱不稳。

（5）脊柱骨折、肿瘤。

（6）穿刺部位感染、凝血障碍。

三、手术实施

（一）腰椎间盘等离子消融术

1. 治疗必备设备

（1）C 形臂 X 线机或 CT。

（2）透视手术床。

（3）等离子体手术系统。

（4）等离子刀头：直径 0.8 mm，工作长度 219 mm。

（5）脊柱穿刺针：17 G，长 1 524 mm。

（6）生命体征监测与急救设备：监测仪（含 ECG、BP、P、SpO_2 等监测项目）、麻醉机、麻醉咽喉镜、气管导管、氧气、吸引器具等。

2. 腰椎间盘髓核成形术的操作要点

（1）体位：俯卧位，腹部垫枕减少腰椎的弯曲度。

（2）麻醉：采用 1% 利多卡因局部麻醉，麻醉范围为整个进针过程的椎间盘以外的区域。

（3）穿刺：采取横突上安全三角入路，透视下标记与治疗间隙一致的水平线，在此线上取中线旁开 8～10 cm（依据患者体格情况而定）处即为进针点。C 形臂引导下以专用穿刺针与皮肤成 35°～45°穿刺，穿刺针尖端应到达纤维环的内侧缘。穿刺深度以针尖刚刚透过纤维环内层进入髓核为宜。当穿刺针通过纤维环时，术者有较硬的沙砾感；随之，当穿刺针进入髓核后，阻力感减小。透视下针头的正确位置：正位像以椎弓根内侧缘连线为标准，侧位以椎体后 1/3～1/4 为标准。

（4）工作棒有效工作深度的设定：将穿刺针轻轻向外退出 2 mm，拔出针芯，置入腰椎专用等离子刀并使刀头尖端超出穿刺针尖 5 mm，标记此点作为打孔消融的起点（近点），然后缓慢将刀头沿穿刺方向推进至对角线的纤维环内侧缘，明显感到阻力时停止，并将刀头后端的金属卡移到此处固定。此点作为打孔消融的终点（远点）。

（5）操作流程：① C 形臂 X 线机监视下，能量设为 2 档，踩下等离子手术系统脚踏板的消融键（Ablation 模式），缓慢推进等离子刀头至终点（最远点）打孔，再踩热凝键（Coagulation 模式）以 5 mm/s 的速度原路退回，完成一个方向消融皱缩；② 同法将等离子刀头分别在 2 点、4 点、6 点、8 点、10 点另 5 个方向上进行消融。

（6）术后处理：操作完成后撤出刀头，拔除穿刺针，局部压迫止血 3 分钟，无菌小敷贴覆盖穿刺点。应用腰围固定治疗部位，送回病房。术后卧床休息，穿刺点冷敷 30 分钟，常规给予抗感染、脱水治疗 3 天。术后 3 个月内应避免负重即进行剧烈运动。半年内加强腰部的适应性康复训练，避免重体力劳动及腰部过度活动。

3. 操作注意事项

（1）穿刺到位正确位置：穿刺针头应位于纤维环与髓核交界处，正位透视针头位于椎弓根内侧缘，侧位透视针头位于椎间隙后部 1/3～1/4 处。

（2）插入刀头的顶端要比穿刺针的顶端长 5 mm，以确保刀头的工作部分在髓核内且与穿刺针无接触。

（3）插入刀头后，应将穿刺针后退 2 mm，使穿刺针针头位于中层或外层纤维环内，防止工作时刀头接触穿刺针针头。

（4）操作过程中，应控制消融深度在两标记之间，一旦超出标定深度范围，则可能造成意外损伤。

（5）消融热凝操作过程中若患者突然感觉有剧烈的疼痛，应立即停止操作，重新透视定位，适当调整刀头至正确位置后方可继续治疗。

（二）颈椎间盘等离子消融术

1. 治疗必备设备（仪器）　包括：C 形臂 X 线机、透视手术床、等离子体手术系统、等离子刀头（直径 0.91 mm，工作长度 106 mm；脊柱穿刺针 19 G，长 762 mm）、生命体征监测与急救设备[监测仪（含 ECG、BP、P、SpO_2 等监测项目）、麻醉机、麻醉咽喉镜、气管导管、氧气、吸引器具等]。

2. 手术步骤

（1）体位：取仰卧位，肩部垫薄枕使头颈稍后伸。

（2）消毒：患者颈部皮肤常规碘酒、酒精消毒，铺无菌巾。

（3）麻醉：用 0.5% 利多卡因 1～3 ml 行穿刺点皮肤及皮下组织局部浸润麻醉。

（4）穿刺要领：采用前健侧气管旁入路。C 形臂 X 线机透视下定位椎间隙。把颈动脉推向一侧，透视引导下于颈动脉稍与气管间取与躯干矢状面呈 35°～45° 角缓慢置入脊柱穿刺针。针入椎间盘后正侧位透视针尖均位于椎间隙中点。穿刺针触及神经根产生放射痛时，应略退针，稍微调整进针方向再缓慢进针。

（5）确定深度：穿刺针头应位于纤维环与髓核交界处。透视证实穿刺针到位准确后，拔出针芯，插入特制的末端弯曲的颈椎专用等离子刀头，透视引导下调整刀头深度，使刀头刚好露出脊柱穿刺针针尖的刺激。

（6）消融和热凝：连接等离子刀头与等离子体手术系统主机。能量设为 2 档（125 Vrms），踩压热凝脚踏板 0.5 秒，如出现刺激症状，应重新放置刀头。证实刀头位置正确后，踩压热凝脚踏，持续 5～10 秒，同时前后旋转刀头 180°。如果需要另外的消融程序，退出刀头 2 mm，重复以上步骤。

（7）术后治疗：操作完成后旋出电极，拔除穿刺针，以无菌小敷贴覆盖穿刺点。穿刺点冰敷 20 分钟，术后卧床休息，常规给予抗感染、脱水治疗 3 天。应用颈托保护 2 周。

3. 操作注意事项

（1）穿刺到位正确位置：正侧位透视下穿刺针针尖均位于椎间隙正中央。

（2）插入刀头后，应将穿刺针后退 2 mm，使穿刺针头位于中层或外层纤维环内，防止工作时刀头接触穿刺针针头。

（3）操作过程中，应控制消融深度在两标记之间，一旦超出标定深度范围，则可能造成意外损伤。

（4）消融热凝操作过程中若患者突然感觉有剧烈的疼痛，应立即停止操作，重新透视定位，适当调整刀头至正确位置后方可继续治疗。

（5）C_2～C_3 椎间盘前方毗邻体积较大的咽腔，且其前外侧结构复杂，在颈动脉鞘和咽腔之间有横行走向的舌动脉、面动脉及舌骨大角。此间隙穿刺有一定的困难，勉强穿刺有可能损伤面动脉和舌动脉或刺入咽腔，或经过血供丰富的颈长肌进入椎间盘内，导致术中、术后出血从而产生严重后果如呼吸困难等，应尽量避免。

（6）C_7/T_1 椎间盘水平左侧有胸导管横过，且其行径不确定，左侧入路穿刺可能损伤胸导管导致淋巴液渗漏。食管在 C_6 椎体水平续于咽后，一般沿颈椎左侧下行，偶尔沿椎体正前方下行，罕见沿椎体右侧下行。C_7/T_1 的椎间盘突出以右侧入路为宜,既可以避免胸导管损伤,也可防止食管损伤。

四、并发症及其防治

(一)神经根损伤

消融刀头和神经根直接接触可能造成神经根损伤。治疗过程中如患者有神经根刺激症状,如突感剧烈疼痛或放电样麻木,应立即停止消融治疗,改变刀头方向或调整套管深度,透视下再定位,检查位置正确后方可继续治疗。术前精确定位、术中椎间孔附近免注局部麻醉药并缓慢穿刺、消融凝固过程中严密监视是有效预防措施。如一旦发生神经根损伤,术后应给予积极的神经营养药物治疗。

(二)终板炎

等离子消融刀头的前部带有角度,在不合适的方向下可能会伤及终板软骨,使软骨下骨暴露,导致渗出而产生终板炎。操作中一定要使穿刺针与椎间隙平行且位于椎间隙中央,可有效避免椎体上下终板损伤。

(三)椎间盘炎

常由感染或化学因素所致,发生率极低。表现为术后几天至一周之间脊柱疼痛加重。预防措施为严格掌握适应证,严格执行无菌操作技术,术后常规预防应用抗生素。一旦发生椎间盘感染应采取制动、足量足疗程抗感染治疗等综合措施。必要时行病灶清除、冲洗治疗。

(四)硬膜外脓肿

很少发生。如有发生,通常在术后 24~48 小时内出现,表现为高热、脊柱疼痛及进行性神经系统损伤。如有怀疑应行血、尿培养,脊柱 MRI 检查,确诊后应在应用抗生素的基础上及早施行脓肿引流,以防止不可逆的神经系统损害。

(五)脊髓损伤

少见。穿刺针穿通整个椎间盘或进针位置太偏,可能发生对脊髓的直接损伤。穿刺过程中掌握进针速度、多次适时透视一般可避免此类严重并发症的发生。

(陆丽娟)

参考文献

[1] 王康玲,吴文.经皮椎间盘射频热凝靶点治疗不同类型颈椎病的近期疗效[J].中国康复医学杂志,2011, 26(5):474-476.

[2] 文景,陈建明,许天明,等.经皮穿刺椎间盘射频热凝消融术治疗盘源性颈椎病的临床体会[J].颈腰痛杂志, 2011,32(1):77-78.

[3] 孙来保,魏明,刘松,等.射频应用于慢性疼痛治疗的机制[J].中国疼痛医学杂志,2008,14(3):176-177.

[4] 罗芳,樊碧发.重视脉冲射频技术在疼痛科的应用[J].中国疼痛医学杂志,2012,18(8):449-449.

[5] Kapural L, Mekhail N, Hicks D, et al. Histological changes and temperature distribution studies of a novel bipolar radiofrequency heating system in degenerated and nondegenerated human cadaver lumbar discs[J]. Pain Med,2008,9(1): 68-75.

[6] 宋永光,刘娜,宫小文,等.双极水冷射频治疗腰椎间盘突出症[J].中国疼痛医学杂志,2012,18(9):522-

523＋526.

［7］闫志刚,王元利.低温等离子射频消融髓核成形术治疗腰椎间盘突出症 60 例的临床观察［J］.颈腰痛杂志,
　　2014,35(1):73-74.

［8］赵家驹,张涛,李中华.等离子髓核成形术治疗颈腰椎间盘突出症初步报告［J］.实用骨科杂志,2010,16(2):
　　134-135.

［9］黄海.射频消融髓核成形术治疗颈椎间盘突出症的研究进展［J］.中国微创外科杂志,2012,12(1):87-89.

［10］Nardi P V,Cabezas D,Cesaroni A. Percutaneous cervical nuleoplasty using coblation technology. Clincial
　　results in fifty consecutive cases［M］.// Acta Neurochir Suppl,2005,92：73-78.

［11］王晓宁,侯树勋,吴闻文,等.髓核成形术治疗颈、腰椎间盘突出症的疗效分析［J］.中国脊柱脊髓杂志,
　　2005,15(6):334-336.

［12］徐同天,夏英鹏,田融.低温等离子体髓核成形术治疗间盘源性下腰痛的研究现状［J］.医学综述,2009,15
　　(11):1666-1668.

第三十二章
椎间盘源性疼痛髓核化学溶解治疗
Chemonucleolysis in the Treatment of Discogenic Pain

第一节 概 述

1934 年,美国哈佛大学医学院的 Mixter 和 Barr 首先通过手术证实了腰椎间盘突出压迫神经根所致的坐骨神经痛,被誉为开创了椎间盘朝代(dynasty of the disc)。其影响一直到今天。Hirsch(1959)认识到椎间盘内的软骨黏液蛋白退变成胶原或纤维组织,随着年龄的增长而缓慢地进行。但在损伤或手术等情况下,可加速这种生理退变。因而他设想选择一种适宜的药物来促进这种生化改变。经过多次动物实验研究,最终找到了木瓜凝乳蛋白酶(chymopapain 简称木瓜酶)。化学溶核术(chemonucleolysis)早期即是指应用木瓜酶注入椎间盘的髓核,使髓核的主要成分蛋白多糖解聚,从而溶解髓核,降低椎间盘内压,达到解除其对神经根压迫的目的。1963 年 Smith 首次用木瓜酶注入椎间盘内溶解病变的髓核组织来治疗腰椎间盘突出症,从此开创了"化学溶核术"的历史先河。

自 Smith 开展了这项工作以来,已有许多腰椎间盘突出症病人经用木瓜酶注入椎间盘内溶解病变的髓核组织而获得治愈。约占到有手术指征病人的 3/4。在过去 50 多年里,欧洲、北美、大洋洲等地的国家已有 60 余万例腰椎间盘突出症病人接受了"木瓜酶化学溶核术"治疗,并取得70%~80%的治疗效果。上世纪 90 年代中期日本厚生省也批准引进美国木瓜凝乳蛋白酶和木瓜酶化学溶核术。但由于木瓜酶可发生严重的并发症,使它的发展受到限制。

1969 年美国医生 Sussmun 首次报道动物试验胶原酶(Collagenase)溶核成功。在动物实验成功的基础上,于 1981 年,在椎间盘突出症病人应用获得成功。1983 年在西德召开的有关胶原酶溶核术国际会议上,美国学者报告疗效高达 80%。国内于 1975 年开始使用国产胶原酶注射治疗腰椎间盘突出症,1984 年报道 252 例临床经验,并将方法发展为盘内和盘外注射法两种方法。至 1995 年 III 期临床实验完成时,总共治疗 2 千余例。近几年来,国内有报道其优良率达88%~90%。

1998 年宋文阁报道了侧隐窝注射胶原酶溶核术的研究和应用,这一技术在全国的推广使胶原酶溶核术得到迅速发展。由于胶原酶不仅能有效溶解髓核,还溶解纤维环中的胶原蛋白,使"化学溶核术"这一术语的内涵和外延有了扩大,因此有学者提议改用"胶原酶化学溶解术"或"胶原酶化学溶盘术",但习惯上仍沿用"胶原酶化学溶核术"(chemonucleolysis with collagenase)。

第二节　髓核溶解酶

一、木瓜凝乳蛋白酶

此酶在体内及体外均能迅速减少髓核的水溶性蛋白质的分子量及其黏度,使软骨细胞内间质的粘多糖继而释放硫酸软骨素。在 pH 7.4 时的髓核溶解率为 1 mg 木瓜凝乳蛋白酶湿组织1 g/h。溶解髓核组织后剩余的可溶性物质有硫酸角质素、硫酸软骨素及蛋白质,有时有很少量的羟吡咯氨酸。木瓜凝乳蛋白酶主要作用于髓核中连接长链粘多糖的非胶原蛋白质,使黏液蛋白发生去聚合作用。所以只有注入含有黏液多糖的髓核内才有意义。另外,由于木瓜酶是从植物木瓜中提取,因此注入人体后易产生过敏反应。另外木瓜酶还可发生严重的并发症,如截瘫(paraplegia)和急性横断性脊髓炎(acute transverse myelitis),虽然发生率极低,但限制了它的发展。

二、胶原蛋白酶

鉴于退变的椎间盘和突出的椎间盘组织的主要成分是胶原组织,以及木瓜凝乳蛋白酶的毒性反应,1969 年 Sussman 和 Mann 提出用胶原蛋白酶进行椎间盘溶解。胶原蛋白酶是一种主要溶解胶原蛋白的酶。国内胶原蛋白酶是由溶组织梭状芽孢杆菌,经发酵提取制成。此酶能溶解髓核和纤维环而不损伤临近结构,它不损伤细胞膜及神经细胞,也不破坏乳酪蛋白、血红蛋白、硫酸角质素等蛋白质。椎间盘髓核和纤维环均含有大量的胶原蛋白。Tsuchida 等研究发现胶原酶盘内注射 2 周后与注射前比较,椎间盘厚度降低近 50%,Miyabayash 等进行影像学和病理解剖学观察,也得到同样结果,并发现髓核和纤维环变软、苍白、溶解。一般能分解胶原纤维,使髓核和纤维环溶解 65%~90%。胶原纤维被此酶水解后,镜下可见分散成丝状的断裂胶原纤维,或为呈浅染色无结构的均匀状物质。术后 3 周到 21 个月将实验动物杀死,被此酶水解的椎间盘组织为透明的纤维组织所替代。

注射用胶原酶为胶原蛋白水解酶(Collagenase,简称胶原酶)的无菌冻干粉针剂。能在生理 pH 值及温度条件下特异性地水解天然胶原蛋白的三维螺旋结构,而不损伤其他蛋白质和组织。分子量为 80 000~85 000。目前临床上主要用于治疗髓核突出所致的腰椎间盘突出症。治疗腰椎间盘突出症的临床疗效确切,操作较简便、治疗费用低、安全创伤小,常一针见效。卫生部 III 期临床验证结果为优良率在 80%左右,总有效率为 93.26%。注射用胶原酶的规格分 1 200 U/瓶、600 U/瓶二种。作为药用酶制剂,应避光、在冷处储藏。注射用胶原酶为白色或类白色冻干的块状或粉末状物;其他蛋白酶检查结果为每 1 200 U 胶原酶不超过 10 U;经检测不存在卵磷脂酶 C 和溶血素,因此认为没有类毒素。

注射用胶原酶为蛋白质化合物,较一般化学结构的物质稳定性差,因此采用冷冻干燥工艺以提高其稳定性。有效期为 18 个月。在 2 年之内有较好的稳定性。

为了观察胶原酶对髓核的溶解作用,进行了不同剂量"注射用胶原酶"对胶原的体外溶解试验。结果表明,置于胶原酶溶液中的髓核确实被逐渐溶解而缩小,而这种溶解作用与胶原酶剂量的增高及作用时间的延长呈正相关。另外,通过观察不同剂量的胶原酶在兔体内对髓核溶解作用的结果表明,髓核的溶解作用确实与注入胶原酶的量有明显的正相关作用。

狗腹腔注射胶原酶 55～300 U/kg 或静注 300 U/kg 未观察到任何明显体征反应及组织学改变。狗或猴椎间盘单次注射胶原酶 300～2 500 U/ml，或 4 个椎间盘联合注射总量达 1 260～2 500 U(44～143 U/kg)，所有动物在手术完毕、麻醉作用消失后即可自由行走，其运动、感觉及括约肌功能均属正常；体温、心律、食欲、血象及肾功能等未受影响；心、肝、肾和注射段脊髓也无病理学改变。狗和猴分别硬膜外注射胶原酶 600～5 000 U 和 3 150～4 100 U，均未观察到任何体征反应。

胶原酶作鞘内注射毒性最剧，狗鞘内注射剂量低于 600 U 时，无任何外观行为变化，当剂量增至 800～2 000 U 时，可见后肢无力或麻痹。而猴对胶原酶的耐受力较狗高 1 倍。临床上发生的人类患者误将少量胶原酶作鞘内注射产生的毒性不是胶原酶对神经纤维的直接水解破坏，而是蛛网膜下腔微小血管外膜蛋白被水解血管破裂导致腰段蛛网膜下腔出血，后者对鞘内脊髓神经有毒性作用。早年研究注射胶原酶 LD$_{50}$ 结果为 7 000～9 000 U/kg，如果不发生蛛网膜下腔出血，少量漏入的胶原酶一般不产生临床上可以观察到的神经功能障碍。如果发生蛛网膜下腔出血，则需要尽早采用生理盐水将血性脑脊液置换出来的措施避免发生更严重的神经损伤。

第三节　髓核化学溶解术治疗腰椎间盘突出症

一、适应证

经临床病史、体征、CT 和(或)MRI 明确诊断为腰椎间盘突出症(旁侧型或中央型)的患者，手术失败、复发或脊柱镜切吸不全的病人；病程两周以上，经其他保守治疗无效者。

二、禁忌证

(1) 合并凝血机制异常属禁忌证，但纠正后可考虑做。
(2) 合并严重感染尤其是椎间隙感染。
(3) 已有严重马尾综合征。
(4) 突出椎间盘已明显钙化(治疗常无效)。
(5) 非椎间盘突出所致腰椎间管狭窄或神经根管狭窄，即合并有椎管和(或)根管骨性狭窄，治疗一般没有效果。
(6) 合并椎体滑脱或椎弓根断裂应建议外科手术治疗。
(7) 顾虑重重，求治不切，应慎之。
(8) 脊髓肿瘤。
(9) 有严重药物过敏史或兼患精神病、神经官能症及严重器质性疾病患者。
(10) 过敏性体质、孕妇及 14 岁以下儿童，最好不用。

三、术前用药

注射胶原酶前 10～60 分钟，可先静脉或椎管内突出物所在节段注射地塞米松 5 mg，以防过敏反应。也可口服扑尔敏等药物。但大量未用抗过敏药物的病例中尚无发生严重过敏的报道。穿刺前用 1% 利多卡因 2～5 ml 做穿刺部位局麻。

四、术后处理

患者术后须患侧卧位或俯卧位,3～6 小时后可改变卧床姿态,一周内尽可能卧床休息。注射前后不影响正常饮食。

如出现过敏反应,可立即用肾上腺素 0.1～0.5 mg 静脉注射,亦可用氢化可的松 1 g 静脉点滴。术后用强的松 4 天。

术后病人可感腰背痛,一般维持 2～3 天,严重腰痛可理疗或用镇痛药物。也可出现头痛,恶心呕吐,一过性高血压等,可予对症处理。

原有神经根刺激症状(坐骨神经痛)可很快缓解。术后 3～6 个月可从事一般体力劳动。

五、注射方法

腰椎侧隐窝是侧椎管,其前界为椎体后缘,后面为上关节突前面与椎弓板和椎弓根连接处,外面为椎弓根内面内侧入口相当于上关节突前缘平面,向下外续于椎间管内口。硬膜囊前间隙的前壁是后纵韧带,后壁为硬膜囊,后纵韧带比较薄弱,宽窄不齐,不能完全遮盖椎体的后部和纤维环,尤其是椎间孔处几乎没有后纵韧带附着。这是椎间盘突出的重要发病原因之一。外侧壁为侧隐窝及椎间管的内口。腰神经从硬膜囊穿出点至椎间管内口为神经根管,这一段虽然不长,但对于前间隙置管尤为重要。因为神经根管腋部的硬脊膜较薄弱,带钢丝的硬膜外导管可与其呈直角,用力过大有刺破硬脊膜的可能。此外前间隙还充满疏松结缔组织及纤维隔膜。前间隙两侧还各有一支静脉及血管吻合支。

1. 关于胶原酶的注射位置 国外均采用髓核内注射,而国内临床 I～II 期验证以硬膜外腔椎间盘突出物注射为主,III 期临床验证则两种位置注射均采用。从动物试验和理论推测髓核内注射可使酶液聚集,作用充分,而硬膜外腔注射则可使酶液直接到达挤压脊髓或神经根的椎间盘突出病变部位。III 期临床验证结果表明,两种位置注射的疗效无统计学差异。

2. 椎间盘盘内注射进针法 盘内注射是把药物注射到椎间盘髓核内,适合椎间盘膨出型或局限突出型。

病人取俯卧位,常规皮肤消毒后铺无菌巾,局麻完成后用 18 号穿刺针(需带有针芯以防止在穿刺过程中组织碎屑堵塞针道)在距后正中线 6～12 cm,平 L_4～L_5 或 L_5～S_1 间隙,与躯干矢状面呈 $45°$～$60°$角沿棘突旁进针(L_5～S_1 间隙穿刺,针尾可向头端倾斜 $20°$～$30°$角)。当针尖触及纤维环时,持针的手有触到沙砾样的感觉,同时亦感到涩韧;针尖进入椎间盘内时,手有明显的落空感,但注入空气时仍有阻力。此时可在荧光屏上观察,理想的位置是正位观察时针尖在对侧小关节的内侧;侧位观察时,针尖位于椎间隙(椎间盘)中央略偏后。或者在 X 线或 CT 的监视下,当针尖触及椎间盘后外侧角时,顺着 18 号针管插入 22 号带针芯脊椎穿刺针,至椎间盘中央髓核处,注入用生理盐水溶解的胶原酶。

穿刺和注药前,应上、下移动床面或 X 线管球,确定所穿刺的椎间隙与病变的椎间隙相一致后方可进行操作。应将所穿刺的椎间隙与造影片或 CT 片、MRI 片相核对(最好 2 人以上),以防止出现误穿。最好能将穿刺实况拍片存档。

盘内注射的用量以 400～600 U 胶原酶溶于 1～2 ml 0.9% 生理盐水中(注药速度缓慢)。注入药物后应留针 5～10 分钟,以防止高浓度的药液沿着穿刺途径反流,灼伤神经根。插入 22 号带针芯脊椎穿刺针的方法有利于防止高浓度的药液沿着穿刺途径反流。椎间盘盘内注射法也是木瓜凝乳蛋白酶化学溶核术的用药方法,但由于木瓜凝乳蛋白酶化学溶核术国内至今未开展,且国外也已很少应用,其详细使用方法本章不做介绍。

3. 椎间盘盘外注射进针法　盘外注射早期为硬膜外腔或病变节段相对应的腰椎间孔内注射,适合突出型。方法:病人患侧在下侧卧腰部后凸抱膝位(硬膜外麻醉穿刺体位),检查证实穿刺部位与病变椎间盘一致后作标记,常规皮肤消毒铺巾,距中线 6～10 cm 处局麻后用 12 cm 长脊髓穿刺针与躯干矢状面呈 45°～50°角穿刺,针尖通过相邻节脊椎小关节前面,靠近被压迫神经根出椎间孔处。通过 C 形臂 X 线监测仪或 CT 扫描确认针尖位置正确后,将 1 200 U 胶原酶溶于 1.5～3 ml 生理盐水缓慢注入。注药后保持注射时体位或俯卧位体位 3～6 小时,目的是让胶原酶药液与病变椎间盘髓核表面充分接触。

也可在 C 形臂 X 线监测仪监视下进行俯卧位穿刺,俯卧者应使腰椎生理弧度消失为 0(如可在患者腹部置一棉垫),消毒铺巾局麻,在病变水平两棘突间隙患侧旁开 8～12 cm,用特制的静脉留置穿刺针(15～17 cm 长,18～20 号)与腰骶部呈约 60°角向突出的椎间隙刺入,如为 L_5～S_1 突出,可在 L_4～L_5 水平进针,针尖向下偏 25°,以避开髂后上棘,在 C 形臂 X 线监视仪监视下见穿刺针头到达病变椎间孔的硬膜外腔的前间隙,如部位准确,针尖可有落空感,应测试负压,可知是否到达硬膜外间隙。正侧位用非离子造影剂(如欧乃派克)2.5 ml 造影,可见造影剂正位观察时如细线丝,侧位观察时如细条带均向头尾两侧扩散。确定针尖位于硬膜外腔前间隙无误后(必要时可摄片存档),缓慢注入胶原酶 1 200～1 800 U。该法优点是能准确地将胶原酶注射到后面的髓核处,最适合髓核左右旁侧凸的腰椎间盘突出症患者。

4. 无 C 形臂 X 线监测仪监视下小关节内缘进路硬脊膜外腔侧隐窝注射法　硬膜外侧隐窝穿刺进路技术的首创单位是山东省立医院疼痛科。该技术的首创者宋文阁主任发现,腰椎硬膜外侧隐窝位于小关节内缘正前方,小关节间隙的内侧,椎板外切迹的内下方。椎间盘与椎间孔及侧隐窝的下 1/2 相平;同节段左右两个小关节内侧缘之间的距离在 L_5～S_1 最大,$L_{4～5}$ 次之,$L_{3～4}$ 则更小。而硬膜囊横径随位置的降低而变小。因此,硬膜囊外缘与小关节内缘的间距随位置的降低而增大,即在 $L_{3～4}$ 较小,至 L_5～S_1 最大。据此,采用普通腰椎正位片定位,垂直穿刺进针,在 L_5～S_1 水平采用小关节内侧缘进路、在 $L_{4～5}$ 水平采用小关节内侧缘进路、小关节间隙进路、$L_{3～4}$ 采用椎板外切迹进路,到达侧隐窝。注射药物,治疗神经根炎和椎间盘突出症。

小关节内缘进路侧隐窝注射法是根据等比例腰椎正位片确定进针点。小关节内缘难以在病人身上清楚触及,而棘突和棘间可以触及,故可借助等比例腰椎 X 线正位片,找出棘突与小关节内缘的关系,利用这种关系确定在病人身上的进针点。

将 X 线片上的小关节内缘定为 A 点,将经 A 点的水平线与棘突交点定为 B 点,棘突上缘定为 C 点,测量 AB 及 BC 长度。在体表找到棘突上缘即 C 点,再根据 BC 的长度确定体表的 B 点,根据 AB 长度确定体表的 A 点,即进针点。应用 7 号带芯腰穿针经 A 点内侧 2 mm 快速进皮,向外倾斜 5°进针触到骨质即为小关节。测量进针深度,退针到皮下,再垂直进针达原深度,注射 1% 利多卡因 2 ml,找到小关节内缘并触到黄韧带,此时腰穿针外侧有贴骨质滑入感。进黄韧带后,边加压边进针,一旦阻力消失,针尖便进入硬膜外侧间隙。此时边回抽边缓慢进针,直达椎体后缘或椎间盘。若进针过程中病人有下肢放射痛,说明针尖触到神经根,退针至黄韧带或椎板外切迹,稍向下内调整进针方向,可经神经根腋部到达侧隐窝。

若进针过程中回抽出脑脊液,说明穿破了神经袖,放弃治疗。3 天后再行治疗。

穿刺前先测定双下肢的感觉和肌力。穿刺到位后,注射 2% 利多卡因 3 ml,5 分钟后再测定双下肢的感觉和肌力。出现单侧相应部位的感觉减退,说明针尖确实到位。未发现麻醉平面过高表现和肌力的明显减退,说明药物未进入蛛网膜下腔。确定针尖位置在侧隐窝后,注射胶原酶注射液 3~4 ml(1 200~1 800 U)。

5. 穿刺过程中的注意事项　当穿刺针触及黄韧带后,右手拇指在针栓稍加压力,边加压边进针,则突破黄韧带时落空感明显。当穿刺针突破黄韧带后应反复回吸,如回吸有脑脊液,说明已穿透神经根袖。若穿刺过程中病人有明显触电感,亦有损伤神经根袖的可能。若出现以上两种情况或其中任何一种,均应放弃此次治疗,3 天后再行穿刺。

如不慎损伤神经根和马尾神经,可用消炎镇痛药、脱水剂和地塞米松及营养神经类药物等治疗,损伤的神经轻者在 3 天至 1 个月内恢复,重者需数月才能恢复。

6. CT 监视下小关节内缘进路硬脊膜外腔侧隐窝注射法　无 C 形臂 X 线监测仪监视下小关节内缘进路硬脊膜外腔侧隐窝注射法的技术经宋文阁创用和积极推广,得到了迅猛发展。在一部分资深专家应用时基本上可以做到定位准确,效果十分满意。但另外一些专家认为,如果能有 X 线监测则更加安全可靠。

由于二级医院 CT 也已普及,所以越来越多的临床医生开展了 CT 监视下的小关节内缘进路硬脊膜外腔侧隐窝注射法胶原酶溶核术来治疗腰椎间盘突出症。

根据等比例腰椎正位片或专用的腰椎后前位带标尺的定位片确定进针点。方法同无 C 形臂 X 线监测仪监视下小关节内缘进路硬脊膜外腔侧隐窝注射法借助腰椎 X 线正位片,找出棘突与小关节内缘的关系,利用这种关系确定在病人身上的进针点。

应用 9 号带芯腰穿针经进针点(或其内侧 2 mm)快速进皮,向外倾斜 5° 进针触到骨质即为小关节。测量进针深度,退针到皮下,再垂直进针达原深度,注射 1% 利多卡因 2 ml,找到小关节内缘并触到黄韧带,此时腰穿针外侧有贴骨质滑入感。此时可进行 CT 扫描以确定针尖是否在正确的节段和是否位于小关节内缘并紧贴小关节内面。根据 CT 扫描结果继续进针或调整后再进针。进黄韧带后,也是边加压边进针,一旦阻力消失,针尖便进入硬膜外侧间隙。此时边回抽边缓慢进针,直达椎体后缘或椎间盘。该位置可经再次 CT 扫描以确定。然后可注入 2 ml 用利多卡因 5 倍稀释的非离子造影剂欧乃派克行造影 CT 扫描以确定将来注射的胶原酶的流向(图 32-1、图 32-2、图 32-3 和图 32-4)。出现如图表现时可证明针尖位置正确,胶原酶将覆盖在突出的椎间盘表面。确定针尖位置在侧隐窝后,注射胶原酶注射液 3~4 ml(1 200~1 800 U)。

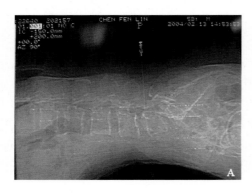 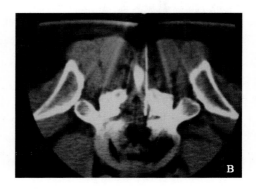

图 32-1　CT 定位下小关节内缘腰椎硬膜外侧隐窝穿刺

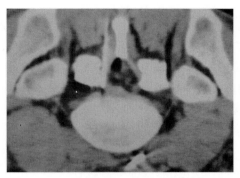

图 32 - 2 穿刺针尖在突出的椎间盘表面

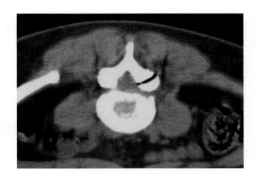

A. 注射造影剂前

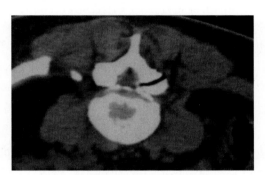

B. 注射造影剂后示造影剂覆盖在突出的椎间盘上

图 32 - 3 CT 定位下造影剂效果

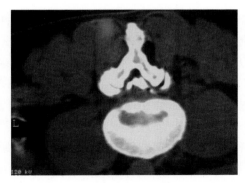

A. 穿刺针刚突破黄韧带即注射造影剂时可能会全进入硬膜外后间隙

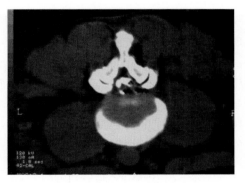

B. 稍进针后再注射造影剂即可覆盖突出椎间盘表面

图 32 - 4 CT 定位下椎间盘穿刺造影

　　若进针过程中回抽出脑脊液,说明穿破了神经袖,放弃治疗。发现麻醉平面过高和双下肢麻木或肌力明显减退,说明药物进入蛛网膜下腔也放弃治疗。欧乃派克造影 CT 扫描发现针尖误入蛛网膜下腔也放弃治疗。

　　CT 监视下小关节内缘进路硬脊膜外腔侧隐窝注射法应是胶原酶溶核术治疗腰椎间盘突出症的最佳方法。

六、治疗效果评价

1. 痊愈 症状完全消失,直腿抬高同健侧,脊柱无侧弯,活动正常,恢复工作和生活。
2. 显效 有轻微腰腿痛,直腿抬高度较健侧差 20°以内,脊柱无侧弯,但活动轻度受限。
3. 有效 残余腰腿痛,直腿抬高度数得到改善,脊柱侧弯部分纠正,活动受限。
4. 无效 治疗前后比较无变化。

根据椎间盘突出的类型、程度和病程长短,以及注射技术的差异,各个患者的显效期会有所不同,一般为 2 周至 3 个月内。

由于胶原酶作为一种酶制剂,起作用后胶原降解过程需要一定的时间,因此胶原酶注射的疗效显示比较缓慢而持续,具有缓慢发挥、逐渐增加、保持稳定的特点。注射后 3 天内症状改善一般认为是类同椎管冲击疗法的物理性松解作用的结果,4 天或 2 周以后胶原酶的作用才开始见效。

腰椎间盘突出症患者的发病年龄范围较广,多发于 35~50 岁,临床验证结果证实年纪越轻治疗效果越佳。

病程越短胶原酶溶解术治疗效果越好。病程在半年之内的患者几乎全部痊愈。

七、不良反应

1. 胶原酶注入蛛网膜下腔是极其危险的,可发生严重的神经并发症,如大小便失禁,也可能发生截瘫。胶原酶溶核术后病人可感腰背痛,也可出现头痛,恶心呕吐,一过性高血压等。

2. 胶原酶溶核术引起的腰背痛,盘内注射者疼痛常比注射前更剧烈,可持续数小时至数天。盘外注射致腰背痛常与穿刺局部损伤或注射药后制动卧位有关,也可能与注入胶原酶的量和浓度以及病人的精神状态有关。其原因是溶解的椎间盘体积增加,盘内压升高,椎窦神经被刺激。溶解物吸收后随盘内压减低疼痛逐渐消失;另外椎间盘被溶解后间隙变窄,小关节重叠,压迫窦返神经可出现反射性腰痛。疼痛剧烈时可对症处理,制动;轻者卧床休息不需特殊处理。Abdel Salam 等报道:在椎间盘内注射后,于纤维环外注射布比卡因可以减轻术后腰背痛。椎间盘内注射后即在椎管内注射 1 mg 吗啡也可以缓解 48 小时内的腰痛。

3. 胶原酶溶核术也可引起出汗和体温升高 有些病人注射后数小时,出现冒汗和体温升高(吸收热),通常 3~5 天消失,不需特殊处理。

4. 胶原酶溶核术后的尿潴留和肠麻痹 也多见于盘内注射。但要与不习惯在床上大小便相区别。可治疗前作好练习或给予灌肠。如术后发生则对症处理。

5. 胶原酶溶核术后的高血压罕见发生,常为一过性的,利血平一次注射即可。药源性的肝功能异常还没能确定。

八、并发症

1. 神经系统损伤 包括神经根的损伤和化学性脑炎,与操作失误有关。

2. 继发性腰椎管狭窄 由于纤维环溶解,椎间隙高度下降所致。有时术前已有未经发现的骨性椎管狭窄。

3. 椎间盘内或椎管内感染 早期出现发热,腰及一侧甚或双侧下肢剧痛时应及时用大剂量抗生素治疗。可用 MRI 检查确诊。

九、注意事项

为了安全而有效地应用髓核化学溶解疗法,需要对操作者进行特殊训练。因为神经根压迫可由椎间盘以外的情况造成,为能恰当地选择病例,需要有诊断和处理所有脊柱疾病的广泛训练和经验。另外,操作者和辅助人员应知道并能够处理因应用木瓜凝乳蛋白酶和胶原酶而可能发生的并发症,包括过敏反应。

关于髓核蛋白溶解疗法的麻醉选择,目前一般都选择局麻。因为病人能说出因注射针位置不对而引起的疼痛,可早期察觉过敏反应,而且局麻不干扰随后的治疗。

在同一脊椎水平以前作过外科手术可增加髓核化学溶解疗法引起神经并发症的可能性。国内应用胶原酶髓核化学溶解疗法的经验是只要能证明没有刺破硬膜,注射于以前做过手术的脊椎水平仍是安全的。化学溶核术失败的病人再行手术切除术,无不良影响。

国内应用胶原酶于 18 岁的青年没发现有特殊副作用。于妊娠或可疑妊娠期间应用胶原酶的报道也还未见。

化学溶核术和常用外科手术治疗腰椎间盘突出症的疗效,常因为疗效不好的患者去寻求对方的方法治疗而给只掌握其中一种治疗手段的医生产生另外一种方法疗效不佳的错觉。有人认为不论近期或远期疗效,化学溶核术不及外科手术。而 Muralikuttan 等则认为两种方法无明显差异。也有文献报道化学溶核术治疗 6 周后有 83％病人认为"真正好转",而外科手术组为 93％,而通过 1～4 年的随访后,化学溶核术组的成功率为 87％,手术组是 84％,神经系统症状和体征的改善两者无明显差异。

研究分析发现外科手术出现的并发症是化学溶核术的 6 倍,而严重的并发症则是后者的 10 倍。除了必须手术的病例外,无疑微创和无创已经是潮流和方向。

第四节　髓核化学溶解术治疗颈椎间盘突出症

我国学者在采用胶原酶溶核术治疗腰椎间盘突出症获得巨大成功的基础上,又开展了颈椎间盘突出症的治疗。和腰椎间盘突出症相比,颈椎间盘突出症有以下特点:

颈椎间盘退变后常出现相应椎间隙狭窄,发生颈椎间盘突出时常多个部位同时发生,常见于 $C_{5\sim6}$、$C_{4\sim5}$、$C_{6\sim7}$,也可见于 $C_{3\sim4}$、$C_7\sim T_1$。颈椎间盘突出后;可以刺激产生神经根周围炎症水肿;产生颈脊神经根性疼痛,或者压迫神经根导致相应的肩及上肢麻木;可以压迫脊髓引起下肢麻木、无力;也可能刺激颈交感神经及椎动脉,产生头痛、头晕、耳鸣等症状。颈椎间盘突出症的诊断上 CT 的检查经常不够准确,应采用 MRI,后者还可以发现相应节段的脊髓是否受压变性。

颈椎间盘突出的外科手术创伤大且有较大的风险,因此医患双方都不愿意轻易手术,而到了脊髓压迫症状出现时,手术时机也不是太好了。所以在确定有较大的颈椎间盘突出并引起明确的症状时,寻找一种微创的根治性治疗方法就显得非常必要。

一、适应证

临床表现有颈椎间盘突出症的明确症状与体征,经 CT 和 MRI 检查突出的椎间盘与临床表现基本相符,无骨性椎管狭窄和严重后纵韧带钙化,经系统的非手术治疗 3 个月以上无效的患者。

二、禁忌证

骨性椎管狭窄、严重的过敏体质、孕妇、精神不正常及慢性器质性疾病患者。

三、CT 监视下颈椎小关节内缘侧隐窝穿刺置管胶原酶溶核术

穿刺方法类似 CT 监视下腰椎小关节内缘侧隐窝穿刺术。患者枕部去头发备皮俯卧位，胸垫 8～10 cm 厚垫子，额部垫 3 cm 厚垫子，保持眼部不受压，鼻子通气方便，颈项部暴露良好，双手紧贴两侧大腿外侧。穿刺到小关节内缘时，即进行 CT 扫描，证实穿刺节段和位置正确后再进针刺破黄韧带后即停止穿刺。再次 CT 扫描，可见穿刺侧硬膜外外侧间隙有空气影，置入硬膜外导管，超过硬膜外穿刺针尖端口 1 cm 即可。导管中放入金属丝可在 CT 片上显示导管走向，注入欧乃派克 1～2 ml 可显示照影剂在硬膜外前侧间隙的流向，如正确，即可注入注射胶原酶溶液 3 ml（600～1 200 U）。

C 形臂数字减影成像监测下，经颈椎间孔颈部硬膜外侧前方穿刺注射胶原酶行化学溶核技术由张达颖等报告，过程类似于经腰椎间孔穿刺技术。由于颈项部位置浅，穿刺径路并不长，故应注意避免伤及椎动脉。刺入硬膜外侧前间隙的过程应始终在 X 线监视下进行。刺入后注入欧乃派克 2 ml 证实照影剂在位，再注射 2％利多卡因 2 ml＋生理盐水 2 ml 进行局麻药试验，无过广的麻醉征，且出现同侧相应关节段的颈神经阻滞后，再注入 3 ml 生理盐水溶解的胶原酶 1 200 U。由于照影剂＋局麻药共有 6 ml 液体，该方法可以对胶原酶产生稀释作用。

（林　建）

参考文献

［1］林泓怡，林建，韩真，等.盘内射频热凝联合盘外胶原酶溶核术治疗腰椎间盘突出症的观察［J］.中国疼痛医学杂志，2006，12(6)：365－366.

［2］林建，林泓怡，陶高见.术前 X 片定位和术中 CT 定位下胶原酶溶核术治疗腰椎间盘突出症的比较［J］.中国疼痛医学杂志，2006，12(5)：274－276.

［3］王志剑，张学学，翁泽林，等. 靶点射频联合盘内小剂量胶原酶注射治疗腰椎间盘突出症的临床观察［J］.中国疼痛医学杂志，2011，17(7)：390－392.

［4］江卫泽，周刚，张桂红，等. 胶原酶注射意外渗入蛛网膜下腔处理 1 例报告［J］.中国疼痛医学杂志，2009，(2)：127－128.

［5］崔苏扬.脊柱外科麻醉学［M］.上海：上海第二军医大学出版社，2005.

［6］宋文阁，傅志俭. 疼痛诊断治疗图解［M］.郑州：河南医科大学出版社，2000.

第三十三章

针刀对腰椎间盘源性腰腿痛的治疗

Acupotomy in Treatment of Discogenic Lumbocrural Pain

突出髓核的压迫不是致疼痛的唯一原因,突出髓核的压迫有时并不导致腰腿疼痛。椎旁组织改变(包括退变),导致的脊柱生理关系的改变及由此而引起的整个身体及脊柱的生物力学改变,也是导致腰椎间盘突出症的因素之一。

针刀因其尖端为一刀刃,故其在体内运动的过程中,可起到解剖上的分离、切割作用,即达到一种小型闭合外科手术的效果。软组织受损伤后,包括外力直接作用和慢性劳损可引起肌内纤维、微血管、韧带组织的撕裂和出血,人体在进行修复的过程中会发生粘连和瘢痕。慢性炎症性疾病在发展过程中由于炎性渗出、水肿、坏死,最后纤维组织增生也可导致粘连和瘢痕增生。由于粘连可使肌肉、韧带、筋鞘、腱鞘、滑囊等组织器官原有的位置和运动时的方向发生改变,破坏了原有的静态和动态平衡,从而引起疼痛和功能障碍。特别是在人体活动较强、肌肉运动幅度较大的部位,如四肢、腰背、关节周围等,如果发生粘连,疼痛症状与功能障碍都比较明显,针刀利用手术效应,切开粘连,解除压迫和压力,松解肌肉,再配合强化的功能锻炼,可使肌体恢复原有状态,重新达到静态和动态平衡。同时,由于粘连松解,使局部血液循环重新恢复,降低局部致痛物质(如缓激肽、5-羟色胺等)的浓度,使疼痛症状迅速缓解。

可见,根据椎间盘突出症的诸多发病原因及其发病机理,给针刀治疗腰椎间盘突出症提供了可能和依据。下面介绍腰椎间盘源性腰腿痛患者特殊部位的针刀治疗。

第一节 腰椎椎间孔外孔针刀松解术

一、应用解剖

腰部脊神经根穿出椎间孔后立即分为前支、后支、脊膜以及前行的交通支连接于腰交感神经节。

1. 脊神经前支 $L_1 \sim L_3$ 神经前支和 L_4 神经前支一部分组成腰丛。位于腰大肌后侧、腰椎横突前方、腰方肌内侧。L_1 神经前支分为髂腹下神经、髂腹股沟神经和与 L_2 神经上支相连的生殖股神经。L_2 神经下支与 L_3、L_4 的一部分,分为较小的前股和较大的后股。前股合成闭孔神经,后股组成股外侧皮神经和股神经。其肌支为 $T_{12} \sim L_4$ 神经支配腰方肌;L_2、L_3 或 L_4 神经支配腰大肌;$L_{2 \sim 3}$ 神经支配腰肌。

2. 脊神经后支 分为后内侧支和后外侧支。后内侧支分布于沿途椎间关节连线内侧至后中线之间的组织结构,于正中线附近穿深筋膜终止于皮下。后外侧支分支与分布如下:L_1 至臀外侧;

$L_{2\sim3}$至臀后侧；$L_{4\sim5}$至骶髂关节或骶后部。后外侧支主要沿横突背面走行。其沿途发出许多小分支，分布于椎间关节连线外侧组织中。L_1外侧支分布于臀中肌表面上部；L_2外侧支分布于臀中肌表面下部和臀大肌浅层；$L_{1\sim3}$和S_1后外侧支（也可来自$T_{11}\sim L_4$后外侧支）支配臀上皮神经；$L_{4\sim5}$分布于骶髂关节或骶后部；L_5和$S_{1\sim2}$后外侧支支配臀下神经，相邻腰神经后支间普遍存在交通支。

3. 脊膜支　是腰神经后支或腰神经总干的分支，经椎间孔返回到椎管内，分布于椎间盘纤维环、后纵韧带、硬脊膜外隙结缔组织、血管和脊髓被膜等处。

4. 交通支　由$L_{1\sim3}$灰、白交通支构成腰交通支与相连的腰交感神经节构成腰交感神经。随内脏支分布于肠系膜下动脉、结肠左曲以下的消化管及盆腔脏器，并有纤维伴血管分布至下肢。随血管分布于腹主动脉丛，髂内、外动脉丛，经灰、白交通支分布于腰神经丛。

5. 腰脊神经根　从椎体的椎弓根下方出椎间孔后，向前、向下方斜行越过椎间盘纤维环，它与下一椎体的上缘及其上关节突的前外侧面构成一无重要组织结构的安全三角区，即所谓的"三角工作区"(triangular working zone)，椎间盘纤维环的后外侧部即位于此区内，且表面无骨性结构遮挡（图33-1）。

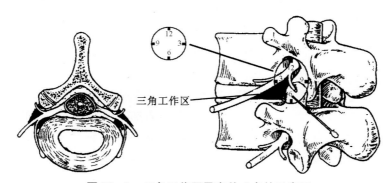

图33-1　三角工作区及有关6点的示意图

6. 关于6点位置的说明　我们人为把椎间孔比作一个钟表，上顶端定为12点，下顶端定为6点，腹部（前）确定为3点，背部（后）确定为9点（不管哪一侧），那么根据上述规定6点位置正好是"工作三角区"。在腰椎6点治疗，非常安全，而接近3点位置，则为腰动脉，较危险。

二、针刀治疗

1. 腰椎椎间外孔针刀松解时体位　患者取俯卧位，腹部垫20 cm左右的高枕，以使椎间孔处于扩大状态。体表定位：一般有两种定位法，① 影像定位法；② 骨性标志定位法（图33-2）。

2. 骨性标志定位法　① 两侧髂骨最高点连线和L_4、L_5棘突间隙重叠或相近；② 两髂后上棘连线和L_5、S_1棘突间隙重叠或相近。定点：平行于患者棘突间隙旁开中线三横指（约4.5 cm），（上腰椎为2.5～3 cm，下腰椎为3～4.5 cm），再向下约0.4 cm，用龙胆紫作标记。因俯卧后椎间孔后缘被牵张，用3号针刀与人体矢状面呈45°角刺入，直达腰椎横突根部，即小关节外侧缘，针端稍向前下方深入，在椎间孔外口6点至9点钟位置沿骨缘轻轻切割2～4刀，如椎间盘突出较大时，针刀可直接深入切割椎间盘突出组织3～4刀，以起到减压的目的。（图33-3，图33-4，图33-5，图33-6）

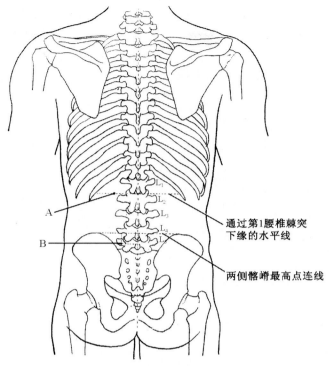

图 33-2 腰椎体表定位图

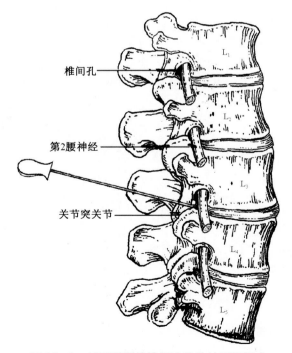

图 33-3 侧面观腰椎椎间孔外孔针刀松解术

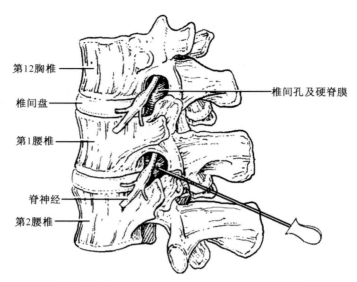

第12胸椎

椎间盘

第1腰椎

脊神经

第2腰椎

椎间孔及硬脊膜

图 33 - 4　后外侧观腰椎椎间孔外孔针刀松解术

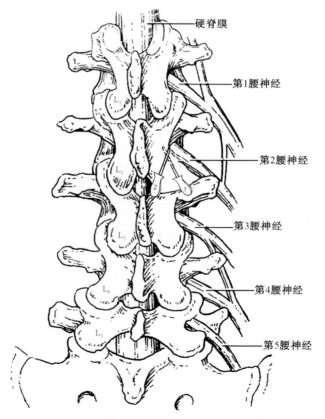

硬脊膜

第1腰神经

第2腰神经

第3腰神经

第4腰神经

第5腰神经

图 33 - 5　后面观腰椎椎间孔外孔针刀松解术

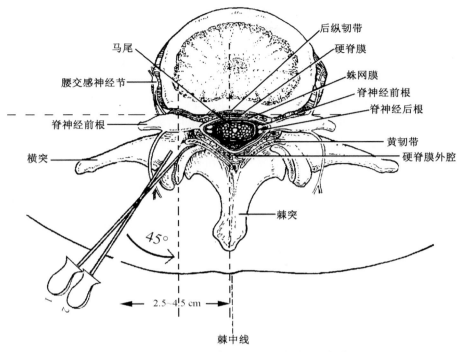

图 33-6　水平观腰椎椎间孔外孔针刀松解术

三、适用范围及易出现误区讨论

（1）此方法适用于 $L_1 \sim L_4$ 椎间盘突出症的治疗，L_5、S_1 椎间盘因其两侧有髂骨阻挡，故进针刀方向不能呈 45°角，只能直刺，定点旁开棘突间隙 2 指许（约 3 cm）操作同上。

（2）适用于椎间盘后外侧型突出、中央型突出、小关节嵌顿压迫神经根者。

（3）针刀松解时相对安全，疗效好。

（4）以往有关腰椎椎间孔的针刀松解描述往往都比较模糊，没有人提出过安全区治疗，本节对椎间外口松解范围作了较安全的界定，可消除众多针刀操作者对椎间孔外口松解术的疑虑和恐惧。

（5）曾有人用针刀直刺关节囊外侧松解椎间孔外口，从解剖形态来看，是达不到松解目的的，更谈不到对纤维隔、脂肪结缔组织、椎间盘松解，只能刺激到神经根外的神经部分，其疗效较差。

（6）也有人试图从小关节侧缘进针刀，同第（5）条一样不能伸入到椎间孔外口，因为针刀不可能自由弯曲后深入凹陷的椎间孔。

（7）超过棘中线 4.5 cm 处确定针刀与人体矢状面呈 60°角进针刀，则针刀入路路径稍长，患者痛苦大，损伤也较大。

（8）后外侧入路途径相对较安全。但是必须要注意穿刺方向及与躯干矢状面的夹角；若掌握不当，有穿入腹腔造成肠管，椎前、后重要血管损伤的可能。有条件者可在 C 形臂 X 线机下操作。

第二节　腰椎椎间孔内口针刀松解术

一、应用解剖

腰椎椎间孔内口即侧隐窝,位于腰椎管内椎弓根内侧壁下部。腰椎管由前、后及侧壁组成。前壁由椎体的后部、相邻椎体之间的椎间盘及细长而坚韧的后纵韧带构成;后壁是椎弓和黄韧带,构成黄韧带的弹力纤维上起自上位椎弓板下缘的前面,向下止于下位椎弓板的上缘和后面,在椎管后正中与棘间韧带汇合;侧壁为椎弓根和相邻椎弓之间的椎间孔。

椎弓根与椎板连接处向上或向下突起,分别称为上、下关节突。上、下关节突相连之关节,称为关节突关节。两侧关节突关节之间自上至下由窄变宽,形成"八"字形。两椎体关节突相对合,形成一棱形,在下腰段硬膜囊呈向下变细,而椎管和关节突间最大距离呈向下增宽。给针刀进入椎管达隐窝松解提供了依据和可能。

二、针刀治疗

腰椎侧隐窝针刀松解术即关节突内侧缘入路。患者取俯卧位,腰部垫 20 cm 左右的高枕,以使椎间隙处于扩大状态。

（一）体表定位

可影像学定位。于患者棘突间隙距中线一横指（约 1.5 cm）处,再向下约 0.4 cm 定点（以确保针刀达到"八"字形切迹的最底部,即小关节突间距离最大处）,用龙胆紫作好标记。

（二）治疗

用 3 号针刀垂直快速进针到皮下,继向外稍倾斜缓慢进针刀,遇骨质即为上关节突内侧缘部,使刃平面与上关节突内缘平行并紧贴骨面,稍进针刀,此时,针体稍向内侧偏移达关节突内缘,穿过黄韧带,针体稍向外倾斜缓慢进针刀,随着针体的深入,针体继稍向外向下刺入,达到侧隐窝或椎间盘,松解神经根周围的脂肪结缔组织和椎间盘,起到松解减压的作用（图 33 - 7、图 33 - 8、图 33 - 9、图 33 - 10）。

三、适应范围

（1）该方法仅适用 $L_{4\sim5}$、L_5、S_1 椎间盘突出、小关节增生及中央型椎间盘突出症的治疗,因为在此段椎管中,硬膜囊向下越趋变细,椎管反而增大,经小关节内侧缘间隙,正好可以避开硬膜囊。

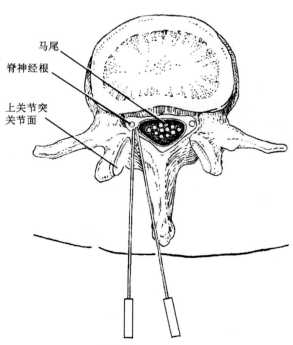

马尾
脊神经根
上关节突关节面

图 33 - 7　水平面观腰椎椎间孔内口针刀松解术

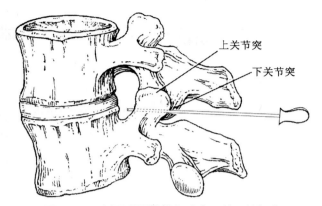

上关节突
下关节突

图 33 - 8 侧面观腰椎椎间孔内口针刀松解术

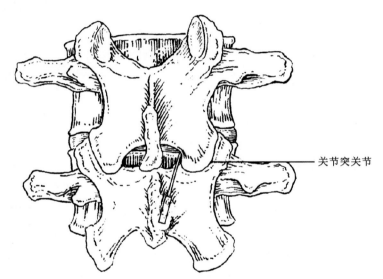

关节突关节

图 33 - 9 后面观腰椎椎间孔内口针刀松解术

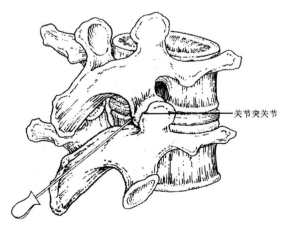

关节突关节

图 33 - 10 后外侧观腰椎椎间孔内口针刀松解术

（2）用该方法松解后，为安全起见，让患者绝对卧床 24 小时，并给予抗炎治疗。

（3）该方法在 1 周内不可重复治疗，以免引起椎管内感染、出血过多。

（4）该方法要求解剖及操作熟练者使用，以免刺伤神经根及硬膜囊，引起脑膜刺激征。

（5）操作时，应缓慢进针刀。

第三节　腰椎脊神经后支松解术

一、应用解剖

横突间韧带的内侧缘、下位椎体横突的上缘、下位椎骨上关节的外侧缘共同围成骨纤维孔，该孔在椎间孔的外后方，开口向后，与椎间孔垂直，内有脊神经后支通过。腰椎上关节突后缘有一突起，称乳突（mastoid process），横突根部后下方有一突起，称副突（accessary process）。副突与乳突之间有上关节突副突韧带，共同形成骨纤维管。管内有脊神经后支内侧支通过。腰神经后支分出后，在前支的下方向后行，经骨纤维至横突间肌内侧缘分为内侧支和外侧支。内侧支在下位椎骨上关节突根部的外侧斜向后下，经骨纤维管至椎弓板后面转向下行，分布

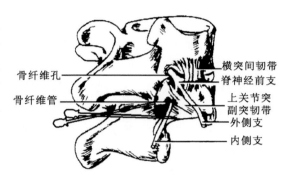

图 33 - 11　脊神经后支的解剖及针刀松解

至背深肌和脊柱，L_5 神经内侧支经腰椎下关节突的下方向内下行。腰神经的损伤较常见，是引起腰痛的常见原因之一，这与该神经行程中所经过的复杂结构有关。（图 33 - 11）

二、针刀治疗

患者取俯卧位，腹部垫 20 cm 左右的高枕，以使椎间隙处于扩大状态。

（一）体表定位

于患椎棘突间隙距中线二横指（约 3 cm）处（以确保针刀达到横突基底部，即上关节突外侧缘），用龙胆紫作好标记。

（二）治疗

用 3 号针刀垂直刺入，遇骨质即为横突基底部。针体稍向内斜，遇骨质即为上关节突外侧缘。稍拨动针刀，患者有主诉支配区痛麻感，证明针刀刃已刺到脊神经后支，自内上至外下方切割并剥离 2～3 刀，手下有松动感后出针刀。

三、适应范围

（1）适用于脊神经返支受压迫引起的腰神经症状或臀上、臀中、臀外侧皮神经症状者。

（2）此松解法较安全，初学者可使用。

（3）针刀达横突根部后，切勿向下往椎体深刺，以免损伤腰动脉，造成出血，因为腰动脉由腹主动脉发出，压力大，不易压迫。

第四节　臀及下肢针刀松解点及讨论

一、应用解剖

1. 坐骨神经干　最易受压的部位是通过梨状肌下间隙处。根据解剖学文献记载，有 $10\%\sim12\%$ 的坐骨神经，在达臀区之前已分为胫神经和腓总神经两个终末支。其中腓总神经大都穿过梨状肌中份出盆，只有约 0.5% 的腓总神经通过梨状肌上间隙出盆进入臀区。由于梨状肌的痉挛、肥厚、充血、水肿等因素，可压迫坐骨神经引起臀区坐骨神经疼痛候群，称为梨状肌综合征，诊断性特征是梨状肌紧张性试验阳性。

2. 腓总神经　为坐骨神经的一终末支，起始于股下份，沿腘窝上外缘行向外下，至腓骨小头后面绕腓骨颈，穿腓骨长肌进入小腿外侧区，并在此分为浅、深支。其中腓浅神经在腓骨长、短肌之间，沿腓骨前面下行，支配该肌，主支至小腿下 1/3 处穿深筋膜出至皮下，分布于小腿前外面和足背大部皮肤。而腓深神经，至小腿前区，沿骨间膜下行，达踝部通过伸肌支持带下至足背，终支分布于第 1 趾间相对缘皮肤。

腓总神经是坐骨神经分支中最易受到损伤的神经，最常见的损伤部位是在腓骨小头区。此外，神经不仅可受到腓骨长肌的挤压，而且很易受到外来的压迫；其次是在踝前，即胫前神经（腓深神经）通过伸肌支持带下方处，在该处神经可受到韧带的挤压，产生拇指痛。

3. 胫神经　亦为坐骨神经的终末支，始于股下份，沿腘窝正中径直下行，经比目鱼肌腱弓之下进入小腿后区，易名为胫后神经。该神经继续在拇长与趾长屈肌之间下行达踝部，经内踝后屈肌支持带深面进入足底，最后分为足底内侧和足底外侧神经而告终。

胫神经最易受到挤压的部位是在内踝后方，受屈肌支持带的挤压而出现跗管综合征，神经受压后主要表现是下蹲位时出现足底痛。

二、针刀治疗

一般和腰一起治疗，治疗体位和腰椎间盘突出治疗相同。

（一）体表定点

① 梨状肌肌腹中点部，接近坐骨神经下间隙处；② 腘横纹偏外上约 4 cm 处，为坐骨神经分支部；③ 腓深神经松解部位，以腓骨小头和外踝连线上 1/3 处；④ 腓浅神经松解部位，腓骨小头和外踝连线下 1/3 处；⑤ 外踝以外 1 cm 处定点。

（二）治疗

各点治疗按常规针刀闭合松解术治疗。

三、讨论

腰椎间盘突出（$L_{4\sim5}$、$L_5\sim S_1$）压迫坐骨神经后，神经支配区相应也受到损伤（害），在腰部针刀治疗是治其本，那么臀及下肢的针刀松解是治其标，标本兼治才可达到较好的治疗效果。

（林　建）

参考文献

［1］毛希刚,肖克,唐伟伟,等.神经阻滞联合小针刀治疗颈源性头痛疗效观察［J］.中国疼痛医学杂志,2013,
　　(8):469－471.

［2］宋文阁,傅志俭.疼痛诊断治疗图解［M］.郑州:河南医科大学出版社,2000.

［3］朱汉章.针刀医学原理［M］.北京:人民卫生出版社,2002.

［4］崔苏扬.脊柱外科麻醉学［M］.上海:上海第二军医大学出版社,2005.